陳存仁編校

皇漢醫學叢書

十

上海科学技术文献出版社

第十册

陳存仁編校

皇漢醫學叢書

眼科錦囊

俊篤士雅著

眼科錦囊

提要

本書正續兩編。為普一先生所著。先生嘗患焮熱眼疾。幾乎喪明。搜原索因。一藥頓愈。慨然圖世之盲瞽者。皆誤庸手耳。遂決然毅力。專修眼科。破產離家。東西奔波。師事於治津藩醫保土田氏。氏乃明達之內科大家也。發憤銳志。鑽研有年。得其妙理。極其幽微。千變萬態。纖毫不爽。臨證施治。無復一失。打破五輪八郭之妄。七十二證之歧。彙集各國學說。及己所發明。輯成眼科錦囊四卷。凡病源、診斷、治療、藥性、禁忌。條分縷析。其後復撰續編兩卷。繪明療具鍼刺圖解。益舉古人之未發。以備正編之遺闕。全書奧義精言。足啓世俗庸蒙。而完成其志願。嘉惠於後人。誠救贖瞽之寶筏也。

序一

古人云。不爲良相。卽爲良醫。蓋人當疾病垂危之際。生死呼吸。全賴乎醫。苟能挽回性命。其功豈不與良相侔哉。夫醫有十三科。而眼科居其一。人之五官四肢。不能保其無恙。而眼又易於抱病。療治尤難。第業此者甚夥。求其刀圭立效者罕見。余海航來游崎陽。久耳曾一先生之名。先生精於軒岐之學。救人不少。診治之暇。彙集我中邦及荷蘭日本各種醫書。反覆研究。手著成編。題曰眼科錦囊。書僅三册。其內條分縷析。凡看視病源。及藥性禁忌症分內外。並附異症。一切咸備。將見是編一出。俾世之人。永無瞽廢之患。先生拯求苦心。永垂於不朽也。余故樂爲之序。

歲次己丑菊月朱柳橋

序二

余自童年。夙患目疾。遍延近地醫家調治。不能有效。壬午冬日。偶爾冒寒。遂致眼瞳緊閉。明年。倩和蘭人什一薄爾毒看治。用剪開瞳。立見光明。不料逐漸起翳。幾成瞽目。適遇曾一先生游崎。請求療治。先生一下手。越日平復如初。重見天日。深感先生高誼。洵爲醫中之大家也。先生出示此編。乃眼科之寶筏。利世不淺。余已轉乞中原朱柳橋先生作序。至是書之奧義精言。閱者自能領略。不再多述也。是爲序。

文政己丑菊月　大業陳文黼誌

序二

方書者。病之往脚也。然而爲之有先後。蓋入法者。從書之有常也。出法者。因病之無窮也。入而不知出者。同於道學家之坐談。出而不知入者。均於殘酷吏之牧民。近世執刀圭者。惟師書而不涉病。徒守古人之規矩。以不通實地之機變。謾立古今之説。妄稱流派之祕。非其所學。則唾而不顧焉。吾友晉一慨然。既能脱其陋弊。初從學醉蘭先生。後謾游海内。搜諸家之禁祕。察各地之病態。以救天下之廢痼夭殤爲己之任。不但識量過人。又可謂能苦心盡思以務其業也。距今八九年。予別晉一於豆州四山亭。萍蓬千里。邈焉無信。向有客之至自西肥者。爲予傳晉一之言。且語曰。蘭醫某有絶技之譽。而於其所難之眼疾。晉一容易治之。技壓蘭人。名聞清客。於是患者肩摩踵續於其門。淹留之間。裒其所經驗者。著眼科錦囊三卷。尋證搜因。微析毫末。清客朱柳橋聞書之成。而寄序一篇。蓋非深感其妙技。則安能至於斯哉。予因聞晉一之所在。又知其術之精。其業之盛矣。頃者。歸而結廬於故山。與予之所寓之忍城。不甚相遠也。寄書求題於所著之卷首。予疎於醫事。故書晉一之所志與前所聞之事。以爲序。

文政庚寅春三月望後三日書於忍城僑居　彼山處士撰

續眼科錦囊序

夫眼目之在人。猶兩曜之在天也。靈機妙用。不可臆識焉。而失其保生。神戶一閉。則赫赫世界。變成長夜矣。故開其戶回其明者。非參造化究妙理者。亦難矣哉。吾友。本莊士雅。嘗患焮熱眼。百方不驗。殆至喪明。一日熟思。搜原索因。自藥而大患頓愈。因慨然曰。世之盲瞎。多誤於庸工之手。可勝歎哉。遂決然脩眼科之業。東奔西走。歷遊於海內。訪當今所稱專門名家。凡若干人。皆是誇家祕。守世傳。梔蠟其鞭。務衒處名者耳。曾無一個之卓見眞識看破斯道。以爲世之模範者。於是發憤銳志。自以爲任。鑽研有年矣。神領意解。得其妙理。極其幽微。變化萬狀。纖毫不差。故臨病處方。猶影響之應形聲。無復一失焉。嘗在崎陽。見蕃醫療一患眼。而不治。士雅下手。不日奏効。蕃人折服。聲震海外。頃者遊於輦下。余聞其論。見其術。可謂此科之巨擘。前無古人矣。士雅常歎眼科之書。古今無正典。因辨破漢人七十二症五輪八郭之妄誕。商議西說風土治療之殊異。其無確徵者。拔漢人之精萃。取西說之詳審。而折衷之於本朝之治療。著錦囊一書。既公于世。今復著續篇。益發古人未發之論。吾知正續二篇出。而不啻世之瞶者。撥雲掃霧。以見天日。又將使天下之庸工啓其蒙矣。

天保乙未年秋閏七月

御醫從五位下大隅守越智宿禰博撰

續眼科錦囊序

昔者葉公好畫龍而懼眞龍。夫畫龍之於眞龍。頭角鱗甲形狀略同矣。然而不能喚雲噓雨。則有其名而無其實。何得謂之靈乎。余觀今之爲醫者。執刀圭。處方法。此其所爲醫者也。然而誕論迂說以飾拙。脅肩諂笑以求容。虛搆無的驗。所謂畫龍。而人亦好之。甚矣哉世之似葉公者多也。別有稱眼科者。余嘗讀其書。略知其旨。然皆是駢拇馬蹄之論。而無卓見確識。爲其科之模範者。余友本莊普一者。武之本莊人也。幼而好學。自言至治之世。濟人者無如醫者。勃然憤起。破產辭家。游學於江都。師事於沼津藩醫保土田氏。保土田氏者。內科極奧之大家也。普一有所感發。而專脩眼科之術。終辭師家。徼方於四方。無漢家西洋之別。折衷以驗之。雖俚語街談。采擇而試之。取舍斟酌。施術於實地。得效於必然者。而與夫守世傳家祕。刻舟膠柱。而衒耀虛名。鹵莽方術者。敻然遼絕。豈可不謂眞龍乎。客年自瓊浦還。而寓於京師。高論妙術。卷風雲。摩九霄。實有臥龍出廬之勢。曩者著眼科錦囊。今復著續篇。陋弊矯之。舊習變之。使以知其所歸趣。故受其業者。日多月盛也。世謂之登龍門云。天保丙申初夏望前三日

忍侍醫杲山岩田雲撰併書

例言

此書也。雖瑣瑣小册子。然覃思焦志。經積年之艱苦爲之。毫不欺己矣。予腹中無滴墨。故文字欠潤色。專要讀者之易通解。碩學之君子。冀不咎拙粗。以充於實用。則庶幾乎備生之一助。

卷中編次分而爲四。始述余之所發明之說。次載係外障之病。次舉屬內障之證。終揭吾門所用之方則。

初卷所述。如眼目之內景及鑒視之妙機。藥劑之略譜。攝生禁食之論。皆此醫門緊要之事。然諸家大率忽之。雖云深造文字。却失正理。故余不敢遺餘蘊。以著此編。乃是示後學一點之老婆心也。

二三之卷。內外二障之病門。括之八十有一證。於其各門下附類證者。或論註病症異同。或一掃古人謬誤。讀者詳之。

分別內外二障者。以眼珠之部位約之耳。而非漢人所謂內外二障之例。實予一家之見也。其條下所論之證候。亦余所歷視也。如其病因。則或摘論古說。或鈔註新說。欲使學者。知其綱領矣。

內外二障之外。尚逐眼珠諸器之部位。而仔細區別病證。始于睫毛。而終于網膜。通篇十一章。皆是從西洋先哲之規範。而不敢加私意以爲孟浪杜撰。

病關涉於內外二障者。則難分以部位。故特舉發無定處之一條。而附在内外二障之卷尾。欲使學者無遺恨也。

各門病名。或擧漢名。或用西洋譯名。或從國唱。遇見無名之病。則余新定其名目。實出于不得已也。舊名間有不穩當者。予欲訂正之。然傳習之久。卒爾改之。則却恐惹他之疑惑。故置而不辨正焉。

各條下論對證治法者。示其活用之徑路而已。非敢謂一定之法也。至如手術亦然矣。後學勿拘泥失眞。

末卷附方者。舊方新方兼取之。藥劑方法類聚之。此予之平常所活用。而聊省學者撰取之勞耳。主治功用。專述其標的。而不贅重複無用之語。

此編固出刀圭煩冗之餘力。惟恐取疎漏之譴責。更有所追考發明者。當著續篇。以補論之。

文政十二年龍集己丑中冬下浣關東曾一本庄俊篤士雅誌

眼科錦囊目錄

卷一

卷二

卷四

續眼科錦囊目錄

卷一

卷二

眼科錦囊卷一

東武 本庄俊篤士雅著　門人 松代 小山玄敬以恭
長崎 梶井元鴻士篤 仝校

總論

夫眼目之爲妙用也。視力之所徹到。千狀萬形。毫無遺漏。故古人比之皇天兩曜。不亦宜乎。乃神靈不測之機器。至妙無量之要具。此乃先天神液。肇始元靈。陰陽妙蘊。造化精英也。然則其所以視鑒者何也。水乎血乎。抑液乎氣乎。曰。非水非血。非液與氣。自然靈液。水火精華。倶揮發運用而爲之。何得窮極乎。雖然。予考之西說。試之事實。聊領其大旨。而至于蘊奧靈妙之理。則一歸之於造物者。非智識之所格知也。蓋眼目之爲質也。以膜與液而成。位于鼻側骨腔內。以上下胞瞼爲藩籬。而蔽護之。以淚液爲溝池。而滋潤之。六筋主其運轉瞬動之機。造化之用意。概略如此矣。實靈妙之神具。人身之至寶。豈他之所能及哉。故一失其度。則猶明鏡滅光輝。清水混污泥。赫赫世界。變成夜國。要之或根遺毒。或本傳染。或因攝生失道。與感觸時氣。而萌生無慮患害。其證雖有千態萬狀。約之則唯是內外二障耳。何謂外障。曰。剛膜以外。及于眼瞼淚堂。其所患如焮熱赤腫胬肉星翳膜癢燥爛等是也。何謂內障。曰。剛膜以內。及于三液瞳神經。其所患如瞳孔收小開大不眞雀目。及靑白黑之內翳等是也。龍木論以後之諸書。

徒因形狀。以設其病名。或本五行配當之說。而架空閣虛主張。無益之贅論。亦何足辨乎。嗚呼。陰陽家惑亂吾道。其害豈淺淺耶。志斯道者。開一雙之活眼。不看破五輪八郭之妄說。則入其門戶。搜其蘊奧。亦難哉。故予欲闢草萊剪荊棘。使後人無迷路之憂。學者宜注意而剔除舊染陋弊。實心從事焉。冀使天下蒼生。永享無窮之洪福矣。

內景

大凡欲療患眼者。必先審其形體。精其官能。而後擊逆救弊。則百戰百勝。可以立功矣。何則。於微細之部。分備無數之諸具。而映寫物象。毫無差謬。實可謂神靈機器也。今欲知其官能之理者。不就西洋究理之實測。則難窮極其蘊奧之妙。予從西說述物景映寫之理。而示同臭之士。與夫後世眼科以五輪八郭爲說者。壤霄夐異也。故論眼珠之諸器。鑑視之妙理如左。

眼珠屬外部者五

眉毛　睫毛　胞瞼（上云胞下云瞼弓狀軟骨在其端邊左右謂大小眥內方爲大眥外方爲小眥乃胞瞼接際也）　淚孔　淚阜（大眥赤肉之部）

眼窠骨集會者七（七骨分內外）

前頭骨　衝骨　上顎骨（以上屬外部者）　淚骨　楔骨　篩骨　蓋顎骨（以上屬內部者）

運轉眼珠之筋六

拏上筋（令上視之筋）　拏下筋（令下視之筋）　旋迴筋（令向耳邊之筋）　轉運筋（令向鼻邊之筋）　上斜筋（令上轉之筋）　下

斜筋（合下轉之筋）

屬胞瞼之筋三

瞼匝筋（二條）　舉瞼筋（一條）

屬淚道者四

淚孔　淚管　淚囊　鼻管（以上輸送淚液而滋潤眼目者）

屬眼珠之膜十

白膜（即白睛也）　剛膜　角膜（即烏睛也）　脈絡膜　葡萄膜（即瞳子也）　網膜　外被膜　睫膜　蜘蛛絲膜（薄膜包水晶液者）　硝子膜（薄膜包硝子液者）

屬葡萄膜者三

虹彩（蒲桃膜前面角膜透視之處）　瞳孔　毛狀膜（虹彩之裏面主瞳孔開收者）

珠內畜藏之液四

水樣液　水晶液　硝子液　黑稠液（塗抹脈絡膜之裏面使黑暗之液）

司眼目之神經五

視神經（腦之第二對主鑒視）　動眼神經（同第四對）　運車神經（同第四對動眼運車之二神經共主機轉）　分布神經（同第五對纏眼瞼主知覺運轉）　牽引神經（同第六對纏瞼及眼珠主牽動之機）

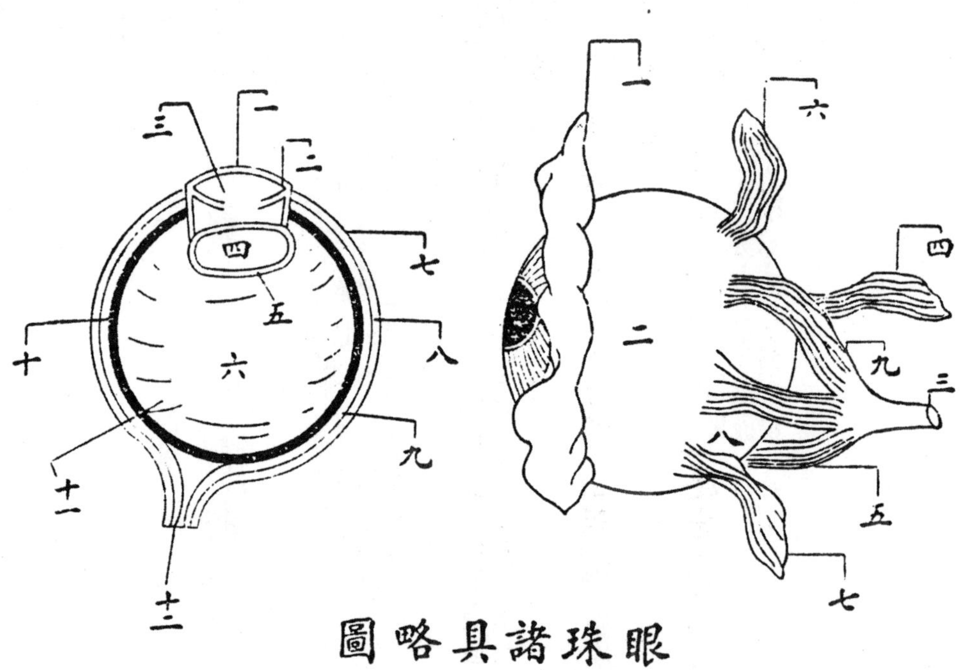

眼珠諸具略圖

一　白膜
二　剛膜
三　神經膜
四　上斜筋
五　下斜筋
六　拏上筋
七　拏下筋
八　轉運筋
九　旋迴筋

一　角膜
二　葡萄膜
三　水様液
四　水晶液
五　水晶膜
六　硝子液
七　白膜
八　剛膜
九　網膜
十　黑稠液
十一　脈絡膜
十二　瞳神經

眼目之諸具。及位置者。予屢割解眼珠而所親視也。今圖其大概耳。若要窮其微細。則有解體譯書。故不贅。

鑒視之說

夫眼目鑒視之理。諸說紛然。無得其精義者。獨西哲勃伊私之說。得其實測。故予專從之。更製新圖。且聊述其理。以示後學。蓋鑒視之理者。來影與精神內外感應而使然者也。譬如鏡面對日光。則光輝抵激發閃爍細光芒而反照。故日月燈火之光輝。照射物象。抵激其物。則反映於眼目。作一直尖而入于瞳子之小孔。遂感觸於網膜。使物景得知覺於精神也。乃是其反照之光輝尖頭。先於角膜之部。交叉顛倒。而透徹於稀薄之水樣液中。縮入於葡萄膜之小孔。次於凝固橢圓水晶液之部。更再交叉顛倒。而入軟闊之硝子液中。竟使來影映寫網膜。而達視神經。蓋起先來影之倒映者。復爲顛倒。故在網膜之部。而正映眞寫之。而令不失物景之本態也。其水晶液之爲用也。隨物景之遠近進退運動。而令適視物之度者也。硝子液之周圍。以塗抹黑稠液。昏暗而無光輝。抵激爲反照之勢。故物象益加明朗矣。此乃如暗室穿小孔引外影也。所縮入其孔中之物影。皆顛倒映寫焉。試將一片硝子版。掩其小孔。則來影彌洞明。而光彩色澤。眞如繪畫。而復將一枚之硝子重懸。則顛倒之外影。遂成正影矣。能以此徵之比考眼目。則不待予言而其理自了然。

鑒視映徹之理。見圖說而當領解其概略焉。方寸之眼珠亦備是靈器。況於全軀之妙工乎。造化之用意。實不容易哉。故詳諸部官能。而察因與證。知其常而應於非常。則對病投藥之間。得免其謬誤。而可以謝天地之鴻德。豈可忽乎。

外影交叉映寫眼底之圖

第一物景
第二光輝直尖
第三角膜透明之處
第四剛膜
第五網膜
第六水樣液
第七水晶液
第八硝子液
第九脈絡膜
第十葡萄膜
第十一黑稠液
第十二瞳神經

近視眼遠視眼

大凡物景之爲來映也。光輝直光。與諸具官能互相感觸之理。略如前條所論述。故諸具一失妙機。或至病之爲變。則發各種之異證。所謂遠視近視。一物兩形。及半形顛倒不眞。異色昏花等。千種萬類。不可得而窮極也。雖不可得而窮極也。而其變之所根據者。不過於諸液諸膜之失常度而已。失其常度之理。於近視遠視二證。確乎可證焉。其因雖多端。今特述尋常之證。而要學者之注意細會。知是之理。則各種之異證。亦當推此而知彼矣。然則。非不可得而窮極也。蓋近視眼者。眼面之中央。比較尋常之眼。稍爲隆起。是以物象光輝尖達於網膜也。不能如常度。故近接物體。以適其度而已矣。耆期老人。血氣衰弱。諸液少灑。則其凸隆之眼面。自然扁平。竟復常度者有之矣。可以知其理也。其遠視眼者。與前證相反。而眼面扁平之所致也。故光輝聚映。亦在角膜後部。以爲交叉。故使物景近接眼面。則愈失其度。譬如衰老之眼。不遠隔物象。則不克洞見焉。此乃血氣乏之少。諸液減耗。眼面扁平。而使然也。此二證共是一般。而唯來影之度。有過不及耳。摹寫西洋書所載之圖。以示遠近相距之度如左。

第一圖 此圖尋常眼之度使以知短視遠視凸凹二眼之異其度

第一物體

第二物景之光輝尖爲交叉處

第三光輝尖遠近相距處

第四眼面周圍

第五眼面周圍之徑度

第六眼面形狀

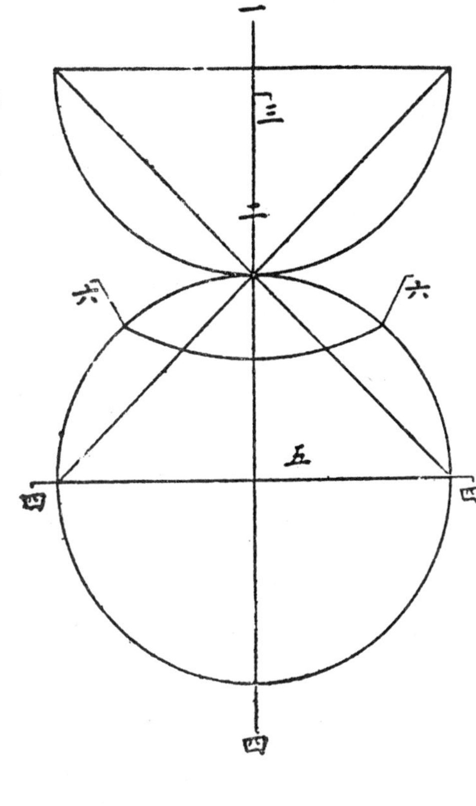

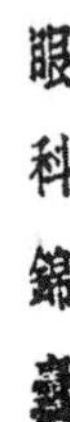

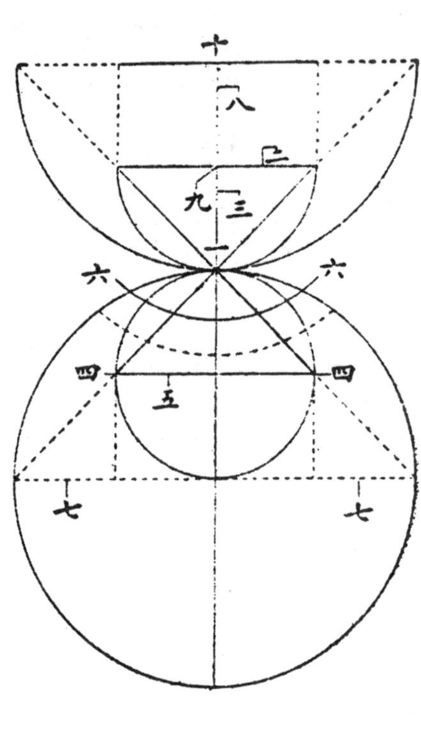

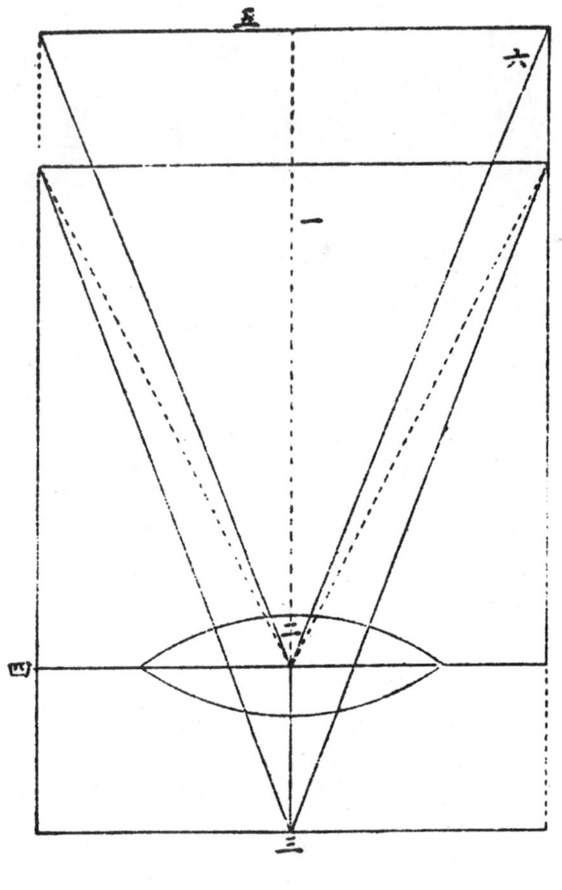

第二圖 尋常眼面與凸隆眼面其光輝尖之遠近相距眼面周圍及徑度有差等之圖

第一光輝尖

第二凸隆眼所見之物體

第三光輝尖之相距處

第四眼面之周圍

第五圓圖之徑度

第六眼面之形狀

第七凸隆眼與尋常眼之徑度

第八光輝尖之差

第九凸隆眼最分明所見物景之分位

第十尋常眼分明所鑒視之物乃在此處

第三圖 此圖者詳說光輝尖之聚映至角膜後部之理

第一物體

第二尋常眼所見光輝聚映之點

第三光輝尖至角膜後部而交义處

第四光輝尖過度之分也此過度之分程比尋常眼則遠隔不然則光輝尖以不至第二常度之部不能明見也

第五得此證者見物體之部位

第六尋常眼與遠視眼視物示有遠近之差即此第六之差度者與第四之過度同分也

舉此三圖。以使知其大旨。夫眼面扁平者。不遠離物象。則不能明見也。眼面隆起者。不近接物體。則又不能洞視也。看彼凸凹之二眼鏡可推考其理。而此證之起原者。關係眼面形狀。與珠內諸液之缺脫者也。此圖本出於西醫之說。不敢加臆斷。惟去其根莠而撥其精英。要易見解耳。學者須思量。

膜翳星翳胬肉之說

膜者。因其形而取名耳。其症比于翳。則加稠厚。且血絡瀰蔓。其狀如皮膜。故有此名也。翳者。其狀如淡煙浮雲。其證與膜大異也。古人不細察之。翳與膜混同而論說之。何其陋哉。一證有稱星者。此乃角膜生白點如星之懸天。亦因其形狀以稱之。非有深旨也。胬肉者。血絡爲膨脹。白膜爲浮腫之證。而焮熱之眼往往有之矣。然而近今說者。或云胬則土也。其澁刺礙痛如投入砂土也。嗟乎。是何言哉。古典胬與努通用。未嘗與土通也。凡工俗談。眞堪捧腹。字書云胬怒也。此乃脈絡怒脹之謂也。故外科書。每指腐肉膨脹者。稱胬肉。則當知非眼目一證之名也。何費多言。

藥物略譜

爐甘石　此主治者。去翳除膜。收爛治濕之貴藥也。故專門家每配點劑而施用焉。是物元來金銀坑中之所產也。曩昔出于豆州之銀坑。然今失其所在。既久矣。近今所取用者。卽船來之品物。而未聞有國產也。往年東奥之一友人。贈與一塊之爐甘石。曰。於我邑金坑之內所獲也。雖不知其然否。品質遠優漢產。而市戶所鬻之物。優劣相混。精粗互半。亦不得不擇用焉。試法。以一豆粒許。投入烈火煅之。而其色帶黃者爲優。白色次之。灰色及含有砂石者。皆不任用也。蓋此物以出于金銀坑冶之處。漢人以爲金銀之苗。豈其然乎。此物是倭鉛之氣結化于地中。經天然之薰陶。而煉熟凝成者也。試以之煉赤銅。則變成黃鍮。天功開物。亦載煅煉爐甘石而製倭鉛之說。以此考之。點銅爲黃者。非倭鉛而何哉。予製亞鉛華。煅煉倭鉛而所獲之精華也詳出于宇氏所著之名物考抵用而試之。其質純粹。其効峻烈。遠優于爐甘石。所謂人造奪天工者。其言之乎。

珍珠　此物多種。本邦處處有之。惟以出于肥勢二州者爲絕品。蓋今世眼科之徒。專爲眼疾通治之貴藥。而無不配于點藥者。至其太甚者。則以爲內服而治內障。患家亦信庸醫之言。頻請用之。故姦工賊醫。設計于貝珠。欺瞞患家。而釣利網貨。甚爲可惡。故予欲除其風弊。不厭數言以縷說其理。此物爲應用之貴貨。固無論焉。然有殊効者。必有害。不可不深察也。予考其所主治。與石灰牡蠣之品類相似。而澄清濁液。制伏腐敗。除翳退膜之要劑也。製之煅煉。而不如灰。則無益焉。此以力專在收斂也。故酒將酸敗。則以煅製真珠少許投之。則收斂酸味。而復於淳酒。其功不異於石決明蝲蛄石。是以點用屬焮熱之眼疾。則以收斂之力尤峻劇。增益疼痛。發起赤脈。遂到于危篤。不可不戒懼也。予往日邂逅於一眼科。曰。製真珠有妙法。取方五寸豆腐一塊。放在於鍋內。當中開一小孔。以珍珠實之用水煮之。一日許。下火候冷。取出而研末。此我家秘法也。不稽之癡譚眞可笑。

冰片麝香　此二種者。芳香透竄。開達閉塞。補復衰弱。除頑翳。去老膜。治諸般内障之一大奇品也。然知其利。而不知其害。則不可妄施謾用焉。予歷年遍遊於諸州。叩眼科之門。不止數十家。見其黨之所爲。實不師傳。則家秘謾誇三世之舊。守持主張。以爲帳中秘方。目擊其術。則却是鄙陋俗法。而安有明窮藥性病候之識乎。故誤用藥石。以取敗者。不爲不尠。後學沉思。勿致差治。夫此二物者。其味辛苦。其性溫熱。是以令觸于上衝眼焮腫眼。其他屬熱之眼疾。則忽爾增進焮熱疼痛。至其太甚。則眼珠破裂。或角膜突出如蟹眼。或遮明曇暗。尚生萬般之變。污狀醜態。爲終世之廢人。是乃以熱投熱之弊。猶抱薪救火。世醫不熟此理。若致誤治。則爲傳染於疫眼。全歸咎於天行。不敢顧視。或遇患疫眼者來乞治。則恐沾染於旁人而辭治。此何愚之甚哉。疫眼者。素係天行之一症者。兒輩亦能知之。豈獨眼科之門周年有之哉。不知出其誤治。而釀成大患。故予發憤凝思。製造清凉緩和之水藥塗藥。專以救熱眼誤治之患者爲急務。哀學淵曰。世人不知冰片爲刼藥。而誤認爲寒。常用點眼。遂至積熱入目。而漸昏暗翳障。彼陰陽醫亦能知其理。而世上之拙工。竟不省悟之者何哉。

寒水石滑石　寒水石者。古今紛辨。而無一定之說。石膏長石凝水石方解石。昔人皆以充之。或取似者。或惑同名。惟時珍氏。決然取石膏充之。實適用有驗。然方解石爲代用之說。特非卓見也。爲何。則碎之塊塊盡方解。假令千煉煅之。萬轉研之。毫末尚存方稜之形。不敢失天生之質。故誤用之。則摩擦眼珠。必生不測之變症。方今眼科所用之物。卽方解石。而非眞物。其質與効。天淵懸絶。豈可混同乎石膏者。其質鬆軟而光亮。燒之則白爛如粉。其性淸涼。而兼解肌。故內服而散鬱逐毒。發汗解熱。除翳退膜。煅煉爲末。配于點劑。亦能有脫翳之力矣。滑石所主治者。去汚液除粘眵。收爛止淚。而此物可生用。而不可火煉。若誤燒之。則變於粗硬之物。化於無用之品。此製治各有所宜也。

丹砂銀朱　此二種者。雖有天然與人造之別。其質其治。彷彿相似矣。然有天然人造之別。則不得不擇之。丹砂者。天生之一物。而其質水銀硫黃之所凝結者也。但以自生于土石間。此所混交者。亦有不同者也。銀朱者。出于人造。以水銀硫黃煉製之者也。比之丹砂。其効力自在一層之上。藥鋪所販賣者。乃舶來下劣之品。其色暗紫。而有微臭。不可以供藥用。故與用不審不正之物。寧用純粹之銀朱。蓋丹砂者天工之銀朱。而銀朱者。人作之丹砂也。猶水晶與硝子也。是以詳精煉之術。則轉粗而爲精。實醫家之急務也。方今眼科。惟知其色美。而不知其品有優劣。妄配于點藥。欲以銀朱使鮮明。以龍麝使芳香。其陋如此。故不啻無効。亦貽害不少。銀朱之爲質也。以水銀爲主。其質微細竄透。能穿入于細條纖絡。逐出邪毒。澄清眼液。去翳除膜之神劑也。而爲妄用。則以水銀之劇勢。刺衝攻動其部。更發疼痛。起血線。殆至危篤之證。然明辨藥性。詳察病候而用之。則輕粉昇汞之劇劑。皆配點藥亦無有害。却奏撥雲清霞之奇効。若要究極其藥性。則不如學精煉之術也。予故曰精煉者。醫家之急務也。

點藥水飛

當今專門之家。百般眼疾。必用點藥。而無他策。觀其所製。取石藥煆煉之。而後用水飛過。大約十數回。至其丁寧注意者。精精密密。自號除去石中所含有之火毒。予甚疑之。其所謂火毒也者。爲害如何乎。用水飛過。則其所增功力幾許乎。而藥物之製。本非一途。有可煆煉者。有可生用者。有可風化水飛者。若不知之。而謾爲煆煉水飛。以企望藥力強大者何哉。應粗而密。應密而粗。若經水飛十數次。則却恐脫去自然固有之力。而化於無用廢殘之品。此不明藥物之質。不達精煉之理。徒爲苦心勞志。遂製作無益之物。不亦愚乎。

點劑

點藥和蜜者。一者包護龍麝芳香透竄之物。而不令風化飛散也。一者塗沫眼珠。而令滋潤緩和也。然甘味粘稠之品者。制伏峻烈之勢。緩解收斂之力。故蜜劑比粉末劑。則効力減半矣。況飛過數回。脫亡其銳氣者乎。初學之士。先究盡藥性。而後可活用焉。不然則百無一功矣。

㗜鼻劑

㗜鼻之藥劑。古人既稱用。而其方亦爲不少焉。然近世眼科之門。用之者幾希也。適雖有用之者，多出于口受家傳之一路，非有窮極其法方。此有法而無用也。故予懇舉數方，以告有志者。此乃眼科應用之貴劑，而頭痛熱眼及內外二障，皆能奏効焉。概之雖有噴嚏者、洟淚者、流利稀涕者、吐出粘沫者等之別，皆是開達頭腦之鬱閉，快復神經之衰弱，流通氣血之留滯，外出上衝之污毒之方法也。按鐲毒逐邪者，自然逐毒之外。如汗吐下利水、放血、發疱、釀膿、串線等，即其任也。水銀諸劑，導出邪毒於津唾。搐鼻諸法，誘引鬱毒於鼻口。同是驅邪之妙術也。豈不鄭重乎。

吐劑

汗吐下之為方也，導出諸毒之要術，而僻村寒鄉之草醫亦能知之。然世醫則於汗下，而不熟於吐方。蓋吐方者，有功於留飲宿水及結滯于胸膈之諸證矣。比於汗下，實捷徑之一術也。予頃年熟察患家，發起胃中之污液者，十居於七八。水飲之為禍，豈可不懼哉。而胃中釀生污液，則其毒混流于血中，遂致上攻於眼目。故可用吐方之證甚多矣。如昏花、雷頭風、黑障、青盲、風眼、疫眼、胬肉、羞明等，審其腹候，察其病因，皆邪毒鬱結于胸中而所致也。宜吐之，慎勿輕忽。

放血灌水

此二術者，頗行于世，而其書亦流布焉。故不必贅言。惟述予門所用之標的，以令知其大綱耳。放血之術者，醫家之實法也。詳診病機而施之，則有應手取効之妙。其所主治者，上衝頭痛、鼻髎骨痛、風眼、疫眼、疼痛、羞明及赤腫焮熱等之眼疾也。輕證者，百會眼胞太陽穴。重劇者，委中尺澤刺之。但瀉血有度。看患者之強弱。與血液之過不及，而宜斟酌焉。灌水之術，亦不過此數種之證候耳。其法應浣冷水於頂，如打撲損傷之眼目，出血不止者。宜在其部淋滴冷水。然而放血者。比於灌水。則其用頗多矣。張子和曰治目暴赤腫隱澁難開者。以三稜鍼，刺前頂百會穴。出血大妙。其言雖不盡蘊奧，尚足以取其規則矣。

各國殊證

人生於地。命懸於天。而天之所命。有貴賤貧富強弱肥瘦之不同焉。人人稟賦既已不同。則天下四方之病態亦不得不異也。蓋疾病素出於天制。故有山川之形勢。土地之美惡。高燥卑濕。山丘沃野。食餌之厚薄。寒燠之異宜。則各地之疾病。亦不一般也。予以醫專。負笈於千里。頗認得其病情。然寰宇之廣。人民之多。豈蠡測之所能盡哉。今述其所目擊。聊爲方法活用之一助耳。夫大都通市之民。宴安逸樂。足踏煙花。口飽膏腴。故其所患者。留飲脚氣勞瘵不遂梅毒淋痔等居多也。其眼目之證。亦關係此諸證者。十有七八焉。南方濱海之各地。氣候溫煖。草木不萎。蟲蛇不蟄。山野常蒸發濕黴之氣。加之喫膏腴之海族。是以食癩腫瘍爛眼內翳極不鮮焉。北方之諸地。冬春之時。積雪盈丈。朔風冽栗。土人常穴居於雪窩裏。是以鬱塞身體之蒸發氣。且雪光潑眼。自發劇動。起上衝頭痛。遂變于風眼疫眼者甚多矣。故越羽之諸州。多有瞽瞍焉。東方常總之二州。大江縱橫。天下尤一之水國。其地卑濕。是以濕眼上衝眼過半矣。關東之諸州。至於山海遠隔之地。則廣野渺渺。眼不見鮮魚。身不觸瘴嵐。飲食淡薄。氣節中和。故比他邦。則百般之疾病。自覺微少。或如信甲二州之瞼生風粟。四國之瞳孔病。西肥崎陽之內障瘖眼等。殊勝于各州矣。括之。沿海之邑。眼疾尤多。而山野之鄉稍少焉。此因地氣偏頗。與攝生異同也。蓋天下之廣。郡縣之夥。細見審察。則各鄉各邑。亦不得無偏有之患。禮記云。中國戎夷五方之民。皆有性也。不可推移。故順其性施治。則事半而功倍。若戾其性。則無益而有害。學者會得是之理。則當以臨變應機。而無刻舟求劍之弊。

溫泉害目

各處溫泉。其所主治。雖一一不同。然大約舒暢筋骨。融通血液。燥瘡復痺等。此其用也。但病毒劇盛之時。未遂治療而浴之。則却致逆攻。動至斃人。其輕者。亦作廢殘之人。如眼疾者。最可恐戒焉。何則。擾亂鬱熱。內陷瘡瘍。動血耗液。積毒竟薰騰於眼目。全使之不得救焉。嘗聞北越鐘懸信州。諏訪西肥雲仙。其溫泉專治眼疾云。是以四方患者。競赴其地。去時尚是小恙。歸時已成不治之盲。可不悲歎哉。

攝生禁食

夫人奉父母之遺體。折是生有涯之福者。皆因失攝養之道也。故攝生。保護天壽之要術也。其爲法也。節飲食。適動作。闊心寬氣。靜養保重。而調理體軀。則雖罹疾病。藥効甚速也。且諸般眼疾。可禁忌者。夜業讀書。罵怒悲憂勞力苦志、耽酒淫色。或燈下看物。或屢浴溫湯。或觸光輝。步熱地。向炎煙。或辛辣之物。膏腴之品。鹽藏之肉。及堅硬粗惡粘稠之食。固宜愼之。且務淸掃居室。躱避光輝。宜撰易消化之食味。一盞之微。一匙之細。關係於軀命者。實非淺淺也。

儀眼

夫儀眼者。僞造之眼面也。本來出於玉匠工冶之手。而非醫門之人也。然近時眼科。傳習其術。而祕其技。唱其奇。以有募厚幣之徒。粗工得一方則祕一方。得一術則祕一術。而欺愚人。釣貨利。卑劣賤陋。可惡之甚也。故雖小技。亦預知製與用。而勿見惑於妄醫矣。其爲用也。疫眼風眼之壞證。及醜惡之眼目。可施於患其隻眼者。而患雙眼者。不能用之也。其製用硝子造圓形之眼目。在其後面彩畫白膜角膜瞳孔之形狀。至其眼珠之大小。自然之潤色。務要擬似於無恙隻眼。摹寫宜做西洋油畫法。其法記于左。

第一瞳孔　●　松煙　荏油（煮用）二味調勻

第二毛狀綫 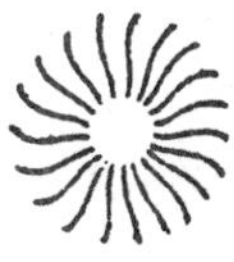　墨

第三葡萄膜 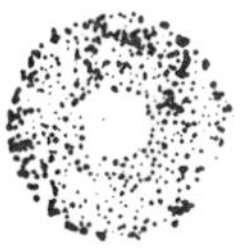　松煙　辨雅里土　荏油（煮用）分量適宜

第四剛膜

白堊　石青　荏油（煮用）

第五白膜

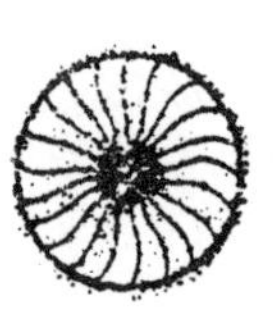

白臘　石青　白堊　右三味合煮分量適宜

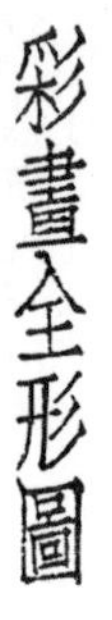

彩畫全形圖

製造之法。大略如此。工拙在其人矣。若有眼目所陷凹者。烊蠟充實於儀眼後面。而要使之固著。若夫少壯之婦人。深閨之處女。不幸患是等之證。則自愧其醜態。有誓不見人者。其意實可憐焉。此具雖無益於鑒視。美好其外貌。聊足以掩醜矣。所謂惻隱之心仁也。瑣瑣小技。亦是一點之仁耳。

苦寒之辨

大凡苦味之藥劑者。其性溫熱。而強壯胃。增膽汁。專資水穀消化之力。散血中溜滯之邪者也。古人不通其理。謾謂苦味也者。其性寒。故配當家妄述目病屬火之空譚。主張苦寒涼血之說。設苦味制火之誣論。茫乎如捕影繫風。何得施的當之治哉。蓋胃者。受容飲食而輸送之於腸。製造靈血二液。以榮養百骸。保全性命之根基也。故溫涼滋和。無所不關焉。然人不密於攝養。則所受納之水穀。亦不能盡其職。竟變成腐敗之惡液。而爲禍亦不淺矣。故眼科用苦味者。以資胃之官能。制伏宿水爲主。非謂涼血之謂也。俗間嘗云眼科專用冷藥。不益身體也。招其詣者。醫家所自取。而非世人之罪也。噫。

逐機活用

夫我道者。雖不出内外之範圍。然古人各自執其所長。遂至分析。有各科之名號。故後世從事之徒。割據一方。守持其法。互相權衡。而爭優劣。此固小量窄器。僅抱一術。而不能達變應機者也。獨嘯菴曰。醫者以病爲師。旨哉此言也。實千古確論。非活用方法之人。則不能知其意也。雖涉獵萬卷之書。不證之於事實。則亦何益之有哉。假令有高談奇說。聳人之耳目。苟無益於治術。則皆屬蛇足。田野方法。亦能奏奇效。則豈不珍重哉。故醫無古今之別。方亦無古今之別。惟擇其善者而活用之耳。徐而菴詩論有言云。余二十年論詩。秖識得一法字。近來方識得一脫字。詩蓋有法。離他不得。却又卽他不得。離則傷體。卽則傷氣。故作詩者。先從法入。從法出。能以無法爲有法。斯之謂脫也。其事雖異。其理則同矣。乃是活用方法之妙語。故拘泥其所學。而不能脫法圍。則不能知其機活運用也。近世方書。如眼目之論。根於五行。本乎五輪八郭。其說杜撰孟浪。何足取乎。扁鵲曰。病應見於大表。終古醫家。以之爲口實。而其黨取證捨因。今察其徵候。見於外者。無如眼目者。然於眼目證候。毫無知見。則彼何謂取證乎。豈非不稽之論耶。蘭學家亦可思矣。彼所言者。盡以信之。則所謂不如無書也。其說皆論死物耳。故至其活用背理者。亦不少焉。且風土稟賦既不同。則本邦固有之病。彼國或無之。彼國所有。亦本邦或無之。然則如藥物。亦非考窮思索。而親歷驗之。則其可否。何得能辨乎。周禮云。橘踰淮而北爲枳、風土之不同如此矣。近世方書。其論迂遠。然撰其善者。則非可盡棄也。張介賓曰、眼目之一證。雖古有五輪八郭及七十二證之辨。余嘗細察之。似非切當之論。徒資惑亂、不足憑也。以愚論之。則凡病目者。非火有餘。則陰不足耳、此論足使後世眼科改面目。故拘執於所學。則不能看破其弊。緊縛於方法。則不能透脫其範。活用之者。存乎人而不在方焉。從法入。從法出。縱橫自在。如孫吳之用兵。至其玄機。則非楮墨之所盡也。戰國策云。以書爲御者。不盡馬之情。信哉斯言乎。

眼科錦囊卷二

東武　本庄俊篤士雅著　門人　松代　小山玄敬以恭
長崎　梶井元鴻士篤　仝校

外障篇

病係睫毛之證

睫毛內刺（附）重睫

漢名拳毛倒睫。睫毛一二根。乃至十餘根。反生逆倒。而刺戟眼珠者是也。此證有天稟者。或有久患眼疾之後。上瞼瘻弱。或老夫血氣衰弊。瞼皮延伸低垂。而失其守擡眼珠者。皆此證之起原也。蓋睫毛為內刺。則每一瞬。殆覺不可堪之苦楚。遂羞明怕日。生翳起膜。若棄而不療。則日後必變於異證。輕則遮明。重則失明。又有一證。名重睫。此固有之睫毛重生。而內生者。逆刺眼珠。此證往往有之。

治法　內服無効。治在外術。其法拔去逆毛。而用火鐵。或腐藥。以可剔除毛根。然此取一旦之効耳。經日之後復生焉。欲全治之。則有切斷夾肉之二術。如法用之。萬無一失矣。切斷之術。用剪頭切斷低垂有餘之瞼皮為縫合。與金瘡法無異也。夾肉之術。用竹夾或銅夾。緊夾有餘之贅皮。七日而剪斷其贅皮。決勿使患處見濕。

睫毛脫落

睫毛脫落者。因患爛眼人。毒液腐蝕其部。或天行病。或沈痼之黴瘡。而得此證。又切斷兩瞼閉著之後。竟絕毛根。係其患者。亦有之。此證不能避外來之飛塵。加之濕爛污穢。以致生薄翳。

治法　患爛眼而睫毛脫落者。治其本病。則睫毛再生。因他證發者。不治。

病係胞瞼之證

眼瞼閉著

此證上胞下瞼爲閉著者是也。原因誤治眼瞼外面之瘡瘍者。被湯火傷之時。不堪疼痛。而經日閉鎖眼目。兩瞼癒著者。或發此證。又嬰兒有稟賦而然者。此證有治與不治之別。附著眼珠者。此爲不治。惟瞼緣相閉著者。務用手術則治。

治法　宜注意看定其所閉著之處。用快刀切斷之。其法左手摘出。右手以鉤尖刀勾斷之。以綿花浸祓爾撒謨塞兩瞼。刀瘢以綳帶包護之。速痊爲佳。

瞼着眼珠

此證上瞼附着眼珠。而干礙開闔。竟致失明者是也。亦有稟受而然者。有因湯火傷而然者。西說所謂因眼珠外部爲潰瘍而致然者。予未嘗視之。

治法　宜用快刀切開其附着之肉。亦惟在補助便於開闔。並不期再生明亮。

瞼焮腫

此證發自眼瞼損傷。眼胞瘡瘍。或血行不利之婦女。或大病後。及焮熱眼諸證。此滯塞血熱之所致也。

治法　發表劑。下劑。通經劑。塗藥。嚙鼻劑。瀉血等。宜從證索因。以撰用焉。予欲細演其義。恐涉於冗繁。故不贅。

瞼浮腫（附）空氣腫

瞼浮腫者。胞瞼腫泡而不變皮色。又無疼痛。此證濕眼及顏面水腫等之所致也。或風眼疫眼有兼發之者。一證有不畜水液而眼瞼膨脹者。名空氣腫。

治法　內服山西湯。及苓桂朮甘湯之類、又兼用葛根湯。鹿角湯。而發表之。外用洗蒸劑、（詳附方）空氣之證、宜用鉛砂蒸劑。解圍煎。屬於疫眼風眼者。宜治其本病。治法詳於兩條下。

結石腫

此證小腫爲硬結者也。腫中含包如雪白軟骨之結石。每開闔瞬動。衝摩眼珠。以起焮熱。導赤脈。生翳遮明。

治法　用小鋒鍼。刺破腫頭。除其結石。則其患頓息、但發起翳膜者。俟施手術後、宜行治法。

麥粒腫（附）固結腫

漢名偸鍼眼。乃細小之腫瘍、生瞼緣弓狀軟骨之部、其初起發痒。而後焮腫疼痛。必爲膿潰。惟是小兒少壯之人。往往有之。大人極少也。誤治之。則堅硬甲錯變成固結腫。若積日經月。則必刺戟眼珠以發翳。

治法　起先用鈹鍼。而可除其膿。自然膿潰漏脫者。亦爲不少焉。倘若變於固結腫者。宜用洗蒸劑。以緩和之。割破腫頭。除去所藏病毒。此證有屢發者。此胃中畜積污液之人也。施手術之後。宜與下劑。

瞼生風粟

和蘭譯書名稗腫。上下瞼裏發小腫。其形駢生。而如麻子如粟粒。以針破其腫粒。則出凝固透明之液。此證胞瞼裏面小機里兒（前人譯云泌胞或腺）畜粘液。漸漸凝結者也。竟摩擦眼珠。生翳遮明。經久。則致昏暗。

治法　飜轉眼瞼。用小鋒鍼。刺破其腫粒。用如匙頭銀篦。宜仔細掃除所畜藏之物。用玫瑰花露洗淨之。內服發表劑。若有赤脈者。兼用下劑。

爛弦風（附）胎風赤爛

此證眼瞼赤爛。或痛或痒。常摩挲不能去手。荏苒累年不痊者是也。至太甚。則眥帷破裂而出血。大抵眼瞼細絡。畜鬱蒸之熱。竟釀成苛冽之液。而赤爛蠹蝕於眼瞼之外面。其病因雖多端。平常之患者。或多血。或粘液質之人。鬱結蒸發氣。而罹其患。如小兒者。多因胎毒蛔蟲。及胃中酸敗液而發之。如婦人者。因經水不利而致之者。亦有之矣。漢人另載胎風赤爛一證。而述三條之病原。其論曰。初生時。血露入眼中。洗不乾淨。而生是疾。又云。在母胎中。其母不知忌口。此卽胎毒也。又云。有乳母壯盛。人抱兒供兒之際、口未哺乳頭、乳汁脹滿。洒然射出。衝入兒眼、亦能生出濕爛。若衝射顏面。亦或疵濕瘡痒。大抵此三證同號曰胎風赤爛。此說迂遠。不足取信焉。蓋小兒分娩之時。灌浴之前。未見有開目者。豈得有血露入目之理乎。如母不忌口味之言。當以爲保育之戒。不可謾廢也。不但忌口味。而貽其害而已哉。其父母有病之時。受胎之兒不免遺毒之患。此病出先天而爲難治矣。如赤爛者。小兒多得痊者也。然未免生他證。况於險惡之遺毒乎。故爲人之父母者。須戒愼其始矣。如乳汁射目發此疾之論。實爲妄誕。何則。乳汁者。保育嬰兒天稟滋味也。豈爲損害嬰兒而設之乎。古今眼露取用乳汁之方。爲不尠矣。然則用之之人。皆可患爛眼也乎。屢見小兒患眼目者。雖點乳汁。一未嘗見受其害者。爲之發一笑。如乳汁射面生疵濕瘡痒者。其乳母固所浸淫酷毒沈痾之婦。而抱育之兒不得免傳染之害也。若兒果發不測之險證。不但乳汁注射眼目。而係其患而已。服惡性乳汁亦然矣。認之以爲小兒爛眼之常態。則恐致誤治。

治法　大人爛弦風者。內服葛根湯。鹿角湯。大青龍湯。桃核承氣湯。如神丸。通經丸主之。黴家宜撰用七寶丸。神効煉薰劑之類。小兒胎毒者。鷓鴣菜湯。兼用緩汞丸。逐蟲丸。而后用紫圓下之。屢用屢効。

風牽出瞼

此證似爛弦風而異也。下瞼飜轉。露出赤肉。流淚汪汪而不息。形容醜怪。此因天行病所生也。如小兒者。有發于遺毒者。此證和蘭眼科諸書。名眼瞼外反。其治法條中。載在夾斷所飜出之赤肉之術。乃不詳審證候。則決勿下手。如不經心。却傷人。予往昔遊於信州。見有一眼科。遇患隻目者。下截斷術治療之後。卒然變證。眼珠潰爛。苦惱劇痛。眞似奇怪。遂連累於無恙之目。不日雙目全致昏瞶。加之形容醜穢。可憐一箇好漢。終成廢痼之人矣。予屢見如此之證。施截斷術未嘗有得寸効者。此因謾行截斷打擾病毒。而惹出險急之證者也。故不考定其證之難易。草率從事。則安得不損人乎。學者不可不懼也。

治法　可做大麻風之治法。小兒者用消毒湯可也。

上瞼低垂

此證上胞緩垂。而壓覆角膜上。干礙視瞻者是也。久患眼疾之後。其部痿弱。或扯胞筋（卽擧筋也）之麻痺。老人血氣衰憊者。多發是證。

治法　證輕者。可灸三陰交。重者。可從睫毛內刺之治術。

胞瞼結核

結核者。眼胞生瘤。不變肉色。亦無疼痛。初生如米粒。漸大如龍眼。按之移動者。名糊瘤。或淡紅黑色。如輭肉而低垂者。名肉瘤。漢人名稱結核者非也。此卽瘤也。和蘭之醫名爲瘤。今當從之。

治法　糊瘤輕者。宜用水銀膏塗抹眼胞上。令其緩和。流散。重者。先以指頭按上胞之內外。看肉之厚薄。就其薄處而療之。近外面者。用腐蝕劑。徐徐點之。俟其開口。宜除去瘤囊。近裏面者用快尖刀橫截之。挑出其瘤。所割之刀痕。點稜爾撒謨。或雞子白。在眼胞上罯壓定巾。可施綳帶。如不經心周密。則發變證。至於肉瘤之證。予未詳其治法。故姑閣筆。

飛塵入目

此證砂塵麥芒之類。誤投入胞瞼。或步走風地。而致其飛入者是也。若塵埃粘貼于胞瞼裏面。捨而經日。則爲膜被粘定。每瞬動摩擦眼珠。痛澀難開。至于太甚。焮熱腫痛。恰類於疫眼。劇證起先在塵埃射入之時。不拔出之。則終必生翳膜。幾乎失却瞻識之機。其他結毒眼疫眼等之證。而澀刺羞明似著此證者。間有之。宜留神調治。萬萬勿忽其所驅除之法。先取胞瞼爲飜轉。仔細看定。必有積血爲塊。或少尖起之處。開破其部。則認得所粘着之物。惟其經久者。不能容易看取焉。或深匿藏胞內者。無術之可施。予遍遊各州。留意於醫事。往往聞知除塵之名工。然多是田野老嫗。寒村婦女也。省其所用之手段。甚爲奇異。予始傳聞其術云。將舌舐胞瞼之裏面。或用銀簪頭攪擾胞內。取出所粘著之砂塵。雖積年之物。無一不除淨。予不敢信其言。常笑之曰。鄙術妄技。何足爲奇哉。嘗見大都通市閭。立在街頭而賣藥之徒。手將硬膏。或鐵篦子之類。攪轉眼中。而聲言云。能除塵埃。此惟作戲法。以騙瞞衆人。聊糊其口耳。彼山野婦女之除塵埃。亦不過爲此等之事也。予偶在一老嫗用工之近地。再傳知此事。半信半疑。欲審明其然否。因過訪於老嫗之宅。目擊其所療。以指頭按摸眼胞上兩三次。而言塵埃有無。毫無差謬。即用銀簪頭攪轉胞瞼內。而取出所粘著之物。

僻邑之老媽。生來直愚。何敢賣姦。況在予親自傍觀之際。而得爲僞瞞之工夫乎。於是始知其不謊誕矣。訊問老媽云。此術何人授之。媽云。此不是師受。又不是祖宗之傳下。只管療治許多病客。自爲療慣耳。予又推問其兆候。與療術。媽云。惟以指頭摸擦胞上。則有無之處。自可明知也。至其療術。則用簪頭攪轉其粘著之處部。以爲脫去耳。予聞其言。慨然歎息。此術本是雖係於小技。彼以病爲師。親蹈其實地。自得其妙機。何庸醫之所跂及耶。嗟乎。寒村老婦。雖目不知丁字。心不辨菽麥。至其妙處。實非言之所能述也。然而凡工以術之出鄙賤。途視而不顧。却自不知其術之拙也。爾後予亶心焦志。屢試屢効。不敢負老媽所親授。其看法與治術。雖鄙邑聽技。豈不珍重乎。

治法　輕者。用蘘荷搗汁灑目中。立出。服鳳仙子一味。亦妙。重者。非用手術。則不治。

癢極難任

平易方名眼風痒。其痒難任。搔擦不歇手。此鬱塞蒸發。氣以所發者也。大凡風痒之證。在疼痛進退之時。血氣收縱之間而發之。故知風痒爲疼痛輕證也。夫身體風痒。摩擦之。則流動所鬱滯之血液。而覺其快心。其理與之一般。故用發表劑。使快通所鬱塞之血。則痊。

治法　葛根湯。烏蛇湯有効。外用搐鼻劑。點藥。神液丹。屢用知其奏効。

胞瞼瘜肉

瘜肉之爲證也。胞瞼裏面強膜之分際。生出瘜肉。漸漸延長。其色紅赤。肉根細而形如括囊者是也。或有肉根稍大。如小舌者。外科正宗云。眼胞菌毒者。眼瞼內生出如菌頭大蒂小。漸長垂出。甚者。眼翻流淚。亦致昏矇。即是之類也。此證有順逆二證。其順也者。瘜肉柔軟而無痛。其色淡紅。其逆也者。瘜肉頗強硬甲錯。而其色紫赤。能摩擦眼珠。其原因胞瞼細絡畜血液而爲膨脹。遂作肉狀者也。雖有順逆。治法無別。

治法　翻轉胞瞼。將利剪頭切斷其肉根。以冷水灑之。霎時就用一元丹。調和乳汁。點創痕內。服三黃湯。

兔眼

此證因胞瞼之諸筋麻痺攣急。或痘瘡腫瘍之瘢痕等。使胞瞼短縮。故眼珠常爲露出。雖睡不能合睫者是也。概屬不治。

治法　和蘭有橫截上胞之法。恐非溫和之術。又有塗抹緩和糊劑之方。豈有見效之理乎。予未審其應用之方法。錄以俟後考。

病係內眥之證

多淚眼（附）迎風洒淚

此證大眥流出許多之水液者也。或迎向冷風。或照映明亮。或冒觸煙火。則洒淚淋漓而不止。今分其證。配以寒熱二途。其爲寒證也。因鼻管之閉塞。淚孔之衰弱。或所收藏淚液之諸具。自遲緩放開等而滲出水液者。名冷淚。即漢人所謂迎風洒淚也。其輕證者。冬月遇着寒風。則因外塞表內鬱蒸氣。而淚鼻二管漏洩淚液。卽與在感冒之始塞腠理。流利稀涕者無異。故夏月自爲希少焉。其爲熱證也。風眼疫眼。或梅毒胎毒痘疹蚘蟲睫毛內刺飛塵入目等之諸眼疾。在其交發之時。而流出溫煖之淚液。故名熱淚。又有一證。其淚液帶辛辣之氣味者。間變作爛弦風。

治法　閉塞外表者。發表劑主之。淚管爲衰弱者。灸少陵二壯。或眼科全書所載乳香川烏丸亦可也。然此證間有難治者。而病者患瘧。或熱病之後。有自痊者。至於熱淚。宜從本病治之。

乾燥眼

此證反于多淚眼。其所沃之淚液。乾燥澁濇。見物不爽明。若經久則昏濁遮明。至其重者。必有喪明之變。或云原因疫眼及熱病大病後氣力衰弱等而發焉。然予熟試之。來自梅毒者十有七八。尚可醫治。因氣力脫乏而發者。不可輕忽。若持久不治者。後必發起鬱憂勞瘵及種種之峻證。

治法　內服六味丸。蜀麥加機奈機奈人參湯之類。又宜投噴嚏劑。及薜菉白芥子放開淚管之閉塞。引其淚液。外用神液丹調和乳汁屢點。然輕者尚可治。重者難治。出於梅家者。用薰劑及紫薇煙。多有驗效。

兩瞼粘睛（附）胞肉膠凝

此證如膿膠液瀦溜大眥。每宵睡寐之時。兩瞼膠凝粘緊。經久則生翳。矇矇不明。羞明怕日。卽是毒液聚於脂肪吉里皃而所致也。胎毒黴毒淋病帶下等。釀是患。漢人雖區別爲二證。原是一證。袁學淵做睫毛內刺夾肉之說。予不敢信焉。

治法　內服三黃湯。加朱砂少許。或薰劑。兼用艾連洗在眼胞裏面。宜屢放血。

淚管漏（附）淚囊蓄水腫　小眥漏

此證漢名大眥漏。卽淚囊中豬蓄如膿之液者是也。以指頭按其部。則大眥流泄濁液。累月積年不肯治焉。原因如梅濕淋痔赤白帶下等。酷烈之諸毒爲上攻。而其毒浸淫鼻髎篩骨邊發生小腫。以病毒攻着鼻管。遂爲閉塞。使鼻孔不通。而其部諸液。亦變作膿狀。故濁液不流泄鼻口。而漏溢淚管。然其閉塞乏之少者。或有少出鼻孔者矣。說者皆云此因淚囊生腫瘍。淚液化爲膿而流出淚孔者也。豈非撮空之論耶。儻若淚囊生腫瘍以釀膿。則其部必焮熱疼痛。其所流出之膿汁。先腐蝕大眥。而所觸之眼珠胞瞼。亦不得不潰爛腐壞也。何待積年之久乎。此證固無疼痛。雖有之亦微覺痒痛耳。其所流泄之液。亦無腐蝕潰爛之患。則可見非眞膿液矣。況有淚液化成膿汁之理乎。予嘗熟視其所流出之液。淚液與濁液。自分別而不混交。說者之臆斷。可以知也。予於此證。屢閱西洋之書。法術雖多。不足掛齒牙。惟有布連吉疑私兒二哲之術。尤爲優長。然其術頗覺冗煩。不便取用。予敢改其術。從簡易以試之於眞境。甚得驗效。予之所用治術。備載于左。冀後學宜撰用。一證有蓄水腫者。卽淚孔流利稀液者是也。此證同前。而其液不成濃濁也。漢人另載小眥漏之一章。然予未詳審其證。故暫闕治法。以俟後考。

治法　輕證者。宜在淚囊外面。用壓定巾。更施繃帶。乃能防護其濁液所留潴之患。庶得漸自痊。蓄水腫亦可照此法。重證者。宜行截法。其法用紙作細捻。約長五分許。微開尾頭。以尖頭醮烊蠟。穿入淚孔。屈折其所露出之尾頭。攤硬膏貼著大眥外。行是法者。使濁液留滯淚囊。而不泄出。則其部濁液潴畜。自爲膨脹隆起。以得容易看定患處。而便下手也。既看定患處。則就其膨脹之部。將小尖刀（此刀予所新製造者）縱截二三分深。以及淚囊爲度。而宜小水銃用片腦水灌洗之。洗罷。以乾綿撒絲。充實刀瘢。白布浸米醋以覆之。更施繃帶。而每日改換乾綿撒絲。令其吸盡濁液也。約三日爲限。復用蠟紙捻。再穿入淚囊。（宜照前法）長約及鼻管爲度。其創口傅稜爾撒謨。外用金鎖膏。併合其口。鼻嗃卽醒散。務令噴嚏。則不過二七日而取功。

內眥瘜肉

此證因淚阜爲腫脹如瘜肉者。隆起大眥。其形似桑椹。其色紫赤而疼痛。或有軟和紅色。而無疼痛者。

治法　用鍼頭。徐徐刺破腫頭。宜以溫金廔熨之。內服防風通聖散。

病係白膜之證

天行赤眼（附）疫毒腫　大患後生翳

疫眼之爲證也。一種毒厲之氣。當其蒸發之時。偶被感觸。一人患之。則傳染一家。遂及一邑一郡。猶如瘟疫然矣。其證白膜鮮紅。頭疼目痛。粘眵多淚。羞明怕日。或兩瞼浮腫。濇澁難開。至其太甚。則生星起翳。名之大患。後生翳。即疫眼之重證也。儻若誤治之。則間變如風眼。竟爲盲瞶者有之。故遇其劇證。則宜照風眼治例。斟酌療之。和蘭記載眼瞼疫毒與白膜疫毒腫之二證。此亦感疫氣而發毒腫於其部。竟變成死肉者也。予按蓋是眼疔之種類乎。尚俟後考。

治法　輕證者。內服發表劑。兼用攻下。外用清涼塗藥。紅燦水。玫瑰露。神効水。石膽水。搐鼻劑。焮熱難堪者。刺絡瀉血爲緊要。發疱膏。貼顳顬百會亦可。

風眼（附）暴露赤眼　暴風客熱

風眼之爲症也。白膜起血線。滿目丹黃。粘眵熱淚。淋漓不止。弩肉蟠脹。包迫角膜。而角膜見似凹陷。兩瞼浮腫。澁疼酸痛。夜間殊凶。目窠大熱如火烈。每日晡時。項背惡風。寒熱往來。頭痛如劃。其脉洪大而數。煩燥苦懣。狀殆似陽證傷寒。至其劇甚。則譫言妄語。狂走不寢。竟致使眼珠爲腐敗膿潰。或突出。或角膜破裂。及凹陷。其輕證。亦角膜如蟹眼。瞳孔欹側。或厚翳頑膜等。尚有百般之變。故難論定焉。此證甚係緊要。不可藐視。若變成重證。則利害太甚。可恐可驚。故不詳審其證候而施治。則安能取功。不但不取功。殆致失明。悔之何及矣乎。予嘗分別眞假二證。或問曰。其眞也者如何。曰。其眼目有確然之見證。蓋如多血及粘液質。或觸冒寒氣。遽然受溫氣。或平常項背拘急。或胃中蓄積瘀穢毒液。或熱眼誤用香竄收濇之點藥。或生平貪嗜辛熱之物等者。皆發起眞證之基本也。其假也者如何。曰。身患他病。遂波及眼目者。爲假。卽因大頭風梅毒痳痔疥癬胎毒等證而攻眼目者是也。其所從來各不同焉。故治法亦不能無差別也。故非潛心苦志。則奚有取驗奏効之日乎。自今眼科專門之徒。遇此等之證。茫洋失措。何有鑒定之識乎。終使患者。空爲昏暗之廢人者。不可勝數也。此以無其詳說故也。予述數年研窮所得之眞假證候。與治法標的之實徵。以示世間童醫。幸勿致差誤。所謂眞證之徵候者。弩肉赤脈。共丹黃色。而恰如紅絹包著珠子。其初起也。先前眼目疼痛。而後頭腦劇痛。其脈洪數弦緊者。乃是風眼之正證也。假證之徵候者。弩肉赤脈皆帶紫色。其脈沈數。極其原因。患黴濕淋痔。忽其治療。服燥劑。浴溫泉而所發也。如嬰兒者。胎毒諸瘡。卒然痊之後有之。自大頭風所傍發者。雖無異於眞證。起先頭痛劇甚。而及於眼目。其頭痛偏則眼目亦患偏眼。正痛則眼目亦左右均患。此是三證。宜以主客見解焉。活幼心法云。凡治病必先辨寒熱虛實四證。望聞問切。無非辨此四者而已。四者了然于胸中。則用藥取効。其應如響。信哉斯言也。可以爲醫家之貴範矣。不琢磨此道。則於擬似毫釐之際。豈得瞭然乎。漢人雖別表暴露赤眼暴風客熱之二證。共是風眼緩證。而異於疫眼傳染之證焉。先輩以暴風客熱。充於風眼者。實爲不穩當。爲何。則雖其證不異。而不使眼珠至破綻膿潰之劇。故以爲風眼之緩證也。風眼之名。本邦之俗稱。而非漢名也。然書中間有風眼之名目。實是同名異證。如所謂風眼爛弦頭風風眼。甚多矣。不可混同焉。漢人惟載輕證。而不及劇證者何乎。予遊于長崎時。友人某語予曰。往年舶來清客在崎陽患風眼。瞳孔破綻。竟致盲瞶。然則彼國從來有此證。抑不服本邦之水土而患之乎。記以俟識者。蘭人區別爀腫眼。十有餘種。以此證爲爀腫眼之劇證。其所論甚屬微細。然審診詳考之。則病因徵候。比似本邦之所謂風眼。則往往有不同者。此無他。因風土氣候之異。稟賦食味之殊。而所以其證候有差等也。何足致疑哉。歷試之于事實。經驗之于眞境。則彼與我同病異證。同證異因之理。自分明也。後之學者。敢勿鹵莽。

治法　眞證者。用吐劑。予別有一方。神効靈驗。實是妙劑。然恐人之妄用。故不錄。惟授及門之弟子。自大頭風發者。吐劑或烏頭附子之類。有奇効。此二證。若不兼用攻下。則至使眼珠破裂。自黴毒發者。發表劑利水劑主之。若於其初起錯用瀉下之劑。則恐有喪明之變。俟其病勢衰乏之後。當用與下劑。庶幾其不差。更在太陽尺澤委中刺絡放血。又於百會顳顬貼用發疱膏。或以糊劑塗着足蹠。屢用塗藥。嚊鼻之劑。點藥用蚯蚓露。苦薏露。玫瑰露等。至於眼痛劇者。灸少陵小灶三壯。及三里三陰交女室（一曰女膝在踵之部赤白肉之分際蓋所謂奇穴也）各二十壯可也。而可令患者。勉剃頭髮。屢以冷水灌洗。此證決禁石藥。及芳香之點劑。誤犯之。則實非藥石之可救也。今所陳列之各法。亦聊示其治之標的耳。以一斑之偏見。而應無窮之變機。則必致差治。活用在其人而不在方也。若眼珠生璭、瞳孔失常者。名之風眼壞證。非是技術之所能及也。暴露赤眼。暴風客熱二證。宜照風眼之治例融通以療之。若草率從事。則變乎不治之證。慎之戒之。

痛如神祟（附）痛如針刺

此證眼目不變其常。或帶微紅。眼珠有時痛刺。恰如以針刺之。而其痛無根基。晝痛夜痊。或夜痛晝痊。或發或息。此子宮衝逆之婦。酷毒陰伏之人。多罹是患。其爲徵也。脈數煩渴。涙出而其痛間歇如瘧者。則存在酷毒于血中之兆也。眩暈頭痛。白膜帶青。或微紅刺痛。夜間殊甚。忽來忽去。經濇難開者。子宮病之兆也。漢人雖區別神祟針刺之二證。本是一證。未嘗有別也。

治法　兆於婦人子宮病者。苦薏煎加大黃。桃核承氣湯。抵當湯。通經丸。如神丸。兼用小建中湯。助湯和血湯之類。兆於酷毒陰伏之人者。排毒劑。兼用神効黃蓍湯。桂皮加附子湯之類。外用洎夫藍地黃煎汁。加阿片少許點之。疼痛劇甚者。灸少陵。

白膜脈腫

此證血脈腫脹如藤蔓。以纏絡白膜者是也。蓋白膜外面者。以水脈之纖維爲質。乃眼目蓄多少之熱氣。血液留滯其部。則不能順流。竟混入水脈之維條以致之也。世上庸醫之徒。稱膜者。多指此證。且區別種種名號。然皆取其形狀耳。非有深意也。至如二十四障。四十八膜之稱。愈屬孟浪。何足論耶。

治法　看定血脈之根基肥大之處。用鈎子勾起之。將利剪截斷之。用小烙鐵以烙截口一點。更以一元丹和乳汁點之。

大眥赤脈穿睛（附）小眥赤脈穿睛

此證即白膜脈腫之一種也。內眥或外眥。發起赤脈。撞貫瞳子上者是也。又一證有赤脈之末梢。生數多之細歧枝。蔓延角膜上。竟變成膜。韜光埋照者。其證似異而無別焉。漢人有言云。大眥赤脈者實眼。而小眥赤脈者虛眼也。可謂迂論。予累年潛思歷試之。實也者。自實。而虛也者。自虛也。何取徵於大小眥乎。

治法　做白膜脈腫之法。宜用剪鍼。內服麻黃湯。大青龍湯之類。有効。若有燥屎者。謝道人大黃湯可也。小眥赤脈。不可抽剪之說。古人之臆斷。勿拘泥。

眼疔

此證在強膜與白膜之分際。生出腫瘍。如粟粒。初無疼痛。而微覺風癢。於其腫之側邊。發起紫色之血線。撞射角膜。其發之勢最爲迅疾。患者以手摩擦眼胞。或觸物。則忽然發起劇痛。其痛牽連耳內。苦楚不可忍也。寒熱往來。其脈洪數。胞瞼變紫色。腫傍悉麻痺不遂。至其毒之深陷。則腐蝕眼珠。溶化諸液。此證比較於風眼更加一層之重。其毒之進也。疾如快馬之加一鞭矣。夫眼目所以發出疔疽者。灰汁鹽一般辛辣之毒。聚在一處而所致也。西洋所謂疫毒腫者。彷彿是證矣。而如眼疔名目。雖嘗傳聞之。其證候茫乎不分明。故屢叩問者老。非蛇足之論。則牽強之說耳。或錯認赤脈貫瞳之證。以作是證者。亦有之。皆不足憑也。予往年遊于野州。偶見患是證者。初起到第五日。變如風眼壞證。遂爲盲瞶。予見其劇迅。卷舌畏懼。銘心不忘之。後遇肴一婦人之患之者。故以所有險狀。懇告其親眷。以調療之。先橫截毒腫之部分。用小烙鐵燒死肉。使水蛭吸血于兩瞼。又在大陽尺澤大放血。用鉛糖水灌洗數回。內服機那飲。兼用紫圓。浹旬纔得痊好。惟惜不至洞明之田地。噫。酷毒狠戾肆虐。可不恐乎。患如是之惡證者。實是九盲一明。況至其劇甚者。雖力援天下之溺者。亦無如之何也矣。

治法　予所歷視。不過此二人。而下手者。一人耳。不足取以爲法。則惟述其實徵。以備學者參攷。宜自斟酌。

白膜血斑

此證白膜纖維。緒留血液。現出赤斑者也。又見青紫斑者。間有之。其斑點在一部分者有之。或白膜盡變赤色者有之。原因咳嗽嘔吐。打撲。或飲酒過度之人等。多患此證。打撲眼目而發者。以有焮痛。動生意外之變。小兒百日咳。或大人患咳嗽嘔吐。而持長不解。或酒客屢次過飲後自發者。施治則不日而痊。

治法　因打撲而發者。宜用角法。及刺絡。咳嗽者。小青龍湯。養神丸。嬰粟殼。舍利別。小兒久咳者。外臺茯苓飲加牡蠣。兼用滾痰丸。以姜汁湯送下。經驗。酒客者。甘草營實湯。嘔吐者。小半夏加茯苓湯。半夏瀉心湯。

或用吐劑奏效者有之。

胬肉攀睛（附）翅翳

此證大皆生出帶赤或帶黃之肉贅。漸長犯角膜者也。此因淚阜之纖維爲弛長而所發也。和蘭名之翅翳。而算入角膜病中者。非也。乃是白膜病也。從來雖下翅翳之譯字。本與翳不同焉。雖有胬肉之名。亦與他之胬肉不同焉。實瘜肉而非胬肉。漢人言胬肉攀睛與大皆赤脈同證也者。愈涉於荒唐。具眼者自有明識。

治法　宜照下條囊翳之治法。

囊翳

囊翳之名。不典之俗稱也。其爲證也。白膜隆起。白若微赤之瘜肉。輭如緜絮。積年不痊。漸次滋蔓。竟犯角膜。至尤甚者。則掩閉角膜上。隔絕鑒視之機。其翳端首附著眼珠。而當中浮空。其狀似俗所謂蝦蟆之歌囊。故呼爲囊翳。其實亦非翳也。吾友人有命白頭筋之名者。稍當矣。此證與攀睛一般。惟以瘜肉附着眼珠與否。區別爲二證耳。

治法　先將細小利鉤。揭起瘜肉浮空之部。鍼穿蠟絲。以貫通其處。更扯絲揭起。以利剪刀截斷其附着之處。若全掩角膜上者。宜於瘜肉上截開十字形。創痕即點一元丹。行手術之際。仔細注意。勿使剪頭礙着眼珠。如有血絡者。當截斷其根基。施術之後。宜用靑布包護眼目。約過三四日除却之。

雞冠蜆肉

此證白膜生瘜肉。軟弱而色深紅。其狀似雞冠蜆肉。故取以名之。此血液瀦留于白膜中。久久遂作赤色之肉。狀漢人所謂如心熱酒毒之說。不足取也。不獨酒客患之。酒量小戶之人。或三尺之童子。深閨之處女。持戒之淸僧。罹是患者。亦爲不少焉。

治好　用越婢加朮湯。屢獲神効。或隨證而用鉤亦可也。

白膜黑粒腫

此證白膜生出黑色或淡靑色之粒子。大如小豆。圍繞角膜。此胎毒之所致。而發於內部。達於網膜者也。予遊於南豆。偶遇一少年。患此證。左眼點出四箇。右眼十三四箇。見之駭然。再四搆思回慮。無奈之何。記以待來哲。

治法　今闕之

病係角膜之證

雲翳（附）玉翳浮滿　膚翳　丁翳　花翳　翳膜　遮障　腐蝕翳

夫角膜之爲質也。玲瓏澄明。而輸送射光。來映於網膜之器具也。今因多少之事。故汚液留滯於角膜之纖維。以作白濁曇暗。遂致乎妨礙透明之機者。槪爲翳障。其爲證也。翳色有白有黃。看視物景。如隔雲霞。或有全至盲瞶者。尋其所來由。頗多端。而不可槩論焉。且因疫眼風眼。或梅家淋家疳眼痘疹等而發者。其形狀亦不一也。有浮沈厚薄。治不治之別。故不審察病態。則何能取功。薄翳者。角膜白色。而如淡霞浮雲。瞳孔朦朧。透視于外者。本是輕證。而明可必復也。厚翳者。其翳厚而有白色有黃色。又有少辨明暗與否。卽曇暗中之重證。而治法亦甚難矣。然於其曇暗之部。或一處乃至數處。有淡薄之斑點。而帶靑色者。施治則尙可救矣。經年無全辨明暗者。斷爲不治。一證有其翳甚稠厚。而焦黃醜穢。起于角膜之下部。血絡纏繞。頗作膜狀。而遮明者。縱令有角膜上部現出半月狀少辨明暗。以翳深入其部之實體。故爲不治。予名之曰腐蝕翳。此證發自小兒痘瘡胎毒者多矣。田氏銀海精微舉玉翳浮滿之證。而爲不治。然不詳其輕重。而專以爲不治者。予未信之。各書中載出丁翳膚翳花翳翳膜遮障等。尙有許多名目。不遑枚舉。皆不過取形設名。總歸障翳之一證焉。古人主張蛇足之說。失眞者不尠矣。後學勿取惑。

治法　內服發表劑。下劑。水銀劑。外用水銀蒸劑。及龍腦眞珠等之點藥。加緩汞丹一點用之。（方則中載數方宜撰用）若用加汞之點藥。而發赤脈疼痛者。急取蜀葵煎汁。加沙糖乳汁。屢灑眼中。可以防護其變。而每日用溫金熨之。以散鬱結之毒。則速得奏功。外翳稠厚者。在角膜圈裏。將鍼頭細刺其周圍。作鍼眼細孔。而點剝翳之藥劑。則極妙。

星翳（附）時復秤星　白陷魚鱗　冰蝦翳　眞珠翳

星翳者。卽雲翳中之一種也。惟不角膜生曇暗而發污點者是也。其形如星之懸青霄然矣。故有星翳之名。此污液在胃。而其毒薰騰於上。粘液留滯於角膜之纖維而所致也。其形狀各各不同焉。今略爲區別。學者宜細察。其爲證也。角膜上生白翳一點。或三四點乃至十餘點。恰如秤星。澀濇多淚。或赤脈疼痛。其色青白。或淡白如煙如霧。此乃疫眼熱眼頭痛及過酒之人多患之。而施治脫星。則其痕必爲陷入矣。時復秤星者。此發作有時之翳也。角膜上生污點。或生或滅。或生生而不滅。或有春發者。有秋發者。而至期而發。過期則自消。每發眼目漸致衰弱。而翳痕亦愈大也。此證之所關係者非輕也。如有誤治則殆至喪明。白陷魚鱗及冰蝦翳之二證者。角膜生白翳。其根深。腐蝕實體。其狀如魚鱗。如冰蝦。而發多少焮痛。澀刺多淚。至其劇證。則白陷釘入焉。此證雖不異於雲翳。因星翳之誤治。變成此狀。故陳列于斯矣。真珠翳者。污點昂起而白色。或帶青色。其狀恰如真珠。此固著於角膜之翳也。即因如梅毒痘疹等酷烈淫毒而所發起也。

治法　星翳輕證者。使蛇石吸之。則其治甚速也。又有一方。名神靈丸。（詳方則）用之必奇驗。小兒兔屎丸爲佳。時復秤星。內服涼膈散。防風通聖散。兼用緩汞丸。點藥鉛糖水。白陷魚鱗冰蝦翳之二證。因婦人血熱者。對證藥劑。兼用蝲蛄散。見累効。發自他之各證者。宜按雲翳法用之。真珠翳。將眼刀些割點頭。點脫翳之藥劑。輕者可治。重者概爲不治。以上所陳列之各證。點藥通用玉蕊白玉撥雲比金等之諸方。然其有熱如疫眼者。勿施之。

釘翳根深

此證星翳中之惡證。而角膜上生白色小瘡。及多日則漸侵瞳子。毒深釘入而不遷其處。流利如膿眵液。羅痛羞明。先患一眼。必傳於一眼。遂致大患。原因梅毒而所發之焮腫眼後多有之。初起者可治。進于篤劇者不治。如哀學淵所說者非也。何惟性躁之人含情之婦病之乎。

治法　先用玫瑰露苦薏露之類。緩和其熱痛。而後宜點神効水。及石膽水。內服涼膈散。兼用七寶丸。

膜障（附）赤脈下垂　黃膜上充　順逆生翳　垂簾翳　湧波翳　膜入水輪　肉狀膜

各證所有之根基。共在白膜。而滋蔓於角膜上。其狀似皮膜。故名膜。蓋翳與膜者。其因同而其證異也。其所以異者。翳者。有形無體。譬如煙霧。其形可見而不可捉也。膜者。有形有體。猶綿絮之可見又可捉也。其爲證也。先起血線。其末梢生數多之細支別。瀰蔓角膜。所輸送之血液竟滯止其部。自爲白濁曇暗。而血絡愈送血不息。則養長其膜。以蔽玲瓏之質。幾至不能見物景。而從上垂下。淡紅色者。爲赤脈下垂。其白色而一片赤脈牽絆翳根者。爲垂簾翳。（醫學入門作垂簾膜）從下攀上。其色帶黃色者。爲黃膜上充。同證而如垂簾翳者。爲湧波翳。一證。毒劇而膜中釀膿。漸進而蠹蝕角膜。初起於一眼。波及於一眼者。爲膜入水輪。又有一種。厚膜黃色而赤絡纏蔓固著於角膜。恰如肉者。名之肉狀膜。其餘證名甚多。頗厭煩絮。故不贅。

治法　宜倣白膜脈腫之法。斷其根株。內服發表劑主之。如便祕者。用下劑。然因投峻下而膜愈進濃厚者有之。予嘗遇如此之證。與附子劑。屢獲神効。膜入水輪之證者。將萌孽時。宜與慈朱丸。點鉛糖水。若耽延日期。眼珠生疵者。無治之可施。如肉狀膜者。屬不治。

膿瘍（附）潰瘍　水疱　膿疱　目瘡　漏睛膿血

膿瘍之爲證也。初次起於角膜下部。白膜分際。衝侵瞳子。而罕有發在於上部。其形色白如星翳。漸大而作爲膿潰。及軟小水疱。至其酷劇。則在角膜上穿漏口。或破裂而流利膿液。或膿液凝結。而滯止角膜。若忽治法。則必有盲瞶之變。宜愼之。此證和蘭雖區別膿瘍潰瘍水疱膿疱之四證。皆是角膜爲膿潰者也。何必分爲四證乎。本邦俗間所稱目瘡者。卽此類證也。漢所謂漏睛膿血者。目瘡之同證。而穿漏口者是也。

治法　外術。將柳葉鍼。刺膿瘍上。可以驅除其膿。若凝固而在角膜之內部者。宜倣內翳法術下鍼。點劑。蓬砂水。神効水。內服涼膈散。加倍桔梗。且有一證無疼痛者。用局方甘露飲。屢見効。如作瘻者。用沒藥散。及將小烙鐵點著漏口。輕者可治。瘻深者難治。

蟹睛疼痛（附）黑翳如珠

此證角膜內部。突出尖高之黑腫。其形小大不一。頗似蟹眼。而疼痛無甚焉。磣澀難開。怕日羞明。此角膜裏面之纖維。貯鬱結之毒。爲焮熱潰爛。而所發出也。至其重劇。則禍及葡萄膜。竟壓迫瞳孔。遂作欹側變形。然瞳孔僅存者。以不遮障物景來映之所通達網膜之道路。猶不至失明也。或黑腫潰後。腫痕生翳以遮明者亦有之。漢人雖區別二證。同是一證。濕眼疳眼焮熱眼等之證。其所由來也。

治法　將小鋒鍼橫刺黑腫。則水液流利。而自消滅。其鍼痕。點鉛糖一小栗粒許。後宜以溫金熨之。用黃蘗山梔子煎汁灌之。四物三黃合方加沒藥可多服。如小兒消疳煎。兼用雞肝丸佳也。

角膜皺縮

此證卽前條膿瘍之證。而角膜穿瘻口。以漏出水樣液過多。而角膜爲皺縮者也。或小兒生平喜好暗地幽室。不欲向光輝。仰則數瞬墮淚。而角膜爲皺縮者。此卽疳眼也。老人大病時。角膜亡失滋潤。難爲瞬動。凹陷而皺縮者。必死之兆也。

治法　專治本病爲要

病係眼珠之證

眼珠膨脹

此證眼珠爲盈脹突起。至其甚。則至使胞瞼不能閉合。若兼焮痛者。動輙眼珠釀膿證候。似後條突出而不同焉。決勿混同。當今所有之病因者。使下疳便毒痳痔帶下等下部結毒。作乾燥內陷。遂以上攻眼目者。多係此病。一證。諸液溢滿而發者。亦有之。

治法　因結毒者。用薰劑每每得奇效。水液溢滿者。初發。行氣香蘇散殊有効。重者。宜用鍼泄出有餘之水液。其法明辨於後條。可併考。

眼珠突出（附）突起睛高　旋螺突起　肝脹眼　白睛突起

此諸證者。眼珠突出。或低垂。而有徐徐來者。有卒然發者。有痛者。有不痛者。或有膿潰者。出血者。其證候不止一端。今區別五等。而令知其大綱。第一證因打額至重。或掣上筋麻痺等。而眼珠突出腔外。其大與尋常無異者。名突出眼。第二證因眼珠內部之焮腫。角膜突然如彈丸。麻木疼痛。汪汪淚出。此證有兇暴之變。治緩則至乎膿潰者。名突起睛高。第三證卽突起睛高之輕證。而角膜變青白色。突起尖高。而其形似旋螺尖者。名旋螺突起。第四證眼珠低垂至頰。其狀如黑角。時時大便出血。而疼痛不可耐者。名肝脹眼。第五證眼珠突出。而赤脈疼痛。眼液爲混濁者。名白睛突起。原因結毒而所發起也。其不喪明者。殆希矣。除此各證之外。另有一之奇證。予嘗遊於江都。偶見一丐者。其眼珠與常人無異。而以指頭壓上胞。則眼珠卒然突出。而低垂約一寸許。自爲上下運轉。眞堪可怪。而後依然收入腔內。如兒戲然矣。見來不太有礙瞻視。做了一場便是討錢耳。彼其素稟六筋與神經固爲弛緩者歟。至今不會其理。豈不奇異之一證乎。

治法　第一證。以新汲水屢灌注。則收入如故。然若瞳神經爲弛長者。必有卒盲之變。不可忽。眼珠被損傷者。使眼珠急復其本位。而搗爛生地黃。裹在綿裏。以安置于眼胞上。而可施繃帶。此法試之極妙。第二第四之證。將小尖刀小鋒鍼等。刺角膜下際。或橫截而流出水液。則治其法同於內翳之術。第三證禁用刀鍼。只宜以冷水屢浣洗。而點鰻魚血。

第五證概爲不治。但其勢微者。尙可救焉。宜急用薰劑。而攻其毒。予於第二第四之初起。嘗用吐劑。或投峻下。旣獲大効。雖然。以其證候不同。難論定焉。此證經久。則縱令鍼刺。納其突出。亦不得免昏矇之患。但不過除其苦楚耳。

硬瞼硬睛

一名目瞼瞳硬。此證因六筋麻痹拘急。或乾燥眼之人。胞瞼失滋潤等。而眼珠不能運轉動搖者是也。又有一證。惟胞瞼爲頑硬者。此兩瞼因所浸淫於梅氣天行等之酷毒而所發也。漢人雖有硬睛瞳硬之名。予未見瞳孔之頑固者。若有瞳孔變於頑硬之質。則豈不喪明乎。惟以難爲運轉。設立硬睛瞳硬之名者何也。可供一笑。

治法　用緩和糊劑。或水銀膏。傅于眼胞上。又宜在胞瞼之裏面瀉血。而與薰劑。内服發表劑。或下劑。

眼珠瞤動

此證卽眼珠胞瞼無次序瞤動不止者也。此在癇家及蛔蟲家而所發也。

治法　宜詳其本病療之。

發無定處之證

此條所述之諸證皆本於外傷而無定處加之變態不一焉其證以涉内外二障故不論於本編各門下以其所由來屬於外故附錄于玆聊補其遺漏耳

打撲眼

打撲眼之爲證也。因被物打著。或自高處墜下。打撲眼目。或頭腦。而發焮熱疼痛赤腫多淚之諸作。至其劇甚。則眼珠損傷。及膿潰。或兩瞼青斑。或偏正頭痛。血灌瞳孔等。尙有諸般之變態。不可一定也。此證雖不傷眼目。强徹腦髓。則必變於青黑闊大等之內障。其初起不速加治。則有噬臍之悔矣。

治法　眼珠爲傷損者。一元丹調勻乳汁點之。內服桃核承氣湯可也。若經日生膿氣者。涼膈散加倍桔梗用之。頭痛劇甚者。在眉稜百會行發疱。又用吐劑。令快吐二三次。尤驗。如血混入瞳人者。速在瞳子窌可施放血。儻或不痊者。於角膜下際。淺施截術。宜倣內翳法。內服抵當湯爲良。此諸證皆宜在瞳子窌顳顬尺澤等之各處。刺絡放血。偏禁洗點之諸劑。

刺撞眼

此證被物撞刺。生起種種患害者也。因其所刺傷之大小淺深。而發翳起膜。弩肉刺痛。至其尤者。使眼珠全爲傷損。或深瘕釀膿。或出血不止。或瘀血混入瞳子。千變萬化。實不可測知焉。若瘀血留滯。經久則必變於難治之翳。其刺傷劇者。卒旨潰爛。無方之可救。又撞刺生翳。稍久而復被物撞。轉加昏暗者。難治。故在初傷時。必宜注意周密。以防禦不測之變。

治法　輕證。一元丹。或蘘荷搗汁。或瞿麥末等。和乳汁點之。內服宜從證選用竹木麥芒之類。深匿眼珠者。蘸徽墨點之。或陰乾螳螂一隻。研末。和米糊傅著眉稜骨上。重者。將小鑷子。可拔去之。若出血不止者。點鑾產噶納諾爾少許。奇効。或灌冷水亦妙。其餘宜依打撲眼治之法加意。

火傷眼

此證眼目爲湯泡火傷者也。輕者易治。其重者。使眼瞼爲凝結。或腐爛污濊。或卒盲昏暗等。尙有許多變狀。必難預爲算定焉。

治法　輕證以麥門冬。或紫根山梔子之煎汁浣洗之。而點神功石水劑。内服三黃四物合方。加蒼朮有效。重證宜倣打撲損傷之治例。

創傷眼

此證西洋於眼目被創之部位。而區別數多名目。然事係煩絮。不易閲見。故櫽括之。則眼目被金刃創傷者。而如内翳鍼刺截術。亦屬在此中。

治法　與打撲刺撞。本無別。學者宜斟酌。

毒蟲傷

此證蜘蛛蜂蠆之類。咬刺眼目。焮熱劇痛。努肉澀刺者是也。若經久則必起昏翳。而在養蜜蜂屋側者。往往被刺傷。宜恐避其害矣。

治法　青黛散。調和生蓼汁。或乳汁以點之。必有奇效。

鼠尿入目

此在仰臥。或仰見之時。偶老鼠行梁上。而利尿誤入眼目。則泡腫焮熱。疼痛澀刺。不能開闔者是也。

治法　點猫尿而後灑蘘荷汁。則不日而治。取猫尿有法。捉住猫兒。安置于漆盆匕上。以樟腦。或生姜汁。塗抹其鼻端。則其利尿如注。真可爲奇。

此方雖類于戲誕。決勿藐視。予既試知其妙。噫。生尅之理。惡可排斥哉。

眼科錦囊卷三

東武　本庄俊篤士雅著　門人　松代　小山玄敬以恭
長崎　梶井元鴆士篤　仝校

內障篇

病係葡萄膜之證

瞳孔闊大

瞳孔闊大之爲證也。瞳孔爲廣闊散大。漸漸視力乏弱。終爲盲者是也。其所由來。甚爲多端。然頭腦打撲。大頭風。胃中污液。濕毒胎毒。婦人產後及瘀血。小兒蛔蟲等。多發此證。此卽毒液混行于血中。竟上衝而留滯于葡萄膜之纖條細絡。以使其部爲衰弱不遂。脫其縮展之力。開闊而不收也。故患之日久。則必爲不治之盲。譬如服用風茄烏頭等蒙汗藥之人。當其瞑眩麻木之時。則瞳孔必爲開大。而不收縮矣。又有青盲黑障。至於衰弱之極。必爲散大者。參考兩兆。當知麻痹衰弱之所致也。

治法　因諸毒諸氣之上攻者。用固本丸。磁朱丸。每每取効。薰劑亦良。因污液及蛔蟲者。逐蟲丸。鷓鴣菜湯爲主治。今舉其大概耳。此證固係危篤。其經久者。不辨明暗者。瞳孔脫運轉者。實非藥餌之所可救也。

瞳孔縮小（附）瞳孔緊閉

瞳孔之爲官能也。在明朗處。則收縮。居陰暗地。則展開。收縱得其宜。以令便於辨物景承光輝。然而此證與前證相反。而瞳孔爲收縮窄小。雖向於昏暗。失其開闔之機。以致視力乏弱者是也。或有更兼内翳者。而闊大縮小之二證。其因差同焉。近世庸工。目此證稱赤障。併筭於青黃白黑之内障。謾設名色。欲強配當五行。或誤認乾缺證以爲同證者。亦爲不少焉。以鹵莽荒唐之見。而欲療天下之盲。難哉。蘭人別載瞳孔緊閉之一證。即葡萄膜爲緊閉密合。瞳孔全爲失亡者。而此即縮小之重證也。往昔予於隣鄉之友人小川某之宅。偶見家僮左眼無瞳。因以叩問其所由來。云患瘟疫劇證後。一眼漸次昏盲。遂失瞳孔。後遊京師。見一小兒因刺撞而偏眼全無瞳者。

治法　方今所有之證。自黴毒來者居多。故兼用綏汞薰劑類爲良。然毒氣上攻劇者。務服降氣之劑。俟病勢衰乏之後。投水銀劑者。爲順正之治法也。西洋於此證。有横截角膜開瞳孔之術。當爲奇。詳往于乾缺條下以論告之。

瞳人乾缺

乾缺之證者。瞳孔反常匾缺鋸齒。或如梅花。或如菊花。漸漸窄小。至其太甚。則如尖針如細勾。而物象糢糊難明辨。若經久。則恐有盲廢之變矣。此原因梅毒胎毒之二證。然出于梅毒者多。而出于胎毒者罕也。銀海精微云。五臟俱虛。虛火之旺也。古人亦皆爲屬腎虛肝熱。實爲臆斷。若拘泥施治。則必無有奏効之日也。崎陽譯吏潁川氏。幼而罹是證。左眼既盲。右眼亦漸次進重。故損家貲。募治于四方。然衆醫束手。不能施其治術。比年益加重劇。瞳孔細小如針尖。將至於盲廢。頃者。舶來蘭醫什一薄爾毒頗有聲譽。故投笈從事之徒水會雲聚。日多於一日矣。是以潁川氏請治於蘭醫。蘭醫曰。可治矣。然非截角膜開瞳孔。則不可也。潁川氏謂如蘭醫之言。甚爲奇異。然衆工技窮。則坐待其盲廢耳。遂託治於蘭醫。蘭醫求猪頭一隻。懸之於屋梁。執小利刀。截其角膜。熟習數日。用意甚勤矣。而後徐徐得下手焉。其法先使患者靠椅。著傍人拿住其頭。以左手開兩瞼。右手執小利刀。向角膜下部。横截凡三分。更用鑷子細小者。看定瞳孔收縮之處。惹出之而剪斷之。俄然現瞳孔之形。豁然復於明亮。在席衆人。無不驚歎矣。術已終。用青布繃帶包護之。凡七日。始脫之。鑒視雖復故。然來影光輝尖銳。而物象生閃光。不堪其眴眩。此患者積年不視物。遽受光明。故其所止息之神經。不勝其任。而發非常之運動。而其部之感觸。亦自爲激怫耳。患者脫繃帶之後。江戶一書生。奉蘭醫之命。與水銀劑。令大流涎。用火酒所製之點水藥。凡三十日許。而所割開之角膜刀瘢。漸漸生翳。積日而進稠厚。遂爲膜狀。加之患者。體軀疲弊。殆如勞瘵。故辭治而加養焉。予偶遊於崎陽。友人某懇告患者。使請予之一診。予詳診之。諭患者曰。子之病得之於胎毒。療之累年。屢服攻戟劑。身體羸弱。全備虛候。甚爲危篤。今不治其本。而欲專療眼目。恐有促命之變。先調治體軀。後施治於眼目。則蓋可得順全也。患者悅服曰。願以父母之遺體托於君。若得身眼共全。則君之賜也。予於此投滋補劑。與剛鐵丸。時或兼用緩下。補之瀉之。自文政八年乙酉晚秋。至翌年丙戌初夏。身體復故。於此始療眼目。點脫翳劑。用火鐵煅其血絡。洗蒸塗藥。皆施用焉。至是年孟冬。翳脫九分。予時促歸裝。惜闕一分之治。遺方於門生。以期全癒。別後投簡問其動靜。復書云。如今得全痊矣。蓋蘭醫之於術也。實可謂絕技。然不辨風土之異。不問強弱之變。一切爲治。故施之於其始。而不能全之於其終。不可不戒懼也。

治法　此證根于梅毒胎毒。宜治其本病。然不審察患者之強弱。而施的當之治。則恐無効。

瞳孔異常（附）瞳孔變形

西洋區別異常變形之二證。而無詳明之說。予按異常者。因稟賦而瞳孔異于常人也。即如雙瞳重瞳隋圓。其類尚有數證矣。變形者。因疾病而瞳孔變于常形也。即乾缺開大縮小。或粗工謾行內醫術之後。瞳孔移位置。而作欹側偏安。或毀損破裂。或被撞刺之人。其瞳孔或隋圓。或半月。或緊閉。其類不爲少。如此之證。皆當屬列於變形中矣。上毛沼田藩士高井某之兒重瞳子。予得細視之。西書云。重瞳者。多患一物兩形之證。此於物景瞻視之理。或其然矣。時兒纔二一歲。欲審明其實而不能焉。故不敢論說其事。俟明辨之後。而當補出於續篇。

治法　天稟者。治療無益。發於病者。注明於各條下。宜熟看。

瞳孔不動（附）鷂眼凝睛　轆轤轉關　小兒通睛

此證雖擬似鶻眼凝睛轆轤轉關。及小兒通睛等之證。然不可混同焉。瞳孔不動之證。則瞳子脫失縮張之力。而無運動者也。此證多因黑障。或瞳孔闊大。及縮小等之極而致之。如漢人所謂三證者。小兒因打著頭額。及急慢驚風。而眼珠全闕運轉者也。即與直視不異也。

治法　如瞳孔不動之證。宜治其本病。鶻眼轆轤通睛等之三證。用酒煎散。或桂枝加附子湯。若小兒不肯服藥。則令仰臥。將蚌殼頻頻灌下之。而重覆衣被得汗。則其眼自爲活動。餘宜鑒驚風之治法。

病係水樣液之證

水樣液混濁（附）膿眼　乳眼

和蘭雖區別三證。皆取像似者而名之耳。約之。流動白液混淆水樣液中者也。惟膿眼者。血眼經日之後。變作白濁膿結。留滯于水樣液中而所致也。此證比較乳眼與混濁。更加一層之重。何則。以膿液混於水樣液中。動輙腐蝕其旁邊。而角膜穿出瘻口。世醫之所謂膿眼者。偏指内翳而稱之。不可誤認致差。治乳眼與混濁。亦難明辨矣。混濁之證者。水樣液釀粘結白濁者。而比似乳眼。其色月白。乳眼者。鍼刺乳汁翳。而混交於水樣液者也。此見形取名耳。必非乳汁之所爲也。如蘭人所云。出產之婦。乳汁上衝。而浸入眼目之說。則甚捧腹。學者宜細察。

治法　將小尖快刀。宜於角膜下部。穿開小口。以蕩除濁液。而後點一元丹。施著繃帶三日。若不取快。仍再行是術。内服二一和湯。互用三黃湯之類。取下利而可也。

血眼

此證漢名血灌瞳人。而非俗醫所稱之血眼也。因頭腦損傷。或積日嘔吐。及咳嗽。或庸工謾行內醫術之後。或婦人臨產甚強用力等。使角膜之細血絡爲破綻傷損。竟致血液灌入于水樣液中。而澀痛多淚。赤光滿目。若灌血多則不可忽之。惟恐至盲瞎。儻或鬱滯經久。則變成膿眼者。往往有之。

治法　宜照前條所開治之例而行之。

病係水晶液之證

白內翳

此證卽世人所稱之白內障。而水晶液及水晶囊之化於白濁者也。其初起也。不痛不痒。環珠連前。白花飛空。或如坐白霧中。如立淡雲裏。視物靄靄。先患一眼。後傳及兩眼。共爲昏昧。蓋本以水晶液爲白濁凝結。稍覺視力弱乏。積年累月。竟至全爲盲廢。其原因雷頭風頭部之打撲。或觸物驚動。或悲憂苦志。或諸毒諸氣之上攻。或安逸之人。常過食辛辣及膏腴之品物等。而鬱熱薫蒸於水晶液者也。其溶解白濁。益進而變於稠厚凝固之物。則現出于瞳孔中。其形如浮雲。如寒冰。如眞珠。如乳汁。如黃膿。翳狀萬般。難一定矣。故漢人徒主張臆陋之說。謾區別數名。所謂圓翳滑散橫開棗花偃月大雲小雲驚振白翳黃心等。尚有幾多名目。惟見形設名耳。

萬殊一本。何有區別哉。至說其起原。則不過肝腎及肺膽之盛衰。或腦脂流下作翳等之空論。西醫亦於此證。細設灰白綠黃鐵黑等之數名。然未嘗見綠色鐵黑色之內翳。予之所見者。不過白翳黃翳二種。以翳狀命名者。固非卓絕之見。況如綠鐵黑之稱。何足取信乎。方今認之。有以爲膿眼者。亦說其形耳。眞非結膿之謂也。夫於眼目膿潰之證也。與他部生膿瘍其理何異耶。初起劇熱焮痛。漸進鄭重。遂爲諸液腐敗。筋肉糜爛者。名之曰膿。何有無痛無痒。荏苒經年者乎。如風眼壞症。眼疔。角膜膿瘍。實釀膿者也。此證者。水晶液爲白濁凝結者。而雖積年之患者。施手術之後。豁然光明復舊。可以知無結膿之理。且其初起。少覺昏暗之時間。或雖有藥餌可救。而至爲稠厚凝固。則徒費藥石耳。治之偏在手術。不可不學焉。當今專門家修其術者。皆出于師傳家秘之一路。非敢熟練苦習者也。故治者甚稀。而使人墮落於黑暗裏者頗多矣。此無他故。惟以不見解治與不治。又不研窮術之難易而已矣。古人曰。不醫則不瞎。眞快語哉。足戒粗工之徒。故詳論治與不治。又明辨手術妙用。以示世間之醫童。蓋內翳之稠厚。而如眞珠。如輕粉。雖不分辨物景。稍覺明暗。向明朗處。則瞳孔爲收小。居陰昏地。則瞳孔爲開大者。可施治。必有百中之妙効矣。如黃翳者。有治與不治。予屢施手術。而歷試之。帶黃色之內翳。間有固著於葡萄膜者。若就其固著之內翳。強施手術。則必發非常運動。焮熱疼痛。較於前證。更加千斤之重。若要知其固著之徵候。又有一箇確乎鑒法。當熟視瞳孔運轉也。

失亡縮張之機。則可知爲固著之證矣。又有一證。如乳汁之內翳。雖將鍼頭墜下之。其翳甚稀薄。恰如投于水中。混混然終不能除去也。此翳從來以自被薄膜。施手術破膜。則濁液流出。遂混和于水樣液。此證殊難見解。但其色彷彿如乳汁。且微帶灰色耳。又一種有結硬之翳。施下墜法。而拔去鍼頭。隨手復爲上昇。更有一證。因頭部打撲。及自高墜下而喫驚。或悲憂之極等。兼使瞳神經爲衰弱攣急之網膜病者。以全絕明暗。雖施下墜法除去其翳。仍不免盲廢之患也。可見診察證候之法。實難容易會得之。予注意苦志者有年于茲矣。而其所得不過如此也。亦惟虎豹之一斑。豈得無遺漏哉。學者宜留意焉。

治法　此證不施手術則治者。未之有也。古今顯門家。各所相承之禁方祕訣。亦爲不尠。然其術。惟有直刺橫刺耳。西洋別有截開術。除是三法之外。未嘗有他術。吾門刺之之法。要在審視濁液凝結之候。且刺之有時。禁嚴寒酷暑之二候。而俟其冷暖適度。快晴無風之日。太陽中天之時。於南窗明亮之處。設睡床。令患者高枕仰臥。包被無恙一眼。著旁人拿住其頭。醫坐於枕頭。屈右膝舉左膝。以左手張開兩瞼。按定之。右手將細鍼（此予所新製之鑱針也圖出于續篇）角膜外側。去白膜分際約五厘許。自外背向內背橫刺入於角膜中。至以瞳孔正中白濁凝結之處。而以鍼尖作速壓伏內翳。送收葡萄膜之下部。若其翳強硬而不能墜下者。宜以鍼尖纏著之。盡心推降之。而看其內翳全墜。即拔去鍼頭。只務勿毀傷葡萄膜。

若誤破葡萄膜。則必發不測之險證。此之謂橫刺之法也。雖有直刺截開之二術。比較橫刺之術。當在第二等。其爲直刺之法也。將柳葉尖鍼之細小者。從角膜正中向瞳孔直刺之。用小消息子。取出濁翳。雖然。不是熟手。則難行焉。若忽爾施是術。則疼痛乍發。反成不治之翳。截開之術亦然矣。此法於角膜下際。將利刀橫截以除去內翳是也。此二術皆是非穩妥之術。若僥倖得痊。亦有刀瘢生外翳。動爲遮明者矣。行術前後。令服三黃瀉心加辰砂。宜快掃胃中鎮墜驚氣。而用手術之後。點一元丹。以綿絮浸于蘘荷搗汁。罨眼胞上。施青布綳帶。令靠几椅。勿令爲安臥。如此約七日。不許食膏腴及辛熱之物。若兩眼共患者、先刺初起之一眼。隔兩三月。又刺一眼。若刺之。內翳猶存者。再刺亦無害。然在行刺之間。患者發失氣昏冒者。卽宜拔去鍼頭。否則恐有傍發頭旋之證。而使既墜之翳。再爲騰侵也。既刺後。動輙嘔吐。故預當爲其防也。此法本非膚淺之術。多年煉熟得其妙。則一刺發矇無疑矣。

病係硝子液之證

青盲（附）綠風　綠眼

所謂青盲者。硝子液失明亮之質。作曇暗濃濁者。而其初起全無疼痛。空中見花。漸漸昏朦。久久瞳孔散大。而帶青色。竟盲廢。至不可救焉。此證關係劇頭痛。或驚動悲憂。或血行不利。或強飲多房之人。當其初起稍覺昏花之時施治。則猶可以救其什之一二矣。至於眼光闇沒。則此非草根木皮之所能及也。予閱西洋譯書。載在綠眼之一證。而考究病候。即似說青盲者。故於綠眼之譯字。不得無疑惑。蓋自然之理。豈有瞳孔變成綠色者乎。而漢籍亦載綠風內障。則可知萬里一轍。於是更懷疑。故就先輩質問之。或云有焉。或云無焉。後把蘭書。親自熟讀。有勃刺阿烏惡惡古之病名。即所譯定之綠眼也。因此觀之。則譯書之所誤翻也。何則。彼謂勃刺阿烏者。天藍色也。惡惡古則眼目也。然則確乎青色之眼目。而爲青盲也明矣。其綠色者。和蘭謂之杌爾鹽。可見其稱呼自別也。先輩不達眼目之理。胡亂翻出綠眼之字。後輩亦仍蹈前轍。不知其非。一盲惹衆盲。其此之謂也。漢人所謂綠風。亦青盲而非他證也。夫有心於利濟者。反覆丁寧。仔細考索。勿泥書失眞。

治法　內服用沈香降氣湯。沈香天麻湯之類。及如磁朱丸。剛鐵丸。溫煖強壯之藥劑。兼投如浮石丸。蝲蛄散等。驅逐留飲之劑。又用吐藥。見効不少。但患者務省負薪之勞。謹罵怒驚懼。暢氣寬心。宜爲攝生。不然則雖有起廢之神方。又無奈之何。

病係網膜之證

羞明眼

此證以網膜之觸知劇甚。對太陽向明朗。則不堪承當其光輝。汪汪淚出。若勉強見物。則必發起疼痛者是也。此因眼目之焮熱。或諸毒之上攻。以瞳神經發非常觸知而使然也。此證雖不及立一門。但示網膜觸知過度之理耳。

治法　宜治其本病

黑障眼(附)烏風　黑風　黑花翳　肝虛目暗

此證世人所稱之黑內障也。其初起絕無疼痛。黑花繚亂於目前。如淡霞遮睛。如玉環浮空。如電光閃爍。漸次朦朧。經久則瞳子闊大。終神氣耗散。而為廢痼之盲。其外貌無一點之翳障。瞳孔清黑。全似無恙。却是光亮過常。映射人面。初起先患一眼。牽連及兩眼。起先共患兩眼者亦有之。察其原因。瞳神經為衰弱。而亡失其所寫映網膜之神機。以令然也。此係黴氣上攻。或懷春處女。及鬱憂煩懣之婦。或安逸之人。過酒多房。加之平常嗜食膏腴品。或勞役苦心之人等。此久閉塞蒸氣。或血中包藏毒液。竟使血為粘稠。漸遲緩諸道運轉。以脫亡稀涼活潑之氣。而神經為之衰弱弊憊者也。蓋眼珠之於神經也。比他部則殊易為感動。而致為毒氣上衝也。故他部雖未被患害。而眼目獨受其弊。此證足以證之矣。漢人雖區別烏風黑風黑花翳肝虛目暗等之諸證。實同證異名。勿拘執焉。

治法　內服機麥煎。磁朱丸。強神丸等。而灸絲竹空。宜用薰劑。吐劑。有神効。然初起。尚可救療。經日則歸於不治。

暴盲

此證外不傷眼珠。內不損諸液。忽然盲昧不見物。而無疼痛赤脈。又無昏花苦煩。原因酒色無度之人。或發泄蒸氣之人。頓值冷氣。或患胃病之人。

夏月冒暑步走等之事。故而網膜衰憊。或瞳神經爲閉塞者。每每患之。若經日則不痊。瞳孔帶青色。全似青盲之證者。爲不治之證。

治法　內服車前子丸。每日白湯送下一百粒。至其重者。非用水銀劑。不能取効。外用薄荷露加氷片點之。必功。

虛眼

所謂虛眼者。眼中別無障礙。而比於尋常人。則惟覺視力乏弱耳。此有自來與旁發之二證。其自來者。有天稟而然者。或老人及衰弱之人。或勞力過度之人等。爲網膜衰憊。使物景之來影。自致其乏弱也。其旁發者。黑障。乾燥眼。迎風洒淚等。皆於其起原有患之者。

治法　第一攝生爲要。專禁對光輝。或遠望。或夜學。或強見微細物。或酒色過度等。而平居坐暗室。帶綠硝靉靆。宜服如人參機奈機奈桂枝細辛附子鋼鐵磁石等。溫煖強壯之藥劑。又宜點如龍腦麝香薄荷油硇砂精等。透竄揮發之品物。

強過眼

此證與前證相反。其視力強峻。而能寫細字。或百步外見毫毛。或居暗處而辨物象者是也。此多出於天稟焉。年老不帶眼鏡之人。此乃尋常之強過眼也。予友龍口某有一兒子。在黑暗中。能辨物景。見其眼珠不異於常人也。戶塚某有言云。往年遊於藝州。偶見一農夫。在冥暗裏捆屨織席。絕不用燈火。又予鄉里有梵瑞和尙。年過七旬。書寫摩訶般若六百軸。不敢帶眼鏡。字字微細如蠅頭。非用顯微鏡。則難明辨焉。若人皆強過眼之的證也。若不出於稟賦。而忽然發此證者。於黑障青盲之初起間有之。不可忽也。何則。方其網膜將衰弱之時。頗爲非常之感動故也。此乃殘燈欲滅。更增光輝者。其理一也。

治法　旁發者。宜治其本病。惟天稟者不治。又何用治。

雀目（附）肝虛雞盲

雀目之爲證也。白日見物。無異於常人。至黃昏。全闕鑒視之用。而眼容睛光。未嘗異於常也。其病因。則蚘蟲之兒。及胃中畜積腐穢粘液之人。每於暑月患之。小兒尤多。而大人罕也。又不拘時候。而係是病者。間亦有之。此膽管閉塞而膽汁逆行者。及腐敗粘液混於血中者。有此等事。故而鹹液聚滿於瞳神經之近傍。以妨礙其部之運轉。故在白晝明亮之時。則瞳神經爲憤激努張。而不失其機關。於金烏西沒之後。網膜所寫映之來影。漸以減少。諸器之官能。亦從而遲緩矣。當是之時。脫失瞳神經與病毒相激怫之勢。是以瞳神經勞困。而力不能支之。姑爲閉塞。自補其疲倦。故在燈下。及昏暗之處。不能見物象也。此雖似輕證。放棄而不加治療。則粘液混入硝子液中。而變成青盲者。往往有之。此證亦有天稟與旁發之別。予累年苦志。僅發明其實徵。其爲天稟雀目也。在白晝清明之時。使患者仰臥。用顯微鏡窺見其瞳孔。則有微細黑翳。而橫於瞳子上。其狀恰似水上浮毛髮矣。尋常之雀目者。從強膜分際。至白膜之部。有黃色細點。狀如散金屑爲青黑之斑點者。亦有之。此皆膽汁逆行。而混於血中。到於白膜。現其狀者也。漢籍載肝虛雞盲之證。其症至於黃昏而不能見物。然及於點燈時。則又見物。故分門論之。然雀目中之輕證。而本非他證之所致也。西洋別提出晝盲眼一症。此表裏之證。亦當有之。予未嘗見其證。故不贅。

治法　內服茵蔯五苓散。行氣香蘇散。乾漆丸。屢用屢效。小兒者。鷓鴣菜湯。或逐蟲丸。兼用鰻鱺黑散。或用雞肝。及鰻膽亦妙。若小兒兼下利者。消疳煎主之。

近視眼（附）遠視眼

近視遠視二證。因眼珠及水晶液之隆高與扁平。而所發起也。

治法　帶用適宜之眼鏡。而可以補助其機轉。說既詳明於卷首。故省蛇足。

不眞眼（附）斜形眼　一物二形　一物半形　垂羅眼　異色眼

不眞眼者。見物而不能認其眞形。或大或小。或動搖屈曲轉倒等之類。皆其標症也。類證有五焉。今舉以詳之。視物景皆爲斜倒之狀者。名斜形眼。如隔淡霧。如遮薄羅。視物朦朧者。名垂羅眼。以上三證。青黑內障之初起或患之。此因硝子液之曇暗。瞳神經衰弱攣急等。網膜所寫映之來影。自發種種變態故也。予嘗見一人。患青盲既爲盲瞶者。其人云。心常見怪異焉。飛禽走獸爲拏攫之勢。以惱人。殆無寧日。予謂此腦中神經之所爲。而其人所自取也。所謂氣病也。非不眞眼之類也。一物二形者。見一物現兩形。或有現數形者。此因水晶液生曇暗斑點。或水晶液偏移常度位置。其瞻視之機關。自爲錯舛而所發起也。一物半形者。不能見其全體。纔窺知半形。卽反前證者也。此常其內翳未熟之時。一部分爲曇暗。因使來影之全形。不能透徹於網膜。以發此證也。異色眼者。視物或赤或黃。現種種之彩色者是也。此患黃疸之人。網膜染浸黃色。或因打撲咳嗽等。血灌入於瞳孔。或網膜所纏絡之細血線爲肥大者等。多患之。此等諸證。皆是不眞眼之類證。而就其所見。以命名耳。

治法　以上所述之諸證。病因不一。故以難論定焉。惟能審明其本病。宜施治術。予於是等諸證。用豁胸鎭墜之諸劑。或吐方薰藥。屢用取効。然以病候不齊。不可概論也。機權運用在其人。何守株待之乎。

發無定處之證

此門所揭之諸病涉於內外二障者也故就各部位而雜論之然以其病因根於內傷載於斯使讀者無遺憾耳細說徵意散在於各門熟覽通篇而勿空予之苦心

疳傷眼(附)頭瘡內陷

疳傷之爲證也。小兒其面灰白色。其眼青白色。口唇之色赤或黃。腹肚緊滿。及甲錯。嘔吐下利。惡臭氣。有時腹痛。鼻下赤爛。嗜好異物。或不欲飮食。或時飢貪食。或睡中驚起。或青脈縱橫等。其標的也。若患眼疾。則常好暗地幽室。不欲仰太陽。仰則數瞬多淚。白膜鮮紅。恰似疫眼。此證經久。則起翳生膜。或角膜皺縮。瞳孔開闊。或有値炎暑之節而起。先患下利煩渴。後變雀目者。或有大便祕結。腹肚敦滿。生蟲下利。而轉雀目者。小兒初生。眼胞浮腫。閉鎖不開。經日之後。漸消腫。始得開眼。則既生昏翳遮明。或潰爛敗壞。終成不治之證者。亦往往有之。是皆疳傷之證候也。又一證。小兒患頭瘡白禿之類。其毒內陷。而損害眼目者有之。凡胎毒發于外表者。用乾燥內墜之劑。欲速痊則必發多少之峻證。豈容不謹哉。揆其所由來。一者出先天。一者係腐敗粘液與蚘蟲。然而小兒之疾病。本於疳傷者十之七八。不但眼目受其害而已。恐有折生之變。豈可忽哉。世人區別疳與蛔蟲而論之。或曰。疳即甘也。此過食甘美滋味而所致也。其說似是而非也。蛔蟲亦疳之一證。故予併論于斯焉。病源候論云。疳者蝕也。因此考之。有下疳。疳瘡。走馬牙疳之目。則皆是身體蝕脫之義也。偏以甘味爲說者。非卓見也。蓋發此證者。其父母患惡疾之時受胎之兒。及姙婦不密攝生。而所生之兒。皆受其弊。加之父母慈愛太過。而溫飽過度。或乳媪懷惡疾。令哺其酷液乳汁之類。盡爲百疳萌生之源也。嗚呼。嬰孩之病。其過焉歸哉。爲人之父母者。不可不愼焉。受遺毒之兒。天資脆薄。風霜易冒。胃中不實。是以飲食不消。竟畜未熟之污液。變爲粘稠腐敗。而化生蠢爾一活物。此所謂蛔蟲也。其狀如蚯蚓。如寸線。有圓塊者。有細長者。是蟲化生於粘液中。而以粘液爲巢居。貪餐所嚥下之胃中食餌萃液。故所輸送血中之乳糜。自減損乏少。而身體羸瘦。面色失光。爛弦雀目開大青盲遮翳障膜等之危證。亦從而萌生焉。此證雖男婦老少。亦有之。多係於粘液質。及閑居安逸之人矣。往年遊於江都。見解剖一死屍者。其胃管胃中十二指腸之腔中。畜數百頭蚘蟲。團團平纏綿縈絡。在席之衆醫。無不愕然者。嗚呼。其病根浩大。至於如此。豈泛常方藥之所能治乎。故不厭縷縷贅言。以示其理。實是濟世之婆心也。蓋於蛔蟲化生之理也。譬如污水之生蟲也。清水固不生蟲。故豬畜而不流動。則變爲污濁腐敗之物。於是乎釀成蠢爾活物也。所謂無極而太極。動而生陽。動極而靜。靜生陰。蓋物極則變。故陰極則必又不得不生陽也。腐壞者。牝陰之極。變生一箇活潑之陽物。此是不空殼之話頭。蓋天地自然之妙工也。噫。造化之神機。雖非人智之所可揆度。至其理之可推知者。豈有毫髮之差乎。先哲不誣我也。

治法　疳眼之方劑。秘藏於諸家者頗多矣。今舉所歷驗之方法數件。聊示其綱領耳。小兒虛弱。唇舌貼黄色。顏面帶青色。鼻下赤爛。而兼眼疾者。牛黄丸主之。疳眼面色灰白。大便青黑者。互用五疳丸。疳眼赤脈羞明。時退而復來者。消疳煎。地黄湯爲良。同症而大便秘結。腹肚緊滿者。宜於紫圓。鼷鼠丸。兼泄瀉及生穀下利者。宜於雞肝丸。黑童散。眼目生昏翳者。兔屎丸。頭瘡白禿內陷於眼目者。鹿角湯之方內加入蝮蛇。兼用紫圓。疳眼其腹按之如羅網。口唇深紅者。攻蚘虫爲良策。逐蟲丸。鷓鴣菜湯。紫圓。緩汞丸之類。可撰用焉。予別有治蛔之神方。不敢吝之。以公于世。其法狼膽一味。丸椒目大。每服二十粒。以鷓鴣菜湯送下之。日兩度。隔日兼用紫圓備急之類。取快利。而蛔蟲下利則直執以收瓦器。燒存性爲末。白湯送下。若不欲散劑者。爲丸亦良。用此方則毋蛔下爐。其形團團一塊。如海綿。表裏纏繞無數小蟲者。母蛔之巢居也。除去之。則絕無再生之患也。小兒有可刺絡之證。如急慢驚風。直視咬牙之類是也。猶有數證。學者注意。莫致差治。

痘疹眼

痘瘡麻疹之二證者。傳染流行之病。而一種之疫邪也。生涯不過於一患。絕無再感者。眞是奇異之惡毒也。故世醫紛擾以爲傅會之說。或爲胎毒。或爲疫邪。未嘗一定焉。至其夾發眼目之證。有胎毒。有疫邪。而胎毒與疫毒互相夾攻者。非臨證應變。縱橫其方。則必無復明之功也。於生涯一感之理。予另有一說。惟厭煩絮。故不贅。痘瘡入目之證。有二種。一者當起脹見點之時。眼目不開。痘瘡發於眼珠者是也。一者落痂之後。損害眼目者是也。在患痘瘡之間。眼目爲腫脹者。痘之常證也。然粘㳄流溢。眼胞如火。或帶紫色。屢爲嚬嚏者。不可輕視也。此毒陷入眼目之兆也。灌膿時。眼目一旦已開而復閉者。必害眼目。此證淚液溢出者。不至喪明。否則危證也。落痂之後。或五日。或十日。乃至二十日。而卒然有陷入眼目者。此險痘之後。乘其氣力疲勞。諸液脫亡之弊。胎毒蛔蟲擾亂內部。毒液遂爲上衝。而損害眼目者也。輕則澀刺羞明。薄翳微星。重則潰爛破裂。厚翳重膜。更發諸般峻症。殆不可救者頗多矣。其初起速可救治。稍及遲留。則有噬臍之悔矣。麻疹入目。予所歷試雖不過數人。概略與痘瘡無異。治法亦宜照痘瘡之例。以作其進退也。

治法　毒將陷眼目者。宜頭腦百會施發胞術。而用白芥子之末，和匀粘糊。攤紙傳足心。又宜執水蛭在眼胞外側。令其吮血。內服隨證撰用。兼用兔矢丸最有効。若出齊灌膿之時。欲痘毒攻眼目者。可點雀頭生血。痘後生翳。用兔矢丸甚佳也。熱痛劇者。瀉虻蚓露。則有百中之妙。預防痘瘡入目。上好熊膽調和淨水。點眼目。日兩次。必無一失。

黴毒眼

黴毒之眼疾。頗是多端。而不可概論也。方今清平日久。衆庶安逸。故體軀不勞。而酒色過度。年少子弟。傲遊於柳巷花街。而極其嗜欲。竟沾染風流瘡。受此傳彼。繁延瀰蔓。今也世上不羅此患者殆希也。其初得之於陰處。或成痳痔。或成便毒下疳楊梅骨痛委弱腐蝕等。變態萬狀。不可窮極也。此症浴于溫泉。用燥劑之後。毒必上攻及於眼目。或有骨節疼痛。下疳便毒淋痔等。直上衝而攻眼目者。察其所起。或屬內障。或附外障。變轉自在。難以規矩論之。略舉其要領耳。起先有眼目疼痛。澀瘮多淚而赤脈帶紫。動輒變爲風眼者。又全無疼痛。眼自昏昧。於白膜角膜之分際周圍發赤如環。又如黑障青盲。乾缺縮小。涉於內外二障者。亦有之。梅毒之眼目。初起雖似輕證。不可藐視。後必遺害非淺也。

治法　宜治其本病

疥癬眼

此證卽疥癬之毒。波及於眼目者。而狀類於疫眼者是也。

治法　在瞳子窌眉稜之部。施發疱膏。服除濕劑。屢用蒸眼法。

瘕癬眼

胞瞼之外面生瘕癬。而其毒侵入眼目者也。其證赤脈澀痛。眼緣乾燥者。或濕爛搔癢甚者。或角膜生小瘡。久而起昏翳者是也。

治法　宜照疥癬之治法

癩病眼

癩病者。諸液腐壞而所起也。其毒浸淫眼目。則白膜鮮紅。而有光澤。雖胬肉膨脹。不覺疼痛。或白膜變紫色。經日而生白翳。其翳包角膜。而如陳絮。漸次蠹蝕。終爲盲廢。或如風牽出瞼之證者。殊此毒之所發也。

治法　宜倣本病治例

眼科錦囊卷四

東武　本庄俊篤士雅著　門人　松代　小山玄敬以恭
長崎　梶井元鴻士篤　仝校

緒言

夫醫之臨病也。猶將之臨敵。能知其強弱。而制勝者。奇正順逆。皆出其心計。而無一定之法矣。古語曰。上工治未萌。名將戒未亂。蓋用兵戈藥石者。實出於不得已也。然國有亂。則良將征之。人有病。則上工療之。而軍無紀律。則號令不行。醫無方法。則疾病不治。故方法者。治病之基本。而紀律者。行師之要領也。而進退勝敗。存其人矣。蓋如長沙之方。桂枝湯者。方之大則。而桂枝加桂。桂枝去桂之二方。臨敵制勝者也。或去或加。隱顯出沒。一縱一横。何有拘泥束縛。刻船求劍。懲羹吹虀之事乎。予撰方則。亦是軍之紀律。而聊示其將略之法耳。彼減竈背水。轉敗成勝者。何言之所能盡哉。學者知法。而不脫法。則必遺趙括論兵之笑矣。

方則

湯液之部

葛根湯　治上衝眼。疫眼。及瞖膜。

葛根大　麻黄　桂枝　芍藥各中　甘草小　生薑　大棗各中

右七味。水煎。若大便秘結者。加大黃。生翳者。加石膏。

山西湯　治粘液。利小水。消眼胞浮腫。及弩肉。

山扁豆　西瓜仁各大　商陸中

右三味。水煎。

苓桂朮甘湯　治胸膈支飲。上衝目眩。及瞼浮腫者。

茯苓大　桂枝　蒼朮各中　甘草小

右四味。水煎。

鹿角湯　發汗解肌。治外邪眼。上衝眼。

鹿角屑　杜松子　大麥　紫蘇　陳皮

桂枝各等分

右六味。水煎。

大承氣湯　治上衝眼。大便秘結者。

大黃　厚朴各大　枳實中　芒硝小

右四味。水煎。

神効黃耆湯　治眼赤。弩肉。隱澀難開。或風眼疼痛甚者。

蔓荊子　黃芪各中　人參大　陳皮　芍藥各中　甘草小

右六味。水煎。

甘草營實湯　治胃中支飲。腹中雷鳴。或吐黃水。鬱熱上攻眼目者。

大黃　營實各大　白桃花　甘草各中

右四味。水煎。

消疳煎　治小兒疳眼。神効。

茯苓　百合　海人草大各　石膏　牛膝中各　甘草小

右六味。水煎。水煎時時兼用紫圓。奏全效。

大柴胡湯　治濕家頭痛昏翳。

柴胡大　黃芩　芍藥中各　半夏大　枳實小　生薑中

大棗小　將軍中

右八味。水煎。

小柴胡湯　治胸脇苦滿。寒熱往來。目痛鼻乾。不能眠者。

柴胡大　半夏中　黃芩　人參　甘草　生薑

大棗中各

右七味。水煎。若頭痛甚者。加天麻。川芎。有奇驗。

行氣香蘇散　治感冒。胸痞。腹痛。或大人小兒夏月患雀目者。及眼珠膨脹初起者。

香附子大　紫蘇　陳皮中各　甘草少　烏藥　川芎

麻黃中各　枳實小　羌活大

右九味。水煎。

大青龍湯　治上衝咳嗽。內眥赤脈。及爛弦風。

麻黃　石膏大各　桂枝　杏仁　甘草中各　大棗小

右六味。加生薑。水煎。

小青龍湯　治上衝頭痛。發熱惡風。或白膜血斑。由咳嗽者。

麻黄　芍藥　乾薑　桂枝　細辛　甘草各中

五味子　半夏各大

右八味。水煎。

謝道人大黄湯　治眼目赤腫。卒痛。或生暈翳者。

大黄　細辛　甘草各大　芍藥　黄芩各中

右五味。水煎。若小便不利者。加茯苓車前子。眼珠赤痛。小便澀。頭痛者。加滑石。甚妙。

涼膈散　治上衝煩渴。舌生瘡。或打撲眼損傷眼及星翳重劇。而大便秘結者。

薄荷　連翹　梔子各中　大黄　桔梗　黄芩各大

芒硝小　甘草

右八味。水煎。一方有石膏。

四物龍膽湯　治目暴赤。起雲翳。疼痛不可忍者。

當歸　川芎　芍藥　地黄各大　防風中　龍膽

防己各小

右七味。水煎。若雲翳固著者。加大黄石膏。

越婢加朮湯　治弩肉淡紅。面目黄腫。小便不利者。

麻黃　蒼朮各大　石膏大大　生薑中　大棗　甘草各小

右六味。水煎。

解圍煎　治腹痛。或眼目疼痛。及浮腫者。

桂枝　薄荷　橘皮各中　芍藥　罌粟殼各大

小茴香小

右六味。水煎。

沈香天麻湯　治驚振內障。及眩暈怔忡者。

羌活　天麻　防風　半夏　獨活各大　附子

益智　川烏頭各中　當歸　殭蠶　甘草各小　沈香中

右十二味。加生薑。水煎。

抵當湯　治腹中有塊。或婦人眼疾。因血行不利者。及打撲損傷眼。

水蛭　虻蟲　大黃各大　桃仁中

右四味。爲末。水煎。或加䗪蟲尤妙。然勿用姙婦。恐有墮胎之患。

加味蜀麥湯　治感冒瘧疾諸般疼痛。及乾燥眼。

蜀葵　大麥　罌粟殼各大　甘草小　機奈機奈船來之品

人參御種各中

右六味。水煎。

防風通聖散　治上衝頭痛。眼目焮痛。大便難者。

川芎　防風　當歸　芍藥　連翹　薄荷

麻黄各中　石膏　桔梗　黄芩各大　白朮　梔子

荆芥各中　滑石　甘草各大　芒硝　大黄各中

右十七味。加生薑。水煎。

局方甘露飲　治角膜膿瘍胃中客熱。眼胞低垂。口舌生瘡。或咽喉腫痛者。

地黄　枳殼　茵蔯　石斛　黄芩　甘草

麥門冬　天門冬　枇杷葉各等分

右九味。水煎。

犀角飲　治如前證。而痛澀難開者。

犀角大　黄芩　車前子　羌活各中　白附子　麥門冬各小

右三味。水煎。

小建中湯　治痛如神祟證。多服則痊。

桂枝　甘草　生薑　大棗各中　芍藥大　膠飴大大

右六味。水煎。去滓内膠飴。溫服。

川芎茶調散　治頭目昏沈。偏正頭痛。上盛下虛。視物不明者。

薄荷　荆芥　川芎　香附子各中　防風大　羌活

白芷　甘草各小

右八味。細茶。水煎。

鷓鴣菜湯　治蛔蟲疳眼。

黑丑小　苦薏中　大黄　海人草各中　甘草少

右五味。水煎。

兔矢湯　治痘疹入目。及昏暗。障翳。疳眼。蛔蟲。

兔矢大　甘草小　覆盆葉中

右三味。水煎。

桃核承氣湯　治婦人屬血證之眼疾。

桃仁　桂枝各中　大黄大　芒硝　甘草各小

右五味。水煎。角膜突起如蟹眼者。加紅花當歸。久服有效。

麻黄湯　治爲風熱所侵。而眼目赤腫。生障翳者。

麻黄　杏人各大　桂枝中　甘草小

右四味。水煎。

助陽和血湯　治血行不利之婦。眼目無赤脈。而痛如鍼刺者。

蔓荊子中　白芷　柴胡　黄芪　升麻　當歸

防風各大　甘草小

右八味。水煎。若痛劇者。倍升麻。雀目者。加白豆蔻人參蒼朮。

聰明湯　治上衝耳鳴。或多年目暗。視物不明者。

黄蓍　人參　甘草各大　芍藥　黄蘗各小　升麻

葛根　蔓荊子各中

右八味。水煎。

烏蛇湯　治眼風痒。

烏蛇大　麻黃　連翹　杜松木各中　甘草小

右四味。水煎。

茵蔯五苓散　治小兒雀目

白朮　茯苓各中　澤瀉大　猪苓中　桂枝小　茵蔯大

右六味。水煎。

加味茯苓飲　治胃中有留飲。而自吐宿水。小便不利。及由咳嗽而白膜發血斑。及小兒百日咳。

茯苓　人參　蒼朮　橘皮　生薑各大　枳實中

右六味。水煎。兼用滚痰丸。有奇効。

小半夏加茯苓湯　治如前證。而嘔吐者。

半夏　生薑各大　茯苓中

右三味。水煎。

半夏瀉心湯　治與前同證。而頭目暈暗者。

半夏大　黃芩　乾薑　人參　甘草　大棗各中

黃連小

右四味。水煎。

烏頭湯　治雷頭風

麻黃　芍藥　黃蓍　甘草　川烏各等分　蜜適宜

右六味。水煎。

神功湯　治諸般內障

知母　人參各大　龍骨　天麻各中　附子　甘草各小

右六味。水煎。

丸劑之部

通經丸　治婦人月經不利。男子勞瘵。或諸般之內障。及屬於虛證之病。有神驗。

剛鐵五十錢　大黃三十錢　沒藥二十五錢　冰糖適宜

右四味。糊丸如梧子大。每服五十粒。白湯送下。

如神丸　治男婦積聚留飲。水腫經閉。及青白黑之內翳初起者。

剛鐵廿錢　大黃五十錢　蕎麥粉上仝　沒藥十五錢

右四味糊丸。用法同前。

養神丸　治不寢咳嗽。諸般疼痛。及眼目赤痛難眠者。其他効用甚多。

阿片極品一錢　麝香二分　酸棗人三錢　甘草三分

右四味糊丸。如粟粒大。臨臥十丸。白湯送下。以奏奇効。妄過量。則却有害。

兔矢丸　治疳眼。及痘疹入目。生雲翳者。

兔矢一兩　石決明　木賊　草決明　芍藥　當歸各七分

防風一錢　穀精草三分

右八味糊丸。每服五分。

地黄丸　治諸般内障。久服而可也。

地骨皮　石斛　杏人　防風　枳實各十二錢　地黄一斤

牛膝十二錢

右七味糊丸。每服一錢。日二回。白湯送下。

蘆薈丸　治昏暗無所睹。及瞳子散大者。

黒丑　蘆薈各一錢

右二味爲末。以丁香油三十滴。調匀爲丸。

固本丸　治上衝頭痛。青白内翳。神効。

磁石浸醋燒者十錢　知母五錢　黄蘗三錢　牛黄一錢　沈香二錢

右五味爲丸。白湯送下。二七日服盡。

磁朱丸　治乾缺開大昏花雷頭風。及諸般内障。

磁石醋煅二兩　硃砂一兩　神麴三兩

右三味爲末。別以神麴末一兩。煮糊加蜜。丸梧子大。每服二十丸。空心白湯送下。

明朗丸　治瞳孔闊大。黒花繚亂。一物兩形。不眞雀目等之證。

龍骨一兩　磁石二兩　沈香　木香　天麻各二錢　苦參六錢

右六味糊丸。每服五分。日二次。米飲送下。

發矇丸　治小兒疳眼盲瞎者。

黃連　神麴各五錢　阿魏　胡黃連各三錢　雞肝十具　蘆薈二錢半

右蒸熟爲丸。如梧子大。每服三分。

雞肝丸　治小兒疳眼雀目。

雞肝一具　眞珠　黃連各一錢　蓮肉三錢　夜明砂五分

右五味爲丸。如椒目大。每服十粒。日三次。白湯送下。

逐蟲丸　殺蟲。下粘液。治疳眼及爛眼。

水銀生者十錢　錫粉二十錢　硫黃五錢　大黃五十錢

右先混和汞錫二味。次加硫黃將軍二物。調匀糊丸。如梧子大。每服一二丸。鷓鴣菜湯送下。

五疳丸　治小兒疳眼。面瘦色黃。羞明怕日。食乳不消者。

綠礬　蜜陀僧　夜明砂各等分

右三味。以棗肉爲丸。如黍米大。每服三十丸。米湯送下。

滾痰丸　治痰咳吐粘沫。或小兒急慢驚風。及白膜血斑。由咳嗽者。

青礞石煅過水飛者一兩　大黃　黃芩各八兩　沈香五錢

右四味糊丸。如梧子大。每服三四十粒。白湯送下。一方去沈香加甘遂

七寶丸　因梅毒之眼疾。皆有効。

牛膝　輕粉各二錢　山歸來一錢　丁子五分　大黃八分

右五味爲丸。每服四分。朝夕二度用之。六日服盡。後用紫圓。得快利妙也。

紫圓　治胸腹結毒。及心下水氣。或小兒諸病上衝諸眼疾。

赤石脂　代赭石　巴豆各二錢　杏仁四錢

右四味糊丸。服量見患者強弱。宜加斟酌。

鼹鼠丸　治小兒疳眼難治者。及翳膜。

鼹鼠一頭燒存性者　輕粉五分　巴豆四分　海人草一錢

右四味糊丸。

神靈丸　治角膜星翳

蜀椒青者黃栢爲衣

右禁嚙破臨臥白湯送下。生一星者一丸。二星者二丸。隨其星之數而嚥下之。夕用則朝消。實奇方也。

乳香丸　治眼疼頭痛。遍身疼痛者。

五靈脂三錢　乳香　沒藥　草烏頭　夏蠶砂各五錢　木鼈子五枚

右爲末。酒煮麪糊爲丸。如梧子大。每服七丸。淸茶送下。極妙。

浮石丸　治青盲闊大等之內障。

海浮石　龍骨　牡蠣　硝石各二錢　蕎麥　大黃各三錢

右六味糊丸。每服一錢。白湯送下。

乾漆丸　治雀目

乾漆　海人草各等分

右二味糊丸。每服二錢。白湯送下。

散藥之部

蝲蛄散　治留飲水腫。或月經不順。上衝耳鳴。眼赤羞明。及生星翳者。

蝲蛄石　焰硝各二錢　銀朱一分五厘

右三味爲末。每服一錢。白湯送下。

沒藥散　治損傷眼痛。角膜膿瘍之類。

沒藥　血竭　將軍　朴硝各等分

右四味爲末。茶或酒送下。

鰻鱺黑散　治小兒疳傷眼神驗。

烏一羽去內臟者

右嚴寒之時。浸於糞坑中。約三十日而取出。以清水洗淨之。加車前子一錢。紅花十錢。同燒存性爲末。和鰻鱺服之。

雞子散　治同前證。而生昏翳者。

人參　白朮　茯苓各一錢　甘草五分　木鼈子二錢

右爲末。與雞卵同煮食之。

如聖散　治諸般疼痛眼。

茯苓　桂枝　防風　羌活　香附子各一錢　梔子

甘草各三分　川芎　紫蘇　薄荷　升麻　陳皮各七分

右十二味爲末。每服一錢。白湯送下。煎服亦可也。

防風一字散　治眼風痒難堪者。

川烏喙五錢　川芎　荊芥各三錢　羌活　防風各二錢

右五味爲末。每服二錢。薄荷湯送下。

酒煎散　治疼痛眼。

防風　防己　荊芥各二錢　甘草五分　當歸　芍藥

牛蒡子各一錢

右七味爲末。每服三四錢。水一盞。酒一盞。同煎。食後溫服。

鎮驚散　治小兒驚風直視者。

鹿角霜二錢　剛鐵鏽五分　龍腦二分

右三味爲末。白湯送下。

壯腦散　治頭痛眩暈。眼常帶赤色。視物濛濛。時吐黃水者。

胡椒　丁子各五分　肉豆蔻一錢　乾薑五分　胡荽子　小茴香各五錢

右六味爲末。白湯送下。

搐鼻劑之部

即醒散　治頭痛昏睡。兼眼目赤腫者。

焰硝一錢　硼砂五分　辰砂一分　麝香少

右四味爲末。每一撮。搐入鼻中。

獨聖散　治濕熱頭痛。眼赤生星。及翳膜。

甜瓜蒂

右爲末。搐入鼻孔。口含冷水。取出黃水。則愈。

烏喙散　治頭痛如裂達睛。或嘔吐。寒熱往來。竟欲至瞳孔散大。及青盲者。

烏頭一錢　白芷四錢　薄荷二錢　皂角五分

右四味爲末。茶服一字。仍微嗃鼻中。

誘嚏散　治卒然頭痛。眼目紅赤難開者。

皂角　高良姜　胡椒各等分

右三味研細。頻吹送鼻中。而取嚏。

通頂散　治天行眼風眼等。兼頭痛者。

藜蘆半兩　黃連三分

右二味爲末。嗃鼻。

先鋒散　治痘瘡攻眼者。

硼砂一錢　瓜蒂五分　片腦一分　大戟七分

右四味爲末。嗃鼻。熱淚如濺者。奏效如神。

吐劑之部

白龍散　治眼目昏花。及開大風眼疫眼。偏正頭痛。其餘病毒結于胸中者。

瓜蒂

右一味爲極末。和白湯頓服。強人用三分。弱人一分若二分。得快吐則止。

二聖散　治效仝前。

瓜蒂　赤小豆各三分

右二味爲末。合匀。先取水一合四勺。煎一二沸。内香豉一錢半。再煎。取七勺。内二味和之。頓服。

礬石散　治仝前

獨頭蒜　明礬

右二味。先取獨頭蒜生者。搗爛去滓。内明礬。陰乾爲末。每用自三分至五分。白湯送下。其効緩和。能得快吐。

金屑丸　用大頭風。屢効。

硫黄極末　糯米粉各等分

右二味爲丸。如龍眼大。每用半粒爲末。白湯送下。此方用急證神驗。

薰劑之部

丹霞條　治諸般内障及諸毒上攻之眼疾。神効。

水銀　烏鉛各二錢　銀朱一錢　芥葉五分　沈香一錢　桐炭適宜

右六味細末。分爲七炷。每一日一炷。合冷水。薰三度。經一七日而止。

清霞條　治眼病。或痛或不痛。生翳失明。頭痛耳鳴。總屬上衝者。

銀朱一錢　沈香　好茶各五分　金箔二葉　麝香五厘　百草霜適宜

右六味。分爲七炷。薰法如前。

通神煙　治仝前

沈香　琥珀　乳香　没藥　藿香　好茶

泥菖葉　百草霜各二錢

右八味細末。分爲十四炷。薰法如初。此方絕無瞑眩之憂。但口鼻泄出毒液耳。

紫微煙　治梅毒之諸眼疾。

白蛇一錢　水銀蠟十錢　沈香一錢　百草霜五錢

右四味研末。以燒酎浸紅花十錢乘濕以前藥爲衣。分五劑。喫烟如淡婆姑。

梅花薰　治雷頭風

半夏一錢　片腦三分

右二味。合勻。實於撚紙中燒之。就鼻內嗃之。口含冷水。吐痰涎者。再含用之。三次見効。

發疱劑之部

發疱膏　治黑障青盲疫眼打撲眼痘疹入目等。其他効用極多。

葛上亭長或斑蝥

右一味爲末。將嚴醋合勻。如泥。攤綿絮。貼百會。耳後。眉稜等。用硬膏封上面。則一夜而發水疱。

同備急方　治仝前

石龍芮生者

右一味搗爛。貼各部。若遇閼。則代用大蒜。亦佳。

拔毒膏　治痘疹入目。

辰砂　甘草各一錢　巴豆五分　狠糞一錢燒存性者

右四味。以蓖麻子油調和之。貼魚尾。小錢大。

糊劑之部

引降劑　治痘疹入目。風眼疫眼。及焮熱之眼目。皆有効。

白芥子如食料者一兩　大蒜杵爛一錢　醋一錢

右三味。如麥餅。貼足心。錢大。

緩和劑　治硬瞼硬睛。

蜀葵根五錢　亞麻人四錢　小麥蒸餅乾者十錢

右三味為末。混和溫湯。如糊。攤紙貼于頑固之部。

塗抹劑之部

神効五彩散　治風眼疫眼。其他努肉腫痛者。奇驗。

明礬五錢　黃栢燒者二錢生者二錢　膽礬三分　鉛丹五分

右細末。用水和解。上火微溫。塗抹眼胞上。日數回。

收濇異效散　治熱眼風癢殊甚。流淚汪汪不止者。

乾薑　枯礬　硼砂各等分

右三味。研細調和。米醋敷大眥

消腫南星散　治諸般熱眼腫痛難開者。

黃蘗　姜黃　天南星　草烏頭　黃連各等分

右研末。以生薑自然汁。調勻。貼兩太陽穴。一二次。

清涼退赤丹　治熱眼。刺痛焮腫尤劇者。

桃人　杏仁各一錢　白礬五分　食鹽三分　鉛丹四分

右細末。以雞子白調和之。塗眼胞上。或乳汁調勻。亦佳也

緩和二神丹　治眼胞滯血不散。或翳膜疼痛者。

艾葉　酒粕各等分

右二味。煉熟貼傅眼胞。用溫金熨之。

消散水銀膏　治眼胞結核。及固結腫。

水銀十錢　錫十二錢

右二味。合勻爲末。調混于緩和之軟膏。攤紙貼患處。

洗蒸劑之部

洞明洗　治上衝眼。赤脈疼痛者。

食鹽一分　羚羊角一錢

右二味。以淨水一合。煮取八勺。微溫洗眼。日三次。

清光洗　治梅毒眼。赤脈縱橫。及翳膜。

當歸　地黃各大　小茴香中　甘草少　樟腦小

右五味。包絹。以水煎。乘溫洗蒸。日三次。

艾連洗　治爛弦風。粘睒風痒等之證。

艾葉　黃栢各大　黃連　車前子各中　枯礬小

右五味。法如清光洗。

秋香洗　治同前

菊花　燈心草　艾葉　黃栢各等分

右四味。法如前。

清涼洗　治赤脈眵淚腫痛者。

當歸　石菖根　荆芥各大　薄荷中　枯礬小　銅錢二孔

右六味。以水一合半。煮取一合。去滓溫洗。

鉛砂蒸劑　治瞼浮腫

鉛白砂四錢　玫瑰露十二錢　燒酒六錢

右三味。煎沸。乘溫薰蒸眼目。

水銀蒸劑　治雲翳極妙

水銀十五錢　井華水七合

右二味。納磁器上文火緩煎約二時許。下火候冷。去汞。封固。收貯。用法同前。

和血蒸劑　治眼胞腫痛

桑葉大　明礬　石斛　食鹽　山龍膽各小

右五味。煎蒸眼目。

附子蒸劑　治疼痛眼無熱者。

當歸　小茴　芍藥　白芷　香附子各大　大附子小
右六味。以淳酒煎。乘溫薰蒸。一日三次。
玫瑰蒸劑　治翳膜及流淚不止者。
玫瑰花　杉葉　榧子各二錢　蘆薈二錢半　古酒二合
右五味。用法同前。
水劑之部
苦薏水　治外障疼痛甚者。
苦薏二十錢　片腦十二錢
右二味。以蒸露罐取露。封納壺內。聽用。
神効水　治諸般外障屬熱者。及頑固星翳。角膜膿潰之類。
硝石一錢　膽礬五分　明礬十五錢　食鹽五分
右四味。以文火煮。納壺埋藏于土中。約七日。凝結如青冰。則名夏冰。每用少許。融解爲水。洗淨眼目。
玫瑰水　治風眼疫眼。其他外翳有膿氣者。
玫瑰花新鮮芳香者
右浸淨水。以蒸露罐滴露收貯。
蚯蚓水　清涼之神方。兼治痘疹入目。
蚯蚓大者五十頭　水七合
右以蒸露罐。取精液三合。

葡萄水　治爛眼。

赤葡萄酒船來者一合　淨水三合

右二味。調勻屢洗。

鉛糖水　治兩瞼粘睛。及膜證。

鉛糖一分　淨水八錢

右攪勻。點眼目日三次。

龍膽水　治天行眼。神驗。

生山龍膽　生艾葉　生少蘗各等分

右三味。水煎漉過。去滓再濃煎至如膏爲度。收貯。臨用少許。和解淨水。

蓬砂水　治眼目膿瘍輕者。

蓬砂三錢　白糖五錢　水五合

右調勻。點洗數回。

紅漿水　治天行眼。

乾臙脂一錢　鐵漿水六錢

右二味。和勻。

石膽水　治熱眼。及有膿之眼目。

膽礬二分　水二合

右二味。調勻貯之。

點眼劑之部

燭龍散　治翳膜經年難治者。

爐甘石煅者六十錢　冰片二錢　銀朱二錢　麝香二分五厘　緩汞丹一錢

右五味。極細末。聽用。

開明膏　治爛弦風。

爐甘石　石膏各燒者八十錢　滑石生九錢　銀朱　片腦各八十錢

梅花片二錢

右硏末。調蜜應用。

退赤露　治疫眼上衝眼之類。總屬熱之眼目。

黃連　人乳汁

右浸點。或煎點。或加朴硝。亦可。

夜光露　治刺撞眼。

蘘荷搗汁五錢　食鹽燒者三分

右和解水中。而點少許。

珍珠膏　治內外二障。及爛眼。

虎肉二分　虎膽　冰片各五分　眞珠一錢　蛇骨一錢五分　爐甘石

銀朱各二分五厘

右細末。調煉蜜用之。

一元丹　治內翳用針術後。或竹木刺。及打撲損傷眼等之貴方也。

水仙根　甘草各等分燒存性

右研細末。以乳汁和調。聽用。

神液丹　治諸般內障及乾燥眼。

食鹽（大）　銀失　硇砂精（少）

右爲細末。點一小粟粒許。

撥雲散　治翳膜。神妙。

萎蕤人（去油一兩）　白蓬（一錢）　麝香（二分）

右研勻收之。

黃金露　治焮痛眼。羞明怕日者。

雞子白　泊夫藍（各七分）　人乳汁（十六錢）

右調勻。點眼中。

神靈散　治眼目腫痛。赤脈縱橫。及星翳。

鉛白砂　硇砂精（各等分）

右和水少許。點眼中。

收淚散　治迎風洒淚。

爐甘石（製煆一錢）　海螵蛸（五分）　冰片（一分）

右研末。點淚管上。

碧雲膏　治雲翳。有効。

銅青（五分）　輕粉　麝香（各一分）　黃丹（一錢）

右研細末。和蜜收貯。

蝮蛇散　治眼目竹木刺。

反鼻燒者一錢　辰砂五分

右研末。點眼中。

雀貝散　治小兒疳傷眼。

眞珠二分　代赭石二錢　角石　赤石脂　雀貝各三分　冰片　麝香各一分

右細末。和蜜聽用。

金鳳散　治痘疹入目。奇驗。

雀子　雀貝各大　角石中

右研極末。以梨子自然汁。調和。點眼中。

丹砂散　治惡血眼滿腫者。

眞珠五分　滑石生一錢　石膏煅二錢　枯礬七分

右研細末。和解乳汁。點之。

復明散　治目暗不見物及冷淚淫濕不止。或靑盲黑障等之證。

覆盆子日乾者

右一味。研極細。以薄綿裹之。浸於乳汁。點之。

照水丹　治翳尤重者。神效。

海螵蛸一錢　眞珠五分

右二味研極細。以黃蠟少許。化和成劑。收之。臨臥時。烘火丸如黍米大。

揉入皆目。至翌朝。溫水洗淨。

【附】經驗灼艾法

眼目刺痛劇甚者。灸商陵。小灶三壯。迎風洒淚不止者。亦佳也。

小兒雀目難痊者。灸合谷五壯。疳眼亦妙也。

靑盲黑障。及昏花不眞等諸眼疾者。灸絲竹空。每朝一壯。積年者。二三壯。必用小灶。

上瞼低垂輕證者。灸三陰交。

上衝頭痛。眼目疼痛。及焮腫熱淚。羞明怕日等之證者。灸女室五壯。

小兒疳眼。及雀目者。不容。天樞。七八九十一之椎。灸之。皆有効。

續眼科錦囊卷一

高遠侍醫　藤田蟄蛟伯壽
東武　晉一本庄俊篤士雅著　門人越前侍醫　舟岡知衡德夫仝校
京師　北畠艮　謙吉

眼科古今無正典論

夫眼目者。人身之萃華玄精。而與兩曜相參。其神不可測焉。其妙不可極焉。故神器守常。妙機不差。則靈明之所照。無不透徹。而不能一物遁光芒之裏也。見垣之一方。何掬上池之水。辨毫末於百步。豈假顯微之鏡乎。是熙皞宵燭之神機。銀海金珠之妙用。百智之源。萬能之宗也。然而嗜欲不得其宜。保生不適其度。則神器失其守。妙機差其關。靈光亡其職。可不愼哉。起初纖毫之變。或致叵測之患。故攻其術者。非潛心細察天地化育之道。熟思精究身體常變之理。曷得能奏撥雲見天之偉效哉。凡人終身之明晦。一托於醫手。豈蒙昧疎漏而可能爲之乎。蓋眼科之難學難明者。何也。此因倭漢古今無可證據之正典也。醫籍各門中。雖往往有論及于眼目之事者。當時未立顓門。皆是旁說贅辨。誇博示多耳。宋分十三科之後。纔有其人。而其書亦隨出焉。而哀學淵周亮節王協鄧苑之徒。以五行配當之空譚。滲入其膏肓妄逞五輪八郭之詭說。縱設七十二之病證。復配耦五行八卦之名目。巧傅會七十二候之季數。恣爲其定位。誣以其生尅。

取證於聖賢之事。而欲實其言。喋喋乎誑惑後人。牽強杜撰。貽害不淺矣。夫眼者九竅之一也。而眼目能應五行八卦。則他竅亦當有此精細之配當。乃置而不論者何哉。可見其說淺陋。斷不可信焉。清人傅仁宇創棄七十二證之浪說。分證爲一百零八。巧說深論。聳動一時。其言雖似精微。未脫陰陽五行之陋弊。架空閣虛。以臆斷病理。荒唐放言。愈說愈昧。横議穿鑿。更覺其甚矣。嗚呼。庖羲氏畫八卦之時。豈知爲今日傅會配當之具耶。其徒證伏羲猶爲未足。更假名思邈。或託方神仙。或爲觀音靈授。或爲龍樹眞傳。欲令其術奇特。詭誣百端。衒曜釣利。以荼毒蒼生。禍害一至於斯。不可復救也。此無他。惟爲無確的精微之詳說。又無探玄知要之正典也。故予不厭纏煩。既著眼科錦囊。以公于世。今復應門生之請。述作續篇。以爲後學之嚆矢。希有志之士。參實地。斥空譚。則救濟天下昏昧之功。不亦偉乎。

本朝眼科襲弊論

凡眼科風習。相沿既已久矣。豈可得容易更改乎。俚言所謂不醫不瞎者。嘲弄庸工之言。而漢土從來疎于是術可知矣。本朝右文之世。教化曾洽。德澤波及刀圭之徒。是以俊傑駢出其間。泝流搠源。參幽窮微。故無法之不備。無術之不精。稱國手喚良工之徒。不暇屈指也。故曰古之所謂良醫。今之所謂庸工也。不亦信乎。惟吾眼科之一途。未嘗有卓識傑出。而馳確見。改陋弊。救天下之矇瞶者也。千百年來。庸劣之徒。單奉家習。專信師授。

傲然矜誇傳下之舊臭。囂然競訟門派之高低。或狡獪之黨。假名眼科。爲射利之場。或無學之徒。苟且轉業。作邈跡之叢。謀衣食。營家產。不敢顧患者之危急昏瞶。何其陋哉。何其鄙哉。彼縱有倖免王法刀鋸。安得能逃鬼神冥誅邪。不佞 俊篤 弱冠遊學于江都。師事翠蘭先生。在塾之日。卒然患焮熱眼。兩目大腫疼痛殊凶。故託治於時師。而累日無寸効。自初春至晚夏。依然不痊。更加昏翳。殆至喪明。因自尋思。意此非天下之良工。則不能治焉。嘗聞信州竹內生尾陽馬島氏。名聲藉甚。試請其一診。若無功驗。則遍募京攝之良工。乃整頓行李。告訴先生。先生切止曰。時屬炎天。千里行程。攀山濟水。平人猶難之。況患眼者乎。夫天下之通市。無若江戶。抱術挾技。傑材輻湊。曷不有一二之精於眼科者乎。姑請其治。保養護持。以俟秋冷。更謀西行。未爲晚也。予謹服其命。倚相者之手。遍叩眼科先生之門。請求診察。或云不治。或云難治。或懞然無明辨。或迂論偏見。不遇一箇卓見明識之良工。於是乎將委命於天。終身守盲。一日。邂逅於眼科小出子者。因細告所患之緣故。小出子熟察云。足下弱質羸瘦。加之勉強苦學。精神爲之憊焉。思慮爲之損焉。濁液溢胃。血行失度。竟上衝而攻眼目。醫療之法。快掃支飲。疏暢血行。而省慮寡欲。則應有復於瞭然之明。足下熟思之。予深服其言。乃用吐劑。而得緩吐兩次。以快掃胃中。或在肩背尺澤之部。刺絡放血。以洩出上衝鬱結之邪毒。服用葛根柴胡之諸方。摒擲雜慮。養靜保重。大約一百有餘日而全癒。不遺一點翳痕矣。予也若不遇是人。則不免終身爲廢痼之人也。嗚乎。天下之盲瞶幾萬萬人失治於庸工之手者。可不勝歎哉。於是乎予憤然奮志專心一力。以脩眼科之道。稽諸古徵諸今。考究治法。折衷倭漢。試之實地驗之眞境。韓子曰。一善易脩也。一藝易能也。信哉。如予駑才。亦修習日久而恍然似有所得焉。故鋭意勵精。而不遑寢食。尙欲搜抉諸家之淵奧。傍察各地病情。饑餐渴飲。間關萬里。足跡遍於天下。歷訪醫門者。凡百有餘家。然如東奥信陽尾州筑紫等。是爲巨擘。其他稱良工者。亦不下於三十餘家。各各空名遠馳。門前成市。故患者擔粮帶貲。不遠千里而來乞治者。或至數百人。累日經月。寄寓其宇下。冀望復明之効。動輙及乎積年。然目擊其徒之所爲。可笑又可惡者甚多矣。其投劑不過一二方。而撰古人方中平坦無用之劑。妄意增減一二味。僞稱家方。或任手雜凑謾製作一方。附之加減各等。胡亂表記星宿支幹五常等字號。其點藥亦不過二三方。尊重如隋珠。如其手術頗疎拙而自誇耀如郢斧。或欲掩其陋劣。託言於世世相傳。以禁及門之子弟。而千人一方。萬人同劑。至病者之安危。全委于天。公然不關係其意矣。患者亦知擇門戸。而不知擇醫生。遂附託庸工之手。往往至廢盲。而茫乎不悟。悲哉。方藥僅差。毫釐千里。豈有一方能治萬病之理乎。宜哉。天下瞽盲之多也。此皆坐于家習傳下之陋弊而已。噫。眼科頽風。一至於斯矣。傅仁宇曰。病者猶不以藥爲非。而委之曰命也。醫者猶不自誤用藥。而委之曰天也。二者若此。罪將誰歸乎。傅氏原是拘泥五行之徒。尙奮然欲矯時弊而發是言焉。今之爲醫者。恬然不顧病者之成敗。盲用瞎治。抑亦傳氏之罪人也。荀子曰。正義直指擧人過。非毀疵也。予也性魯愚而學淺膚。豈敢輕議乎。然不鋤荒剔蠹。則恐賊夫人之子焉。往者不可追。來者猶可誡矣。故不得不立言而排斥虛僞迹論。而曉導昏昧也。素非爲大方君子設是言也。噫汝醫童。同是爲聖世之民。既沐浴其德化。豈無良心乎。願無襲舊弊。無趨利路。擇師而學。直事而行。存心於利濟。委身於仁術。則庶幾免其不醫不瞎之謗議歟。

西洋窮理無確徵論(附)蘭字正誤

古語云。究理易。應事難。應事固難。而究理亦不易也。夫以金石草木無性之物。臨機應變。以治非常之疾病。此應事之所以難也。内經曰。治病必求其本蓋通陰陽之理。窮本氣之源。識病之所因。達藥之能否。探其蘊。至其極。則究理豈容易乎。近今和蘭之學。大行于世。究理之術。亦加精明。但和蘭者西洋之別種。其地在航海萬里之荒境。而仰慕本朝仁聖之德化。重九譯而來欽貢職者。殆二百有餘年矣。其俗狡猾而好機利。尤巧技術。其學以究理爲本。以日新爲務。其字蟹行。其言鴂舌。正是戎狄之異教。何可比萬世不易之聖道哉。然至其天文地理醫術製煉。則精覈的實。却超出於漢土之上。故碩學君子。爲裝飾其技術。競趨西學。翻譯其書。以教後學。蓋聖道蠻術。並存並行者。此國家好生之恩澤也。雖然。樹朽則生蠹。道久則生弊。此自然之理。必至之事也。近時輕薄之徒。冒名西學。釣弋時利。饒舌誑俗。臆斷病理。或無學之輩。初參此門。不知他道。心醉於無味之理。相贊稱。相唱和。相煽動。以飾非實之奇。墮落其窟者。常以日新爲口實。故舶來之書籍。亦見年曆之新近。其價倍蓰。而如其論說之可否。則斷然不顧焉。二三十年前之書。皆屬陳腐無用。擯之如草芥。募難得之藥。貴難行之術。猾奴既窺知我嗜好。而僞換書本年曆。以謀厚利。或贋造藥品。以誑欺人目。夷德無信。不可不深察詳鑒也。予嘗聞彼邦所賞用之機那機那藥名者。初七八十年前大唱奇効。後有論其害者。故廢置不用焉。終復盛行於今日。如加魯墨兒藥名者。前日頻稱奇藥。而至今又不甚用焉。後來有贊其効者。亦未可知也。由此觀之。古說果非。而近論果是乎。其可否不同者。未知其所適從也。如天文地理。非予所與聞也。至其醫術製煉。略知大綱。然如諸科者。飽學先生自有公論。當以醒悟後學。故置而不議焉。在眼科一事。予所專任。而剪棘通塞。以教導後學者。當今有誰乎。故不得不辨明攻擊誣妄游詭之說也。今舉一二疑議。以備學者之參考矣。夫和蘭者在北極出地五十餘度。邃遠苦寒之地。與本朝寒暑中和之沃土不同。一也。其爲人赤髮準鼻。深目碧瞳。與我黑髮烏睛不同。二也。其地五穀鮮少。常食獸肉。嗜飲乳酪。腥膻臭穢之徒。與我中土飧嘉穀。啖海鮮。清爽潔淨之民不同。三也。有是三不同。則所患病候。亦不得一般也可知矣。且其沍寒之地。則人身蒸氣易鬱塞。嗜飲膻肉。則血液常凝膠。故鬱塞者愈鬱塞。粘滯者愈粘滯。於是平常飲慓悍揮發之火酒。服酸味涼血之品物。屢刺絡放血。若不然。則血行粘稠。不能渙流。殆至不能保其生也。風土飲食之異。其勢固當如此也。予嘗見歐羅巴洲之人。白日步走。必用蓋笠。而笠檐壓著眉頭。更設廣庇。或帶著綠硝眼鏡。其爲之者。蓋怕惡日光也。予叩問其故。答曰。北地之人。不堪南方赫輝。是以每遠涉南方之地。例用此笠。且帶眼鏡。以遮障光輝矣。若在貴國及寒暄中和之諸地。則猶可耐當焉。如印度爪洼熱帶諸邦。則笠前更掛用薄羅。或帶黑硝靉靆。以致躲避爍光。不然。則眼目耐過不得。而必有焮熱腫痛。或竟陷黑障靑盲等之憂。若夫極北冰山積雪之地。太陽照光反映于冰雪上。射注眼目。焮熱疼痛。此等之證。無年不行。故瞽盲甚多矣。而地偏于南北。必有偏有之患焉。諸生幸生此上國。吾儕深所欽羨也。因斯語以考較其視力之強弱。眺望遠處。必劣於我。至黃昏後。却優於我。何則。其國接近夜國。而日光薄弱。令人自然者。亦此必然之理也。蓋地瀕赤道。則瞳睛愈黑。地接北方。則碧眼黃睛。皆因太陽光輝之厚薄。而眼珠內部之黑稠液。自爲濃淡。以令其適度也。可見風土稟賦之不侔。獨疾病豈無差別乎。夫過飲火酒。殆至隣死。貪飱酸冷。發起暴瀉。放血屢施。精神昏昏。遂不能起者。往往有之。何則。此其飲食施用者。與中土氣化相背悖也。若患者有血行失度。閉塞粘滯之證。考索上件藥餌。或刺絡瀉血。可以救其急迫。此乃醫門之活法也。韓文公曰。大匠無棄材。尋尺各有施。醫亦然矣。極其候證。察致病之所由。相其強弱。酌其深淺。以製其劑。則無可棄之藥。無難用之方。今世拘執西學之徒。空信鑿鑿之說。不辨風土。不詢食料。以彼所宜。強施于我。謾誇究理精說。不察病候之異同。不驗常有之藥劑。藐視二千年來煉磨之正法。而如石膏附子人參柴胡神効貴品。輕蔑如糞土。稱用蜀葵錦葵茅根大麥之類。以爲保生之主。嗚呼。厭舊喜新。棄近求遠。賤多貴寡者。人情之所然也。吠聲之徒。不知道之在近。以其管蠡之材。皮膚之見。陋劣之心。妄修究理之學。蓋理也者。易傳會而又易乖戾。我以爲是。而彼以爲非。然則其究者。猶未究也。修西學而其理與我相暌違者。非彼之訛謬。而出於傳其說者之昧陋也。製劑亦應有差等矣。山田圖南子云。按仲景氏方。大略二十兩藥。用水一斗。煮取五升。是水今一合。得藥今三錢九分強。由今觀之。猶似藥贏而水歉。又云。以微火煮之。咸得其宜。惟恐藥汁頗濃。苦其難服耳。又云。華夏古人。與本邦今人身度食量。皆既不同。豈可固守華夏古人之劑。施諸本邦當今人哉。須減之分兩。以適其宜焉。漢土與本邦比隣相接。而精其術者。猶知其不同焉。蓋食肉之民。其服藥不大劑。則難以奏効矣。然而西洋之俗。服煎劑甚罕。而專用火酒製劑。蒸露精液。或化煉諸藥。蓋煎劑則不加量無効。是故調峻効劇烈之物。以小量抵當大劑。以便服用也。以彼所斟酌分量。謾施於我者。未見其可矣。且如熱眼外用收濇劑。疼痛眼點火酒劑在沍寒之境。腥羶之民。未爲不可也。如中土之人用此等之藥。則禍害並臻。脫翳者過於收斂。清涼者過於凝寒。或如睫毛內刺。塗抹腐藥。眼瞼外反施截術。則不旨廢者殆鮮矣。穿鑿事理。則必失活動。沈痼幽遠。則決潛迂僻。記云。戎夷五方之民。各殊其性。且蓂莢知晦朔。知風卜風。蜀葵向日。磁石吸鐵。萬物稟賦。造化槖籥。天地自然之妙理。非思慮之可辨知焉。又非尺度之可臆量焉。孔子曰。君子於其所不知。蓋闕如也。予佩服此言。以箴夫曲理之人焉。

〔附〕漢土之人。褒贊本國之美。自稱中華。是以本邦文墨之家。器物玩具之類。冠著華字。以崇尊之。當今從事和蘭陀（和韻入聲）學之徒。仍蹈前轍。於翻譯字面。標出一箇字。冠之蘭學蘭字蘭人蘭物之類。胡亂喚稱。欲以掩昔時所稱之蠻學蠻人等不典之言。或用蘭字號家塾題著書。或自稱蘭學者。昂然誇于人。殊可胡盧大笑矣。漢土之人。自稱中華。則崇奉之家。宜稱華字也。摹仿之以揭蘭字者。不可也。何則。和者國號。蘭陀西洋方言。翻云國土。今所稱蘭者。此蘭陀二字。省用一字也。義理不明。而不知其所指何國也。陋亦甚矣。其國西洋戎狄之別種。宜稱西學西人。然則雅言有據。而名實相協耳。學者思諸。

眼目至大之論

予弱冠之時。苦心力學。不得眼科之要領。意息志撓。欲畫止者再四。一日。偶會友人杉山子。卒爾問曰。眼珠之徑圓有幾許乎。予曰。雖有男婦老少肥瘦短脩之異。槩略不過徑寸耳。此凡人之所知。而子特問之者何也。必有故矣。曰。予所熟視者。有三尺許之徑圓。若悟入是理。則何憂功之不成乎。子其思諸。予聞之。茫乎自失久矣。因謂昔紀昌學射於飛衞。衞曰。學視而後可視小如大。視微如著。而後告我。昌以氂懸虱於牖而望之。旬日之間寖大。三年之後如車輪焉。蓋其大者。非虱之大也。我視之以爲大也。視目之法。亦如此歟。正道百字訣云眞常須在目。陰符經曰。其機在目。自古聖經賢傳。無不以目爲樞機者。故孟子曰。觀其眸子人焉廋哉。蓋人之善惡邪正。皆取諸眸子之瞭眊焉。可見眼目者。五官之君。滿體之主。七情五慾。皆聽其使令。韓子曰。形於上。日月星辰皆天也。形於下。草木山川皆地也。命其兩間。夷狄禽獸皆人也。眼目之在於人身亦然矣。以是理觀之。則眼珠之徑圓。不啻三尺。雖滿身謂皆爲眼目可也。目之明者。配之於日月。故明字從日月。嗚呼。僅僅眼珠。包括此妙用。然則眼目徑大。何止一身之微而已哉。實可與日月均其光侔其大矣。呂氏春秋曰。天生陰陽寒暑燥濕。四時之化。萬物之變。莫不爲利。莫不爲害。至哉言也。其所養者翻爲賊。其所利者轉爲害。則情慾之變。時令之禍。無不損害眼目者矣。世醫不知至大至妙之理。徒爲徑寸之一小具而施治。故心昧術屈。而不能暢展活方之機。宜哉其無復明之効焉。世醫常遇予。則必先叩以內翳鍼刺之法。予曰。無難。又不易也。何則。眼質玲瓏透徹。而所刺之鍼頭。自外面洞視。故曰無難也。然至一刺見白日之妙處。宜神領意會。非言語之所能盡也。故曰不易也。然而天下之患者。肓于外障者十之七八。而肓于內障者。僅居二三。且內障中。有青白黑開大收小。及數多之區別。則用鍼之眼疾。亦是百中之一二耳。世醫於許多之外障。未嘗用工夫。而單要知用鍼之妙處。

此猶不察切身日用之實。而徒畫太極焉。皆厭卑近務高遠之所致也。碩學先生以眼目爲一小具。以眼科爲一小技。不盡心極慮。故有是弊矣。此言當與具眼之人論。而不可與盲眼科語也。因告門生曰。欲療佗盲。必先療自己之瞢。以參得眼目至大之理。則始可與談是道矣。

雙瞳三瞳之論

西說云。重瞳之人。每患一物二形之證矣。以理言之。則一瞳瞻識一物。則重瞳應鑒視兩形。而質之實驗。則其似理者非理。却在理外。而知其妙理之妙矣。夫人具兩眼。則左右各一瞳。而見者非兩形。盲偏眼者。亦不睞偏形矣。雖謂物景之寫映。係瞳孔網膜。然所以鑒視者。精神之妙用。而知覺一物。非二形也。猶耳也。鼻也。其孔皆兩。而音臭不二也。然則重瞳之人。不視多形之理。彰彰乎著明也。上毛高井氏兒子。左右重瞳。予友清水生。亦左眼雙瞳。頃者偶遇一女巫。左右各三瞳者。叩其所鑒識。皆無異常矣。故重瞳二形之說。謂理可然而已非的實也。或云。由其方士之異。而有不同也。此所謂遁辭也。其誕妄不攻而破焉。夫病之所致而現出多形者。前編已述大略。然而大醉或發狂初。或打撲頭蓋人。或頭痛劇甚者。間有發起此證。皆是由精神觸知太甚。而失機活之常度也。可不深察乎。予述此說。以示門生。傍有客戲云。嘗聞黃帝四目。帝舜項王各二瞳。然未見史籍傳記。有目視數形之說矣。果若西說。則如九眼之白澤。千眼之大士。無數物景。繚亂飄閃於目前。猶對萬花鏡。世間豈有此娛樂乎。聞是言。滿坐無不絕倒者矣。

悉鳩答及莨菪之説

楮澄曰。製劑獨味爲上。二味次之。多品爲下。誠哉。石膏解熱。附子回陽。麻黄發汗。大黄洩利。類皆是單味特効。實藥中之上品也。然有藥經製煉而力愈峻。劑合數味而効甚奇者。以之置下等。豈的論乎。方今西船所輸來之製劑有悉鳩答膏者。用於黑障及闊大等證。神効冠於諸藥。然其用之分釐有差。則必促命期焉。又有莨菪膏者。點於目中以一少許。則眼珠忽痲痺而瞳孔頓爲放開。是故鍼刺白内翳之時先用之。則甚便於下手矣。若分量錯些子。則瞳孔終不收縮。而立地盲瞶焉。嗟乎此二品神効無雙。實可謂奇品中之奇品。然非經心熟手。則切勿妄用。大抵製煉之諸劑其力峻劇。故有毫釐之差。則其害不可回踵。知命君子。千金之子。不可不愼察焉。

胎障眼發明之説

葉香侶云。有天之天者。謂生我之天。生於無而由乎天也。有人之天者。謂成我之天。成於有而由乎我也。生者在前。成者在後。而先天後天之義。於是見矣。故以人之稟賦言。則先天強厚者多壽。先天薄弱者多夭。夫病成於生前者。其變也不可測焉。胎障亦先天之一證。而生前稟受之盲瞶也。此證世上往往有之。然古今未有論及其事者。若夫小兒初生之時。以筋骨未強。精神未爽。其眼目雖抱病。呱呱而啼耳。故爲父母者不省之。而經時窺其眼目。則朦朧似失鑒視之用。於是或驚或訝。延醫請診。醫亦茫乎不知爲胎障之證。妄投平易之劑。茬苒持久而無効。則辭以不治。病家亦信庸工之言。放棄不復療焉。其兒至十歲前後。自少覺明暗。及十六七體質充實之頃。頗辨物景。或有全然復明者。於此父母驚喜。以爲神祐佛護。醫見之。呆然爲奇異耳。此卽胎障眼之證候也。此證原有內外二障之別。難易兩治之分。其外障者。以遮翳掩膜。故易辨焉。而薄翳輕膜。隨兒之長成。而有自然復明者。故醫預乘其天機。外點脫翳之藥。內投驅毒之劑。則退翳還明之功更速也。然厚翳頑膜者。必竟屬不治焉。其內障者。青白黑諸證也。宜除深疳。驅蛔蟲。禁飽食。省甘厚。其他謹戒損害嬰孩之諸件。而靜養保重。可以俟自然復明之期。若夫瞳人放開者。疳蛔至險之證。未必可恃復明矣。或有問胎障還明之理者。予曰。小兒之體軀。初雖綿弱。漸長漸強。則亢陽之氣充實於軀殼。而諸液流動。自致快爽。故開幽戶。通神門。翳障退縮。而金珠放光。濁水減損。以銀海復澄。蓋後天培養之盛。造化保育之仁也。以眼科爲業者。非有卓見特識。看破幽微之蘊。則俗士謾以爲冥助。亦非可笑也。

奇證怪病之說

夫奇怪之病者。世間非常之證候。而變狀異態。非意之所捉摸者也。患者若干人中偶有之。或一遇一病後。不可復見焉。或一診後。隔數歲再遇見之。至其屢歷視同症。實因一時之機會。此豈同於比比所有之病乎。然而天下之廣。人民之夥。其奇病怪證。亦當許多。何得預知哉。惟至水土食味。大氐有限焉。非妖魔之所祟。巫蠱之所詛。則盡心者當自知之矣。奇怪之證候。概略因梅毒與胎毒。與蛔蟲所發者居多焉。固以異常之病。原因治法。似不可審明矣。然推顯索隱。察近知遠。則奇狀變態。不能逃其審知明察之中也。能明斷其治不治。以濟患者於夜國裏者。嗚呼。天下之良工哉。予不厭煩絮。略舉數證。臚列于左。

一眼胞結石瘤證

予鄉下有一粉頭。年紀十有五。麻疹之後。眼胞上生贅瘤。如胡桃子大。上面肉嵌紫色。五年之間。更換數醫。依然不瘉。以爲不治。一日。樓主來語予云。嘗聞先生之妙技。一女子眼胞上生宿瘤。既歷經衆醫之治而不見微効。如是亦能治乎否。予謾答云。易易。樓主云。果如先生之言。何幸加之。予於是熟爲診察。瘤根堅硬如石。將利刀横截皮上瘤心。頑固而不能刺入。故用測瘡子搜之。則瘤內含包結硬如骨者。始知爲結石瘤。於是徐徐剝去上面之頑肉。而鑿開結石之周圍。用鑷子緊夾其石端。一力拔出。其形質骨而似石。拇指大而甲錯。深蝕于肉中。重一錢六分。除去結石後。務截削其贅皮頑肉。貼著緩和之膏藥。大約十有二日全瘉。而不留瘢痕。此乃麻疹之餘毒。聚滯眼胞。結釀經久。變爲石形者也。宜哉。前醫不能取功。實奇異之一證也。後讀池北偶談云。高陽民家子。方十餘歲。忽臂上生宿瘤。痛痒不可忍。醫皆不辨何症。一日。忽自潰。

中有圓卵墜出。尋化爲石。劉工部霖以一金售之。治膈病如神。蓋此證之類甚夥。然忽生瘤。又墜出。尋化石。豈有此理乎。漢人欲奇其事。言多過於實。却涉妄誕者。每每如此。宜深察焉。

一眼珠翻花證

弊鄉隣里農家之兒。年甫七歲。嘗患疳眼。兩目漸昏。父負其兒來請治。診之。瞳孔大爲放開。其色茶褐。更有金光而射人。予告其父曰。是疳眼至重之證也。非惟眼目不治而已。若不速加治療。則恐有折生之變。其父陽奉陰背。歸以告隣翁。翁云。每觀輕證說爲重病者。此時醫風習也。予今年七旬。既已目擊許多兒輩此等證候。皆是屬雀目。予雖非醫家。治之百驗無一失。決勿顧慮。此宜用北越八星鰻。不日而得効矣。野老性資愚惷。厚信其言。何復商議乎。因得鰻魚二三尾。與兒食之。蓋雖不食之毒將發。况促之以擾亂乎。左眼欻發起疼痛。漸次眼珠膨脹。尋突出于腔外。經日遂爲翻花。其大如拳。壓迫左頰。臭穢不可近。觸風寒則更加疼痛。窮啼窮哭。不忍聽見。父抱兒子走來訴云。前不從師言。以致是敗。悔亦何及。只願垂愍。以救兒子之命。予曰。日前觀察。既爲難治。今無奈之何。可憐幾日而斃。

門人杦井生。療一兒患疳眼者。瞳孔如猫目。而運轉無度。其色或黃或灰白。時時變換。無定主焉。用磁朱丸消疳煎之類。七八日而無寸効。於是辭謝之。其父竟託治筑前眼科某。然而依然不癒。辭治而歸矣。居六七日。眼珠迸出。垂下至頰。疼痛殊甚。晝夜呻吟。遂登鬼簿。

一夜光眼證

門人小川生。一日來語予曰。頃者見異證。此上毛伊勢崎富商之女兒也。年僅二歲。常患疳眼。而瞳子變於茶褐色。晝日昏昧。似欠其鑒視之機者。病家欲請先生之一診。以決治與不治。師幸勿推辭。因拉小川生到其家診察。女兒天稟脆弱。而頭面青脈縱橫。胸膈脹滿。而下腹如削。臍房突起。牝戶爛穢。其瞳孔闊大。而如有金光。此遺毒至險之證也。故告以患眼不治。及有夭殤之變。其夜留宿。二更之後。乳媪抱女來。於坐側低聲耳語云。是女之病。非醫藥之所能療也。其實鬼祟也。父母深祕不告師。師勿貌視。予訝其言。竊叩其故。媪云。此女在暗室。則目光熒熒如猫兒。非鬼祟而何乎。因退燈火。就暗處驗之。果如媪言。予云勿異。此乃疳眼之重證也。病勢暴劇。既已如此。則無法可施焉。不經數日而夭折。

一童子。歲方十六。眼光漸漸暗昧。白日不能視物。夜間却瞭瞭。如辨毫末者。觀其瞳孔。則茶褐色。而運動迅疾。在於暗中。則眼光閃爍。不異於猫目。此乃爲遺毒之重證。故以所有險狀。懇告其父母。然癡騃野人。不知戒懼。去託一庸醫。寄宿其家。而調療六七日。一夜遽然眼目發劇痛。苦惱煩懣。比曉眼珠破裂。而迸出數碗鮮血。終趣無期。

已上所列之二件。雖奇怪之證候。然皆是遺毒之劇證。而瞳子變茶褐色，金光如射人者，必有折生之變，不可不愼察焉。

一　晝盲眼證

友人村上生，嘗語予曰：塗見晝盲之患者，窺其眼目，並無異狀。予聞之，甚恨不細驗。近者寓崎陽，診一病客，所謂晝盲者也。其證自巳牌起漸昏昧，至午未二時，全不眎物象，過申牌後，徐復如初。至夜間則瞭瞭無纖翳。驗其眼目如常，曾無疼痛赤脈，然而在白晝則瞳孔縮小過度，形似鍼孔。此差失鑒視之妙機，而致此異證者也。予探索其起因，咽喉左右，果果結核，四支骨節，麻木疼痛，故明知梅毒之爲變。告患者云：病根於黴毒，不速加治療，則恐有喪明之變。患者云：實如師言。患黴殆及三年，而後爲眼目之患矣。願師賜治療，以救廢痼，則深荷再造之恩。於是用薰劑七日，頗覺爽快，再薰七日，病減過半。後投半夏瀉心湯加大黃，兼用除濕煉，約十日許，諸證皆除，得再見天日矣。

一　陰陽擬似證

患眼有寒熱擬似之證，蓋眞寒眞熱易辨，而陽證似陰，陰證似陽者，難明焉。故世醫往往於是證取敗者，不少矣。若夫信目病屬火之說，偏用涼藥，或不問寒熱，而施激熱之點劑者，不足與語之。

崎陽一商客，沾染疫眼，兩目滿腫，其色紫黑，腫上更生多少之粟粒許小腫瘍，弩肉蟠脹，而溢出于胞瞼外，頭疼目痛尤甚，大渴引飲，不能平臥。一醫診云：實陽眞熱也。與大承氣湯，點寒冷之藥，刺絡大爲放血，而病熱愈劇。疼痛益甚。於是接予診之。脈沈數。而好熱飲。舌上赤色有光。予斷云。此極陰之證。若誤用攻下。則盲曠在旦夕焉。即投烏頭湯五貼。疼痛如忘。服用桂枝加附子湯二十日許。而告平快。

一老媼。年方六旬。嘗患水腫。調治之後。卒然眼目滿腫。而皮色不變。努肉膨脹。兩瞼閉鎖。其子謀治於一內科醫云。高年之人。久患水腫。氣力脫乏。遂致是患。故補其不足。援其虛憊。則眼目不療而自痊。此治本之術也。於是投補中益氣湯。而證候不變。依然如舊。醫云藥弱而不能敵病勢也。非用附子則不見效。又撮合附子劑與之。五六貼。苦楚特甚。頭痛如刺。媼子不知所措。走求予診。察其證。頭疼項強。舌胎赭黃。臍下痛。而便結五日。脈微而有力。窺其眼目。則左瞳既變青色。予云。是陽證也。今誤用溫熱劑。左目全盲。右眼亦危篤。遽製涼膈散加石膏與之。五貼。大便快利。而頭疼退。目痛息。再照用前處劑。三十有餘日。而得救偏眼于敗中矣。此等之證。皆係陰陽擬似者也。世間多有之。非具眼良工。則不謬者鮮矣。

一銀屑散漫證

銀屑眼者。取其形狀而命名也。其證白膜變青色。上面如散著銀屑者。此病小兒居多矣。

有一小兒患此證。初起在白膜上現出如雲母粉者。漸次散漫。遍及角膜。眼眵溢流。殆至喪明。其腹膨滿。按之如羅網。鼻下赤爛。流涎不止。此蚘蟲之所致也。外點家方金鳳水。內投獨步丸。三四日。而下蚘十餘頭。稍得諸症寧貼。遮障亦少退。然而父母恐兒之瀉下。請止後服。故製烏梅圓與之。六七日。前證復發。是以諄諄解說利害。再投獨步丸。兼用紫圓。二日而下蛔數十頭。腹候調和。吐涎即止。自此漸愈。銀屑脫落。明朗復舊。小兒往往有此證。但兇劇如是者罕矣。

獨步丸方（蔓難錄） 治蚘蟲得食即嘔。或服蛔藥而吐逆者。

鷓鴣菜（十兩） 蜀椒（一握） 大黃（三兩）

右三味各爲末。糊丸如梧子大。服五十丸至一百丸以上。以蚘下爲知。

一無痛楚角膜破裂證

鄉里有一孩兒。平常患蛔證。一日。其母抱兒哺乳。卒然眼珠放響。角膜破裂。迸流眼漿。母大喫驚。急忙連喚其丈人。丈人遽來。見其眼目。則角膜縱裂。如刀截破口。吐出玲瓏如輭珠物。於是速招近隣之醫。醫亦愕然不知所措。擲所脫出之物。放在掌上。走來示予。予曰。此水晶液也。遂同去觀之。眼珠既陷凹。似不甚疼。按其腹部。蚘蟲滋蔓。以致是險證也。甚矣蛔之爲害。豈可不懼哉。後舉此態狀以語友人子祐。子祐云。我有一相識野口某者。此肥前佐賀武夫也。一日。家僮之婦。襁負其兒而至。一拜起頭之間。兒之偏目。欻發爆聲迸裂。而鮮血淋漓。尋眼珠靈液。盡脫出墜地。然無苦楚之狀。卒然盲瞶云。此與吾子所親見相符焉。是等之證。實係奇病。今特錄載。以備學者之參考。

一大怒暴盲證

江都一士人。固患近視眼。因夏天奔走炎塵中。而覺視力困倦。歸來渴甚。急命娭婢取冷水。婢乃盛水於磁盞。失墜碎之。士人稟資躁暴。見之赫怒。厲聲罵詈。俄而兩目昏昧。不辨咫尺。家人驚愕。慌忙接予診察。頭旋項強。心下痞滿。而有悸動。予曰。終日步走熱地。以疲弊視力。加之大怒逆上。致此暴盲也。原是係支飲之人。宜用吐下之劑。急與一物瓜蒂散。湧吐粘痰如煤者一升許。而眼目稍知明暗。再投三黃加辰砂。來日退病大半。猶用前劑。五六日而平復如故。予懇告患者云。次後宜務抑壓躁暴。省慮靜養。若容不謹。則恐有再發之變矣。士人甘服云。不敢背教諭焉。後歲餘。再至其家。其妻爲予供酒肴。謝曰。師之妙術。非徒開瞽盲。併能治其躁疾。爾後愼謹不懈。無復昔日之狂態。非國手何能如此乎。予曰。此乃家君之幸福。而非鄙術所能爲也。

一醉中暴盲證

信州一富翁。年齡五旬。天資肥胖。性酷嗜酒。一日登樓。留宿三日。晝夜沈湎。擁妓醉臥。至曉開眼。則物景模糊。惟見黃色耳。翁愕然無知所措。遽乘肩輿而歸。予偶淹滯其地。急邀予診察。眼目無異狀。而瞳孔爲少放開耳。按腹部心下。膨滿作蛙鳴。右腹凝硬。頗覺疼痛。知是支飲之證。而大便秘結。故叩問其因。翁云。平常甚苦便秘。自遊妓館。至今日未上底。每每沈醉。則口吐黃水。常患背項拘急。乃眼中點麝香單味之水劑。而與吐劑。令吐宿水。一吐之後。所見黃色。變作白色。再製調胃承氣湯與之。下黑硬之燥屎幾塊。尋暴瀉四五行。而白色漸退。得稍辨明物景。乃令患者坐暗室。禁見爍光。省思慮。斷酒肉。靜養調和。約十餘日而報快。

一冒寒暴盲證

北越喜多生。一日冒寒風。步走歸家。浴溫湯。卒然不見物。時寓在其家。生與予商議治法。予曰。此被凝寒閉塞。遽得溫暖。而血行擾亂。以致此證也。速須灌水。渙洩鬱熱。生頗有難色。然無奈之何。從予托治。急命盛冷水於一大桶中。令患者灌浴。霎時許。寒戰咬牙。如不可堪者。即出而掩覆被褥溫蒸之。又少時強。則熱汗如流。衣衾淋漓。於是血行快暢。身體爽利。眼目頓明。生以手加額謝云。君若不寓弊廬。則無復見天日。此實微軀之福也。遂折節入于予門。

一小眥漏證

弊邑森田生。嘗病目。小眥下瞼。或腫或消。發則羞明癮澀。如是凡四五年。百治無効。予診之云。此小眥漏之證也。將細小測瘡子搜其腫處。進入二三分。持小尖刀截開左右約三分。其創口點鉛糖一粟粒許兩次。而無再發之患。此證初起。生稗種於淚點上。竟蠹蝕爲漏管者也。但因微細之小口。故漏口時自閉塞。似有痊矣。然漏囊充實污液。則又發小腫瘍。如此。因仍持久。不能治也。古人所謂小眥漏。蓋指是證乎。

往年治一男子。其證閱月或兩月一發。發則絡胞焮腫。經二三數年而不治去。右眼小眥下約五分許。生出腫瘍。潰膿後不收口。常流泄稀液。若瘡口閉者。則目忽赤。澀痛難開。予診之。瘡口經久變為漏孔者也。故將披鍼截開其口。用烙鐵熨頑肉。當施術之時。胞瞼紅腫。故在耳後貼發疱膏。眼目施洗蒸劑。四五日。而紅腫消。漏口隨癒。皆是治漏之効驗也。

一衰弱眼證

凡眼科之所難者。實在衰弱眼一證。此證有自發因病誤治之別。其自發者。如老年血氣衰乏。或勞困失意之人。或讀書之客。或盡心竭力之徒。使眼目自為勞憊。視力自致衰弱。甚則有失明之懼焉。所有之論說。詳載前編。故不贅。因病誤治二條。開列于左。

信州沙水村一巫。資性豪悍。嘗有事于江都。回路遽然頭腦沉重。似有物之鎮壓。故取手帕緊箍眉上。急投逆旅。至於翌日。前證特甚。不堪痛苦。加之兩目朦朧。自知其不輕證。慌忙歸家。屢換數醫。百治無効。予偶客遊其地。來乞診察。診之。此全患黴毒。久服燥劑。竟踏騰上部。以致之也。故體軀疲弊。下腹無力。此虛脫之證候也。因此撰用溫煖強壯之劑。則大便祕結。頭重更甚矣。故再按方投緩和之大黃劑二貼。而下利三行。每上廁必為昏倒。予告患者云。子病原因黴毒之所致。而疲弊甚矣。非調養身體。則不可用薰劑也。不用薰劑。則不能除病根也。然緩和之藥。尚有是變動。矧薰劑乎。當歸家以調養矣。辭之經五六日。復同妻子來告訴云。前日已領誨諭。歸家再四熟思。自意爲睹生存者。不及速死之愈也。伏乞用薰劑而拔病根。儻若有變。以登鬼錄。不敢怨悔焉。今殊將妻子立保。切委身付托。予辭謝。然固請不置。故投與輕易之薰藥七炷。誡云。每日一炷。每時一節。宜在巳未戌之三牌薰之。若有藥煩則勿薰焉。致有誤則不可悔也。既用薰至於第二日之午牌。館主急忙來叫云。巫祝死矣。予亦驚愕。速去視之。直視咬牙。口流黃水。四肢厥冷。殆如死人。即使門人調赤龍水灌口而喚甦。然煩亂苦惱。昏絕一日夜五次。每昏絕與前方。及曉稍緩。明日自謝云。深荷高誼。若非師則必斃於藥煩。遇是苦楚者。原是自作之孽也。不敢瞞師。請語其緣故。初用薰劑。當夕頭腦頗輕。心覺快暢。見有一炷之効如此。昨日竊結束三炷而作一枝。一時薰了。因之釀成此變也。師幸勿異焉。願歸家以保養幾日。予領諾。七八日後。差兒深謝往日之勞。且云。前所附給之薰藥。既用四炷。所餘之三炷。在家薰之。頗覺明快。願更賜數炷幸甚。予固辭不與焉。此乃因病爲衰弱之證也。

赤龍水方 家方　治用薰劑而瞑眩昏倒者神驗。

臙脂 俗稱細工紅者一錢　龍腦 三分

右以水一合調勻。開口灌之即甦。

崎陽一里正。嘗患疫眼。遷延而不痊。門人杔井生療之。其證赤脈縱橫。

角膜昏翳。故烙其血絡點脫翳之藥。投發表劑。頗得爽快。然患者心性輕浮。動輒換醫。轉托治筑前之眼科。而證候加重。歸來又引一醫生。生原信奉西學之徒。故勸患者親受西醫之治。西醫診云此刺絡之證也。宜爲放血。日日瀉血。重六七兩。外點丹礬水劑。患者大爲疲勞。翳膜增厚。竟作廢痼之人。予再遊崎陽之日。親診是人。則身軀疲弊。心下之悸動如洪波。此爲不治之證。因以辭謝。此西醫誤主見。因其出血過度。變作衰弱眼者也。

一二患者治驗

上毛一士人高柳氏患目。東奔西走。醫治數年。殆歷盡關左諸名家之手。而無寸効。其族人有稱和三郎者。廐橋之商賈也。亦眼疾累年。經歷信尾北越諸眼科。而無點驗。更整頓行李。叩京攝之醫門而求治。起臥逆旅。一年有餘。又無微効。空歸故山。然心未放下。猶冀望良工之一顧。而撥雲見天。於是訪高柳氏細告私意。且云君諳關東名家。稱良工者爲誰也。吾欲請其一診焉。高柳氏笑曰。那得有國手乎。若有則吾儕之眼睛。豈有不治之理乎。前聞子之歸。吾將問關西名家。今聽子之說話。關西亦無一個良工。夫足跡盡天下大半。而不遇於好先生者。命也。抑亦無其人歟。嗚呼。天下瞶盲者甚多矣。豈惟我輩而已哉。費財尋醫。服無用之藥。折有限之生。則悔亦何及乎。和三郎聽是言。自恨其薄命。嗟嘆不已。悶悶歸家。一日。偶遇藩醫大澤生。細訴其事。大澤生曰。吾友曾一。倦遊而歸於故山。予往請其一診。和三郎感謝。告高柳生同至焉。予先熟察高柳生。眼珠膨脹之證。而漸次變作近視眼者也。故投利水劑。兼用鐵鑛丸。點金鳳水。既經數日。雖覺證候稍輕。然未見全効。予私思此非適證之方。一日。患者在家。將消遣幽悶。而散步後園。偶見朽木蟠根。形狀磊落可駭可喜者。因自尋思此宜移假山之側。以作燈臺。必增雅觀。乃移來放置。木根一臂支地不安。故揮斧喝聲。斫斷木臂。因其用力極烈。斷根飛激。打著頭腦。眩暈昏倒。家人喫驚。就爲喚醒。醒後。頭痛如刺。眼目疼脹。手不可近。急遽乘轎而至。因路上動搖身體。頭痛愈劇。加之發起嘔吐之證。吐出黃水四五碗。於是令患者平臥安息而診察之。則頭疼少退。目痛稍易。然以惡心猶未止。屢催嘔氣。速調猛汞水劑。令湧吐一升餘。而諸證全安。眼目亦覺明快。予既知方之非適證。然自思而不得焉。此原來可用吐方之證也。宜哉不見全効。今偶中暗驗。豈不愧吾心哉。所謂法不遠人。人自遠法者是也。後隔旬日。再施吐劑。而雙睛全復明矣。次診和三郎。原胎毒上攻之所致。而曠日經久。漸生昏翳者也。故施薰劑。斟酌瑞雪散解毒之類投之。創製脫翳浴眼法而用之。幾乎半歲。宿病敗折。然猶遺微細之翳。時予促西遊。患者聞之云。倚賴先生之德庇。闇中得明燭。但恨欠一分之治。今聽知起行。情愿跟隨轎子而期全愈。切勿推辭。予懇止之曰。兩尊在堂。不可遠遊。且崎陽在雲山萬里之外。欠膝下之供養。不啻時月也。不如自愛保重。以俟予回轅矣。父母亦察知兒子之有是舉。差人安慰止之。患者無奈之何。揮淚而别。噫。

續眼科錦囊卷二

高遠侍醫　藤田蟄蛟伯壽
東武　曾一本庄俊篤士雅著　門人越前侍醫　舟岡知衡德夫仝校
京師　北畠艮　謙吉

眼科療具圖解凡例

一傳曰。工欲善其事。必先利其器。一刺撥曚者。全賴利器之力。然則器械之用。亦大矣哉。此所以有圖解之舉也。然龍泉太阿。俟其人而後有驗。故雖有利器。非其人則貽害亦不尠也。不可不熟習焉。得諸心輸諸手。心手相應。如庖丁之割牛者。此曠世之工手也。

一所描寫之圖。分爲一十有九。而序列療具者。通計四十八種。不拘新古精粗之製。以供學者撰用。

一如洗蒸浴眼之諸器。畫施用之狀。令以知其梗槩。

一描寫內翳鍼刺之狀。附載于卷尾者。照見前編。令以知其用鍼之妙處也。

一終末述圖解。詳論器械之製作用法。且細辨新古作用之便不便。

一諸般療具。崎陽所製者爲佳。然工有巧拙。製有利鈍。不可不撰焉。

一收藏器械。宜將熟皮糊著板上。而截開皮面。每器嵌插安定。以要不動搖。

一磨光鋏器。一經梅雨。則必生鏽。宜用熟軟皮屢爲拭淨。約夏月每十日一拭。冬日一月一拭。塗抹山茶油而收藏之。

一臨施用之時。欲利其器。宜將猛汞丹滓之細末少許。撒在熟皮板上以磨之。令器銳利。却優于砥礪。且無鋒刃毀折之慮。

一器械以適意應手爲妙。然製有古今之異。用有難易之別。家家所取用。亦略不同矣。然全其功者。因手術之熟不熟。與器械之便不便也。宜試之於實地。如其取捨。在學者之斟酌。切勿拘執。

搭頭枕

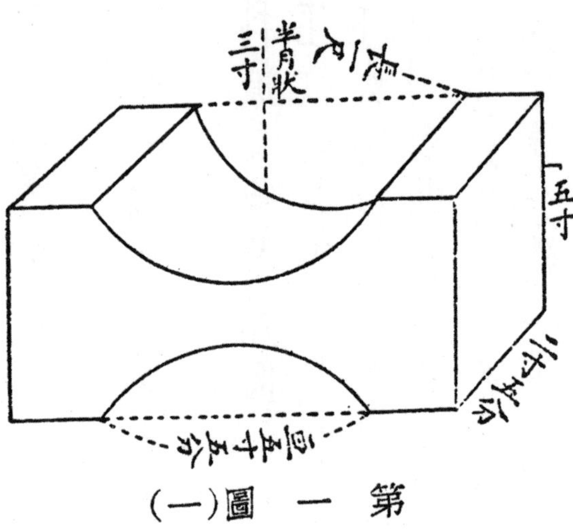

第一圖(一)

遮風鏡

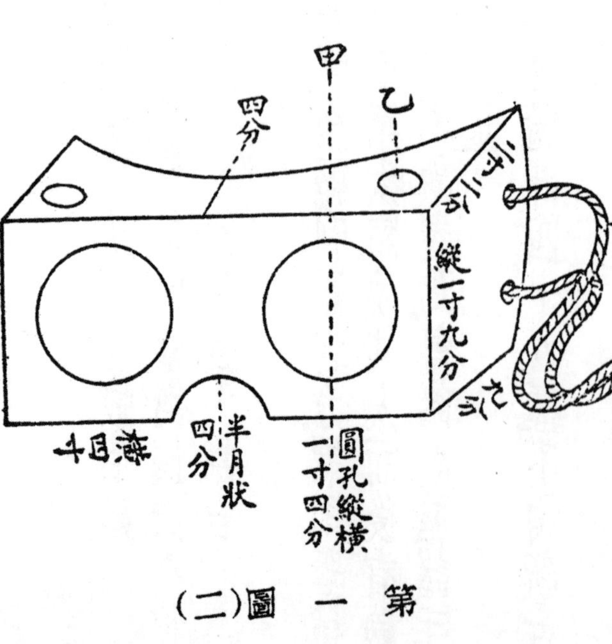

第一圖(二)

第一圖解

搭頭枕　諸般手術。皆用此枕。宜將藤片編成。或熟皮包木以製造亦可也。此要令患者頭不轉側也。

遮風鏡　患眼之人。步走白地時。掩遮砂塵。躲避光輝。或保養視力。皆用此器。宜用薄板或厚紙造之。

(甲)外面圓孔。可貼著綠玻瓈。然僻地若欠玻瓈。須以綠紗代之。

(乙)左右二小孔。發洩蒸發氣之處也。

(丙)左右絲繩。用以繫于耳朵。

第二圖解

滴水器　此以硝子製造者。令水藥點滴于目中之器也。

滴水器

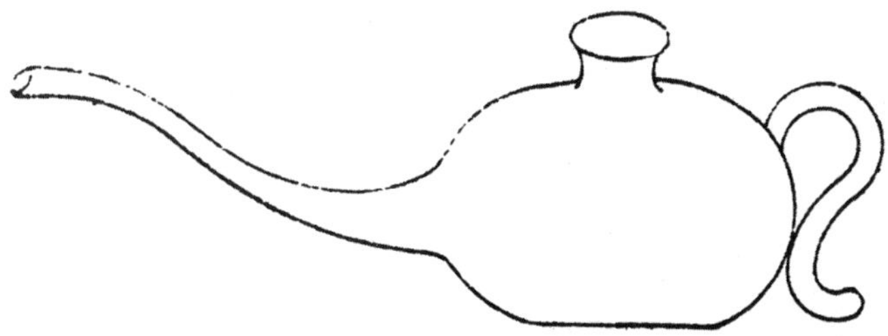

第二圖

洗眼器

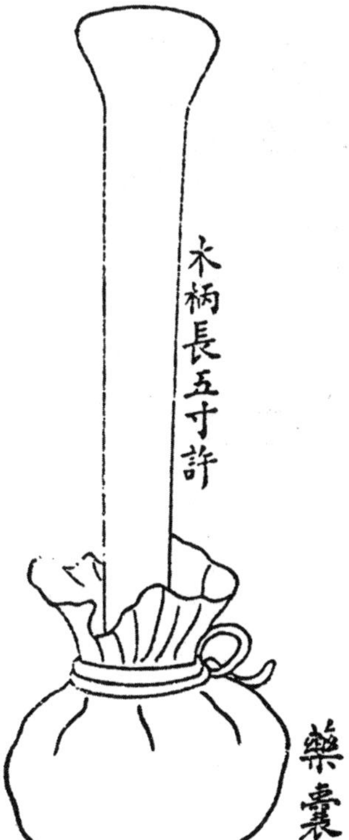

第三圖(一)

洗眼器施用圖

第三圖

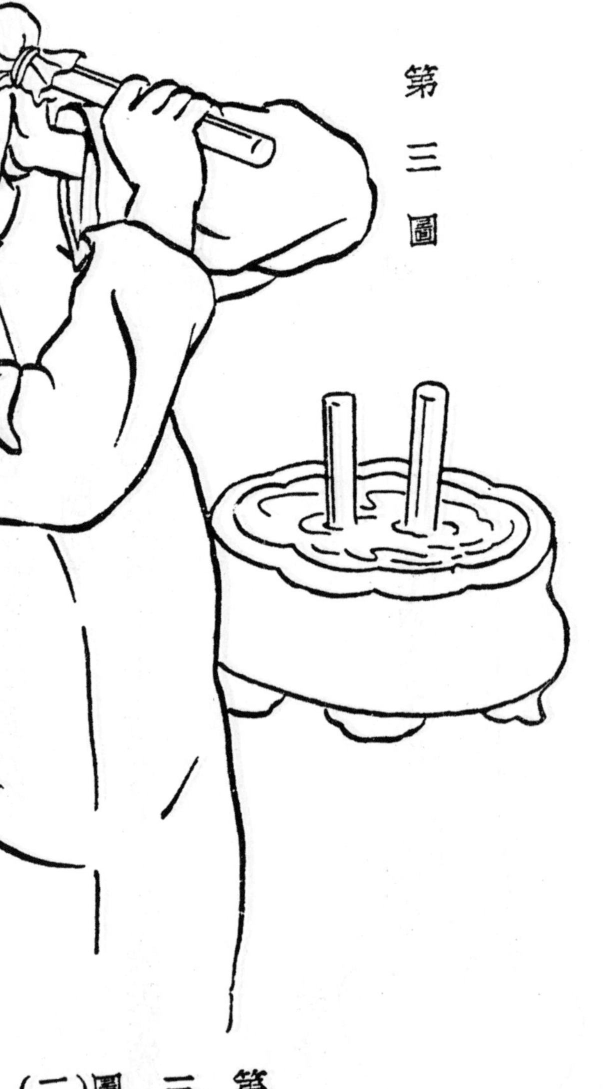

第三圖(二)

第三圖解

洗眼器　此以輭棉布包藥。繫縛木柄。以洗蒸眼目之器也。

蒸眼器

第四圖（一）

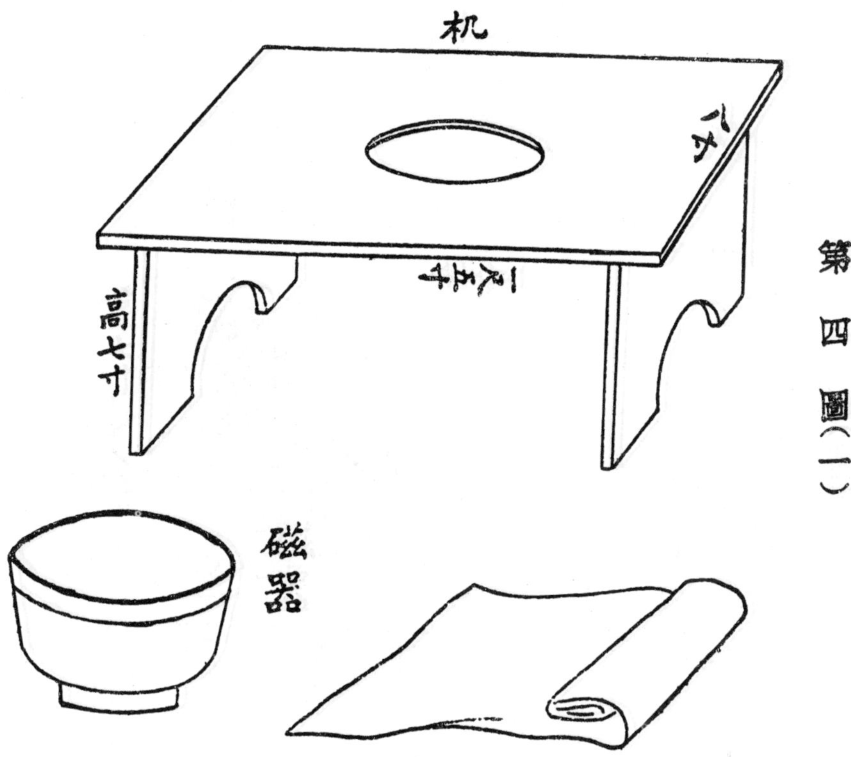

第四圖（二）

安着磁器于机上覆軟布狀

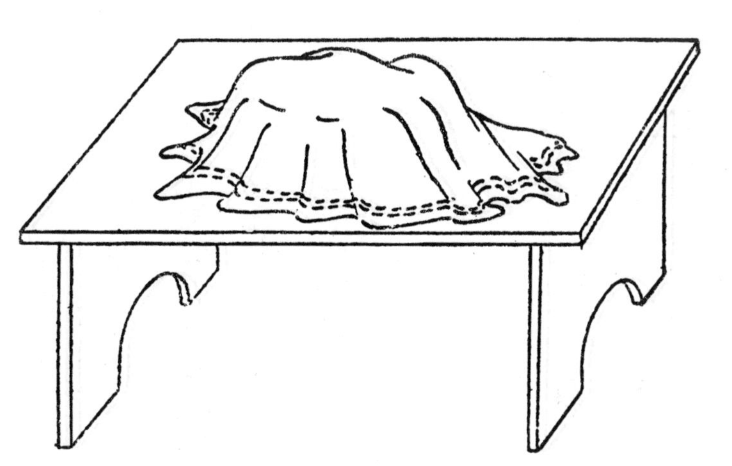

蒸眼器施用圖

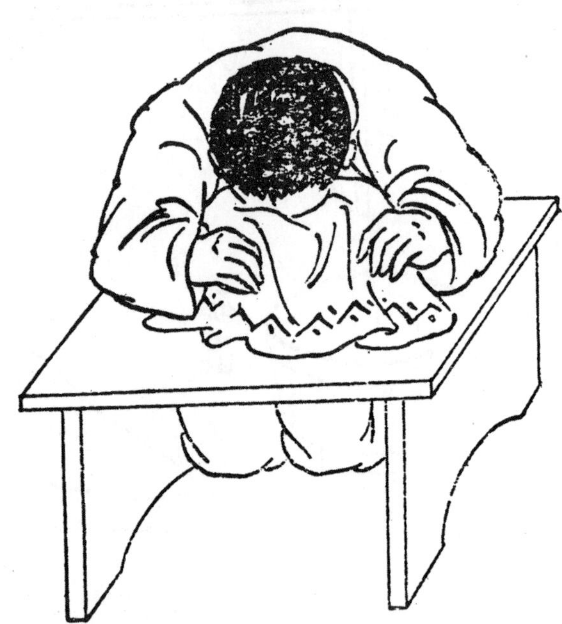

第四圖(三)

第四圖解

蒸眼器　此將沸熱藥湯盛于磁碗。掩覆輭布。置在机上。以薰蒸眼目。

浴眼器

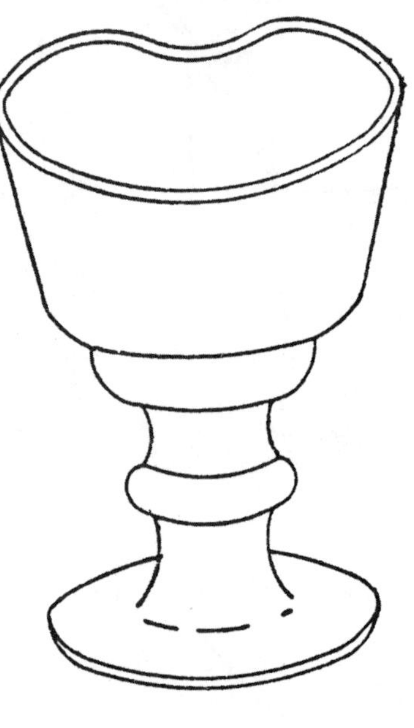

若闕則宜用小盞子

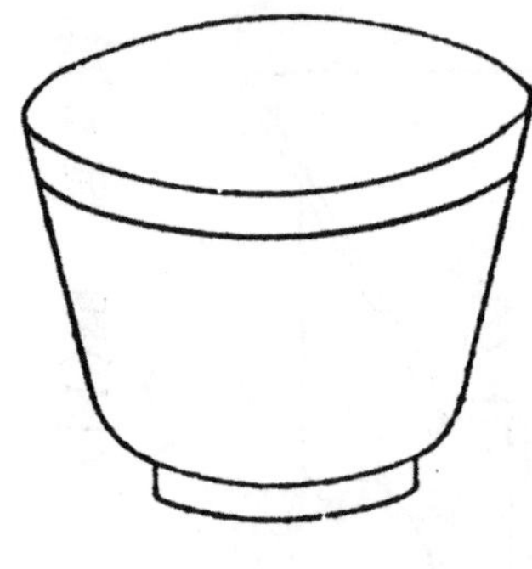

第五圖(一)

浴眼器施用圖

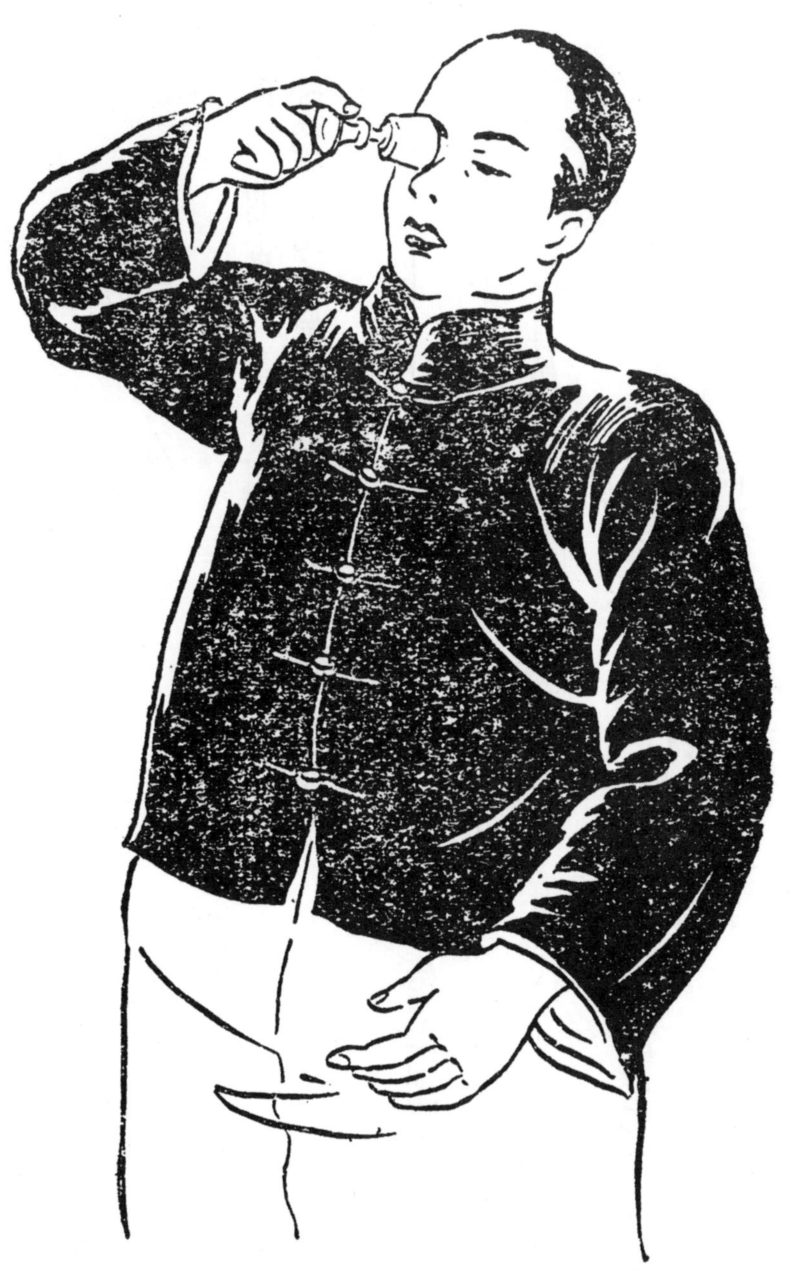

第五圖(二)

第五圖解

浴眼器　此盛藥水于器中。冷浴眼目之器也。用硝子或磁器製造之。若遇闕用。則代用酒鍾亦可也。

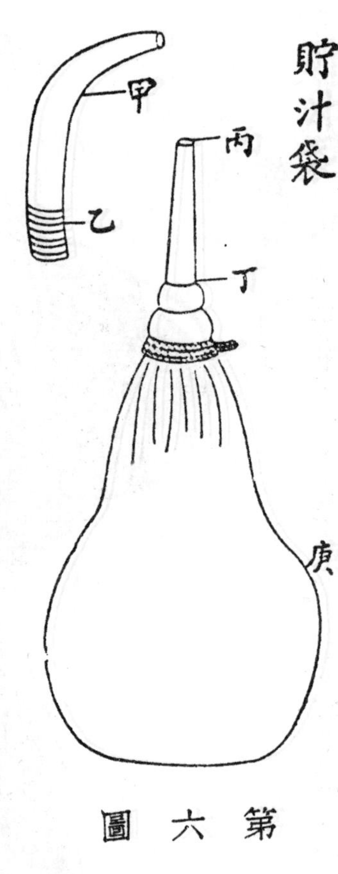

第六圖

（丙）直頭　曲直兩管。皆用銀或角。
（丁）接續袋口之處。亦設螺轉。以便插拔。
（庚）皮袋

小水銃

顯微鏡

第七圖

第六圖解

貯汁袋　此以溫湯包貯袋中。以手徐握之。則自口注射而灌入胞瞼內。洗淨砂塵入目者。或眼目出血者。宜灌冷水。

（甲）曲頭　搜索飛塵深匿胞瞼裏者甚便。

（乙）螺轉　接袋口處。

第七圖解

小水銃　以藥汁灌洗涙管漏之器也。以象牙造之。銀亦可也。

顯微鏡　睫毛內刺之證。用鑷子拔去其睫毛時。毛根微細難見。或者窺內翳及天稟雀目等皆用之。

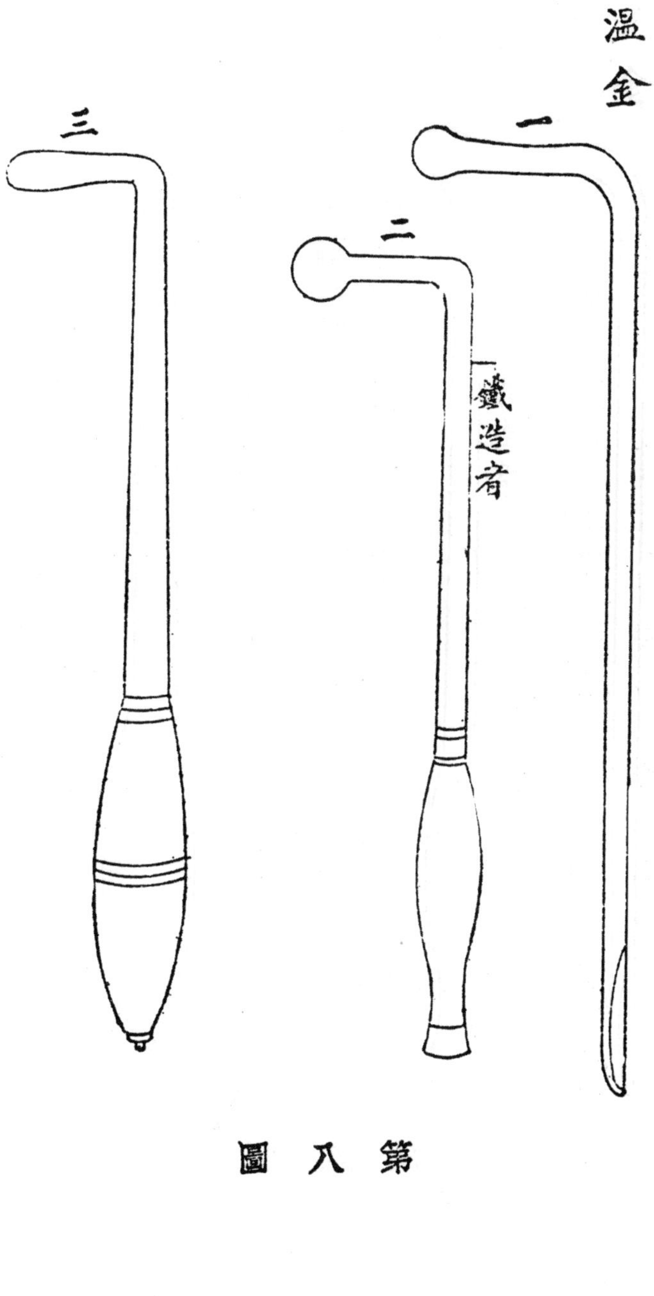

溫金

一

二

鐵造者

三

第八圖

第八圖解

溫金

（一號）治爛弦風沈痼翳膜及有熱眼疾。將此器置在於溫湯。或熱灰中。令溫煖適度。按擦眼胞上。以溫散其毒。宜以銀或黃銅造之。器尾作七頭者。令便滴點藥。或翻轉眼胞也。

（二號）鐵造者。

〔三號〕一二三兩具皆古製。不便。

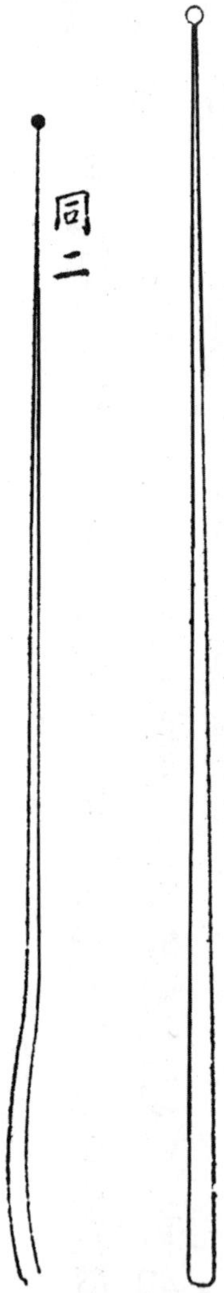

測瘡子

同二

點藥匕

點藥管

第九圖(一)

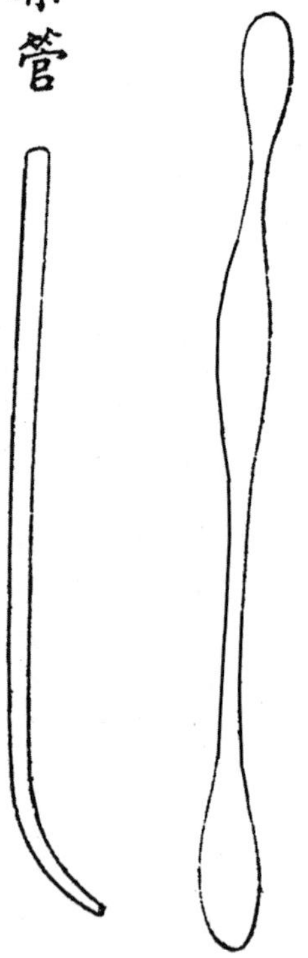

第九圖(二)

第九圖解

點藥匙　點著煉蜜劑之匙。以玳瑁或牛角造之。

點藥管　吹送點著研末劑於翳膜上之器也。多用銀造之。鳥翅管亦可也。

測瘡子

〔一號〕銀造者。宜用偸鍼眼之類。用力壓出膿液。或探診瞼著眼珠等。

〔二號〕纖細鯨鬚製造者。探淚管漏必用之。

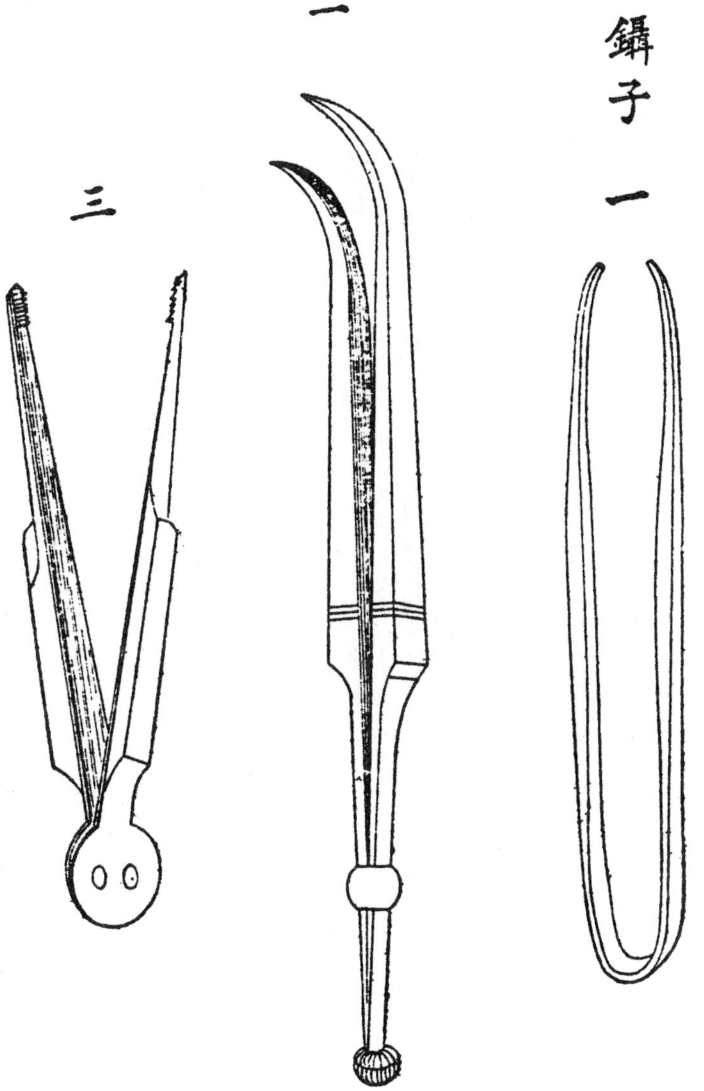

鑷子一

二

三

第十圖

第十圖解

鑷子

〔一號〕拔去睫毛內刺。及麥芒竹木刺宜用之。

〔二號〕乃倣漢製所創造者。至於揭起囊翳。及努肉攀睛。或夾出赤脈。

却優於鈎矣。

〔三號〕拔去微細物。西洋用此器。然不如二號鑷子適用。

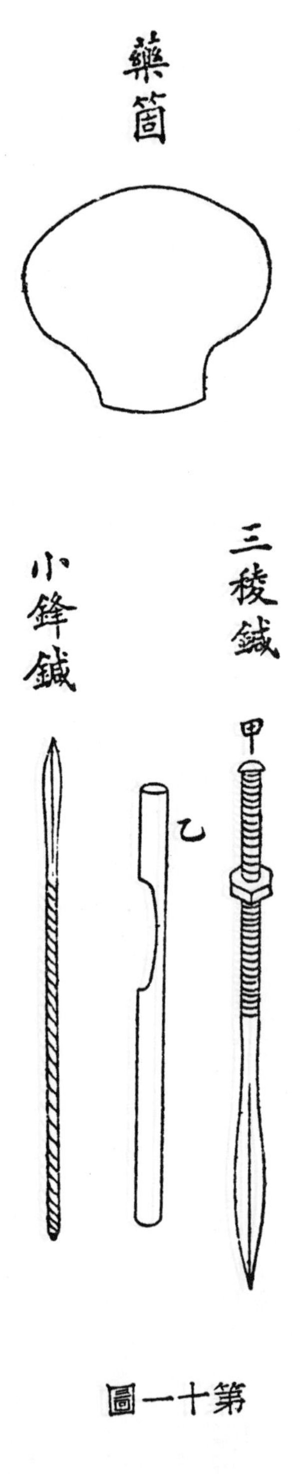

第十一圖

第十一圖解

藥筩　因眼目疼痛。而項背拘急上衝頭痛者。切禁導引摩擦及灸火。恐有擾亂其毒。惟有此藥筩能洩出抑鬱之邪。先將三稜鍼刺破肩井。或瞳子窌之邊。宜用之令吸血矣。

三稜鍼　形似柳葉而尖利者。宜以用刺破諸部。截開瘡瘍矣。

（甲）螺轉　令尖鋒長短適度。

（乙）鍼管

小鋒鍼　破潰瘉鍼。麥粒腫。白膜腫瘍。瞼生風粟之類之鍼。

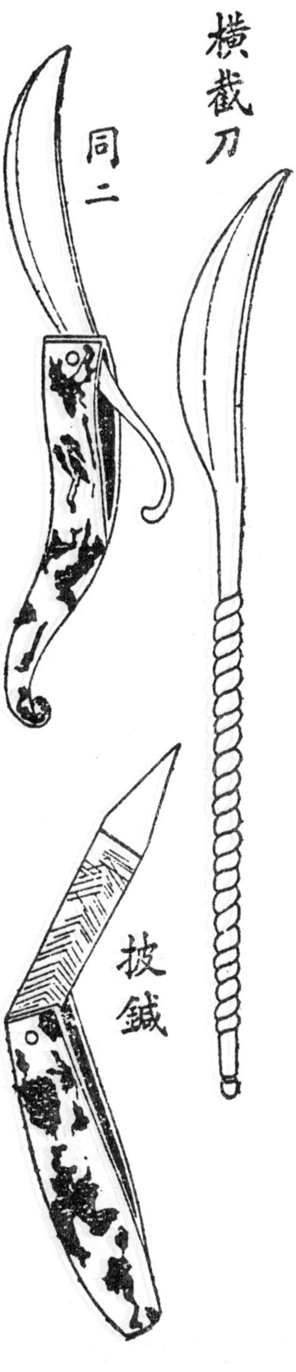

橫截刀

同二

披鉞

第十二圖

第十二圖解

披鉞　風眼疫眼及係多血之眼。目刺尺澤委中而放血之器。

橫截刀　焮腫眼疫眼風粟稗種之類。諸般屬熱之眼目。橫截胞瞼裏面。而瀉血之器也。施用之。宜輕輕下手。若截痕深。則痊後其瘢痕變頑硬之質。可愼焉。眼胞瀉血之法。各家不同。有將龍骨或燒鹿角貼著胞裏。剝脫表皮。或用麥芒燈心之類。摩擦胞瞼。或針頭亂刺者。然磣疼澀痛殊甚。皆是庸工之手段。不可施用也。

〔一號〕從來所用。

〔二號〕予門所常用。優于古製。

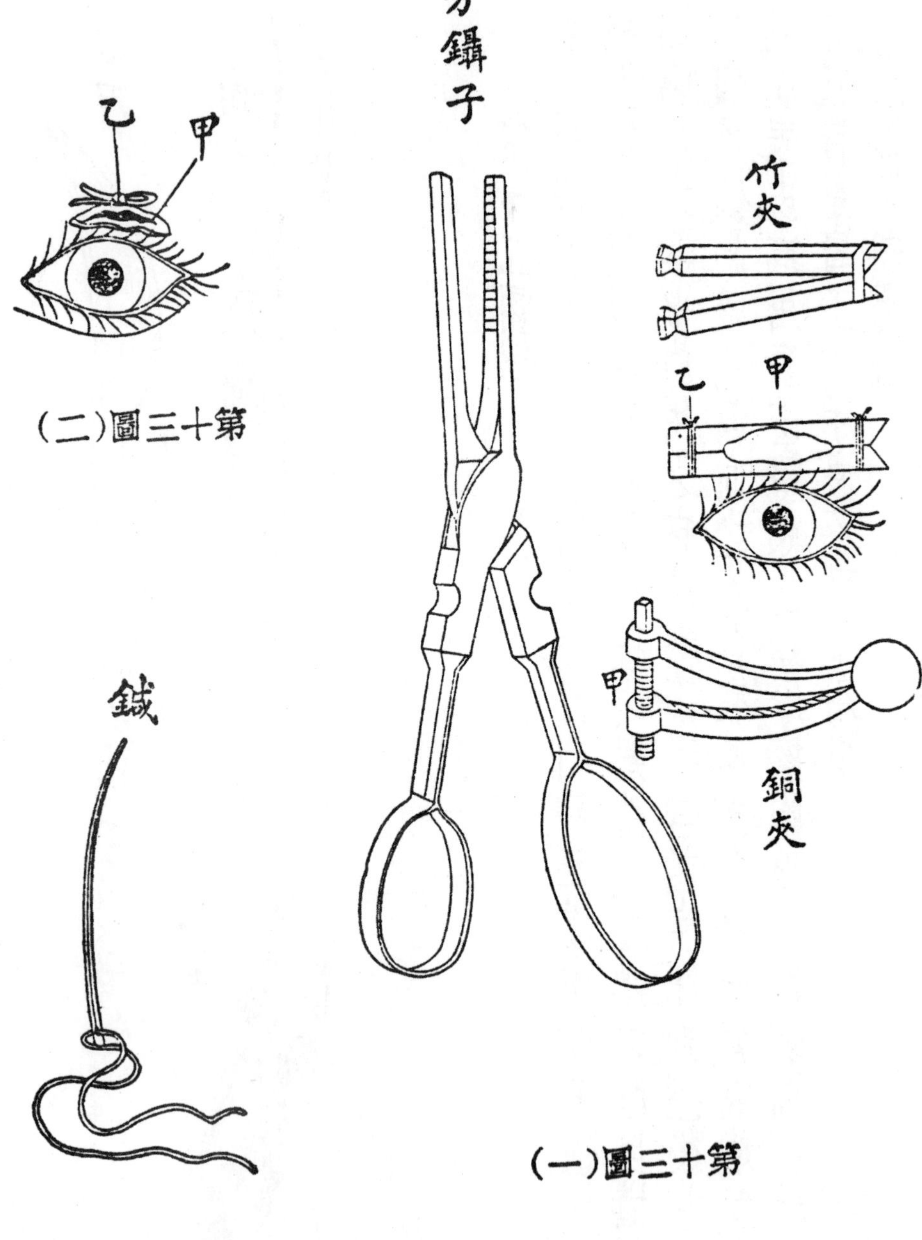

第十三圖(二)

第十三圖(一)

第十三圖(三)

彎頭鋏

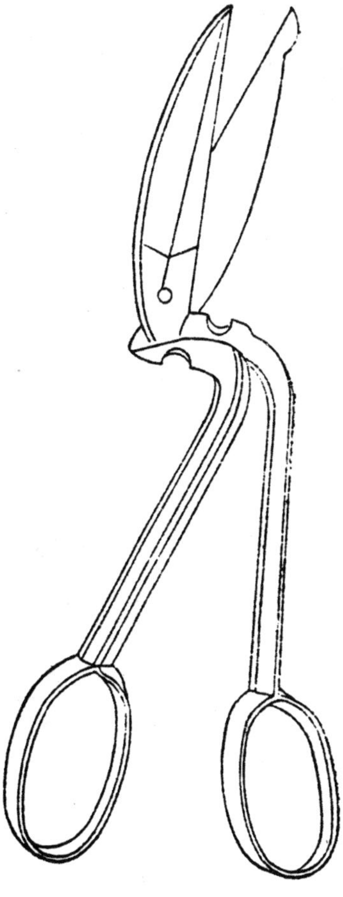

第十三圖(四)

第十三圖解

竹夾　緊夾睫毛內刺。上瞼低垂等證。則經日贅皮自枯剝。此具世間所通用者也。

(甲)將竹夾挾贅皮圖

(乙)用絲緊結之圖

銅夾　今世西學家所用者。螺轉則自緊閉密合。挾定贅皮。優于竹夾。

方鑷子　予所創製之器也。將截斷贅皮。先用之以緊挾患部。以彎頭鋏剪斷贅皮。用鍼縫合創處。此術急速。且瘢痕無展開之慮。

彎頭鋏　瘍科所用者。說明于前。

鍼　此用蠟絲穿之。

(甲)截斷贅皮圖

(乙)用絲縫合圖

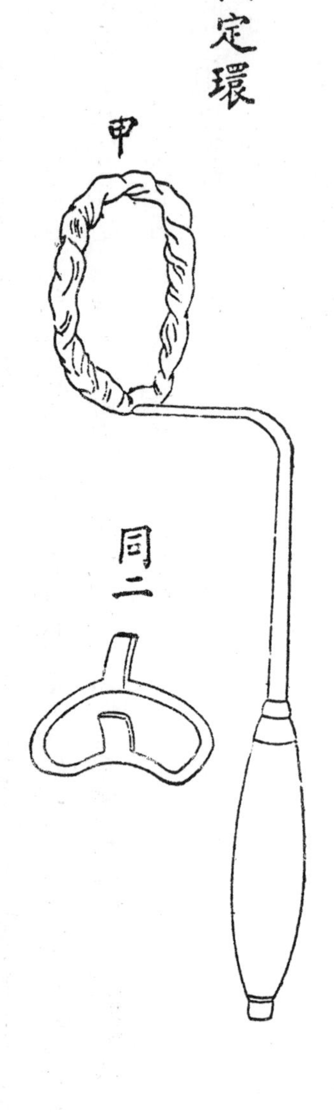

第十四圖

第十四圖解

按定環

（一號）以銀造之。刺內翳及施諸般之手術。使眼不得運動。

（甲）用綿花纏絡之。

（二號）予所創造。用玳瑁或牛角。比一號大有便宜。

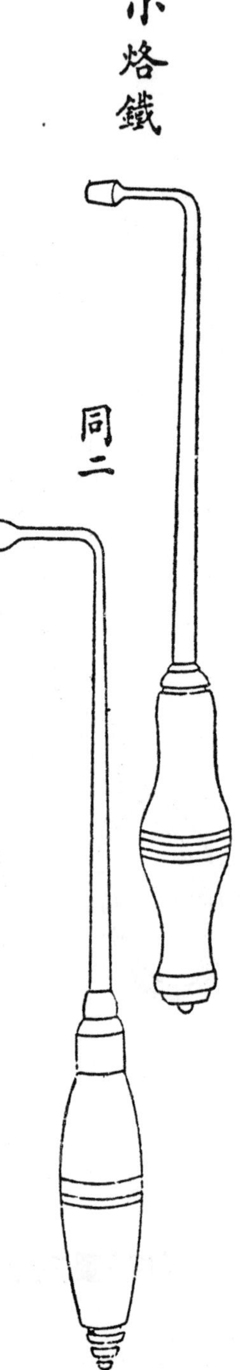

第十五圖

第十五圖解

小烙鐵

〔一號〕此烙頑翳及血絡之具。

〔二號〕截開囊翳後。烙所存贅膜。或除眼疔腐肉。宜用此具點一點。

烙鐵施用圖

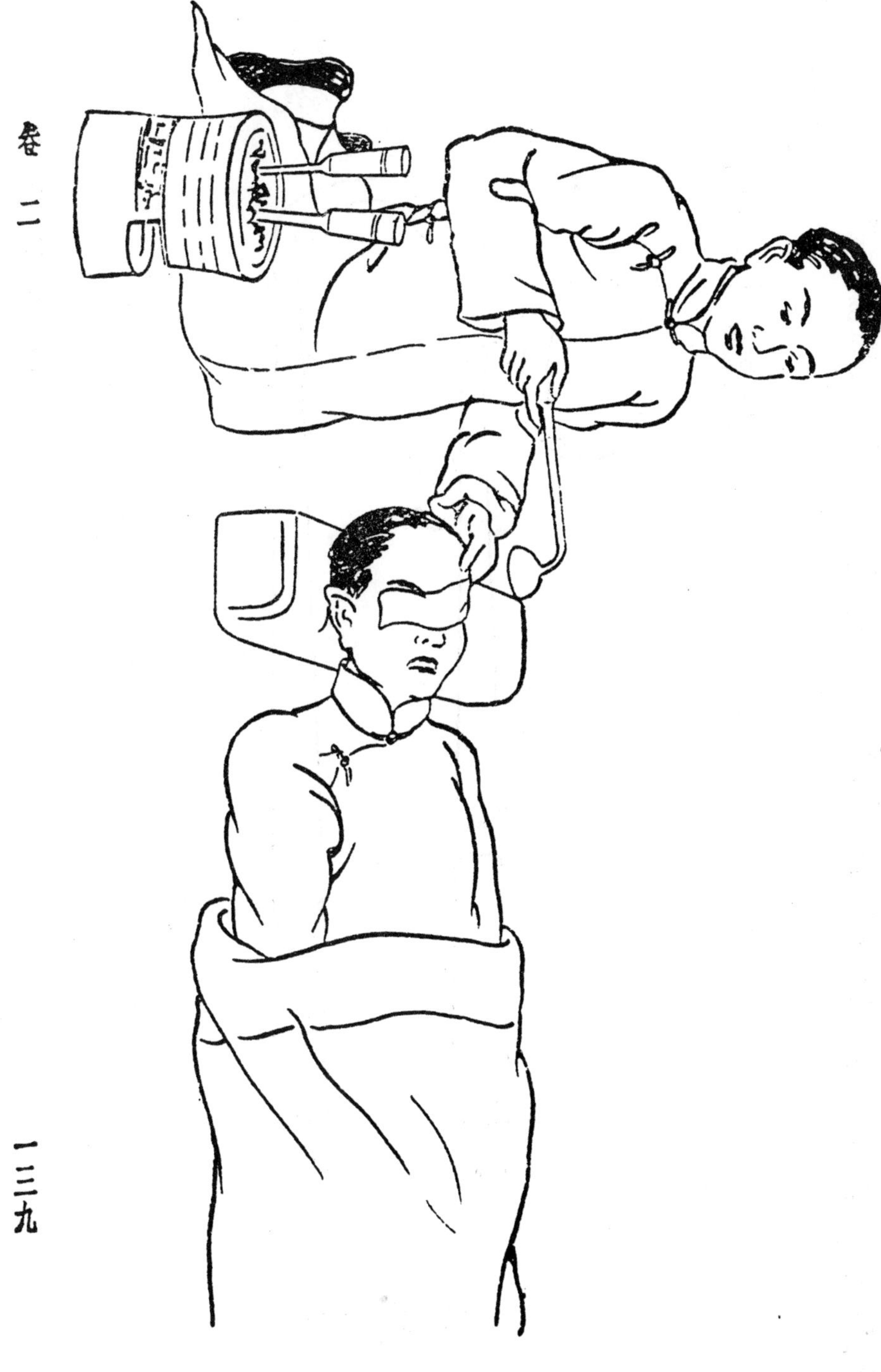

第十六圖(一)

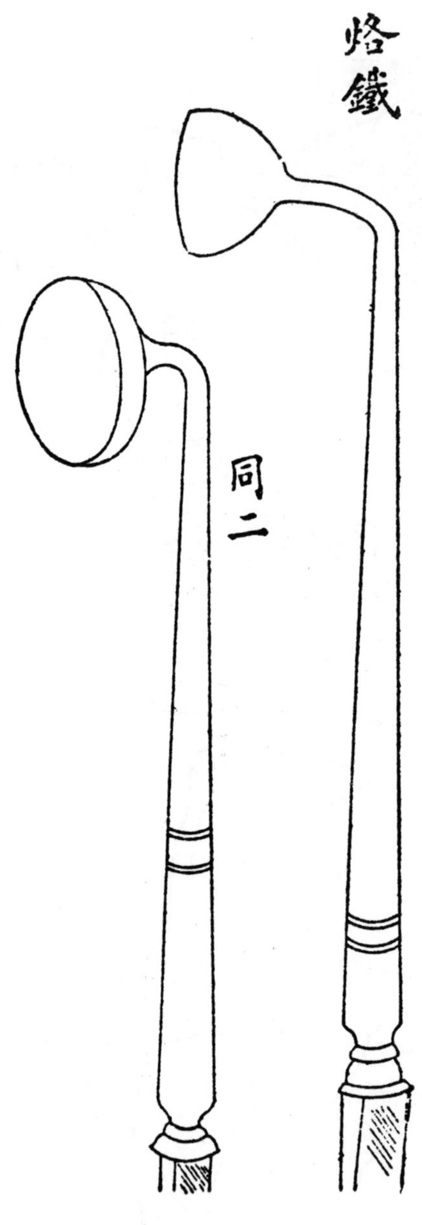

第十六圖(二)

第十六圖解

大烙鐵

〔一號〕焮腫眼疫眼之類。疼痛劇甚。而手難近者。以棉布浸藥汁。安置眼胞上。先令烙鐵投火遍紅。離絕胞上五六寸許。以火氣徹透。而疼痛漸和。心覺快哉爲度。

〔二號〕施用仝前。

曲鋏

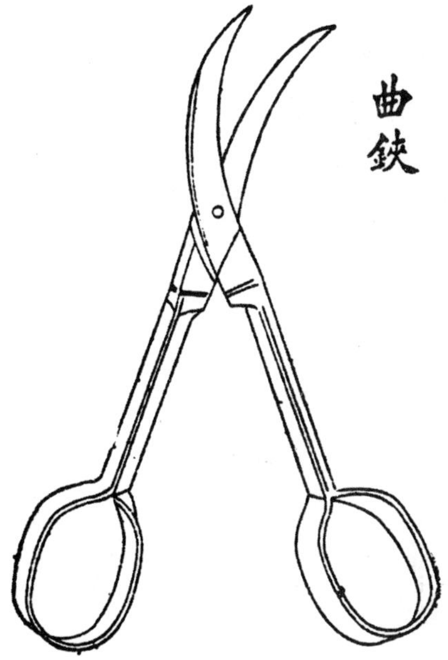

第十七圖(一)

小灣頭鋏

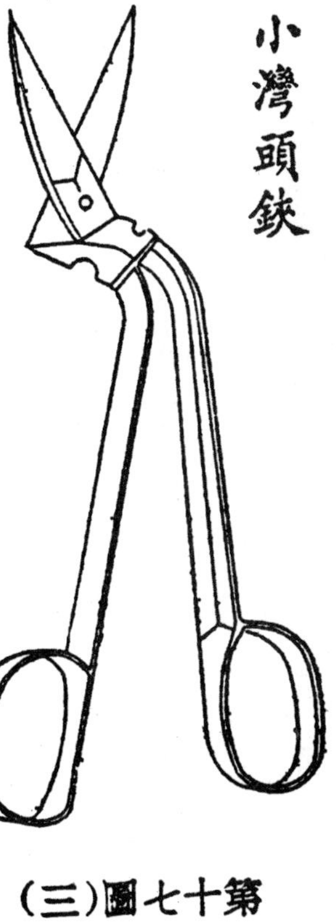

第十七圖(三)

鈎

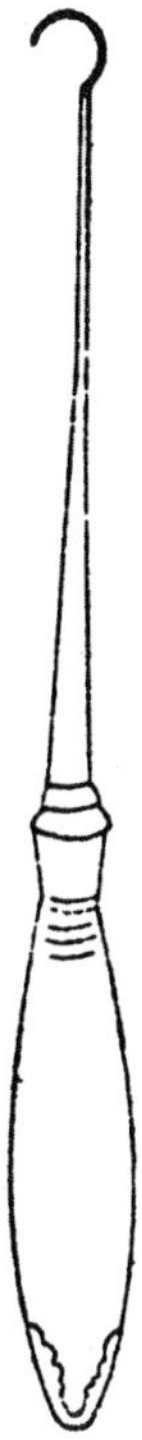

第十七圖(二)

直剪刀

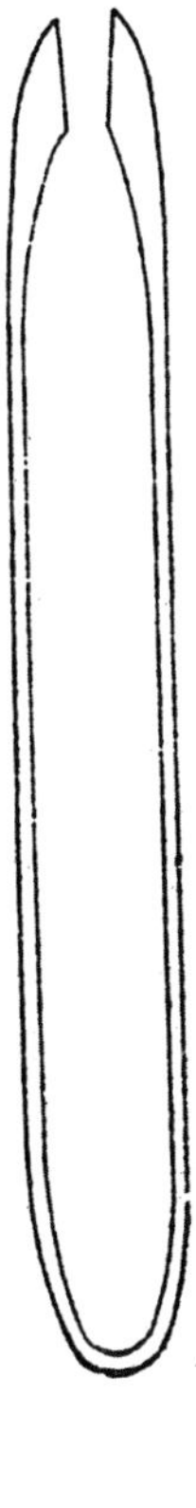

第十七圖(四)

第十七圖解

鉤　囊翳及血絡將截斷時。用之勾起。

直剪刀　剪斷血絡之器。

曲鋏　用法同上。

小彎頭鋏　斷絡根。剪瘜肉。或要用剪刀於微細處部。則此器爲便。

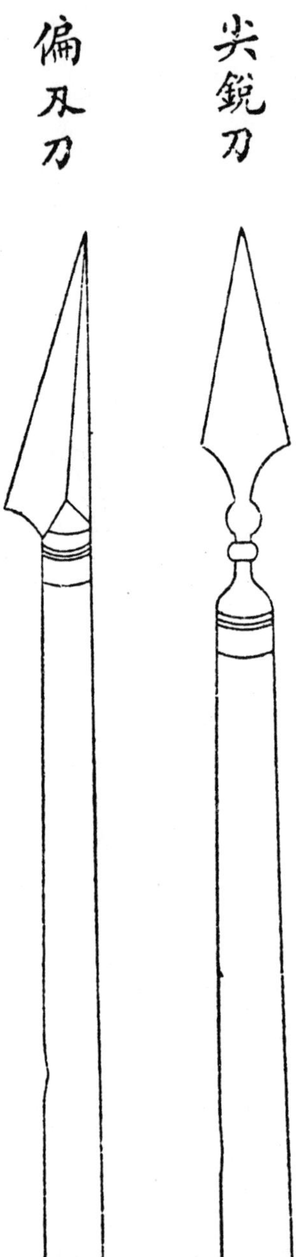

尖銳刀

偏刄刀

第十八圖

第十八圖解

尖銳刀　血灌瞳人。水樣液混濁。眼珠膨脹。及截開角膜。而漏洩污液。皆用此器。

偏刄刀　此刺因眼瞼焮腫而血絡怒脹者。或縱截淚管漏囊。此器以偏刄。無傷損別部之慮。

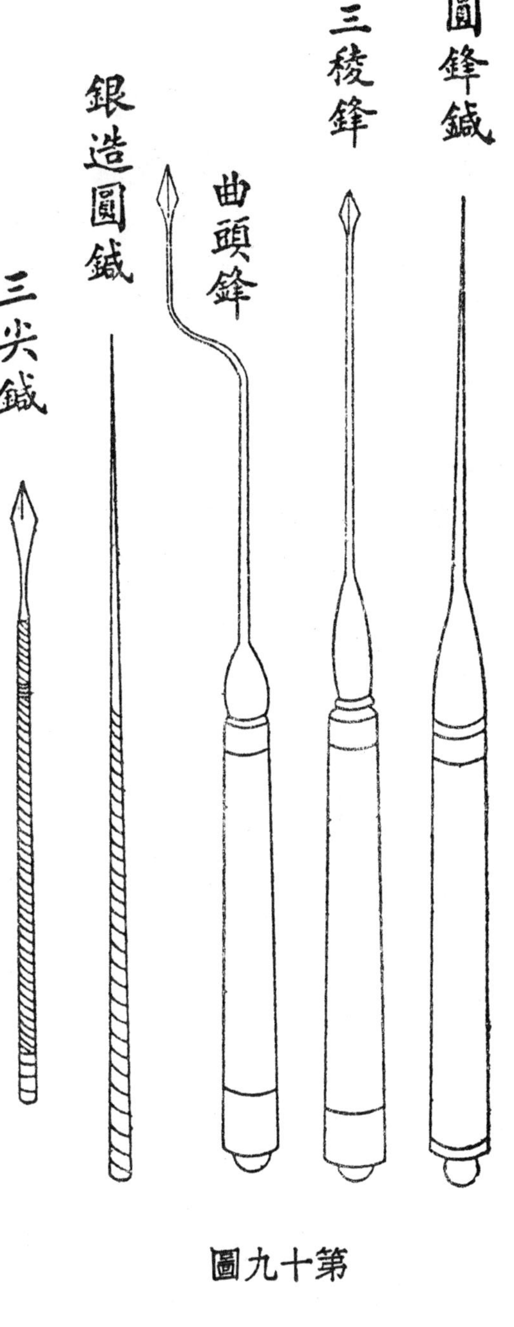

第十九圖

第十九圖解

眼科手術。以鍼刺白內翳爲至難焉。先審察其治不治。撰定用具應手與否爲要焉。如內翳鑒察法。詳論于本編。宜對照。今摹寫內翳鍼數本以示後學。

圓鋒鍼　以鐵造之。宜用墜下內翳。

三稜鋒　自內膜橫刺而壓下內翳甚便。鋒頭銳利細尖爲要。

曲頭鋒　此具刺內翳時。便於以右手施術右眼。西說所謂以左手刺右眼者。實非良術也。

圓鍼　各家從來所用者。以金銀造之。鋒頭鈍劣。而不及鐵造者。加之庸拙之徒。臨術恐懼。或未熟之輩。用此鈍鋒。謾下手一刺。遂成不治之旨。不可不察焉。

三尖鍼　有用此鍼以刺角膜正中者。然除去內翳之後。瘢痕生翳遮明。此具斷勿取用焉。

鍼刺內翳圖

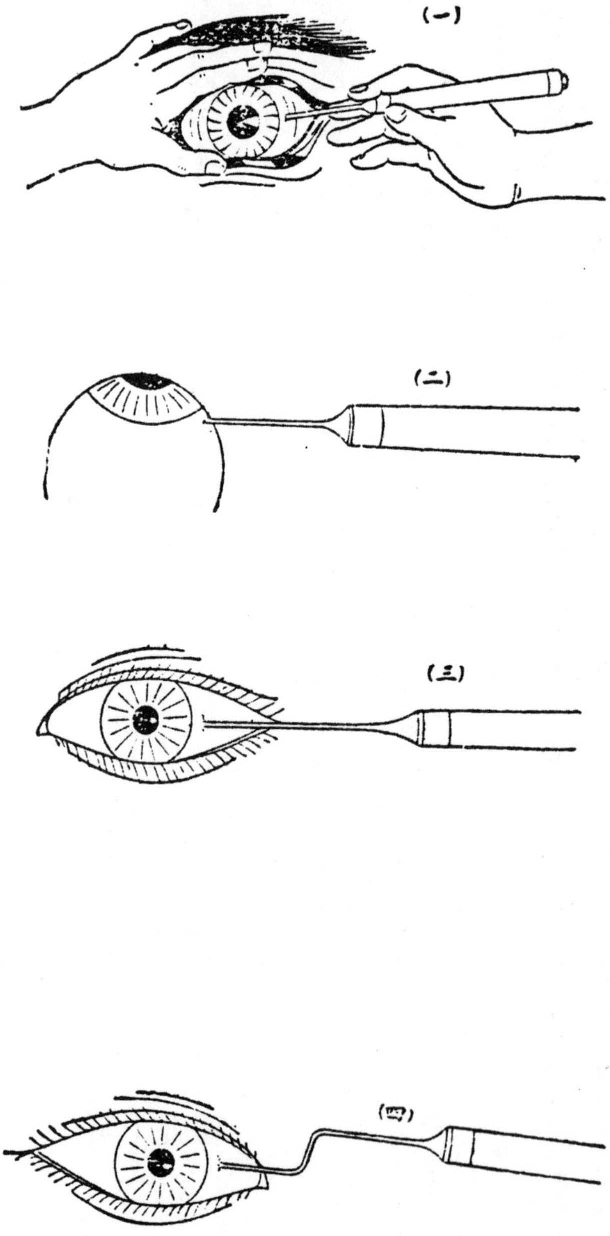

內翳鍼刺圖解

夫於內翳鍼之法也。本朝各家所施略不同。而據彼則非此。學此則謗彼。

是非互起。褒誹交揚，然熟煉精通者甚罕。而暗察盲治者頗多。近日閱某氏所著内翳鍼刺之圖。用金造毫鍼。先刺角膜正中。而不能墜下内翳。則再刺其右側。尚不治。則又刺其側。自一刺再刺。乃至五六刺。終于白膜分際外。嗟乎。是何術哉。以一兩刺而不能發矇之既技。假令百刺。亦何益矣乎。蓋鋒頭強觸葡萄膜。則必有焮熱擾動。而變作不治之證者。至漢洋諸家。亦有精粗之分。漢者粗而無卓見。洋者精則精。然如截角膜。夾出内翳。此亦非穩和術也。予所揭示之圖。溯源漢洋諸家。試術眞境實地。數十年於茲矣。考究熟煉。有自所神會。而非一時疎漏誑人之舉也。然至一刺撥矇之妙。實在工者之手段矣。

〔一圖〕左手將按定環按著眼珠。右手把鍼刺眼。壓下内翳圖。宜使鍼鋒到于瞳孔中。

〔二圖〕示鍼頭刺白膜之部位。

〔三圖〕三稜鋒刺左眼之圖。

〔四圖〕曲頭鋒刺右眼之圖。用圓鋒鍼亦同焉。

眼目十禁三戒

夫眼目者。陰陽之精華。人身之主宰。意識之府。玄靈之舍。而造化天機之妙工。無不萃于斯焉。智巧嗜欲之要樞。無不出於茲焉。故不鄭重愛護。則眞水減損。精液衰乏。不以失眼目洞明之機。招弱殤夭札之變者。殊罕矣。先生嘗謂予曰。凡眼目有十禁。此乃放除戕害眼目之事件。而指示調養之道路者也。傅氏六養。亦皆包括於此中矣。一淫。二酒。三浴。四力。五行。六火。七風。八細。九辛。十白。謂之十禁。此本爲患眼者所設之禁戒也。然而與其愼於已病之後。孰若戒於其未萌之前乎。我門素設三事教戒以授與於人。攝生之君子。全神工之天機。要生涯之明朗。則當守持之。一飽食。二過房。三耽酒。而食之害人也。比酒色尤甚矣。何則。酒色尙當緩之。唯飲食者人之所急。而不可時日缺之。故殘生之斧。多在於斯矣。古人云百病之源自口入。信哉。故平常喫淡餐素。以節房室。以禁耽酒。使胃囊淸虛。則精神充實。而靈氣周流。如此而不懈。則昏者復明。明者應較離婁也。且眼口二竅者。洗嗽之禁。溫水日夜將冷泉灌洗幾回。此乃明目固齒之良法也。張來所謂食取補氣。不饑卽止。飽生衆疾。可見飽食不利於人。豈可不恐戒哉。予聽先生之至言。深悟了攝生之道。嗚呼。持此禁戒。則不止眼目明朗。實却百病。到于壽域之妙訣矣。頃者眼科錦囊續編稿成。辱命校字。故書此言以代跋語云。天保七年歲次丙申。春正月既望。時在京師僑居。越藩醫官舟岡知衡謹識。

題眼科錦囊後

嘗見世之眼科書。陰陽五行。配當相剋之論。而暗摸影捉。空裏談空。無益於事實矣。後讀曾一本莊先生所著之眼科錦囊者。排闢千古浮妄之蔽。考究之今日實測之上。附以經驗之方。詳論細辨。昧者明焉。塞者疏焉。廓然闢其道於今日矣。惟恨後編未成。猶肥甘不足於口也。今歲予負笈游于京師。偶聞先生自崎陽還。淹留於此地。躍然而喜。即詣先生。語次及後編之舉。先生曰。事務鞅掌。不遑採毫以度時日。然而門人書肆之責。亦不以可止焉。濟世餘暇。述作已脫稿。即出示之。余閱之。輙舉前編所漏逸之品目。與其所施用之療具。并圖解。以便學者撰採。噫先生仁術之厚。其所發明者。不私之於己。而公於世。苟志於是道者。以斯書爲宗主。爲規則。以臨實地。必免暗摸影捉之誚矣。

天保乙未晚秋撰於京師寓居

越前醫官　勝澤圭元璋

跋

朝菌不知晦朔。蟪蛄不知春秋。今世業醫者。僅知一方一術。禁秘自尙。亦與彼何異哉。若吾師曾一先生。則不然也。其志大。其學博。折衷古今。摘要和漢。說病源。辨藥性。皆諄諄無不盡焉。書成而公之於世。嗟乎。使天下人假明於離婁。察微於毫末者是也。

崎陽　梶井元鳩識

陳存仁編校

皇漢醫學叢書

黴癘新書

片倉元周著

黴癘新書

提要

本書爲片倉元周氏所著。原分乾坤兩冊。一爲理癘。一爲理黴。遵古法方。而增新意。故名黴癘新書。黴癘之難療。爲疾疢之至惡。上考病源千金諸書。下迄近代名賢。皆鮮萬全之治。元周氏究心於斯。博取精研。時越二十餘載。頗有心得。復獲老醫秘傳。取其家君經驗。詳辨輕重深淺。發揮蘊奧。於是黴癘治療。乃臻精備。不敢自秘。遂輯行世。乾卷首舉癘風二十四條。次附燒鍼安排圖譜。末列驗案、附錄。坤卷首述黴瘡論證。次及治法方劑。末有程赤城跋。其前更有丹波元簡爲之序。洵屬理黴療癘之金鍼也。

序

疾疢之至惡。而最難理者。莫癘若焉。宜乎其有惡癘之稱。而夫子自牖執其手而歎也。迨至近代。設之坊。構之院。置之園。不敢得與良民齒伍。雖是出于不忍之政。抑亦可哀哉。相州片倉深甫。蚤受業於家君。與余少長。鉥心剞精。殆二十年矣。以其涵養之久。決生於分寸。起死乎刀圭者。日月陸續矣。而最巧乎胎產之科。坐婆斷以不娩者。深甫至而拊摩一再。得乳於蹲循揮霍之間者。不暇僂指。而深甫不自多。居恆特憂癘之難療。適有一老醫。妙療此疾。蓋其爲法。毒藥以下蚘蝎。燔鍼以去齕蟣。內外攻之。必至爲完人而止。眞絕世之神方也。深甫乃重齎懇請。漸得授之。洎西游城攝勢紀之間。試諸其病。無不響應。因謂病之最難理者。莫癘若焉。葉之奏奇効。亦莫此方若焉。夫有至惡之疾。而有至當之方。與獨秘以濟人。不若廣傳之濟衆也。遂筆而聯編。槧而布世。昔者錢子飛。有治大風方。極驗。常以施人。一日夢人自云天使。已以此病人。君違天怒。若施不已。君當得此病。藥不能愈。子飛懼。遂不施。內翰蘇公。志其事曰。若余書不然。苟病者得愈。願代受其苦。此可以爲仁人之言也。今深甫可謂不懼子飛之所懼。能心蘇公之心焉。緊此書盛行。與伯牛同患。而免斯疾之歎者。必多有焉。如黴

瘡諸方。悉出其日常。從歷試經驗。世之同技者。若能確信於心而用之。亦庶乎減揀中之記也。天明七年歲在戊申夏五之初東都醫官

丹波元簡撰

黴瘡新書序

葢夫上古聖人。所制之禮。乃後王之規則也。廢古之法。而新制之禮。君子弗由也。仲尼曰。信而好古。然古今異制。時世殊宜。故夏殷周。互損益之矣。其後以陽侯殺蓼侯。而竊其夫人。於是乎大饗廢夫人之禮。然則先王之制。不宜則廢。末世之事。善則著之。未始有常也。故聖人制禮樂。而不制於禮樂矣。夫醫經經方。古昔賢聖定之規矩。立之準繩。使末世之人。百病一見。而瞭然辨析。故醫之理疾疢。棄古之法。立方劑於今。學者弗取也。然至於軒岐不論。仲景不言。元方不敘之病。則又將何以稽攷乎。若夫論因之詳。敘證之審。而其立方處劑。古昔之法。不宜于用。而後世之方。善于理。則釋古而行今。又何爲拂焉。夫黴瘡之爲病。靈素靡載。金匱農經病源等。陰蝕陰瘡。雖稍近似焉。今之稱謂。肇起元初。而盛於後世。於是乎前輩。建之法論。載之理方。然而或過諸鑿。或失諸麤。其畏劇藥者。則惟平易是務。視硝黄膩粉。猶虵蝎。排補劑者。惟攻伐是用。視參耆鹿角。猶鈍刀。互相倚頗

矣。不亦過乎。是以予博集各家秘蘊。取以親歷試。殆且二十年。其形雖壯實。脈候涉虛。則純補不厭。其體雖勞羸。診候得實。則駃藥何懼。然後其功効出人意表。因鳩撮此等之法方。乃成一袠。名曰黴癘新書。有廢古之法。而創立規則者。又有賴古之法。而增新意者。予豈敢不信古哉。法方未始有常也。夫聖人制法方。而不制于法方矣。新書之意。蓋有似焉。

天明七年丁未歲臘月鶴陵片倉元周書於靜儉堂

黴癘新書序

甚矣哉。癘風之難醫也。自岐黄論因。元方敍證。思邈立方。至宋元明名賢。其方愈出愈繁。未嘗見奏萬全效者矣。余家業醫者三世。每觀家君療此病。不過十瘳其一二而已。余自少小。究心於方術。博取而精研。深思而透悟。歷二十年之久。而渙然冰解。然後至治傷寒雜病滯下小兒。自以爲似有得焉。然而竊憂此病之最難治。是以更檢尋先哲之方法。傍需俗間流傳之妙方者。又數年。既得百有餘方。每得一方。即取自試之。或傳同志者。以試之。斷乎有功驗者幾希。徒束手待盡。竟歸之於命而已。然私心常悲之思之不輟。偶聞一醫生某。獲治之之奇方於羽之隱醫。彼比諸連城。不敢許傳人。於是余屢贈金帛。卒購得其方。其術甚神奇。使膏肓發疢。收効于數旬之間。蓋雖華扁之術。不過此也。余復取家君所經驗者。參伍相昭。殫精竭慮。盡辨輕重淺深。可治不可治。與假而眞者。眞而假者。以發其蘊奧矣。於是乎天下治此病之法。莫有出此書之右者。豈與薛氏機要之類。可同日而語哉。管子有言。思之思之。神將通之。諒非虛語也。天明丙午春。余家罹災。繼又得時病瀕于死。至稍知人事。自謂吾若爲泉下人。則此法亦俱湮晦。於是採醫術。取嚮者所輯錄。更加校讐。又併所聞見之治驗法方。及余所親療醫案若干。以附于後。不揣鄙陋。鏤梓傳遠。題曰黴癘新書。天下之業醫者。苟能反覆是書。得其術。則縱令治一患者。其功德豈爲尠矣哉。故不敢自祕。開示韞匵。以與世共之云。天明六年歲次丙午。冬十有一月南至。相州鶴陵片倉元周題於靜倹堂

黴癘新書目次

理癘

理黴

黴癘新書

相州醫士　片倉元周深甫　著

總論二十四舉

一舉曰。風論云。癘者。因榮衛熱胕。吳云胕腐同其氣不清。故使鼻柱壞而色敗。皮膚瘍潰。脈要精微論云。脈風成爲癘。以是觀之。則斯病之生也。多從風起。風氣搏肌肉。與熱氣幷。則榮衛壅塞難通。血氣精髓乖離。遂令人身體偏痒。手足頑痺。身面腫痛。眉睫墮落。眼光閃閃。久而不治。則至於鼻柱崩倒。蝕指穿骨。終不可復也。蓋此病多因風土所生。中國少有此證。惟烟瘴地面多有之。或觸糞坑穢氣。或露臥當風。或睡眠濕地。毒風襲血脈。遂釀作此病也。又有過食膏粱油膩。或房勞穢汚。以致火動血熱。或産後瘀血不盡者。俱加風寒冷濕。胃氣混濁。以生蚘蝎。積年之後。終發此證者矣。又有幼年姿丰美麗。肌膚潔白。恰如冰雪者。動輒發此證者矣。此所謂宿業緣會之所爲也歟。將自高曾祖。血氣相傳者歟。抑負功德祟歟。未可知也。然至治法之手段。俱一也。又有黴瘡似癘者。有酒毒似癘者。宜詳而治之。

二舉曰。癘風之病。古人立名論證尤多。今唯舉其目。曰大風。曰大麻風。曰大風瘡。曰害大風。曰大皮風。曰順風。曰逆風。曰刺風。曰泄風。曰瞤風。曰頑風。曰癗風。曰木癘。曰火癘。曰金癘。曰土癘。曰水癘。曰麴癘。曰蟋蟀癘。曰雨癘。曰麻癘。曰蚼癘。曰酒癘。曰烏癘。曰白癘。曰白牛疾。曰癩瘡。曰癩病。曰蟲癩。曰疝癩。曰黑癩。近世俗多單用瘋字。惟是从風从疒耳。命名多端如此。論證各異。或分上下以施治。或以蟲蝕五藏立方。豈愈繁愈失者非邪。此書之論治法方。不出辨輕重二證之外耳。

三舉曰。治病分寒熱辨虛實。萬世不易之程法。豈可忽諸。癩風之於病。亦不復無虛實寒熱之分也。若得此病而屬虛寒者。斷爲難治也。強欲治之者。譬諸割瘤。非徒勞而無益。反損其天年。故此書治法悉爲壯實者設耳。

四舉曰。凡眼中黃色者。合谷及魚腹肉脫者。或爪根無白暈者。或持物不知自墮者。或手足心破裂血出者。或眼目既蝕。或玉莖腐爛。或四肢攣拳。或身體黑斑者。或十指如雞距子者。或周身毫毛脫落者。或鼻柱崩塌者。或蝕指穿骨者。或常飲食色慾過多者。或屢浴溫泉者。或齡過四十者。或身體瘦瘠者。俱爲難治也。

五舉曰。若多淫多食者與身體黑斑者。雖固屬不治證候。亦有輕證兼見之者。以其爲難治候。槩不可遐棄焉。其救療之法。宜灸脊骨第十一椎節下日三壯。服藥中必不可少也。

六舉曰。凡不拘輕證重證。有見證脈候頗似可理而不可療者。所謂驕恣不論於理。輕身重財。自知惡疾而不欲服藥餌。恣口味而不爲遵師教。其若此者。雖和緩復出。不可奈之何也。不啻是諸疾皆然。故扁鵲論六不治。郭玉說四難。

七舉曰。輕證者。宜用三稜鍼以取死血。刺之之法。當於死肉與平肉之際下鍼。不然則瘀血出少矣。又至其尤輕證者。取曲池與委中。宜間二三日若四五日刺之。不可日日刺之也。如其重證者。非燒針。則難收功矣。夫燒針之名。肇出於張仲景傷寒論。卽內經所謂燔鍼焠鍼之類。而主治風寒筋急攣引痺痛。或癥塊結積。癰疽發背。癱瘓不仁等證。然後世此法不傳焉。惜哉。今余之所用者。頗與之異。其數十有三。而鋒長七寸五分。（卽用今之曲尺）尖如挺。其鋒員且銳。柄形六稜長三寸。內一柄乃爲平頭鍼。（圖見後）凡製鍼。宜以柔鐵。必不可用鋼鐵。其害不淺也。

八舉曰。欲用燒針。則須先視毒淺深多少而後施之。看之之法。將患者房內解帶令坐。牕戶盡閉令暗黑。點火於樟腦。可以視其周身。凡其毒隱皮膚中。不見者。燎燎乎猶觀火也。其色如水葒色者。其毒必淺。若其色紫黯者。其毒必深矣。且瘀血形狀不一。有方者。有圓者。有長者。有短者。

有槍者。有如鱗甲者。有如胡蘆者。皆沿其死血所在處之大小。形狀之變態。取筆以盡記其匡郭訖。按腮戸而施燒針。其毒多在面部手足項背。而腹部有之者甚少。

九擧曰。凡刺燒針。先以五斤炭火。按排大火盆中。除平頭針之外。十二針。盡列於火上。緊火燒令遍赤。然後周身墨圍中。不留一處。盡刺之。刺之之法。取一針刺一處。刺卒直反諸火上。又取次針刺之。如前法。十二針刺卒。則再取反火上之針。更刺之。不拘肉厚薄堅脆。經脈血氣多少。及禁針禁灸等輸穴。隨瘀血所在處而盡刺之。針痏其間。各相去如葱莖。凡所刺針孔。曾無有血流出者。又無有覺疼痛者也。燒針之法。須令一人向火扇之。手不可暫止。若炭火欲盡。則再加炭以扇之。針若不遍赤。或遲寛而冷。則反損人。且不能去病也。謹之謹之。

十擧曰。欲刺燒針。則須令患者側臥。先於手足中毒之最深處。試刺五六痏。必不可令患者見焉。何則。若見炭火焰焰。燒針遍赤如火。則患者不免驚懼。體戰齒鬪。猶犯法人褫衣受刄矣。故目下刺之。則針未至皮膚。顰眉蹙額。聳身不能刺也。不令其見之。則針入一寸有奇。猶且不覺痛痒。於是患者異之。自以爲非此法。必不治。遂至自請多其針。凡刺燒針畢。則必身體發熱。面色正赤。口舌乾燥。或頭痛或渴。當此之時。宜與溫湯一二口。更燒平頭針逼赤。以其頭。印百會穴。如此則患者抑鬱之氣。豁然散發矣。凡用平頭針手法。手須輕捷。稍遲則不任痛楚反害焉。

十一舉曰。刺燒針總三日。第二日於初一日所刺針痏間。盡刺之。第三日亦放之。始下針。其毒最深處。針入一二寸。而患者會無覺痛痒。至第二日。則針入七八分。稍稍覺痛。至第三日。則針入僅五六分。亦不任痛苦。蓋死血去而新血漸生也。將施燒針前。當拔患人頭髮試之。拔之則隨手而離肉。正如拔無根草。必不知痛痒也。其刺燒針畢後。則欲拔之。髮根緊堅。而如尋常人。是瘀濁去而營血充也。

十二舉曰。輕證者。初起皮膚不仁。或淫淫痒。如蟲行。或十指頭常冷。或乍寒乍熱。或手足酸痛。或股脛時如被針錐刺。或身體徧痒。搔之生瘡。或手足一片常冰冷。或瘰如錢大。或痛無常處。流移非一。或身起白屑。或手足小指頑痺。或身體手足發腫。或如按豆。或如酸棗。或出或沒。當此時。當以樟腦一塊如鷄卵大。點火照看周身。以認其毒多少。仍以三稜針去瘀血。然後更服當歸湯二十日。繼吞竹精丸四五十日。莫有不瘥者焉。

十三舉曰。重證者。身體磊塊。其色紫赤。如彈丸大。或如鷄子大。若近火則爲水泡。過二三日若四五日。則頂陷而黃水流出。或如盪湯火傷之瘡。

或眉睫墮落。眼光如電。或皮膚皴散如樹皮。手指欲拳。或面目無潤。其色灰白。或身面腫痛徹骨髓。或語聲嘶散。或耳鳴啾啾。或身體頑痺。不知痛痒針灸不覺痛楚。或身中發瘡一二處。瘥則又發他處。展轉不已。或毛髮拔之不痛。於此時。急用當歸湯七八日。後更刺燒針三日。每夜臨臥向一更來。宜以白湯。服第一神效散。至第四日。服第二神效散。五日至七日。服第三神效散。服法俱倣第一神效散。

十四舉曰。凡刺燒針。服三種神效散之間。切不可食鮮鮭諸肉。生蔬酒醋。鹽鹵豆油等物也。惟於朝饔時。淡味醬汁煮瓢畜可輔食味矣。午飯夕飡。斷不可食鹹味。宜以淡漿粥將養之。

十五舉曰。凡服第一神效散則其夜必腹中雷鳴疼痛。或嘔吐穢物。或大便下穢水瘀物。或如稠痰之狀。或小便如丹粉和膠脂。達旦而止。服第二神效散則下諸蟲或衃血血瓣紫黑褐色等物。至第三方則下物亦不多。其色如鷄蛋黃之狀。或軟或硬。亦徹旦止矣。自服神效散之二三日針瘊水出不止。必不可用敷貼藥。漸漸結靨而自剝落。若遷延數日不止者。當以蕎麥粉摻之。

十六舉曰。凡七日內服三種神效散已後。又以虎勢丸一劑。分爲十五日以一貼白湯呑下。日三夜二。而過八九日。若十餘日。則針瘡自結痂。赤斑亦尋滅手指將拳者漸伸。飲食日進。形體亦當壯健。然後繼以龍石湯。

十七舉曰。凡治此證。須令患者。清淡口味。斷絕色慾。此乃一大緊要事也。若犯此戒。則不免再發也。假令其病瘥。對酬如常。可禁忌者尤多。宜食者僅僅乎無幾也。今舉其可啖者若干。以列於左。凡如粳米大麥小麥黑白大豆。赤豆綠豆。胡麻乾菜。薯蕷砂糖。萊菔冬瓜。萵苣牛蒡根。蕪菁乾芋梗。五加葉枸杞葉。雞腸菜蒲公英。獨活三葉芹。葛粉瓢畜等。及海參鰺魚。串鰒石首魚。梭魚棘鬣魚。鰷魚鰈魚。火魚鱵魚。蜆肉干鰹之類。熟烹而常啖可矣。然如魚肉必不可日喫之。其他一切物。斷然不可食也。如禽獸諸肉。觸口亦爲大患。戒之戒之。

十八舉曰。患此證者。必不可浴溫泉。蓋溫泉之爲性。金鐵硫黃朱砂海鹽礜石礬石砒石雄黃等氣。蒸爲暖流耳。如利關節通壅滯。撲損閃朒。疥癬等病。在表而不關裏者。固所宜也。若梅瘡結毒。痼疾沈痾。假令浴之發出濕毒。豈足除其根本哉。況如癩風。其毒深痼。病之至惡。無出於此矣。若一浴之者。其毒蔓延。終作不治證也。若其幸不浴者。其毒僅結二三四五處。燒針易施。治效易收也。故此證之於溫泉。殊在大禁。所可深畏也。

十九舉曰。有酒客患若癩證者。亦不可不察焉。夫酒之爲性。其氣慓悍滑利。暴氣動血。其極竟釀成瘀血。或作面上赤班紫暈。或生赤禿齇鼻酒刺。或周身發痞瘟。或成癬。或起皰。動輒延綿不瘥。途至眉髮脫落。庸工不察。認爲癩風以治之。致不起者往往乎有焉。當照前所述諸證。及看法。以詳察之。治之之法。宜發散解肌淸熱也。又有黴瘡壞證。殆似癩者。見證不甚異矣。治法宜專主化毒也。又有癩風其毒之輕。似黴瘡壞證者。亦宜詳審焉。如此證。切不可用燒針三稜針等也。惟宜與苦參丸。久服緩治。以收效。

二十舉曰。凡此證施治術。自立夏後。至白露前爲限矣。何則。天地氣候陽盛。而人氣亦在表。故其毒殊易祛。不易得風寒也。若秋冬春初。風氣凛冽。陰冷盛。而人氣在裏。當此時施燒針。則針處被寒。動輒有生變證者。故殊禁之。若不得止。而欲施針。則宜置患者於煥室中。密塞風隙。常用火一盆。然竟不若時候溫暖之穩協也。

二十一舉曰。夫疾疢之於人身。何限焉。巢氏病源敍一千七百二十七候。猶且不能盡其名數。雖則不能盡其名數。未有若癩風最至惡者也。是故一罹此病。則夫人避忌之。視以穢惡之。猶屠人乞者。非但避忌其人。覩其兄弟姊妹親屬。亦復然矣。故昏姻嫁娶。將立契約。則詰問之殊爲嚴緊。假令即今無一人之患之者。若其祖先嘗有患之者。則雖有宮室帷帳之麗。佳冶窈窕之美。不得納幣於蓬戶桑樞之庳。椎髻荆釵之譏。蓋諱其血脈傳染。不敢受之也。故好人擇好家。癘儔遴癘屬。本邦田野人民。正其瓜葛者。自古爲然矣。然而如都下人士工商却不拘之。其志皆在募聘財之多少。與其家之富貴。噫如何哉。是雖非醫家所關。姑記爲世之鑒戒。

二十二舉曰。本邦南都有癘村。其家數百戶。癘兒皆居之云。頃閱中華書籍所載。有幾與之同者。祝允明猥談云。南方過癩。小說多載之。近聞其症。乃有癩蟲。自男女精液中過去。故此脫而彼染。如男入女固易。若女染男者。亦自女精中出。隨入男莖中也。周按。此說難信據。 若男欲除蟲者。以荷葉卷。置女陰中。既輸洩。即抽出葉。精與蟲悉在其中。即棄之。精既不入女陰宮。女亦無害也。此治療妙術。故不厭猥褻。詳述之。今南中有癩人處。官置癩坊居之。不以貴賤。知體蘊癩者。家便聞官。隱者有罰焉。此說原見陸游老學菴筆記。又吳震芳嶺南雜記及石天基食愈方載。大麻瘋嶺南頗多。因設麻瘋院。以別居之。他如卑濕之處。淫熱之人。亦間有之。又屈大均廣東新語。有瘋人園之名。今按華人所錄。俱言嶺南烟瘴卑濕之地尤多焉。如本邦非但南方有之。四方州郡頗多矣。然而如西京東都繁華地。患之者甚少。惟罹黴瘡病者。自中古逮今。特爲多。如山野人民。罕能患焉。近世黴瘡蔓延通國。而山野人。患癘疾者稍鮮云。是時運之使然歟。未可知也。余友吉資坦田公幹亦云。四十年來。黴瘡殊多。而癘疾漸罕。蓋聞之古老之話。

二十三舉曰。余嘗瀏覽諸書。載服松脂松木以治癩疾之事。以意度之。病者鍥心。能斷禽獸魚鼈。省米穀糖麪。屏絕嗜慾之情。割捨愛好之意。以如法服之。有所謂非止瘥病。乃因禍而取福也。此余雖未試。其藥太易得。所厭者。僅煉製之勞耳。寒鄉山野乏醫藥處者。多修合以施于人。功德最大。故一二攟摭。以舉于茲。葛洪抱朴子云。上黨趙瞿病癩歷年垂死。其家棄之。送置山穴中。瞿怨泣經月。有仙人見而哀之。以一囊藥與之。瞿服百餘日。其瘡都愈。顏色豐悅。肌膚玉澤。仙人再過之。瞿謝活命之恩。乞求其方。仙人曰。此是松脂。山中便多此物。汝鍊服之。可以長生不死。瞿乃歸家長服。身體轉輕。氣力百倍。登危涉險。終日不困。年百餘歲。齒不墜。髮不白。夜臥忽見屋間有光。大如鏡。久而一室盡明如晝。又見面上有采女一人。戲于口鼻之間。後入抱犢山。成地仙。于是人聞瞿服此脂。皆競服之。車運驢負。積之盈室。不過一月。未覺大益。皆輒止焉。志之不堅如此。又巢元方病源論云。始起便急治之。斷米穀肴鮭。專食胡麻松木輩最善也。又孫眞人千金方云。余以貞觀中將一病士入山教服松脂。欲至百日。鬚眉皆生。由此觀之。惟須求之於己。不可一仰醫藥者也。云云。又石天基食愈方載治癘風一方。云用明淨松香。不拘多少去渣滓。取溪河淡水或雨水。用淨鍋將松香煮化。不住手攪。視水色如米泔。嚐味極苦。即傾冷水內。將松香乘熱扯拔。冷定堅硬。別換清水。再煮再拔。如前製法。不論幾十次。只以松香體質鬆脆潔白。所煮之水。澄清不苦爲度。陰乾研末。重羅極細。凡服此藥。每料二觔。日將白米作粥。候溫量投藥末和勻。任意食之。不可多嚼。饑則再食。日進數餐。不可更食乾飯。只以菜乾或筍乾少許過口。一切油鹽醬醋葷腥酒果糖麵雜物。槩行禁忌。渴時不可吃茶。用白滾水候溫。投藥和勻飲之。每日約服數錢。以漸而進。不可太多。服藥旬日。或作嘔。或胸膈嘈逆。或大便內下諸毒物。此藥力盛行。必須強服。不可中止。遠年痼疾。盡料全愈。患病未深。只須半料。鬚眉再生。肌膚完好。筋骨展舒。平復如舊。飲食不忌。惟猪首鵝菌及濕毒之物。終身忌食。此方藥雖平常。效應如神。又澠水燕談。有服長松之法。

一干四舉曰。明都穆譚纂云。陸某長洲農民也。嘗染風疾。鬚眉盡脫。累藥無效。自以爲必死。遂辭其家。操小舟攜一孫。自隨往來江湖間。丐食爲活。嘗晚泊酒家求酒。有白衣老人。惻然憫之曰。吾善治此病。即以鍼刺其兩股。血流如注。命以河水沃之。須臾血止。復探囊中以紅藥一丸如小指大與之。曰服之至夜半。當出大汗。可急入水浴之。問其姓曰姓鍾。問其所居何地。曰黃村某。服其藥至夜半果然。時暑天如其言。入水浴之。浴畢呼其孫曰。吾疾去矣。吾疾去矣。驚喜不勝。明日操舟還。人亦大驚訝。某具言其故。往其地謝之。則絕無所謂。鍾先生者。始知為鍾離仙

燒鍼

三稜鍼

平頭鍼

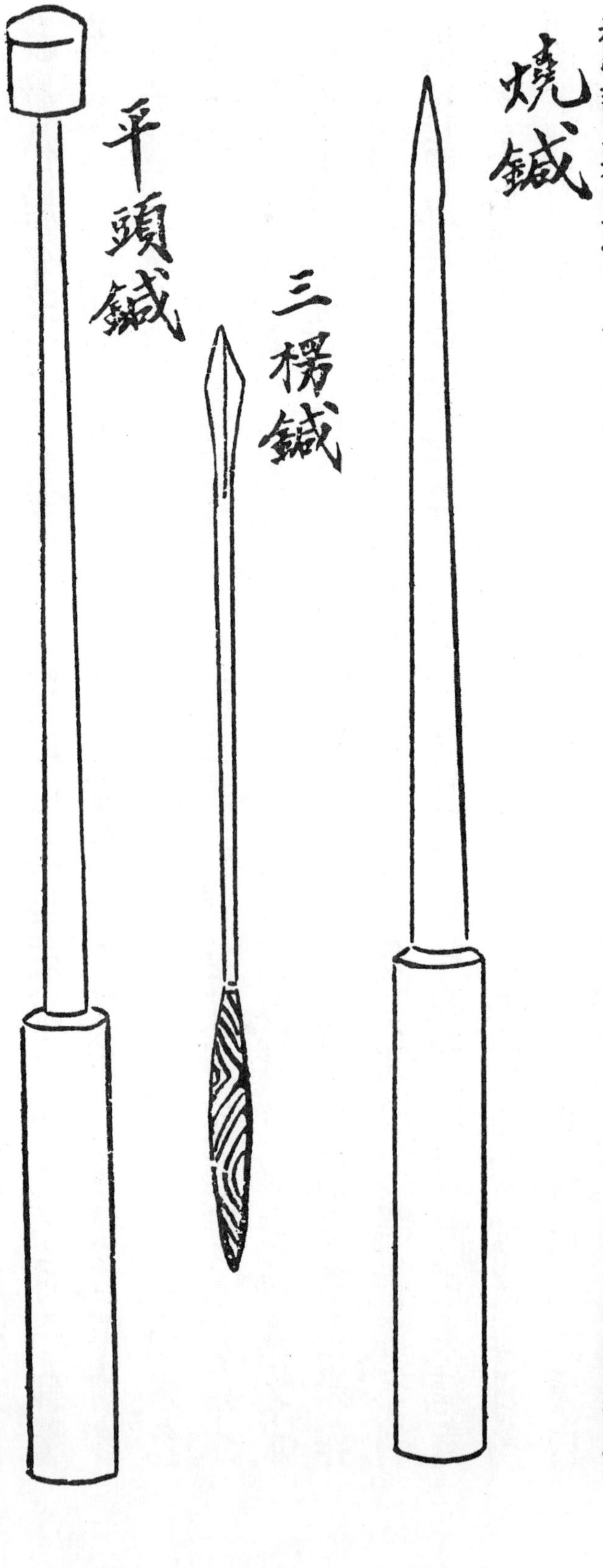

云。或言某嘗救一投水婦人，亦陰德所致。此清金忠淳硯雲甲編中所收。其事雖涉奇怪，姑錄以廣異聞。

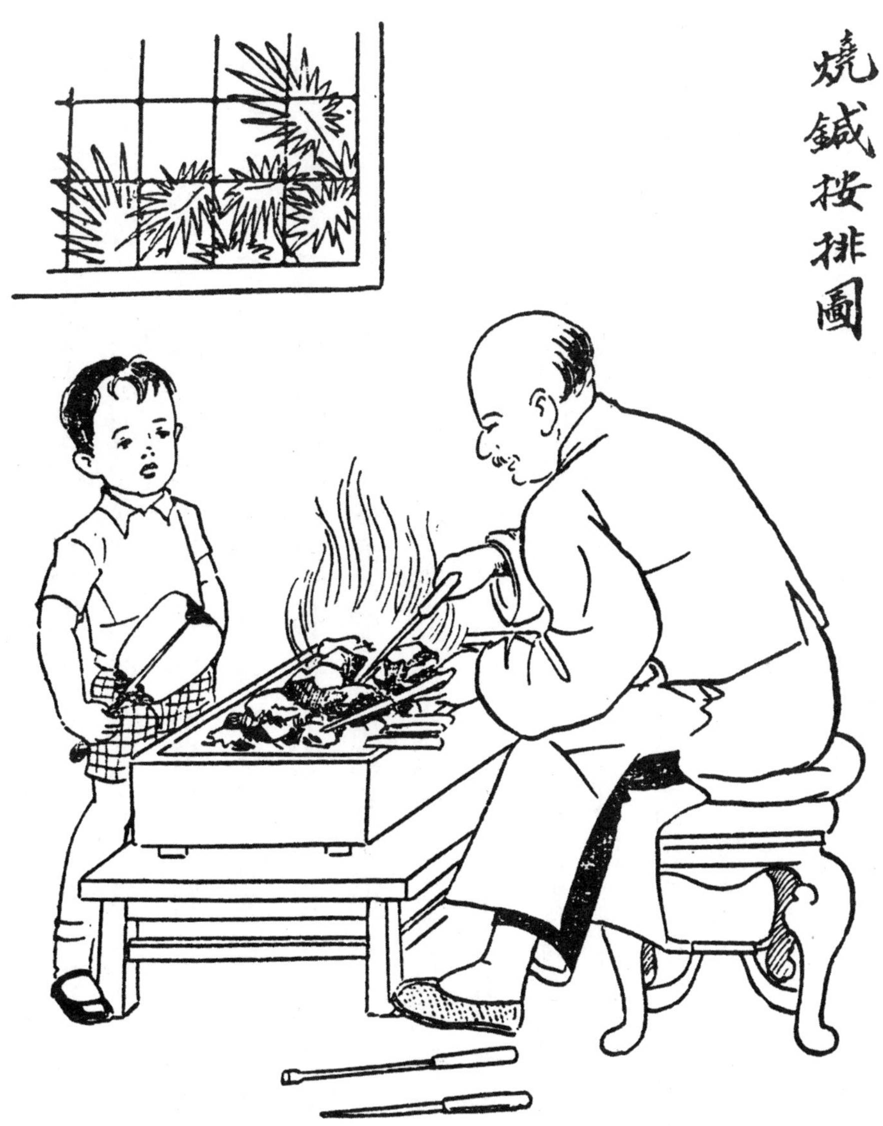

燒鍼按排圖

醫案

相州青梅一民。年三十餘。左手小指麻木者期年所。後兩脚𤸷痺。時時如爲針錐所刺。里中醫。久治無應效。遂來東都。請予診之。予曰。此癘風也。渠面色不悅。予曰。此當急治方可。不然則瘀血蔓延。終爲廢疾矣。汝狐疑不能決。我使汝知其爲癘風。乃延患者於室中。令解帶裸體。點火於樟腦。以照其周身。則死血隱匿者。灼灼乎猶指蒼素也。卽以三稜針刺數處。患者曾不覺痛痒。於是始信予言。勉強求治。乃用當歸湯十五日。次與第一神效散下之三日。出種種惡物及蚘蟲五條。次與第三神效散。又三日。下黃糜汁十餘碗。次用竹精丸者二十日。外以三稜針隔三日取瘀血。其症十愈九。尋以龍石湯。兼用香果散。三十日而全然隨愈。彼來予庭厚謝。告以歸鄕。且請藥百餘貼。將攜之還。迺課與之。復囑曰。自今後三年。當屛絕慾情。清淡飮食。遂歸鄕。其後藥盡則遠致使以乞焉。凡於本病外。服藥者三百貼。又能守禁忌。五年後擧一子。每歲致土物。以謝活命之恩者。八年于今云。

山城西岡村。一富民從弟。年二十五。病癘疾五年。眉鬚半落。手足稍拳攣。且面上手足。發紫痞癗數處。既而兩脚頑痺。不覺痛癢。平安醫數輩醫之無一効。遂廢藥登某山。斷食禱於鬼神者七日。疲勞殊甚。族人扶載歸家。

病勢依然不衰。荏苒轉甚矣。安永戊戌歲。余遊西京。西京違西岡十數里傳聞余療奇疾。乃以轎輿迓於客舍而求治。余已至則患者向余慟哭曰。我年未滿三旬。不幸罹于天刑之病。醫藥禱禳。俱無少効。幸以君之力再得爲完人。再造之恩。死不忘也。余就而視之。合谷肉已脫。爪根無白暈。眼光如電。然僅所可喜者。以手指不甚屈爾。余曰。既見惡症二三。於法屬難治。然未嘗浴溫泉。且齡甚富。更能守禁忌。如法服藥。當得愈焉。古人有言。自非醫者神手。病者鐵心。罕能免。汝能如此邪。渠拜手稽顙曰。敬從教而已。遂使患者居室中。徧塞牕戶。令黑暗。秉燭看其周身。則瘀血限界粲然分明。乃盡墨記之。以燒針刺之者三日。初刺針入一寸餘。患者曾莫知痛痒。第二日。則針入七八分。頗覺痛。第三日針入未過三四分。其痛不可任。此乃以瘀血去。而新血生也。內用第一神効散三日。大便下利日七八行。次用第二神効散。則後灰色蟲十四條。長尺有奇。內二條有紫黯色尤大者。但作眼目處而無瞳子。乃併放盆中。以水灌之。搖擺片時而死。此自患者。食中無名三指俱舒而能屈伸。次與第三神効散。則下如魚腸者升餘。面上手足。鍼處黃水出。腐肉欲已去。其瘀血伏匿。在於肌肉間者。又見數處。再刺燒針。內用虎勢丸十五日。針瘡膿汁出竭。而新肉日長。手指皆伸。更用龍石湯四十餘日。眉鬚漸生。而方獲全安。

薩州書生某年二十二。負笈遊於東都昌平弘文院。日夜諷誦。才敏超邁。頗賦詩屬文居之三年。患下疳瘡。服藥病瘥後周年許。右手小指頑鈍不知痛痒。手足生瘡。如梅實大隨愈隨發。又面上發赤斑如錦紋。百藥雜投。略不見効。至右手指頗拳曲。請予診之。予曰。不遽治。則終至廢疾。乃語治術之法。則渠竊懼其燒針。口順心違。又請他醫服藥三閱月。病勢日甚一日。復來商治于予。予乃眎之。則以不治證候。既已盡具固辭。患者及同學者。屢來求治。予曰。假令施治術。亦惟僅不過免鼻柱崩倒。手足墮落耳。恐不可得爲完人。遂刺燒針。與藥調理三月。後針瘡皆愈。面色不異好人。惟惜右手指屈曲不舒。自是其後。渠常以左手把筆。慣習煉熟。久之至能作字矣。然渠病愈後。不以片言。來謝於予之庭。且不行纖毫之束脩。特可謂不知禮者。宜哉。罹斯病患。而狐疑猶豫。以延引日月。至盧扁退走之際。纔希望予術。是實非渠不幸。而天譴之使然也。

熊本籓。一士某年四十餘。右頰近鬢生瘡。形如稍瓜。頭平闊不起。結痂如魚鱗。黃水常出。漸漸延及於滿面。自春至夏尤熾。爽氣來則乾燥。每旦白皮盈掬。正如雲母屑。如此者四年。醫用防風通聖散化毒丸。其他解毒之丸散。及膏藥熨藥等無算。俱無少効。友人某邀余視之。余竊知爲癩瘡。然以人多隱諱。不敢語患者。乃謂曰。是非黴瘡結毒之類。所謂無名頑瘡。根甚沈深。非尋常湯液所能治焉。乃與當歸湯十餘日。更製苦參丸。日以五七錢。白湯送下。四十餘日而全愈。永獲享康寧之福。

匾董鋪。年三十八。性嗜酒。耽飲既多。又好啗生魚肉。積久漸肥。因釀成齇鼻。期年後復面上發紅斑。漸如頑癬疥癩。遂至眉毛脫落。或以爲惡疾。或以爲結毒。更醫累百。毫末無効。病勢轉增。於是商治于余。余詳視其病態。決非結毒惡疾所爲也。乃濕熱所致爾。經曰。火鬱則發之。乃用升陽散火湯。一月餘而方獲全瘥。

一典鋪兒年八歲。頸項生瘡三五枚。形如桃核大。隨生隨退。年半後。蔓延舉體。既而皮膚剝落。眉髮半脫。左手拘急。飲食稍減。更啞科十輩。皆俱用解毒劑。而病勢漠然。轉加增劇。訪治于余。余曰。是父母黴瘡毒氣所遺。而今之證候。正氣衰憊爲殊急矣。譬如良民久爲寇賊擾亂。宜先培其根本。以攝其虛陽。國富民寧。而從事於斯。乃二一中湯（見醫方會解即理中湯合小建中湯方）倍人參。用之三十日。飲食漸進。元氣恢復。繼與清榮湯。兼用集艮丸。每日服五七丸。至四十餘日。而全然告瘳。古云用藥如用兵者。其斯之謂歟。

一男子年三十五。患下疳瘡。三年後。兩腋下發瘡。靡爛疼痛。日夜流臭水。久而不愈。遂沿及身面。漸至無完膚。眉鬚盡脫落。且新增筋骨疼痛。易數醫不効。邀余商之。余曰。此黴瘡毒氣在表裏之證。乃用柞皮湯早晚吞飛龍丸。問三日與鐵槌丸。以下之。如此月餘其痛稍減。肉長瘡靨而愈。數月後眉鬚復生。

當歸湯

當歸　芎藭　芍藥　荆芥各二錢

右四味㕮咀。以水五合煮取二合。去滓。分溫三服。不拘時候。

竹精丸

大楓子去殼炒百目　雄黃　苦參各一兩　肥皂莢四兩

片腦二兩　硫黃一兩

右六味爲細末。煉蜜丸彈子大。分作二十裹。以一裹空心。三服。宜二十日服盡。

第一神効散

大黃　白牽牛子　芎藭各一錢　巴豆五枚

赤石脂二錢

右五味爲細末。分作三裹。以一裹臨臥向一更來白湯頓服。

第二神効散

大黃一錢　巴豆三枚去殼不去油　丁子五分

補還眉標一枚不去翅足本邦所產黃赤斑文者佳

右四味爲細末。和勻。第四日臨臥白湯頓服。

第三神効散

蒲黃　芒硝各四錢　白牽牛子三錢　麝香二分

右四味爲細末。和勻。分爲三貼。服法如前二方。

虎勢丸

土茯苓二十錢　大楓子去殼焙黑五十錢　片腦四錢　鹿頭燒存性六錢

白花蛇酒浸焙乾　烏蛇酒浸焙乾各八錢　大黃六錢

雷丸油八錢即大楓子油今從邦俗稱

右七味爲細末。用雷丸油與前藥末和勻爲圓。若稀稠不得所乃宜滴麻油必不可用米糊如梧桐子大。以一劑分作一十五貼。以一貼日三夜二服。空心臨臥。

龍石湯

柴胡　地黃　黃芩　龍骨

人參　半夏各一錢　甘草　生薑各五分

大棗七枚

右八味㕮咀。以水八合煮取四合。去滓。分溫服。不拘時候。

香果散

露蜂房　芎藭　大黃各一兩　甘草一錢

右四味爲細末。每服一錢。白飲送下。

苦參丸　治大麻風。毋論新久。穿破潰爛。老幼俱可服之。

苦參一斤　大楓子肉六兩　荆芥十二兩　防風各六兩
拘杞子　威靈仙　當歸　大胡麻
川芎　蒺藜　大皂角　川牛膝
牛蒡子　獨活　何首烏　白附子
全蝎各五兩　白芷六兩　風藤　羌活
連翹　蔓荆子　蒼朮　天麻子
杜仲　草烏頭泡去皮尖　甘草各三兩　人參一兩
砂仁二兩　白花蛇二兩切片炙黄

右藥共爲細末。醋打老米糊爲丸梧桐子大。每服三四十丸。溫酒食前後任下。避風忌口爲妙。

一娼家主。年二十七。幼而學書於師家。忽左手小指。瘙痒不可忍。自以齒齧之。竟得斷而脫。家人大驚。急延瘍醫治之。醫乃欲續之不能。遂用傅藥。或灸傷處。然後獲血止而漸愈。其後右足小指生瘡。又兩足外廉頑痺。時如被針錐刺。又腕後生瘡數顆。或出或沒。久久不瘥。於是始知爲癩瘡。更數醫不效。經歷累歲。形體漸羸瘦。左手指拳曲。爪根白暈滅。足心生瘡潰鑿。步履艱難。已過十八年。而請治于予。予以屬不治證。乃固辭。患者及其兄弟。勉強求治。予曰。我雖有神方。藥頗駿。恐不耐瞑眩反害焉。患者扼腕。而謂曰。聞先生有奇術尙矣。設使服藥至死。又何憾焉。況我罹此病患屢費財貨於醫藥釋家積乎禱禳者無算。由是貲產蕩盡。身體日屬委頓。且不能與良人齒伍。則生亦猶死也。請先生以我。試難治證。亦可治耶否。遂不可辭。乃命門人森宗益施燒針。乃與三種神效散。尋用虎勢丸。六日。卒然肩背疼痛。咽中閉塞。完穀不下。數日而死。嗟乎。予已識其不治證。而壯其言。而悲其志。遂施藥反促命期。今噬臍耳。故詳書之。爲後來施治者龜鑑云。

頃觀崎陽吉雄氏某療癘疾。其症蓋本書所論。輕證者也。其以三稜針。刺赤斑。用角以吸瘀血者。與余之治法無異。而惟至面上四末。其他一身谿谷。出沒凹凸。難用角之處。則必攫得水蛭數十條。更傳少酒於赤斑之處。或刺針出微血。使其吮瘀血。是法蓋蠻人之所傳云。然是得効方。丹溪心法等所載蜞針法爾。余雖未試之。於理爲尤當矣。今併其治方。拈于此。以備於參考。

震靈丸

大楓子去殼　天靈蓋各一百錢　大黃　黃檗各五十錢

荆芥　爐甘石　瓠瓜　山櫻皮（燒存性各一十二錢）

右八味細末。糊丸彈丸大。每服十五丸。蝮蚺大黃湯送下。日二。凡服此丸十日而後。間服白瑩水一日。復服前方

白瑩水方

蔑栗孤立乙斯（五釐治結毒減半必不可多用）　石蜜（八錢）　井花水（一百六十錢）

右和勻。每服四錢。日二服。強人更加一錢。（是蠻人方）

附錄

記浪華一處女事

崎陽一商人。姓某者。每歲來浪華驛亭。留連數十日。更易諸貨。而後歸。頃歲復來寓其家。偶童女數人。來遊于此。一人年未笄。姿色殊衆。商覩之歎云。嗚呼惜矣哉。之子過數年。則恐當發癘疾。主人愕然曰。君何以知之。曰。我視其色澤以知之。曰。然則君何法之治。而可免後患耶。曰。我有奇術。若能委信。則可以施焉。主人乃以商之言。語女父母。父母聞之。始則大驚。中則大怒。後則悲哀。遂議治於商。商乃先令求大內斗許瓷瓶。又煎成人參數兩。而後使女側臥。取鐵針一條。長尺有餘者。於兩脚湧泉穴刺之。針入尺許。女不堪痛苦。氣將絕。乃與前人參湯。以手自臀腿邊推捋下。則黑血迸出如湧。因承之瓶。幾五六升。乃覆蓋密封。以瀝青固濟。更堀地埋之。訖

云。至來年期月。則當發見之。予來亦將在其時。遂告別而歸。而女針痏亦尋痊。肌體悅澤。勝于嚮日。親戚莫不盡悅焉。及期商來視其女云。善哉病基既巳脫矣。乃使人出客歲所埋瓶。發開視之。則其血盈溢于瓶口。商云。此血在人身中。如是蔓延。不致身體壞敗者幾希。觀者大爲異歎云。商乃謂女父母云。我有一子。年巳成長。未有伉儷。願以此女。獲配于彼。何幸過之。父母答云。幸以君之靈。得救一女於塗炭。則一日生命。皆是君之賜也。敢不諾哉。遂行納幣禮以送之云。片倉子云。奇矣哉。商之得斯術也。昔張仲景見侍中王仲宣。謂曰。君有病。四十當眉落。眉落半年而死。令服五石湯可免。仲宣嫌其言忤。受湯勿服。後果眉落。遂至死。今女父母。能恪信商言。女亦能耐忍痛楚。而從于治法。是以得免其大患。嗚呼可謂勝仲宣遠也。余亦竊疑。夫瘀血者。生血所化。凡人身中。若釀成一滴瘀血。則累月積年。漸滋蔓耳。今收之瓶中。綿歷期月。相倍蓰云者。於理爲迂。然而事物之變。有不可窮者。姑記以正於明哲云爾。

答友人書

向者以僕所編青囊瑣探。黴癘新書二書。備于電矚。且謂曰。以新書既脫稾。將上梓以公於天下矣。茲辱手札。伏而讀之。謙乎其辭。相推之有甚也。屬乎其言。閔憐之有加也。而足下言。以新書所載。癘風論治。固古來未有聞之奇術。吾無問然矣。然此病多于田野與鄙賤。而至如都人士患之者甚鮮矣。又且此證夫人殊所避忌者。若此書一出。則四方之傳聞者。必來請治於足下。然則恐以足下。爲治此等疾專門者。而上則王公不召。下則富豪不請耳。是豈著書。反名與利俱失者非邪。如瑣探所載。都下日常多有之病，而至辨別傷寒之生死。洞明婦人之産乳。救療小兒之撮口。及癩疾等。則殊究確説妙論。又且往往發古人所未言及。則盍刻之前。以後新書。其刻之前也。貴戚權豪農工商賈。必相爭請招焉。然則將獲名與利。兩完於此。嗟乎僕固雖貧賤。以天祿幸裘褐疏食之資。足以給體腹。則亦豈敢自愛名與利。而貪婪之爲哉。古有言人得異書。私爲帳中。秘不示人。非眞好者。眞好者。如好飲然。獨飲不適也。余續之云。業醫得奇方。獨爲蘭室。秘不傳人者。非眞醫者。眞醫者。猶輔相之理天下然。非化及蠻夷。不爲適也。子不聞乎。昔周公之輔相也。其急於見賢也。方一食三吐其哺。方一沐。三握其髮。其見賢如是急者何也。是蓋爲使天下人民。各安其所。各樂其樂矣。夫醫雖小道。古先王建疾醫職。而司民災沴札瘥。是以稱爲司命之任也。故雖生數千載之下。事此技者。豈不視民疾患。猶輔相之視理亂成敗哉。其舉賢良者。爲安民也。著醫方者。爲蠲疾苦也。今夫有難治之病。而有奏効之神藥。則設使希於都下與貴人。而多乎山野與鄙賤。何不博傳以濟衆耶。僕雖謭劣，頗見聖賢用心立志之分，曷爲欲名與利，而束已成之書於高閣，候未全書之備，而先乎此，後乎彼耶。夫觀周公之三吐哺，三握髮，禹之過家門不入，矻矻於濟天下，則醫之視疾疢，不亦孜孜於此乎。是僕之所以先新書後瑣探也。足下其亮鑒，不備。

黴瘡論

黴瘡之病，攷華人所論，昉自嶺南卑濕地而蔓延四方，如本邦，亦起從肥前州，而播布通國云。蓋此病稀於古時，而盛于後世，故其治法，亦麁於前，而審于後。然而稱呼百出，濫名頗多，或隨形狀之近似者而名焉，或取始所起地而命焉，或因其所發之處而稱焉，或依字音假借會意，以擴其名呼矣。如其曰黴瘡，曰梅瘡，曰賣瘡，曰痦子，曰楊梅瘡，曰楊黴瘡，曰楊梅毒瘡，曰楊梅風，曰楊梅疳，曰綿花瘡，曰砂仁瘡，曰茱萸瘡，曰果子瘡，曰天泡瘡，曰天疱瘡，曰濕陰瘡，曰妬精瘡，曰陰蝕瘡，曰廣瘡，曰廣東瘡，曰廣痘，曰廣豆，曰恥瘡，曰臊疳，曰濕毒，曰濕氣，曰陰疳，曰陰頭癰，曰陰頭瘡，曰蠟燭發，曰下疳，曰便毒，曰魚口，曰魚口瘡，曰橫痃，曰橫眼，曰痃痃，曰蛀梗，曰蛀疳瘡，曰蛀幹疳瘡，曰卷心蛀疳瘡，曰獨脚楊梅瘡，曰時瘡，曰血疝，曰血疳，曰外疝，曰結毒，曰氣毒，曰瘨㿔，曰下瘨㿔，曰路岐，曰魯氣，曰癚瘨，曰露瘨，曰騯馬癰，曰騎馬癰，曰騙馬墜之類，不暇枚舉，殆誣惑後人之耳目也。以余觀之。唯黴瘡下疳便毒結毒之四名以蔽之矣。而此病近世尤盛。而貴賤男女罹之者。十居其半。是誠和華一轍。蓋承平二百年之久。人人樂安佚。內則膏粱膩味。常充口腹。遂生濕熱瘀血。外則沈匿柳巷花街。以動蕩淫火。一釀成此病。遂傳之娼妓男娼。則娼妓男娼之傳諸人也。不知其幾千百。或傳之妻妾。或遺之孫甥。而其病之將發也。始則或起自誤擦破。若被陰毛纏傷。或自膿淋。或自痔疾。或久曠房室。思動色慾。敗精濁血。流滯莖內。或又疥瘡發周身。遂波及前陰。漸致淫浸。當此之時。若隱羞不示于人。或忽藥餌。而用速愈摻藥等。則遂成便毒下疳之證。或瘡發周身。形如楊梅。或如砂仁。若夫至其毒之尤深。則爲筋骨疼痛。或頭痛如破。或潰蝕前陰。腐爛後竅。或穿咽喉。或鑿頭面。或墊崩鼻梁。若一誤治法侵禁忌。則至使父母遺體。永爲不具器。可不懼哉。若至其證之變態。則齒齦膿潰。幾類牙疳。或舌心痛。或破裂。或舌傍潰缺。常涎液漏脫。或耳內如鍾聲。或如風雨聲。或如鳥雀之啾啾。又如川流之湍湍。或胸腹肋脇。胭骱臂腿。及前後二竅。常爲痛。或爲發瘻。作喦穴。或爲瘰癧。爲偏枯。爲痿躄。或欬嗽吐痰。如肺癰之狀。或口鼻惡臭。穢氣撲人鼻。或鼻中出穢汁濃涕。如鼻淵腦漏。又出黃赤乾涕。或頭面生磊塊數個。日夜疼痛。經久不破。或又發潰出膿汁。積年累月不收口。或眼內疼痛生紅縷。或目如注朱。或脣吻生紫黑贅瘤久而潰穿。黃汁出而不止。遂至缺蝕。或爲腹痛。爲水腫。爲勞瘵。爲囊癰。爲痔漏。或手脚拳攣。不能伸舒。或眉髮頹落。幾如癩疾。證狀百端。雖不可窮盡。其爲結毒也一也。宜辨認病人之強弱。菀毒之淺深。及表裏上下。虛實寒熱。以施治法矣。又有襯昵黴瘡腐爛之人。受自穢臭氣於口鼻。直浸透裏面。遂作之根基者。此證多不發梅瘡便毒。而卒然爲咽喉腐爛。爲潰鑿。或眼目見紅花。或羞明以漸昏蒙。或爲筋骨疼痛。其始以無患疳瘡便毒等。必不可謂非黴瘡。譬諸傷寒。猶患直中少陰病。亦宜直隨結毒之治法施藥也。若夫耳聾目暗。或形體柴瘠。而手脚拳曲。或羸瘦骨立。而關節疼痛。或漸漸飲食廢。或大便下利者。及因受父母遺毒。有幼少發瘡瘍。或臍中常濕潤。時出穢臭膿涕。或患膿淋痔疾者。若以尋常胎毒食癖治之。則積年之後。多成漏瘡。喜發於項腋及陰僻肛門之間。後來必變見喉穿鼻崩。或寒熱欬嗽等之諸證。多藥餌不驗。連綿涉年。而終致不起也。

治法

初起小便澀痛。或淋瀝。或陰中瘙痒。或流敗精濁膿。或小便爲二道。爲亂散。或馬口糜爛。或龜頭後包裹之皮。腫如水泡者。並龍膽瀉肝湯。加土茯苓五錢。或加味解毒劑。若生於兩胯合縫間者。謂之便毒。其始鼠蹊核起。如瘡建而漸漸大。結腫焮痛。爲寒熱者。紅花散瘀湯。清榮湯。或六味解毒湯。俱加鯪甲牛蒡子之類。若服之不起脹。色不變。尚堅硬不潰者。宜令患者。強屢步履。兼以家方麪粉散。頻頻熨腫上。或又行後頊用元靑法亦可。其既潰者。猶守用前方。倍鯪甲。或加黃耆二三錢。外宜以白璧蒼玉煦育三膏各等分。和勻攤軟棉上。以貼患處。（後疳瘡亦用此法）若身體發楊梅及砂仁瘡等。加味消疳敗毒散。荊防排毒劑。消風敗毒散等。俱加土茯苓二三錢。而此證間。有兼見筋骨疼痛者。此是與結毒疼痛。自異發表則愈。若皮膚糜爛者。柞皮湯。兼用家方熨藥。若連年積月不痊者。亦宜從結毒治法以施藥。凡黴瘡愈後。若瘢痕紅黑不滅者。用大黃白礬等分。同研擦患處。其痕即去。若龜頭生瘡。或馬口潰蝕。或龜頭後凹處。生瘡潰爛。或成窠臼者。謂之疳瘡。虛者大劑雙和湯。十全散。二中湯之類。俱加酒炒鹿角。銀花土茯苓各二三錢。若陽氣大虛。血液枯涸者。去銀花土茯苓。倍參芪鹿角。更加蝮蛇一二錢。或取雄鷄一隻。不滿三年者。去毛腸。切肉炙啖。日八九片。正氣旺焉。而後兼擇用加減五寶散。集良丸。實者奇驗湯。加味解毒劑。搜風解毒湯。或龍膽瀉肝湯。兼用飛龍丸。鎮椎丸。若荏苒侵蝕。不可遏止者。以乳香湯薰洗。甚者鍛石湯。大妙神驗。若筋骨疼痛。或鼻柱隱隱痛。或時出乾鮮瘡痂黃膿。或但鼻腫。而其色紫赤。或身體發痦癗。或爲發潰等證。必不可緩治。宜遽令斷鹽味。以大劑奇良甘草湯。送下集良丸一二錢。或白瑩水。或搜風解毒湯加川芎大黃。若虛者用六度煎。下加減五寶散。若咽喉潰爛。或成窠臼。常出稠痰臭涎。或妨礙食飲者。後世名之喉癬。薔薇遺糧湯喉癬湯之類。兼用獨味牛黃研細者。每服送下二三分。或結毒紫金丹。若頭痛如破。積久不差者。宜用醫方筆記頭風一方。兼以集艮丸。或以三稜針。刺懸顱懸釐絲竹空瞳子髎等而出血。或用角法以吮瘀血。爲艮。或又隨證取風池風府。若頭面發疙瘩。時痛時止。歷載經月。不差者。亦以三稜針。刺其腫上。或以粗布裹手指浸醋。擦破腫上。乃以元青二三個。研末醋和勻。浸綿以傅之。經一宿。則必爲水泡。泡潰水出而後愈。是尤神驗。若眼目疼痛。或生血絲或生翳膜者。防風通聖散。加土茯苓。或四物湯照黃連解毒湯主之。兼以家方明目膏。頻頻塗眼胞內。極妙。若夫結毒欬嗽。如肺癰之狀者。桔蔞湯。若手足不遂。筋骨疼痛或毒結于手腕臂肘肩背腋下。膝膕髀腿。足趺等之處。而朝朝暮暮。痛楚殊甚。或形如痛風歷節之狀。或頭上顏額。生磊塊。後來發潰者。或山根腫痛。或鼻梁陷塌。及積年發漏。其他結毒之證。二三並見。前頃諸藥不應者。宜用七寶散。虛甚者。宜以參芪鹿茸熟附子濃煮汁送下。實者加味化毒丹。白瑩水。白虵丸及湯主之。凡用配輕粉諸方。病愈之後。若飲食不進。或步履無力。不了了者。宜用兩輪散。應効如桴鼓。若夫血液耗亡。肌膚不悅澤者。六味地黃丸。十補圓。七寶美髯丹等。久服可以培其根本也。

龍膽瀉肝湯正宗治肝經濕熱。玉莖患瘡。或便毒懸癰。小便赤澀。或久潰爛不愈。

龍膽　連翹　地黃
澤瀉各一錢　木通　車前子
歸尾　山梔　甘草
黃連　黃芩各五分　大黃二錢便秘加

水二鍾煎八分前按此方本方去柴胡加芩連大黃梔子連翹甘草○又薛氏加減方本方去柴胡加黃芩梔子甘草

加味解毒湯家方

土茯苓　薔薇根各五錢　金銀花　芎藭
木通　大黃各二錢　木瓜　五加皮
甘草各一錢

右九味以水一升。煮取五合。去滓溫服。不拘時候。

紅花散瘀湯正宗治入房忍精。強固不泄。以致瘀精濁血。凝結兩胯。或小腹之傍結成腫痛。小便澀滯者。

當歸　紅花　蘇木　薑蠶
連翹　貝母　乳香　皂角針

石決明　穿山甲各一錢　大黄三錢　牽牛子二錢

水酒各一碗。煎八分。空心服。行五六次。方吃稀粥補之。

清榮湯家方　治楊黴疳瘡

當歸　川芎　芍藥　地黄

何首烏　蒺藜子　黄檗各一錢　土茯苓五錢

右八味以水七合。煮取三合。溫服。

六味解毒湯

忍冬　土茯苓　木通上　川芎

大黄中　甘草下

右以水五合。煮取二合半。分溫三服。

麵粉散家方　治便毒不起脹及不發潰者

麵粉　白芥子各研八錢

右二味絹袋盛。浸滾湯。頻頻熨患處。神効。

白璧膏紅毛稱干膚刺　此膏非但治下疳便毒。又能傳一切潰瘍。解熱止痛。痔疾痛甚者。尤神驗。

白蠟　牛脂　野猪脂　家猪脂

椰子油各二十錢　粉錫三十錢　麻油一合

右先以麻油入潔淨鍋內。慢火熬至八分。下黃蠟。將柳木篦攪片時。更挑少許。滴入水中。試軟硬得中。乃住火。頃之用細舊絹濾淨。却上火。看似溶化之象。而入四種油脂。攪和。乃下鍋來。猶攪。候溫冷交。以白堊徐徐投入膏內。不住手攪之。看漸漸膏凝。其色如白璧。而後納貯瓷器。聽用。一方去椰子油。加片腦十錢。

蒼玉膏（紅毛稱過僕斯）治諸腫瘍。能吮膿去毒。乾濕潤

黃蠟　牛脂　野猪脂　椰子油

銅綠（各二十錢）　麻油（一合）

右修煉之法。同前法。而以銅綠。最後下。

煦育膏（紅毛稱跋日栗）治癰疽發背。諸般惡瘡潰爛者。貼之則腐肉易脫。新肉即生。

瀝青（五十目細研宜用紅毛產）　黃蠟（二十錢）　牛脂（十錢）

麻油（五十錢即準一合二勺五撮）

右先煮麻油片時許。更下黃蠟牛脂。令溶化。乃入瀝青末。攪轉。離火。用細舊絹。濾淨。納瓷器。〇右三種膏藥。并休達方。天明甲辰冬。予講產科術於靜儉堂。彼感予精密于產蓐之技。日夜研究。數往還。語次偶泊瘡瘍之事。彼遂發其秘蘊傳之。其後予屢試有效驗。并云。此方吾家所秘。勿妄傳人。予臨之。今刊刻普傳。凡醫家雖非外科專門者。常製可以施

于人。以上三膏，幷攤紙花中，外緣以萬應膏，貼之患處，乃不脫落。

萬應膏　治諸瘡

鉛丹九十六錢　黃蠟十六錢　麻油百六十目卽準四合

右先煮麻油，次下黃蠟，更入鉛丹，攪轉一晬時，鉛丹變黑色，軟硬得中爲度。

加味消疳敗毒散

防風　獨活　連翹　荊芥

蒼朮下　知母　黃蘗　茯苓

木通上　澤瀉　車前子　牽牛子

大黃中

右十三味水煎溫服

荊防排毒劑

荊芥　防風　茯苓　獨活上

桔梗　川芎中　甘草下　枳實

生姜中　柴胡中

右以水四合，煮取二合，分溫三服。

消風敗毒散

當歸　川芎　赤芍　地黃

升麻　乾葛　黃芩各一錢　黃連

黃蘗　連翹　防風各八分　銀花

甘草各五分　蟬退二個

右十四味水煎服

柞皮湯

柞木皮俗稱孤奴及訥葛宗　土茯苓各三錢　銀花　荆芥

地黃　芍藥　防風各二錢　牛膝

木瓜　黃蘗各一錢

右十味㕮咀。以水五合。煮取二合半。去滓溫服。

先考苔翁先生秘方。治楊梅瘡糜爛薰洗方

食鹽五勺　荆芥　忍冬各二兩　敗荷葉五葉

青木葉廿片華名未詳俗稱過屋吉訥髮

右麁剉以水一升煮至八分。屢薰洗患處。

雙和湯　補血益氣。治虛勞少力。

芍藥七兩半　黃芪蜜炙　當歸　熟地

芎藭各三分　甘草炙　肉桂各二兩二錢半

右爲細末每二錢。水一鍾半姜三片。棗一枚。煎六分食前服。

十全散　治諸虛不足。久病虛損。面色痿黃。脚膝無力。

人參　白朮　茯苓　甘草炙

黃芪　當歸　芎藭　熟地

芍藥　肉桂各等分

右每二大錢。水一鍾。姜三片。棗二箇。煎七分溫服。此藥補虛損。大有神効。

二中湯醫方會解　即理中湯小建中湯兩合方。

加減五寶散　治結毒筋骨疼痛。腐爛口鼻。諸藥不效者。

滴乳石如乳頭下垂敲破易碎亮似蜻蜓翅者方眞四錢　琥珀　硃砂各二錢

龍腦一錢亦有效驗。　珍珠四錢○勢州所產爲上品。水府產次之。然直珠貴非有力者。難得之。故今倍加分兩。而換用俗稱還薩栗辰珠者。

右各研極細。共爲一處。再研數轉。磁罐密收。病在上部者用藥末一錢。加飛羅麵五分。病在下部者。加八分。再研和勻。每用土茯苓五十錢水一升。煎至五合。濾清。作五次分加五寶散。一日服盡。完十二日自愈。若不愈者。更作一劑。如鼻子腐爛者。土茯苓內。加辛荑三錢煎服。忌海腥煎炒。鹵鹽房事等件。○此余家所秘加減法。應効如桴鼓。

集艮丸　治結毒不問年深日近。筋骨疼痛。或頭痛如破。或鼻柱崩塌。陽物潰蝕等證。平遺民方

天靈蓋八錢　輕　粉二錢半　牛　膝二錢　孩兒茶二錢五分一半爲衣

鵜胡桊　栝蔞根各一錢四分　天南星二錢二分　大　黃四錢

鼴　鼠燒存性四分

右九味爲細末。打糊丸梧桐子大。每晨一錢。加味解毒湯煮汁送下。○凡用此藥。先用解毒湯三日。次與此丸。尋於解毒方中倍大黃。應効如神。

奇驗煎　治一切黴瘡神効

熟　地　杜　仲炒　人　參　黃　芩

黃　連炒　大　黃酒炒　檳　榔　黃　芪酒炒

木　香各二分　甘　草生三分　土茯苓十錢

右十一味。以水五合。煮取二合半。再以滓入水三合。煮取一合半。和前煎汁。一日服盡。忌茶葱萊菔海腥。

搜風解毒湯　治黴瘡結毒。筋骨疼痛。不能步履。或壞肌傷骨。及下疳瘡。

土茯苓十錢　防　風　木　瓜　木　通

薏　苡　白蘚皮　金銀花各五分　皂　子四分

右水煎空心日三服

飛龍丸　治黴瘡下疳。玉莖腐爛、筋骨疼痛、諸藥不能治者。

牙　茶上好者三錢五分　大　黄一錢八分　輕　粉八分

右上二味極細末。先取粳米飯鴨蛋大。摻輕粉。攪和作摶飯。炙於炭火上。反復。候焦黄離火。更捏令相得。再炙如此大都三四遍。乘熱研如餅。入餘藥和匀。若稀稠不得所。更加粳米飯。　丸麻子大。每服二十五丸。晨旦臨臥。白湯送下。用之三日。次與

鐵槌丸

丁　子　大　黄　巴　豆霜各等分○李東璧云。觕研爛以紙包壓去油者。謂之巴豆霜。周按今人以燒存性者爲霜。非也。蓋以百草霜誤爾。

右三味細末。米糊丸麻子大。每服十二丸。間三日日旦暮白湯送下。若病重者。漸加至二十丸。又宜間四五日用之○以上二方。並先考菭翁先生所秘。

乳香湯　治下疳瘡。漸漸侵蝕。不可止遏者。

乳　香一錢　没　藥六分　樟　腦二錢　蘆　薈一錢

右四味以燒酒二合。煮取一合半。頻頻瀚患處。

鍛石湯　治用前方不効者。此方諸潰爛。用膏反侵蝕者。神驗。

石　灰三十錢以滾湯一升攪勻去滓不用　焰　硝四錢　膽　礬三分

右二味投入石灰汁中。溫頻淋患處若爲水泡者去膽礬。加礬石一錢。

奇良甘草湯

土茯苓三十錢　甘　草一錢

右以水一升煮取五合再入水一升二合煮取三合半。前煎汁和勻。一日服盡。不可別用湯水茶酒。又切忌海腥炙煿鹵鹽房事等件。

六度煎　治黴瘡筋骨疼痛。諸藥不效形體虛憊者。

當　歸　芍　藥　附　子　黃　芪

虎脛骨各一錢　土茯苓八錢

右六味以水一升煮取六合去滓。再以水六合煮取四合。又以水四合煮取二合去滓。以三煮汁合和。溫服不拘時候。

喉癬湯　治咽喉漸漸腐去。飲食用粉麵之爛者。必仰口而咽。每咽泣數行下。

甘　草　桔　梗各二錢　山豆根　龍　膽

射　干各一錢　土茯苓五錢

右六味以水五合煮取二合分溫三服。每服送下牛黃一分。

薔薇遺糧湯　治結毒咽喉破釁者

土茯苓七錢　薔薇根五錢　桔梗二錢　五加皮一錢

右以水六合煮取三合溫服。不拘時候。

結毒紫金丹　治遠年近日楊梅結毒筋骨疼痛。日久腐爛。臭敗不堪聞者。或咽喉脣鼻破壞。諸藥不效者妙。

龜板放炭火上炙焦。用新安酒漿濃筆蘸漿塗上反復炙塗三次。以焦黃爲度二十錢。　石決明用九孔大者煅紅童便內漬之一次

辰砂明亮者。各末六錢

共再碾極細。爛米飯爲丸麻子大。每服一錢。量病上下。食前後。筋骨疼痛。酒下。腐爛者。土茯苓湯下。至重者。四十日而愈。此功力勝於五寶散。

○元周嘗屢試此方。所患在咽喉者。殊覺有驗。

醫方筆記一方

土茯苓四十錢　忍冬三錢　防風　天麻

玄參　辛荑　芎藭各六分　黑大豆四十九粒

芽茶一撮

右以水五椀煎取二椀。分溫服。

防風通聖散宣明論

川芎　防風　當歸　白芍

連翹　薄荷　麻黃各四分　石膏

桔梗　黄芩各八分　白朮　梔子
荊芥各五分　滑石二錢四分　芒硝四分　大黄四分
甘草一錢
右生姜水煎溫服。

四物湯局方
當歸酒炒　芎藭　芍藥　地黄各等分
右每三錢水一盞半。煎八分熱服食前。

黄連解毒湯肘后
黄連三兩　黄芩　黄蘗各二兩　梔子十四枚
水六升煎取二升。分再服。

家方明目膏見于青囊瑣探

栝蔞湯　治結毒欬嗽似虚勞者
栝蔞根　牡蠣　甘草各一錢　連翹
羌活各二錢　反鼻八分
右以水五合煮取二合半。分溫三服。

七寶散　黴瘡結毒。一切難名狀之病。或累月積年。潰爛不收口。或筋骨疼痛手足不遂。或周身發疙瘩。或咽喉糜爛。或穿孔。或山根腫痛。或鼻梁陷墊。及久年痔漏。其他頑瘡惡毒瘡皆治之。其効如神。不可悉述。

土茯苓 炒二十錢　人參 炒四錢。用俗稱薩摩小人參者。　鹿角 截段於土器中炭火燒。酒浸一日夜。再燒過四錢。

黃雌雞 一隻去毛腸及肉。取翅骨燒存性以其肉切作四十二片。方服藥時。先喫一片。

右爲細末分作四十二貼。每服一貼。奇良甘草湯送下。日宜服六貼完七日。見自愈兆。若不瘥再作一劑。若方春夏溫熱時。鷄肉難收則去毛腸完燒存性用。亦可。

加味化毒丹

牛黃 四分　琥珀 五分　血竭　製大黃

雄黃　朱砂　乳香　木香

白蘚皮　川山甲 各一錢五分　蟬退 二錢　生生乳 一錢

沒藥 一錢七分　貝母 三錢　丁香　牙皂 各五分

鬱金 一錢　僵蠶 四錢

右各製爲末。用神麴末六錢。打稠糊。入藥擣勻丸梧桐子大。別研朱砂爲衣。每早空心服十五丸。每晚空腹服十丸。砂糖湯送下。炒米湯亦可。病去藥減。如餘毒未盡藥不可徹。百日內。勿使大勞大怒茶酒止可用十分之三。〇凡服此丸。先用滾湯汨嗽。清胸中濁氣。嗣服丸藥。藥後啖糕果之類。厭丸藥下胃。日宜尊法。毋忽。

是牛黃化毒。乙字化毒。兩合之方。雖藥繁雜取効尤捷。余屢用屢驗者也。嘗按陳司成立牛黃化毒其佗十千諸丸之方。意是本必一方。蓋爲奇其術。一二增損以廣之者而已。何必別六經見證可以配十方乎。

白蛇丸　治楊梅結毒痼疾廢病

烏梅一錢　竹蠹蛀末三錢無則以淡竹末代之　牙茶華產物一錢五分

白蛇酒浸少炙二錢　溲疏皮一錢五分烏賞及訥遏末葛窊。當長夏時採之。餘月難得。

輕粉一錢紙包入摶飯內煨熟取出用

右六味極細末。米糊丸綠豆大。每旦食前以一錢。六分赤小豆煎汁送下。凡用之七日內須忌禽獸魚鱉鹵鹽茶酒。唯以白粥將養之。過五六日則當齒齦黑血自出。完七日而後宜以淡味噌汁。煮瓢簞蘿蔔冬瓜鰹脯鰈魚鰺魚之類食啖之。嗣以後方。若口中糜爛者宜一味柞木皮煎煮以頻含漱口中。

白蛇湯

當歸　川芎　芍藥　甘草

大黃　白蛇酒浸少炙　黃芩　肉桂

桂枝　檳榔　山椒　丁子

茯苓　人參用俗稱薩摩小人參者　青木香各等分

右生姜一片。水煎服。一方加葳靈仙莽蓬根乳香沒藥　用此湯七日後。又用後方。

加味四物湯

當歸　川芎　芍藥　地黄

甘草　葳靈仙　萆薢　椒目各等分

右生姜二片。水煎溫服。

祛毒煎　去輕粉毒

車前子　牙茶　黄芩　梔子

連翹　木通各中　黄連　黄蘗各下

右八味水煎溫服。

凡用有輕粉諸藥。疾患盡愈之後。若飲食不進或步履無力。奄然不復舊者宜用後方。應效如神

兩輪散

櫻木皮華名未詳本邦稱葛跋薩孤刺訥葛宗　蜀椒各六錢

右二味細末。每服一錢。白湯送下。日三服。

白瑩水見理瘍新書

六味地黄丸見小兒直訣

嚴氏十補圓見濟生方

七寶美髯丹見本草綱目何首烏附方

以上諸方予嘗所親經驗有得師授者。有得友人者。又有深秘帳中而不妄傳人者。予得數方甚難。今不吝惜。刊刻普傳大方。雖然古人有言。病之變狀不可一槩言之。所以醫方千卷猶未盡其理。故又增附諸家驗方於後。臨證之工宜擇焉。

地黃湯　治楊梅瘡

地　黃上　牙　皂　木　瓜　獨　活

當　歸　川　芎　大　黃中　黃　芩

黃　連　甘　草　土茯苓自十錢至十五錢

一右十一味以水八合煮取四合服若渴者以水一升煮取七合服

凡楊梅結毒毒在上部。而着咽喉牙齦頭面者。宜用嗅藥法。若毒着下部。而手足筋骨疼痛或前後二竅疳蝕者。加味芎黃散主之。

嗅藥法

硃　砂光明者一錢　金　箔一片　沈　香一錢　百草霜

右以前三味極細末。次入百草霜和勻。其色濃紫色爲度。分爲七貼。再以一貼藥末。作三紙撚條子。令患者口裏含冷水煖則更之點火於紙撚。以嗅之。日宜用一二條子。完七日用盡。

加味芎黃散

川芎　大黄　黄蘗　良薑（不可陳久各一錢）

輕粉（二分）

右以前四味。極細末。分作七貼。臨用入輕粉和勻。日用一貼。以土茯苓（二十匁）煮汁送下。七日服盡。若病重者。用輕粉二錢。稍輕者用一錢。隨證不用亦得。

代五寶散　治結毒筋骨疼痛（田安亭方）

人參　輕粉（燒各五分）　巴豆（霜一錢）　龍腦（五厘）

辰砂（一錢）

右五味極細末。糊丸麻子大。每服五丸。土茯苓湯送下。日三服。

三玄湯　治瘡瘍其毒淺者

防風　當歸　木瓜　檳榔

羌活　白鮮皮　大黄　黄連（各等分）

三玄（即野薔薇苗）　土茯苓（各倍用）　甘草（少）

右水以五椀。煮取三椀。分溫服。

紫根牡蠣湯　治楊梅瘡毒。痼疾沈痾。無名頑瘡。及登瘡險惡證。神驗。

當歸　芍藥　川芎　大黄

升麻　牡蠣　黄茋　紫草

甘　草　忍　冬

右以水五合。煮取二合半。去滓三服。虛者去大黃。實者去黃芪。

牛蒡子湯　治瘡毒攻咽喉腐爛疼痛。飲食不下遠年日近。並効。

惡　實二錢　玄　參　烏犀角　升　麻

黃　芩　木　通　桔　梗　甘　草各一錢

土茯苓四錢

右九味以水七合。煮取三合。分溫服。

治黴瘡骨節疼痛神効方

大　鼠一具　阿仙藥　紅　花各一錢　黃　丹四錢

糯　米一合

右五味俱燒存性研細。每服一錢。白湯送下。日一。

又方

赤小豆　鼴　鼠燒存性各五錢　大　黃　輕　粉

土茯苓各三錢

右五味爲細末米糊丸。梧桐子大。每服二十粒。以六味解毒湯送下

二葛四黃散　治結毒筋骨疼痛諸藥不能治者。如神。

大　黃三錢　黃　連　黃　芩　當　歸

芎　藥　　葛　粉各二錢　　葛　根　　黃　蘗各一錢半

輕　粉煅　　甘　草各五分

右細末。以土茯苓湯之類。日服三四錢〇一方用二葛四黃歸芎各四錢。輕粉一錢。更加龍腦五分。特神效。【煅輕粉法】用土器盛輕粉不以多少生紙封口傅糊於紙緣黏着於土器口外。使粉不飛。乃上火別設水一器浸指于水中彈鍋蓋紙上候水痕燥覆紙緊張。而又彈鍋焉。凡如此五十遍。離火安地上去火毒取出藥用用此煅煉之法則治效如神。又且口中會不糜爛。可秘可秘。

黴瘡神効方

鵜胡菉四錢　　巴　豆二錢　　甘　草五分

右細末稀糊。丸菉豆大。赤石脂爲衣。分作七貼。以溫酒日服一貼。若羸人宜十四日服盡。或以萆薢煎汁送下亦得。若用萆薢則宜用巴豆四錢

又嗅藥方

麝　香一分　　沈　香四分　　龍　腦一分　　光明朱四錢

鉛　丹四錢　　百草霜五分　　金　箔　　銀　箔各四片

右八味爲末每四分入紙撚條中。長作五六寸。令患者坐紙屋子中。口裏含水。點火于紙撚。以鼻嗅之。七日而止。病人必下利若吐。是其驗也。〇若用此藥。口中糜爛者宜平胃散加蜀椒皮大黃煎服。若不勝藥氣者以白梅黑豆煎服　凡用此藥者。唯宜食大麥甘蔗之類。忌其他一切物。

治楊黴結毒筋骨疼痛奇方

四物湯　黃連解毒湯各四錢　大黃　牡丹皮

牛膝各一錢　白丹二錢七分

右爲細末。分爲九貼。日服三貼。每服以後方煎汁送下。○【作白丹法】以鉛丹一斤樟腦三十匁和勻以酒煉作餅子置瓦上上火一炊時。更點火於餅子煆之煙盡則又再煉煆之如前法凡如是三遍次不用樟腦唯酒煉。又更煆如前法。鉛丹變白色爲度。

各等倍奇湯

大黃　杜仲　當歸　牛膝

地黃　白芷　黃連　檳榔

芍藥　川芎　忍冬　甘草

木瓜　沈香　桑寄生各等分　土茯苓倍用

右十六味以水七合煮取三合半。去滓溫服。

如神湯　治一切瘡毒侵眼目生翳膜者。神効。

黃芩　黃連　木通　白芷

丁子　木香　升麻　茯苓

防風　連翹　大黃　枳殼

沈香　乳香　薫陸　地黃

土茯苓　白蘚皮各等分　甘草少

右水煎服。若膿出者加獨活。毛髮脫者加皂角子。牙齒痛者加木瓜薏苡仁。舌痛者加蟬脫人參白姜蠶。

梅肉丸　諸惡瘡毒疳瘡其他無名頑瘡。悉療之。

梅　肉（燒存性一錢半○一方用一錢八分）　梔　子（同上○一方用四分五厘）　巴　豆（七分○一方用一分五厘）

輕　粉（同上○一方用一錢五分）

右細末蜜和。擣千下。收磁罐。先服三分。三日後。又服五分。又三日後。服七分取下。惡物諸瘡乃愈。

錮痺消毒散　治時瘡肢節拘攣。

姜　黃　土茯苓　獨　活（各五錢）　白　朮

當　歸（各一錢五分）　赤芍藥（一錢）　白　芷（五分）

右水煎服

解毒劑　治便毒下疳疥癬。

穿山甲　大　黃　黃　芩　反　鼻（燒存性）

忍　冬　甘　草（各中）　土茯苓（大）

右八味水煎。溫服。有水氣小便不利者加茯苓。

反鼻散　治楊梅瘡

獨　活　連　翹　大　黃　土茯苓（各四錢）

反　鼻三錢　川　芎三錢

右細末酒服一錢七

伯州散　治一切頑瘡結毒漏瘡。

蟹取生淡水中甲大三四寸者可用。生海潮中者不可用。　反　鼻酒浸一宿各燒存性

鹿　角男子乳浸日曝乾三遍燒存性各十五錢　沈　香五錢

右四味細末每服五分。無灰溫酒送下。日三。

按此方本出于伯耆州。民間。舊名黑龍散。主治癰疽疔腫瘰癧乳癰下疳潰爛難愈。及痔漏脫疽等證。人人屢試有効驗。故世稱之云伯耆妙藥而不呼其方名。黑龍之名遂湮晦矣。今人只呼曰伯州散。蓋是其眞方云。而諸家所傳。品味有增加者。今駢附于後。

又方　蝮　蛇燒存性　蟹燒存性　鹿　角燒存性　皂角子燒存性

大　黄　蛇床子俱忌火以上六味各二十錢　沈　香四錢半燒半生

右七味細末。每服一二錢。溫酒送下。○一方有銀花。

又方　蝮　蛇一錢去頭尾燒　蟹七分燒　鹿　茸三分燒　牙　皂三分燒

沈　香三分　甘　草二分

右五味爲末。以一劑分二服。溫酒送下。取微醉爲度。禁生蔬茶酒酢麵海腥冷水等件。

治黴瘡一方

大黄 犀角 黄連 黄芩

牽牛子各二錢 巴豆一錢

右六味爲細末米糊丸彈丸大。每服三丸至五七丸。

疳瘡薰洗方

忍冬上 黄蘗中 礬石小 甘草小

右四味水煎。頻淋洗患處。

膩粉元 治結毒骨節疼痛

牛膝焦黑色 輕粉各二錢 土茯苓一錢半 丁子五分

將軍八分

右細末糊丸麻子大。以一劑六日服盡。至七日宜服後方。一名前七寶丸用土茯苓一錢每服四分。旦暮服之。三日後。服後方一錢云。

三物巴豆丸一名後七寶丸

巴豆七枚 丁子二分半 大黄四分〇一作二錢

右爲細末糊丸麻子大。每服十丸。空心白湯送下。

治楊梅下疳結毒妙方竹下某方

朱光明者 輕粉 竹皮各十五錢 牙茶五厘〇一方用一錢

右四味。煉蜜丸麻子大。每服五分。旦暮服。服十五日。後宜用後方。

石榴皮湯

石榴皮　香附子各十錢　甘草二分

右三味。以水一升煮取五合。去滓溫服。

六物解毒湯　治黴瘡骨節疼痛

土茯苓四錢　金銀花二錢　川芎　薏苡各一錢半

木瓜一錢　大黃一錢

右六味水煎溫服。

化毒丸　治黴瘡結毒佐井定策方

白麵八錢　大黃四錢　雄黃二錢四分　反鼻

蜈蚣　血竭各一錢六分　乳香　沒藥各一錢

右八味爲末。煉蜜丸赤小豆大。日服三四錢。隨證加輕粉五分。

疳瘡敷藥方

虎皮　西洋參各一錢俱燒存性本邦稱廣東人參物　輕粉少許

右爲極細末。敷患處。

治楊梅毒瘡方醫學統旨

輕粉一錢　雄黃　丹砂各二錢　槐花炒

龜　版炙各一兩

右爲末。糊丸梧子大。每服一錢。冷茶下。日二服。七日愈。

治楊梅瘡。年久筋骨痛。本草百病主治

薔薇根　木瓜　五加皮　伏苓

當歸

右水酒各半煎

百効飲　治楊梅下疳便毒。神驗。

土茯苓百二十錢　玄參　銀花　防風

荆芥　連翹　黄蘗　大黄

芒硝　蟬脫　天花粉　龍膽

猪苓　澤瀉各二十錢　甘草一錢二分

右分作十二貼。每一貼。頭煎以水六盞煮取五盞。第二次煎以水五盞煮取三盞。第三次煎以水三盞煮取一盞。俱相和。一日服盡。完十二日。而後宜用後方。

蠲痰煎

茯苓　芎藭　黄蘗　桔梗

忍冬　木通　山枝子　土茯苓

大　黃各等分

右水煎溫服

治楊梅瘡久不愈。或侵淫者。神効方。

銅　綠　膽　礬各二錢

右以蜂蜜一盞煎熬而後以苦薏花一撮。裹於木棉布。紮定。其頭圍欒如擘殼酸漿實狀。乃以頭傅前藥。炙火上。乘熱熨於瘡上。

黃鼎元　治楊梅結毒。筋骨疼痛。

黃　芩　黃　柏　大　黃　當　歸

蝮　蛇　乳　香　沒　藥　犀　角

芍　藥各等分

右細末。米糊如梧桐子大。辰砂爲衣。每服二十丸。白湯送下。日二夜一。

改定化毒丹　治結毒

牛　黃眞者四分　琥　珀五分　血　竭　雄　黃

朱　砂　虎脛骨　鯪　甲各一錢　鍾　乳二錢

犀　角　烏　蚺各一錢半　龍　腦三分　麝　香二分

右十二味。神麴糊丸梧子大。每服十五丸。砂糖湯送下。虛者人參湯送下。○本方加熟大黃一錢。輕粉五分。名加味化毒丹。橘尙賢方元周按牛黃化毒丹。去乳香沒藥木香蟬退白蘚皮貝母生生乳。加腦麝鍾乳烏虵犀角輕粉方。

再造散　治大風及黴毒。不擇新痼服之可也。

鬱　金五錢　皂角刺一錢　大　黃十錢　白　丑

反　鼻各六錢

右爲末溫酒送下醫官山東洋方

元周按卽三因方通天再造散加反鼻方。

百中飲　治下疳梅瘡。其他一切濕毒積年不愈。或頭面腐潰。或鼻柱陷塌。已成廢痼者。神効。津田玄仙方

土茯苓上好物一百七十錢　杜　仲二錢八分　甘　草一錢八分　黃　連一錢四分

檳　榔　人　參本邦稱直根者　牛　膝　大　黃堅實者

肉　桂　黃　芩　沈　香上好品　川　芎各一錢

右一劑分作七貼。七日用盡　煎法以水三合半煮取二一合。再以水三合煮取二一合。又以水四合煮取二一合。俱合和空心溫服。

治廣瘡爛壞鼻梁。及淫蝕陽物出于本草彙言

鍾乳石無問厚薄。但明淨光澤者。卽堪入藥。惟黃赤者不用。　蛀竹屑八錢　乳　香

沒　藥瓦上焙出油　象　牙各五錢　枯　礬三錢

右爲細末。用白蠟四錢。總和勻。每早晚各服一二錢。土茯苓煎湯調下。元周

按此方平和之劑。虛人宜用。

楊梅瘡無論新久。不廿劑收功。不獨永除後患。更且無礙生育。當歸五錢 銀花 防風 荆芥各三錢 何首烏 肥皂子九個 猪胰一副 土茯苓四兩 用水六碗。煎二碗。空心溫服。忌鹽醬醋茶雞魚鵝鴨蝦蛋鮮物。出于顧體廣類

黴癘新書跋

道無古今。而謂有古今者非古也乎。相州倉君深甫者。豪傑之士也。達觀古今以立一家言。名曰黴癘新書。然本不厚則不能以耐久。源不深則不能以致遠。必也雖遠不泥。雖久不廢。言立術行。此之謂不朽矣。如倉君者近之耶。吾醫矣哉。今應肥州佐野先生之請。謂予所言者。以塞其責云也耳。

享和三年歲次癸亥桂月中澣書於崎陽客館

柏塘程霞生

陳存仁編校

皇漢醫學叢書

經穴纂要

小坂元祐輯

經穴纂要

提要

經穴纂要五卷。爲日本龜山醫員小坂元祐所彙輯。其書發揮十二經及三百六十五穴之條理。悉本靈素甲乙兼銅人資生諸書。脈絡貫通。瞭如指掌。附圖多幀。尤便披覽。引用書目。多至九十餘種。具徵詳博。丹波元簡序云。世顓鍼灸者。能讀是編。而明明堂之義。莫有孔穴乖處之弊。若鍼若灸。況痾瘤疾。草蘇草荄之枝所不及。有奏效於猝霍之間也。則是書之價值。已可概見矣。

經穴纂要序

蓋以人之軀殼。內有五藏六府。五藏六府之氣。發於外層。以爲十二經。而十二經有三百六十五穴。此三百六十五穴。乃五藏六府之氣所相輸應處也。故謂之氣穴。又謂之輸穴也。是以人之有疾。劑草蘇草荄之枝。而治之於內。施灸焫砭鍼於谿谷之會。而治之于外。內外相須。而疾可瘳矣。此醫之所以有體療鍼灸之二科也。龜山醫員小阪元祐。自弱冠從先考藍溪先生而學體療之術。又從大膳大夫良益而受明堂孔穴之說。蓋其意在乎欲兼二科也。昔者祖考玉池先生受明堂之學於水藩良醫宮本春仙翁。而傳之于中島元春。元春傳之于藤井貞三。貞三傳之于良益。乃從春仙翁至元祐。凡爲六傳矣。頃者元祐攜其所彙輯經穴纂要五卷。來余齋頭曰。某師事藍溪先生者。若干年矣。幸賴先生之靈。得筮仕於敝藩。安居自贍。惟懼不免尸素之罪。因竊顧以嘗所學。著諸簡編。報君恩之萬一。然賦性拙劣。而嗇于才。雖寒膚嗛腹。屹屹惟勤。猶未有所闡發也。顧內科之爲書。往哲近賢之所撰述。未知幾十百部。各病甄別診候處療之法。似無餘蘊矣。唯明堂一類。皇甫氏而降。至于輓近簿錄所著。僅僅不過數十部。況此間所傳亦無多矣。而經脈流注孔穴分寸諸說不一。學者不能無惑焉。於是僭不自量。原之于靈素甲乙。參之乎銅人資生諸書。師傳所承。愚慮所得。薈萃爲編。前繪圖而後彙說。以便披覽。雖未能闖明堂之閫奧。或有所裨益於蒙士耶。及門數輩。將刻以布于世。請藉先生之言取信乎世也。余繙而瀏覽之。而嘆曰。嗚呼。明堂之晦也久矣。方今醫家日趨簡便。如五藏六府經絡等之說。庋而不講。或有從事于此者。目以爲迂腐鑿空之談。亦可勝嘆哉。今元祐憤發而有斯擧。十二經穴。則依于甄權所定。藏府形象。則做于楊介存眞。其稽考固博。而其用志誠勤矣。聳今從元祐而承其學者不少矣。若此書行。則不特傳傳相因。世世讀鍼灸者。能讀是編。而明明堂之義。莫有孔穴乖處之弊。若鍼若灸。沉疴痼疾。草蘇草荄之枝所不及。有奏效於猝霍之間也。則濟弱扶危。其嘉惠後學者。不廣且大乎哉。則如玉池藍溪二先生。亦必首肯於無何有之鄉乎。爲之序。

文化庚午歲中秋前一日丹波元簡廉夫譔

自序

古昔論經絡者。雖極衆多。其要皆本於素靈矣。而素靈之爲書。幽遠簡古。多不可得而通曉者。則其本之之論。亦多不可得而通曉者。則固矣。故世人多以滑伯仁十四經發揮爲便。而發揮亦藍本於金蘭循經。此書吾之所未見也。雖不能無疑。然滑氏之所註略。與甲乙經銅人經相符。則決不爲無據者矣。予不肖。勤苦於此道有年。于茲亦以滑氏爲基本。旁探羣書。考異同取舍折衷。以便于推經絡。取腧穴。亦復自親解剖。所視內景。與古人所說異者。今新圖之。以示四方。併爲五卷。名曰經穴纂要。冀四方之君子。有正予過。則何幸過之。

文化庚午秋七月小阪營昇元祐識

經穴纂要凡例

一十四經發揮俞穴之數。凡三百五十四穴也。氣府論曰、氣穴三百六十五。以應一歲。氣穴論曰。凡三百六十五穴、鍼之所由行也。又曰、孫絡三百六十五穴。亦應一歲、又曰。谿谷三百六十五穴會。亦應一歲、又曰。三百六十五脈。九鍼。十二原篇曰。節之交三百六十五會。鍼解論曰、人九竅三百六十五絡。又曰。除三百六十五節之邪氣。調經論曰。三百六十五節。乃生百病。邪氣藏府病形篇曰。十二經脈三百六十五絡。千金方曰。通十二經脈辨三百六十五孔穴。邪客篇曰。歲三百六十五日。人有三百六十五節。脈經曰。天有三百六十五日。人有三百六十五節。聖濟總錄曰。有骨三百六十五會。醫彀曰。孫絡生三百六十五骨節。骨節生三百六十五大穴。由是觀之。皆三百六十五之數也。發揮既脫十一穴。故今參考諸書。而補所脫漏之穴。以合於三百六十五之數也。

一引用書明堂灸經則曰明堂、鍼灸甲乙經則曰甲乙。千金方則曰千金。千金翼則曰翼、外臺祕要則曰外臺。銅人腧穴鍼灸圖經則曰銅人經、古今醫統則曰醫統、鍼灸資生經則曰資生。神應經則曰神應。鍼灸聚英則曰聚英。鍼灸大全則曰徐氏、又曰大全。類經則曰類、又曰張氏、又曰圖翼。醫學綱目則曰綱目。又曰醫綱。醫學入門則曰入門。註證發微則曰註證。又曰馬氏。又曰分寸歌。鍼灸六集則曰六集。又曰神照集。鍼灸大成則曰大成。醫宗金鑑則曰金鑑。醫學原始則曰原始。十四經合參則曰合參。其他皆全出書名。

一兪穴中三角者禁鍼。四角者禁灸。

一銅人形圖系彩。各以其藏府之色。由于素問經絡論也。藏經濃。府經薄。今所彩肺經銀。大腸經胡粉。心經朱。小腸經薄赤。心包經紫。三焦經薄紫。腎經黑。膀胱經薄黑。脾經黄。胃經薄黄。肝經青。膽經綠青。督脈金。任脈銀。各視其系彩而可知藏府之經行矣。

經穴纂要骨度

醫統曰。人有大小長短不等。惟周身尺寸可以取之。人長則寸長。人短則寸短。嬰孺老幼皆然。又曰。今世之醫。惟取中指中節謂之同身寸。凡取諸穴。悉依之。其亦未之思耳。殊不知同身之義。隨身之大小肥瘦長短。隨處分折而取之。則自無此長短之弊。而庶幾乎同身之義有準矣。若以中指爲法。如瘦人指長而身小。則背腹之橫寸豈不太闊耶。如肥人指短而身大。則背腹之橫寸。豈不太狹耶。古人所以特謂同身寸法者。蓋必同其身體隨在而折之。固無肥瘦長短之差訛也。

頭之大骨圍二尺六寸。銅人經六作八。非。

胸圍四尺五寸。兩乳間。

腰圍四尺二寸。平臍周圍曰腰。

髮所覆者顱至項一尺二寸。甲乙經。尺字上有一字。

類經曰。髮所覆者。謂髮際也。前髮際爲額顱。後髮際以下爲項。前自顱後至項長一尺二寸。

明堂灸經曰。定髮際法曰。如是患人。先因疾患後脫落盡髮際。或性本額項無髮。難憑取穴。今定患人兩眉中心。直上三寸爲髮際。後取大椎。直上三寸爲髮際。以此爲準。

醫統曰。前髮際至後髮際。折作十二節爲一尺二寸。前髮際不明者。取眉心直上三寸。後髮際不明者。取大椎上行三寸。前後共不明者。折作一尺八寸。頭部直寸。並依此法。

髮以下至頤長一尺。男子終折。

甲乙經。男作君。終作參。注。又作三折。馬氏曰。君子終折。言士君子之面部三停齊等。可以始中終而三折之也。衆人未必然耳。

結喉以下至缺盆中長四寸。

營昇按。因頭之俯仰也。仰則其寸長。俯則其寸短。且自結喉尖頭量之。則其寸長。自結喉之下端量之。則其寸短也。今辟之。結喉下大骨兩突骨之中間是穴。

缺盆以下至𩩲骬長九寸。過則肺大。不滿則肺小。

髑骬以下至天樞長八寸。過則胃大。不及則胃小。

本藏篇曰。無髑骬者心高。髑骬擧者心下。髑骬長者心下堅。髑骬弱小以薄者心脆。髑骬直下不擧者心端正。髑骬倚一方者心偏傾也。類經曰。髑骬一名尾翳。亦鳩骨蔽骨也。

銅人經曰。髑骬下至臍。長八寸。

神應經曰。人若無心蔽骨者。取岐骨下至臍心。共折九寸取之。

鍼方六集曰。上取岐骨。下至臍心。共折作九寸取之。

天樞以下至橫骨長六寸半。過則迴腸廣長。不滿則狹短。橫骨長六寸半。

甲乙經陰交臍下一寸。氣海臍下一寸五分。石門臍下二寸。關元臍下三寸。中極臍下四寸。曲骨橫骨上中極下毛際陷者中。凡五寸。類經醫統神應經針方六集金鑑等。臍心下至毛際。橫骨穴折作五寸爲是。

橫骨上廉以下至內輔之上廉長一尺八寸。

圖翼曰。骨際曰廉。膝旁之骨突出者曰輔骨。內曰內輔。外曰外輔。

內輔之上廉以下至下廉長三寸半。

內輔下廉下至內踝長一尺三寸。

踝以下至地長三寸。

膝膕以下至跗屬長一尺六寸。

類經曰。膝後曲處曰膕。凡兩踝前後脛掌所交之處。皆爲跗之屬也。張志聰曰。屬者擧足面而言也。

跗屬以下至地長三寸。

角以下至柱骨長一尺。

銅人經曰。腦角下至柱骨長一尺。

類經曰。角頭側大骨耳上高角也。柱骨肩骨之頸。項之根也。

行腋中不見者長四寸。

註證曰。自柱骨行于腋下之隱處。長四寸。

腋以下至季脇長一尺二寸。

季脇以下至髀樞長六寸。

髀樞以下至膝中長一尺九寸。

膝以下至外踝長一尺六寸。

外踝以下至京骨長三寸。

京骨以下至地長一寸。

耳後當完骨者廣九寸。

耳前當耳門者廣一尺三寸。

兩顴之間相去七寸。

註證曰。目下高骨爲顴。

兩乳之間廣九寸半。

營昇按。甲乙經曰。自氣戶俠輸府兩旁。各二寸下。行至乳根。凡十二穴。廣八寸。滑氏發揮曰。自膻中橫至神封二寸。神封至乳中二寸左右。合而得八寸也。圖翼醫統針方六集金鑑等。

俱當折八寸爲當矣。

兩髀之間廣六寸半。

足長一尺二寸。廣四寸半。

肩至肘。長一尺七寸。

營昇按。古人此骨度之說尤多。菊池玄藏安井元越等。自腋下橫文至曲池爲一尺。宮本春仙中島元春等。自腋下至肘通計爲一尺一寸。淺井賴母借。自肘至腕一尺二寸半之法用之。皆不可爲準。則村上宗占骨度正誤曰。夫以骨度篇所謂人長七尺五寸者。橫直等謂也。如張氏之說。自肩端量則中平。脊骨而相捨兩肩之間惡合骨度乎。可謂張氏千慮之失也。介賓既如此。況後學乎。肩至肘一尺七寸。度之者。舉臂伸手於左右。而自大椎下脊中至肘尖。可爲一尺七寸也。今人肩端肩髃至曲池。爲一尺七寸。誤也。予謂宗占所謂人長七尺五寸。雖言橫直等謂。是亦不合也。又宗占所謂人長七尺五寸。謂橫直等。自大椎至肘一尺七寸。肘至腕一尺二寸半。自腕至中指本節長四寸。自本節至末四寸半。通計七尺六寸也。是亦不合於七尺五寸。故宗占私以爲自本節至末四寸半。半字爲衍文。遂削去之爲七尺五寸。是亦無據。但宗占一家之說巳矣。惜哉宗占未嘗見針灸腧穴銅人圖經歟。針灸腧穴銅人圖經正面長七尺五寸。伏人長七尺五寸。側人長七尺五寸。橫直闊狹相去遠近骨格三折。各長七尺五寸據之橫直等謂也。然與骨度篇參考。則亦有異同。而合於通計七尺五寸之法。乃知宗占自大椎至肘爲一尺七寸。橫直等謂者甚誤也。又針灸腧穴銅人圖經。兩肩相去二尺一寸。肩下至肘一尺七寸。因肩下二字觀之。自大椎至肘。非一尺七寸明矣。故張氏之言肩者。卽肩端也。自肩髃至曲池。爲一尺七寸。可從張氏之說。

肘至腕。長一尺二寸半。

腕至中指本節。長四寸。本節至末。長四寸半。

類經曰。末指端也。

項髮以下至背骨。長二寸半。

圖翼曰。自後髮際以至大椎項骨三節處也。

膂骨以下至尾骶二十一節。長三尺。上節長一寸四分分之一。奇分在下。

故上七節至於膂骨。九寸八分分之七。

圖翼曰。背部折法。自大椎至尾骶。通折三尺。上七節。各長一寸四分一釐。共九寸八分七釐。中七節。各一寸六分一釐。共一尺一寸二分七釐。第十四節與臍平。下七節。各一寸二分六釐。共八寸八分二釐。總共二尺九寸九分六釐。不足四釐者。有零未盡也。

六書精蘊曰。呂力莒切。脊骨也。凡二十一部。如珠氣行一起一伏也。象上下相貫形。凡藏府皆系於呂心系於五椎自十七椎至二十爲腰監骨。所弇心之前。有蔽骨。天然之妙也。或從肉作膂脊之重。在骨不在肉也。

經穴纂要引書

神農皇帝真傳針灸圖
黄帝蝦蟆經
黄帝明堂灸經
西方子明堂灸經
素問
靈樞
難經
華陀内昭圖 華陀
脈經 王叔和
鍼灸甲乙經 皇甫謐
千金方 孫思邈
千金翼 同
外臺秘要 王燾
子午經 何若愚
素問次註 王冰

太平聖惠方 太宗皇帝勅撰
銅人腧穴鍼灸圖經 王惟一
膏肓灸法 莊綽
聖濟總録 徽宗皇帝勅撰
和劑局方 陳師文
瘡瘍經驗全書 竇漢卿
針灸指南 同
三因方 陳無擇
儒門事親 張子和
醫説 張杲
醫壘元戎 王好古
此事難知 同
衛生寶鑑 羅天益
癰疽神秘灸經 胡元慶
小兒直訣 錢仲陽

得效方 危亦林
人鏡經 錢雷
銅人腧穴鍼灸圖經 徐三友
銅人腧穴鍼灸圖經 石本
銅人腧穴鍼灸圖經 姜希
古今醫統 徐春甫
鍼灸大全 徐鳳
鍼灸資生經 王執中
難經評林 王文潔
證治準繩 王宇泰
胤産全書 同
保産萬全書 陳治道
古今醫鑑 龔信
萬病回春 龔廷賢
壽世保元 同

醫學正傳虞天民
醫經會元吳嘉言
素問吳註吳崐
醫方考同
鍼方六集同
赤水玄珠孫一奎
針灸聚英高武
鍼灸節要同
鍼灸大成吳文炳
奇效良方方賢
圖註難經張世賢
醫學六要張三錫
類經張介賓
質疑錄同
醫門祕旨張四維
鍼灸集書楊珣
醫彀程式
醫經小學劉宗厚
神應經劉瑾
醫學綱目樓英
醫學入門李挺
本草綱目李時珍
奇經八脈攷同
頤生微論李士材
內經知要同
診家正眼同
儒醫精要趙繼宗
註證發微馬玄臺
保命歌括萬全
外科樞要薛己
口齒類要同
經穴指掌圖施沛
藏府指掌圖書同
銀海精微田仁齋
蠡海集王逵
畫墁錄張舜民
本草備要汪訒庵
錦囊祕錄馮兆張
素問直解高世栻
素問集註張思聰
醫宗金鑑乾隆帝御纂
經絡全書尤乘
藏府性鑒同
醫學原始王惠源
醫經原旨薛雪
醫級董西園
難經經釋徐靈胎
沈氏釋骨沈彤
十四經合參張權
吳醫彙講唐大烈

右通計九十五部

經穴纂要目錄

卷一

卷二

卷三

卷四

卷五

經穴纂要卷一

丹州龜山　醫官　小阪營昇元祐　纂輯

門人　水府　醫官　大橋德泉

西村元春

土浦　醫官　松田貞菴　同校

手太陰肺經（內經知要曰。首言肺者。肺朝百脈也。循序相傳。盡於肝經。終而復始。又傳於肺。是爲一周。）

雲門　馬氏分寸歌曰。雲門璇璣旁六寸。經脈篇馬註曰。挨穴之法。由天突起至璇璣。由璇璣至雲門。其法甚簡。（營昇按。諸書以爲本經之穴始於中府。而標幽賦曰。穴出雲門抵期門。又蠡海集曰。人身經絡始於雲門。終入於期門。又錦囊祕錄曰。人之氣血。周行無間。始於手太陰出雲門穴。歸於足厥陰肝經入於期門穴。今考其經行之循序。則以雲門爲始者是近。）

中府　雲門下一寸。乳上三肋間。動脈應手陷中。

天府　十四經合參曰。腋下三寸動脈中。以鼻取之。（營昇按。針方六集曰。一法以手伸直。用鼻尖點到處是穴。又法垂手與乳相平是穴。又醫學原始曰。取法用鼻尖點臂上。到處是穴。雖有此等之說。於腋下三寸動脈中取之爲是。）

俠白　天府下。去肘五寸動脈中。（營昇按。壽世保元曰。先於乳頭上塗墨。令兩手直伸夾之。染墨處卽是穴。雖有此說。於去肘五寸動脈中取之爲是。）

尺澤　醫學原始曰。在肘中約紋上。與曲池相近動脈中。

孔最　去腕上七寸。

列缺　醫學原始曰。在腕骨上側一寸五分。取法以手交叉。食指點處是穴。兩骨罅中。

吳崑方考脈語曰。反關者不行於寸口。由列缺絡入臂後。手陽明大腸經也。以其不順行於關上。故名曰反關。有一手反關者。有兩手反關者。此得於有生之初已然。非爲病也。

古今醫統曰。人有寸關尺三部。脈不見自列缺至陽谿見者。俗謂反關脈。此經虛而絡脈滿。

李士材診家正眼曰。脈不行于寸口。由列缺絡入臂後手陽明大腸經也。以其不正行關上。故曰反關。必反其手而診之。乃可見也。左手得之主貴。右手得之主富。左右俱反。富而且貴。男女皆然。

經渠　醫學原始曰。在手寸口脈陷中。一法用食指交叉列缺爲准。次取食指爪甲角下是穴也。

大淵　神應經曰。在掌後內側橫紋頭動脈。

魚際　大指本節後內側散脈中。營昇按。張介賓曰。手腕之前。大指本節之間。其起肉隆起形如魚者。統謂之魚。寸口之前魚之後曰魚際穴也。此說爲是。又張志聰曰。魚際者手足之白肉際隆起。所有如魚腹而穴在其際也。手之魚際。肺之脈氣所發。足之魚際。脾之脈氣所發也。又堀元厚曰。凡手足分肉隆起而似臥魚之腹者。通呼謂之魚。又謂之魚腹。其四邊分際。總謂之魚際。

少商　大指端內側去爪甲如韭葉白肉宛宛中。營昇按。韭葉者言少許也。手太陽小腸經少澤穴去爪甲角一分。下皆倣此。

手太陰肺經圖

手太陰穴。起自中府。中府在雲門下一寸。去任脈中行天突之下一寸璇璣。璇璣之旁六寸。乳上三肋間陷中動脈應手。仰而取之。循行臂臑內廉腋下三寸爲天府。天府下去肘上五寸爲俠白。肘中約文上屈肘橫文筋骨罅中動脈爲尺澤。腕上七寸陷中爲孔最。腕後側上一寸五分爲列缺。寸口陷中爲經渠。手掌後陷中爲大淵。手大指。

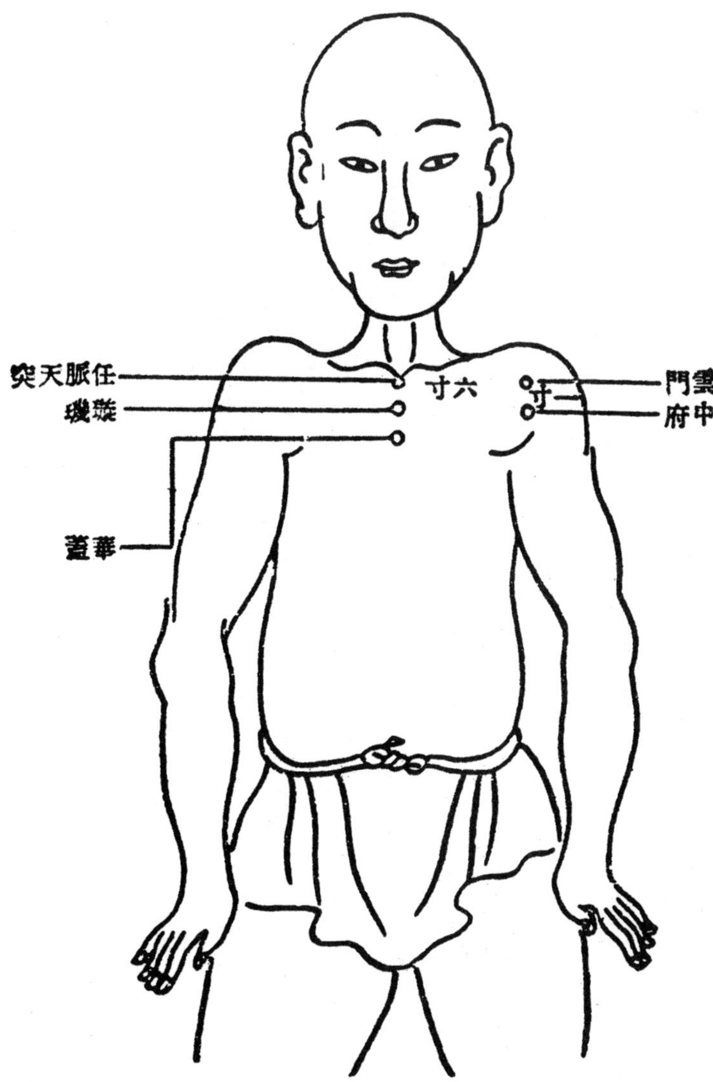

本節後內側陷中。又云散脈中白肉際爲魚際。手大指內側端去爪甲角如韭葉白肉際宛宛中爲少商。

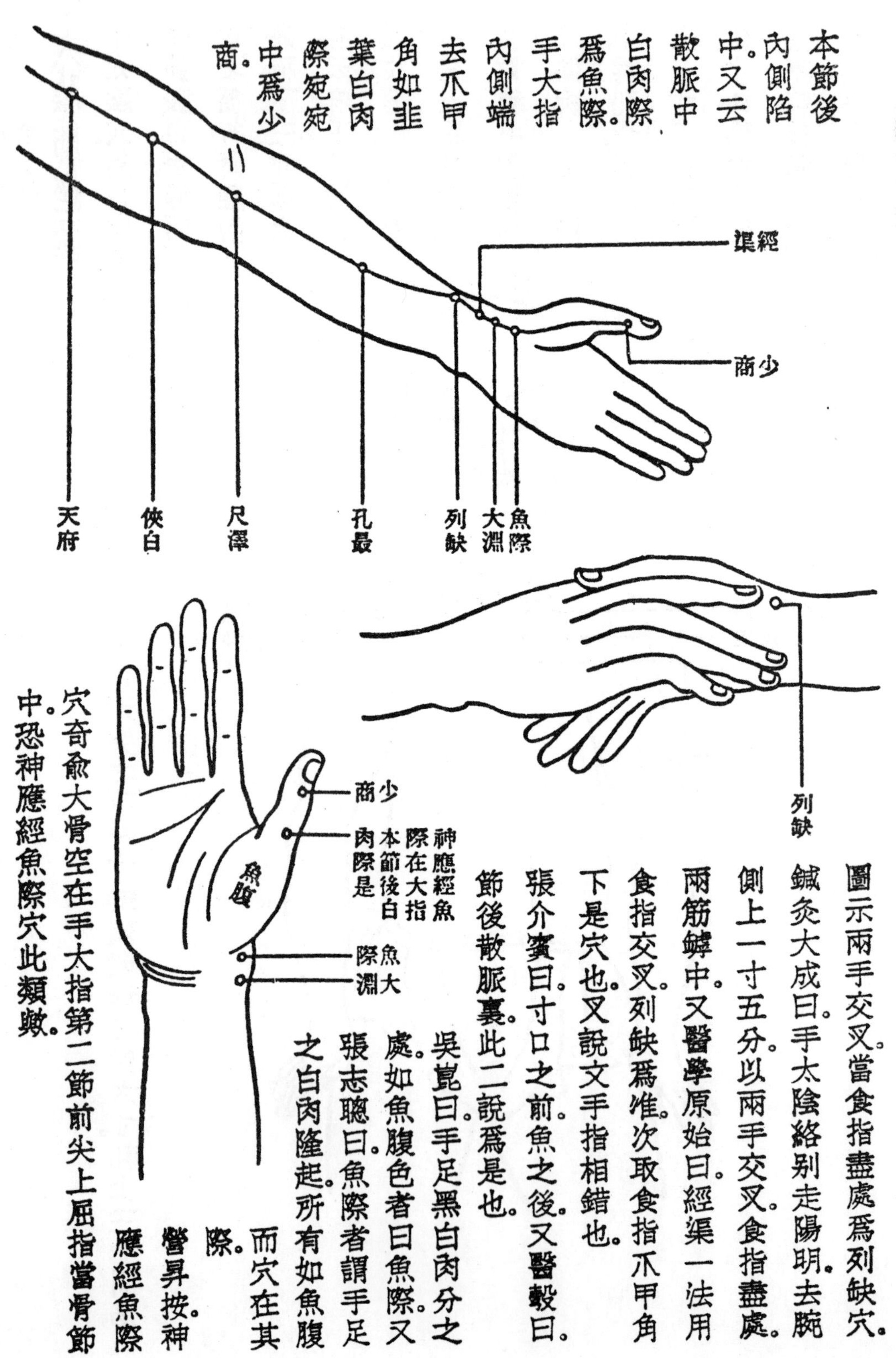

圖示兩手交叉。當食指盡處爲列缺穴。鍼灸大成曰。手太陰絡別走陽明。去腕側上一寸五分。以兩手交叉。食指盡處。兩筋罅中。又醫學原始曰。經渠一法用食指交叉。列缺爲准。次取食指爪甲角下是穴也。又說文手指相錯也。張介賓曰。寸口之前。魚之後。又醫轂曰。節後散脈裏。此二說爲是也。

吳崑曰。手足黑白肉分之處。如魚腹色者曰魚際。又張志聰曰。魚際者謂手足之白肉隆起。所有如魚腹而穴在其際。

嘗昇按。神應經魚際穴奇兪大骨空在手大指第二節前尖上屈指當骨節中。恐神應經魚際穴此類歟。

滑氏曰。手太陰起於中焦。受足厥陰之交也。由是循任脈之外。足少陰經脈之裏。以次下行。當臍上一寸水分穴之分。繞絡大腸。其支者。從肺系出而横行。循胸部第四行之中府雲門。以出腋下。循臑內歷天府俠白。行手少陰手心主之前。下入肘中抵尺澤穴也。既下肘中。乃循臂內上骨之下廉。歷孔最列缺入寸口之經渠大淵。以上魚。循魚際。出大指之端。至少商穴而終也。其支者。從腕後列缺穴達次指內廉出其端。而交於手陽明。

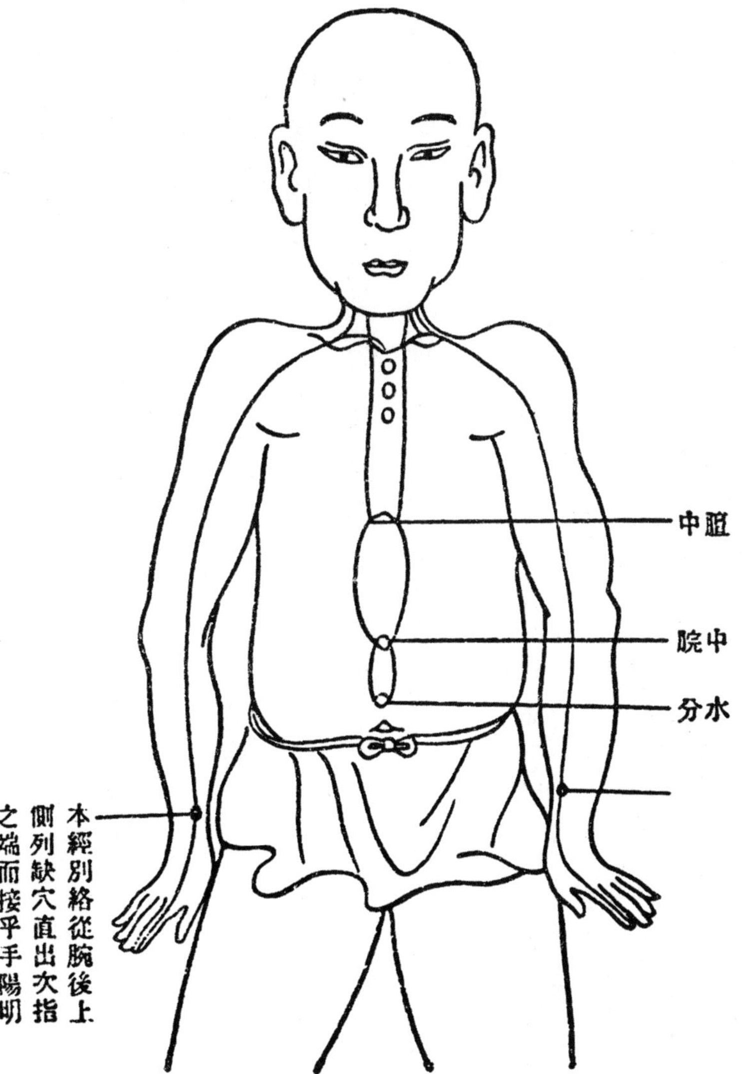

手陽明大腸經 入門曰。卯時自少商穴交與商陽。循肘上行至鼻傍迎香穴止。

商陽　手大指次指內側去爪甲角如韭葉。營昇按。甲乙經脈經子午經。手陽明大腸之脈。起於大指次指之端外側其穴。則甲乙經在手大指次指內側去爪甲如韭葉。諸書。皆有內側二字。故雖陽經姑從甲乙。

二間　手大指次指末節前內側陷中。
醫學原始曰。在次指本節前內側橫紋尖盡處陷中。

三間　手大指次指本節後內側陷中。
醫學原始曰。在次指本節後內側橫紋盡處陷中。

合谷　手大指次指岐骨陷中。

陽谿　鍼方六集曰。在手腕上側橫紋前兩筋間陷中。

偏歷　十四經合參曰。手陽明絡別走太陰。在腕後三寸取之。又曰兩手交叉以中指盡處是穴。

溫溜　徐氏馬氏入門醫彀等在腕後五寸。營昇按。甲乙經千金方針方六集。小士五寸。大士六寸。聖濟總錄銅人經聚英。大士五寸。小士六寸。發揮曰。小士六寸。大士五寸。聖惠方。腕後五寸六寸間。醫學綱目。小士大士乃小兒大人也。大士小士之說。諸書異未詳。小兒臂長指短。故曰小士六寸。大人臂短指長。故曰大士五寸乎。然以周身寸量之。則不可有大士小士之別。是以考之諸書。或言五寸。或言六寸。又五寸六寸之間。其說區區無一定之說矣。不可拘大士小士之說。但以腕後五寸爲是。亦握手視之。有分肉如蛇頭之形。此地肌肉隆起。象似蛇頭。故以名此。卽溫溜穴是也。一名蛇頭。

下廉　圖翼曰。曲池下四寸。

上廉　圖翼曰。曲池下三寸。

三里　曲池下二寸。按之肉起。

曲池　太平聖惠方曰。在肘外輔骨曲肘横文頭宛宛中陷者是其穴。營昇按。徐氏大全醫學入門。肘外輔屈肘兩骨中紋頭盡處。明堂灸經神應經針灸大成醫宗金鑑千金方。肘外輔骨曲肘横文頭陷中。本事方曰。臂相連處紋盡處是穴。此等說亦爲是。

肘髎　圖翼曰。在肘大骨外廉陷中。與天井相並。相去一寸四分。

五里　醫學原始曰。在肘上三寸。行向裏大脈中央。一法在曲池横紋尖盡上二寸是穴。營昇按。五里穴氣穴論曰。大禁二十五在天府下五寸。王注曰。五里穴也。中島玄俊以五里穴移入於手太陰肺經。然不可從。

臂臑　肘上七寸。

肩髃　肩端兩骨間陷者宛宛中。舉臂有空。骨空論曰。舉臂肩上陷者灸之。王注曰。謂肩髃。

巨骨　肩端上行兩叉骨間陷中。

天鼎　醫宗金鑑曰。頸缺盆上直行扶突下一寸。

扶突　十四經合參曰。人迎後一寸五分。

禾髎　鼻孔下挾水溝旁五分。

迎香　醫學原始曰。在鼻孔兩旁直紋是穴。一法禾髎上一寸。鼻孔旁五分。

手陽明大腸經圖

手陽明經接太陰肺經而起。自食指内側去爪甲角如韭葉之商陽。循食指本節前内側陷中爲二間。本節後內側陷中爲三間。大指次指歧骨間陷中爲合谷。手腕中上側兩筋間陷中爲陽谿。手腕後三寸爲偏歷。手腕後小士五寸大士六寸爲温溜。握手見肌肉長起如蛇頭者是也。

肘外輔骨屈肘曲骨之中爲曲池。曲池下二寸爲三里。下三寸爲上廉。下四寸爲下廉。曲池上三寸爲五里。上七寸爲臂臑。曲池與五里之間。向外稍斜爲肘髎。當髆骨頭肩端上兩骨罅陷中爲肩髃。肩尖上行兩叉骨間陷中爲巨骨。頸中人迎後一寸五分爲扶突。扶突後一寸爲天鼎。直鼻孔下夾水溝旁五分爲禾髎。禾髎上一寸鼻孔旁五分爲迎香。由人中而左右互交者也。

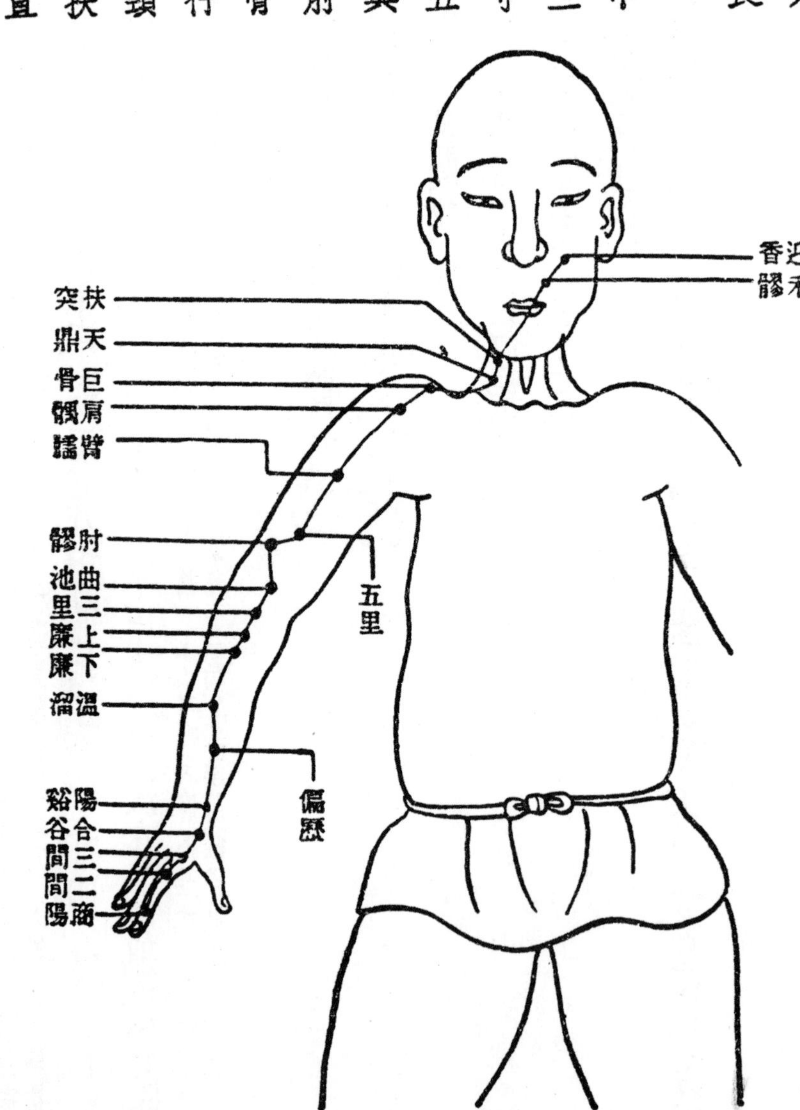

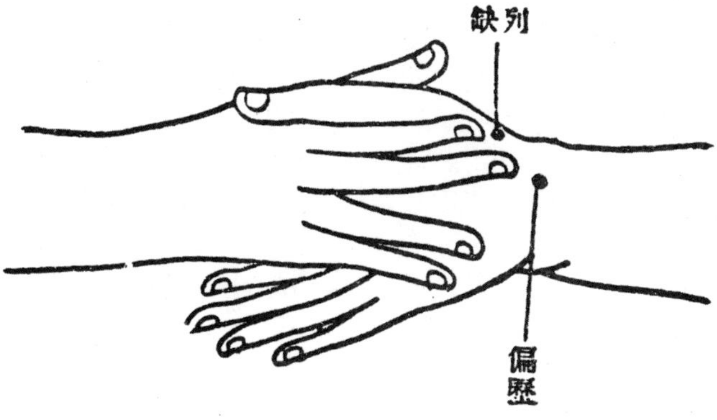

列缺

偏歷

醫學原始曰以手交叉食指點處是穴

十四經合參曰兩手交叉以中指盡處是穴

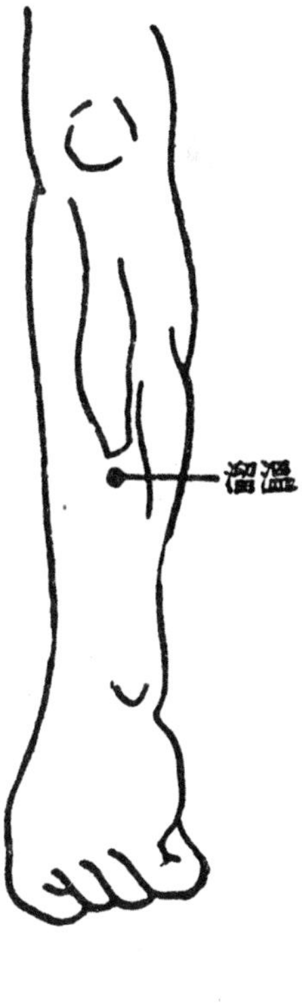

溫溜

握手見之有分肉如蛇頭之形此地肌肉長起象似陀頭故以名此則溫溜穴是也一名蛇頭

巨骨穴

大椎穴　手足三陽督脈之會

滑氏曰。受手太陰之交行於陽之分也。由是循指上廉歷二間三間。以出合谷兩骨之間。復上入陽谿。兩筋之中。自陽谿而循臂上廉之偏歷溫溜下廉上廉三里。入肘外廉之曲池。循臑外廉歷肘髎五里臂臑絡臑會上肩至肩髃穴也。循巨骨穴上出柱骨之會。上會於大椎。

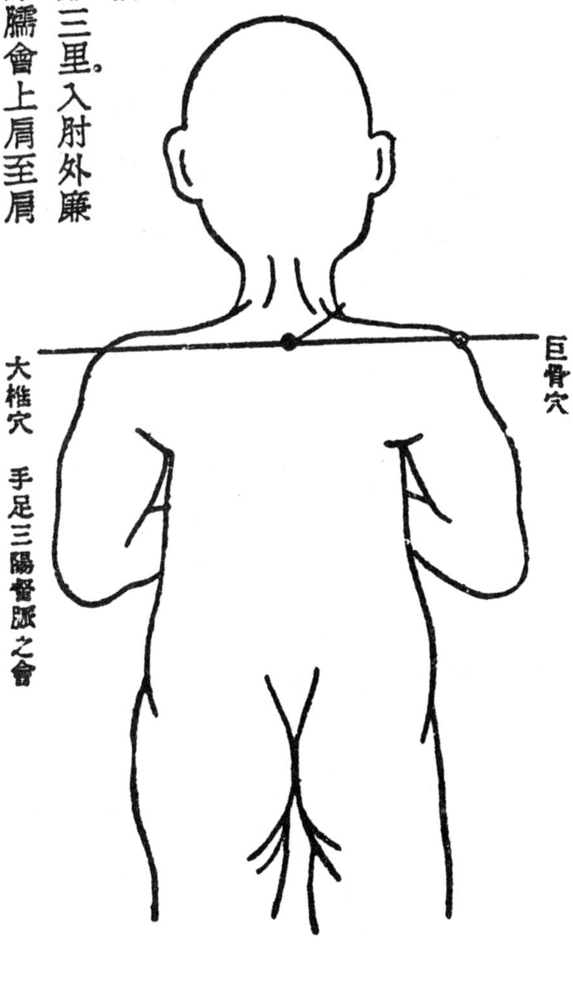

滑氏曰。自大椎而下。入缺盆循足陽明經脈。外絡繞肺臟。復下膈當天樞之分會屬於大腸。

又曰。其支別者。自缺盆上行於頸。循天鼎扶突上貫於頰。入下齒縫中。復出夾兩口吻相交於人中之分。左脈之右。右脈之左。挾鼻孔循禾髎迎香而終。以交於足陽明也。

圖翼曰。缺盆爲五臟六腑之道。

華佗內照圖曰。膻中名氣海。在兩乳之間。爲氣之海也。氣所屬焉。能分布陰陽。氣者主源。乃命之主。

針方六集曰。膻中居兩乳間。是爲氣之所會。

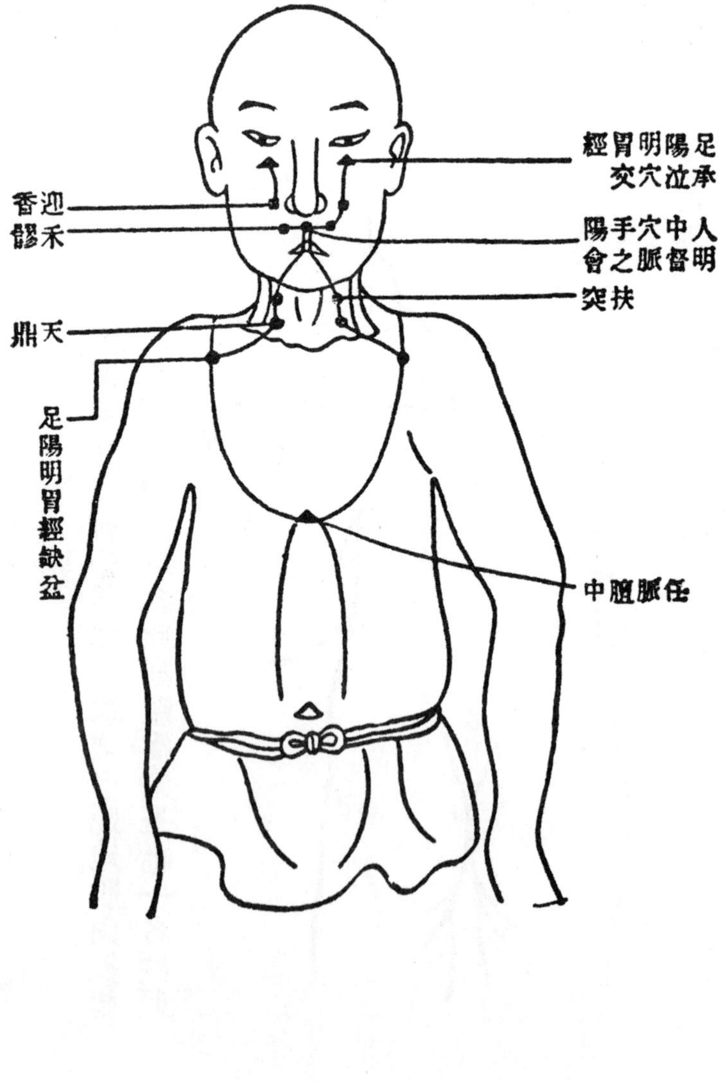

足陽明胃經醫學入門云。辰時自迎香交與承泣穴。上行至頭維。對人迎循胸腹。下至足指厲兌穴止。至眞要大論曰。帝曰。陽明何謂也。岐伯曰。兩陽合明也。類注曰。陽之盛也。

承泣　目下七分直瞳子。

王惟一銅人腧穴鍼灸圖經。徐三友銅人俞穴鍼灸圖經。鍼灸大成。施沛沛然經穴指掌圖。醫學原始。頭維下關頰車承泣循序醫學入門。程氏醫彀。自迎香交與承泣穴。上行至頭維。對人迎循胸腹。至足厲兌穴止。圖穴起自頭維。行氣實自承泣始也。

四白　目下一寸直瞳子。

巨髎　鼻孔旁八分直瞳子。

地倉　挾口吻旁四分。

大迎　曲頷前一寸三分。骨陷中動脈。

頰車　耳下曲頰端陷中。

下關　客主人下耳前動脈下廉。合口有空。開口則閉。

頭維　額角髮際本神旁一寸五分。神庭旁四寸五分。

人迎　頸大脈動應手挾結喉旁一寸五分。

寒熱病篇曰。頸側之動脈人迎。人迎足陽明也。在嬰筋之前。

滑氏曰。古以夾喉兩旁爲氣口人迎。至晉王叔和直以左右手寸口爲人迎氣口。
千金方外臺祕要鍼灸大成頸大脈動應手夾結喉兩旁一寸五分仰而取之以候五藏氣。

水突

醫學入門云直人迎下氣舍上二穴之中。

氣舍

頸直人迎下挾天突陷中。

缺盆

鍼方六集云在肩上横骨陷中挾天突兩傍各四寸。
圖翼曰爲五藏六府之道。

氣戶

巨骨下俞府旁二寸陷中。

庫房

氣戶下一寸六分陷中。營昇按。滑氏發揮曰。氣戶下一寸六分陷中。明堂灸經所謂輸府下一寸。卽華蓋傍二寸也。華蓋穴甲乙經千金方銅人經外臺祕要資生經鍼方六集古今醫統醫學原始十四經合參諸書。爲璇璣下一寸陷中。據於任脈觀之。六分二字宜削去。

屋翳

醫學綱目云庫房下一寸。

膺窗

屋翳下一寸六分陷中。

乳中

當乳是。營昇按。此穴諸說甚多。聖濟總錄鍼灸大成爲當乳中是。古今醫統。乳中。當乳之中。醫彀兩乳中心。名乳中。入門原始乳中卽乳頭上此說爲是。鍼灸聚英云。丹溪曰。乳房陽明胃所經。乳頭厥陰肝所屬。

乳根

乳下一寸六分陷中。
醫學正傳曰婦人在乳房下起肉處陷中。
壽世保元曰在正直乳下容一指許骨間陷中。婦人則屈乳頭度之乳頭齊處是穴。
經絡全書曰。虛里乳根穴分也。俗謂之氣眼。甲乙經曰。胃之大絡名曰虛里。貫膈絡肺出于左乳下。其動應手。脈之宗氣也。類註曰。宗氣不固而大泄於外。中虛之候也。虛里跳動。最爲虛損病本。故凡患陰虛勞怯。則心下多有跳動。及爲驚悸慌張者。卽此證。人止知其心跳。而不知虛里之動也。但動之微者病尚微。動之甚者病則甚也。

不容　幽門旁相去各一寸五分。營昇按。自不容至歸來去腹中行廣狹。諸賢之說不同。十四經發揮。徐三友銅人經。千金方。外臺。資生經。石本銅人經。金鑑。自不容至氣衝。去腹中行二寸。甲乙經聚英醫統大成。自不容至滑肉門。去腹中行三寸。自天樞至氣衝去中行二寸。針方六集。自不容至滑肉門二寸五分。自天樞至氣衝挾臍各二寸。千金方脾藏云。長谷俠臍相去五寸。明堂灸經聖惠方上管兩旁一寸。醫學原始。自不容至滑肉門去腹中行二寸。自天樞至氣衝去腹中行三寸。入門不容穴平巨闕傍三寸。天樞平臍傍三寸。諸說紛紛。不能無疑矣。十四經。千金方。外臺。聖濟總錄。銅人經。資生經。金鑑所說爲是。

承滿　不容下一寸。

梁門　承滿下一寸。

關門　梁門下一寸。

太乙　關門下一寸。

滑肉門　太乙下一寸。

天樞　挾臍二寸。

外陵　天樞下一寸。

大巨　外陵下一寸。

水道　鍼灸聚英十四經合參等。在大巨下二寸。

註證分寸歌曰。樞下四寸。

歸來　徐氏大全曰。水道下一寸。

氣衝　醫學綱目曰。臍下兩旁陰毛際。橫骨端宛宛中有動脈是也。

西方子明堂曰。引刺熱論註曰。在腹臍下橫骨兩端鼠鼷上一寸。

動脈應手。

骨空論曰。毛際動脈。人鏡經醫學原始等。曲骨旁三寸。來施沛沛然經穴指掌圖。氣衝曲骨傍三寸求。程氏醫彀曰。曲骨傍三寸爲是也。

髀關　圖翼馬氏歌等。膝上一尺二寸。

伏兔　膝上六寸起肉。正跪坐而取之。

陰市　膝上三寸。

梁丘　膝上二寸。

犢鼻　醫學入門曰。在膝頭眼外側大筋陷中。

醫宗金鑑曰。從梁丘下行。遇膝蓋骨骱骨上陷中。俗名膝眼。此處陷中。兩旁有空。狀如牛鼻。在外側者。

三里 膝眼下三寸。又曰極重。按之則趺上動脈止矣。得效方曰。以手約膝取中指梢盡處是穴。

巨虛 三里下三寸。舉足取之。

條口 下廉上一寸。舉足取之。

巨虛下廉 上廉下三寸。舉足取之。入門曰。三里下六寸。

豐隆 銅人鍼灸圖經曰。外踝上八寸。甲乙經。千金方。聖惠方。資生經。外臺祕要。聖濟總錄等。外踝上八寸。

解谿 醫學原始曰。在足腕上衝陽後寸半繫鞋處。一法去內庭上六寸半。營昇按。此穴刺瘧論注。在衝陽後三寸半。氣穴論注。二寸半。甲乙經圖翼發揮醫學原始。以衝陽後一寸五分。去內庭上六寸半爲是。

衝陽 足趺上五寸。骨間動脈。去陷谷三寸。營昇按。醫宗金鑑曰。足趺上脚面高骨間動脈。張氏曰。即仲景所謂趺陽脈是也。銅人經發揮等。去陷谷三寸。鍼灸大全醫學入門。去內庭五寸。俱爲是。

陷谷 鍼灸大成曰足大指次指外間本節後陷中。去內庭二寸。營昇按。甲乙經。千金方。外臺祕要。聖濟總錄。針灸聚英。針灸資生經。神應經。針方六集。醫學入門等。皆云去內庭二寸。此說爲是。醫學原始曰。在足二指內側。本節後陷中。去內庭一寸。此說非也。內側二字。恐誤。何則。足陽明胃經陽經也。取之內側。則屬陰經。謬誤可知也。針灸大成曰。足大指次指外間。本節後去內庭二寸。此說尤爲得之。

內庭　足大指次指外間。

厲兌　鍼方六集曰在足大指次指之端。外側向中指邊。去爪甲如韭葉。

足陽明胃經圖

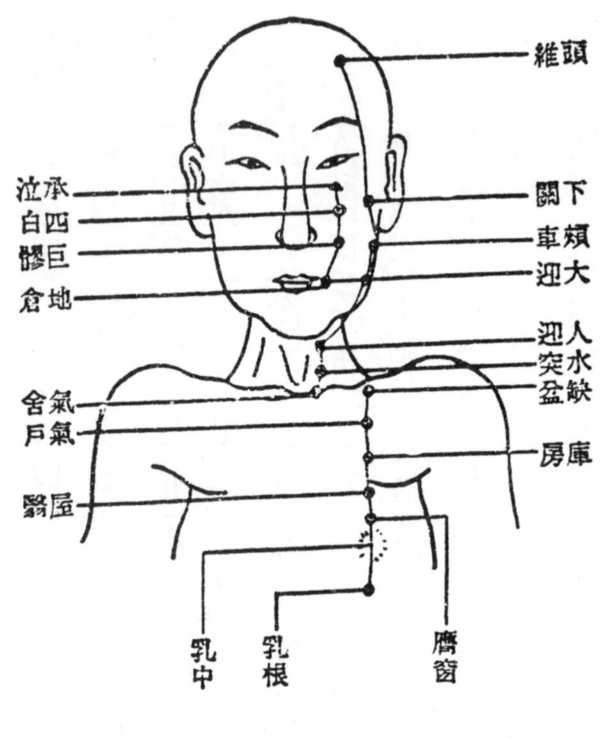

足陽明經接自手陽明迎香穴而起於目下七分上直瞳子陷中之承泣。循目下一寸爲四白。夾鼻孔旁八分爲巨髎。夾口吻旁四分爲地倉。在曲頷前一寸三分骨陷中動脈爲大迎。在耳下曲頰端近前陷中爲頰車。客主人下耳前動脈爲下關。額角入髮際爲頭維。頭下夾結喉旁一寸五分大動脈應手爲人迎。頸筋前直人迎下夾氣舍爲水突。下夾天突邊陷中爲氣舍。在肩上橫骨陷者中爲缺盆。巨骨下夾俞府兩旁各二寸。去中行四寸陷中爲氣戶。氣戶下一寸六分爲庫房。庫房下一寸六分爲屋翳。屋翳下一寸六分爲膺窗。當乳之中爲乳中。乳中下一寸六分爲乳根。第四肋端幽門旁一寸五分去中行二寸爲不容。不容下一寸爲承滿。承滿下一寸爲梁門。梁門下一寸爲關門。關門下一寸爲太乙。太乙下一寸爲滑肉門。夾臍旁二寸爲天樞。天樞下一寸爲外陵。外陵下二寸爲大巨。大巨下三寸爲水道。水道下二寸爲歸來。歸來下鼠鼷上一寸。動脈應手宛宛中。去中行二寸爲氣衝。膝上伏兔後交紋中爲髀關。膝上六寸起肉間。正跪坐而取之爲伏兔。膝上三寸。拜而取之爲陰市。

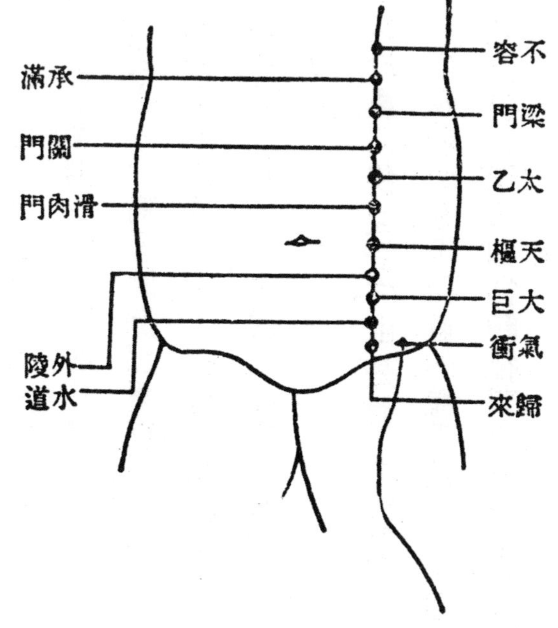

圖示正跪坐而取之。膝上有肉起如兔狀。即伏兔穴。膝上二寸兩筋間爲梁丘。

循膝臏下。胻骨上。骨解大筋陷中。形如牛鼻爲犢鼻。膝眼下三寸。胻骨外廉大筋內宛宛中爲三里。三里下三寸爲上巨虛。下五寸。爲條口。上廉下三寸兩筋骨陷中爲下巨虛。外踝上八寸爲豐隆。足跗上五寸高骨間動脈爲衝陽。衝陽後一寸五分爲解谿。足大指次指外間本節後陷中爲陷谷。外間陷中爲內庭。次指端去爪甲如韭葉爲厲兌。

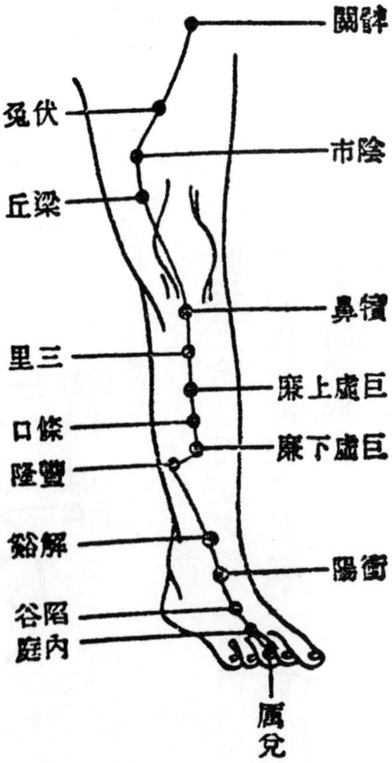

足陽明起於鼻兩傍迎香穴。由是而上。左右相交於頞中。過睛明之分。下循鼻外。歷承泣四白巨髎。入上齒中。復出循地倉。挾兩口吻環繞脣下左右相交於承漿之分也。自承漿却循頤後下廉出大迎。循頰車上耳前歷下關過客主人循髮際行懸釐頷厭之分。經頭維會於額顱之神庭。

其支別者。從大迎前下人迎。從喉嚨歷水突氣舍入缺盆。行足少陰俞府之外。下膈當上脘中脘之分。屬胃絡脾。

其直行者。從缺盆而下。下乳內廉循氣戶庫房屋翳膺窗乳中乳根不容承滿梁門關門太乙滑肉門下。挾臍歷天樞外陵大巨水道歸來諸穴而入氣衝中也。

自屬胃處起。胃下口循腹裏過足少陰肓俞之外。本經之裏。下至氣衝。與前之入氣衝者合。

督脈　神庭足太陽陽明督脈之會

膀胱經　睛明手足太陽少陽足陽明五脈之會

任脈　上脘足陽明手太陽任脈之會

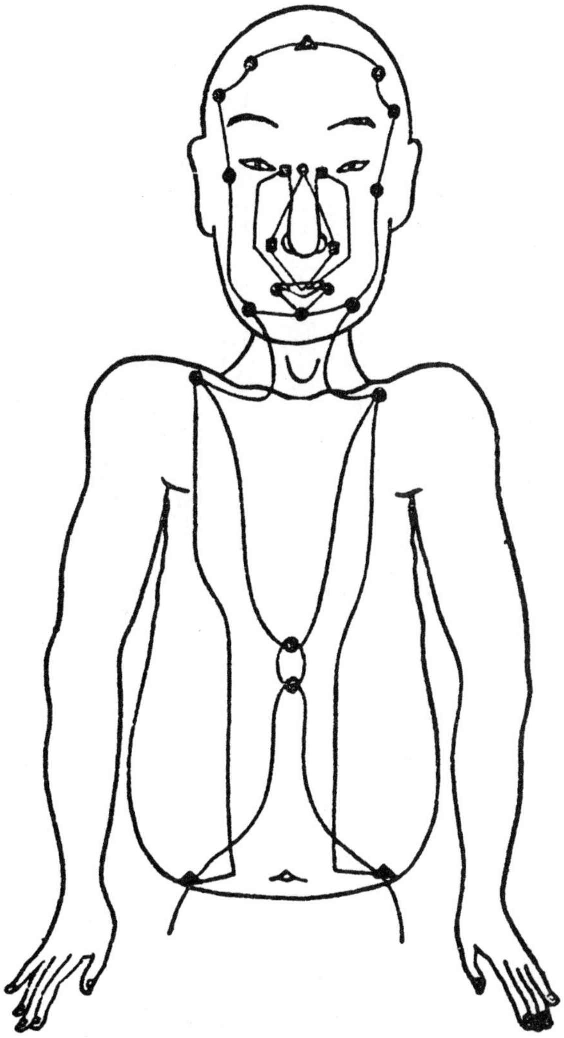

膽經　客主人懸釐頷厭共手足少陽陽明之交會

任脈　承漿足陽明任脈之會

任脈　中脘手太陽少陽足陽明所生任脈之會

既相合氣衝中。乃下髀關抵伏兔。歷陰市梁丘。下入膝臏中經犢鼻。下循骭外廉之三里巨虛上廉條口巨虛下廉豐隆解谿。下足跗之衝陽陷谷入中指外間之內庭。至厲兌而終也。

其支者。自趺上衝陽穴。別行入大指間斜出。足厥陰行間穴之外。循大指下出其端。以交於足太陰。

足陽明之別名曰豐隆去踝八寸別走太陰據此則本經自豐隆別出者不入中指外間者明矣

其支者自趺上衝陽穴別行入大指間斜出足厥陰行間穴之外循大指下出其端以交於足太陰

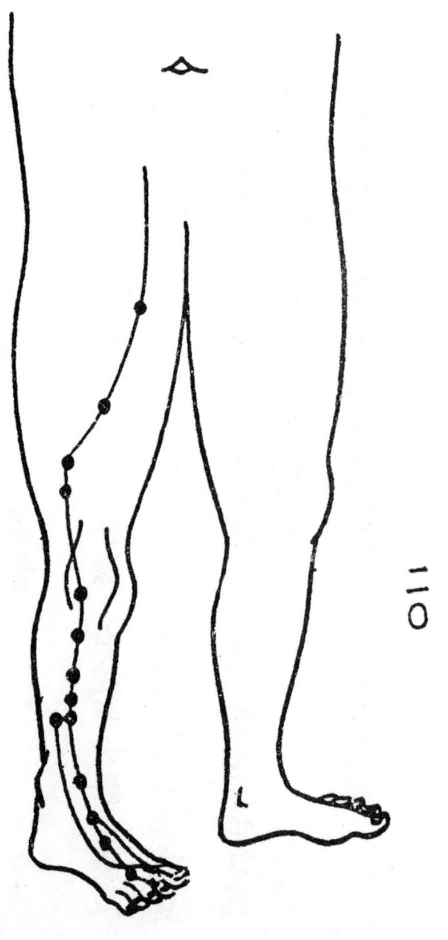

足太陰脾經醫學入門曰。巳時自衝陽過交與足指隱白。循腿腹上行至腋下大包穴止。

隱白　足大指內側端。去爪甲角如韭葉。

大都　足大指本節後陷中。

大白　足內側核骨下陷中。

神應經曰。在足大指內側。大都後一寸下一寸。

公孫　徐氏大全曰。在大指內側。去本節後一寸。

醫學入門曰。太白後一寸陷中。

商丘　圖翼曰。內踝下微前陷中。前有中封。後有照海。此穴居中。神應經針灸大成共同。

三陰交　內踝上三寸骨下陷中。營昇按。神農皇帝針灸圖。甲乙經。外臺祕要。聖濟總錄。銅人腧穴針灸圖經。針灸資生經。針灸聚英。醫學入門。針灸大成。醫學原始。醫宗金鑑等。皆云內踝上三寸骨下。千金方聖惠方明堂灸經。俱爲內踝上八寸。神應經圖翼針灸經驗方。爲內踝上除踝三寸骨下陷中。此穴千金翼方所謂內踝上一尺。名三陰交者。而今世俗稱手一束者是也。

漏谷　內踝上六寸骨下陷中。

地機　醫學入門曰膝下五寸大骨後。

陰陵泉　膝下內側輔骨下陷中。伸足取之。

血海　醫學原始曰在膝臏上內廉赤白際二寸。用手按於膝上大指向內廉。中指向外廉。指頭盡處是穴。

箕門　鍼灸聚英醫學入門醫學原始經穴指掌圖等皆云血海上六寸陰股內動脈應手筋間。

衝門　上去大橫五寸。在府舍下橫骨端約中動脈。

府舍　腹結下三寸。醫宗金鑑曰衝門上七分。

腹結　大橫下一寸三分。

大橫　醫學入門曰平臍傍四寸半。營昇按。甲乙經。銅人經。千金方。外臺。金鑑。皆曰去腹中行三寸半。注證發微。十四經。針灸聚英。古今醫統大成。入門。資生經。去腹中行四寸半。針方六集。去腹中行四寸。甲乙經。外臺。針方六集。腹哀下三寸。銅人經。聖濟總錄。聚英發揮。大成。原始合參。腹哀下三寸半。醫學綱目。腹哀下二寸五分。千金方。腹哀下二寸八分。攷腹哀下一寸五分。古今醫統。腹哀下一寸三分。以上諸說皆不同。腹哀穴在期門下二寸。期門下二寸即當臍上四寸也。或云腹哀下三寸五分爲大橫穴。又云三寸。又云二寸五分。又云二寸。又云一寸五分。又云一寸三分。以上之說俱不合骨度。不可拘拘。今取入門所說。定爲平臍傍四寸半。

腹哀　日月下一寸五分。營昇按。日月穴期門下五分。期門巨闕旁四寸半。巨闕臍上六寸也。分寸歌曰。腹哀期下方二寸。

食竇　鍼灸大成曰。天谿下一寸六分。去胸中行各六寸。

天谿　胸鄉下一寸六分。仰而取之。對膻中。

胸鄉　周榮下一寸六分。仰而取之。

周榮　中府下一寸六分。仰而取之。

大包　淵腋下三寸。

足太陰脾經圖

足太陰經接足陽明厲兌而起於足大指內側端。去爪甲角如韭葉之隱白。循大指本節後內側骨縫白肉際陷中爲大都。內側核骨下赤白肉際陷中爲大白。內側本節後一寸內踝前陷中爲公孫。內踝下微前陷中爲商丘。內踝上三寸骨下陷中爲三陰交。內踝上六寸骨下陷中爲漏谷。膝下五寸內側骨下陷中爲地機。膝下內輔骨下陷中爲陰陵

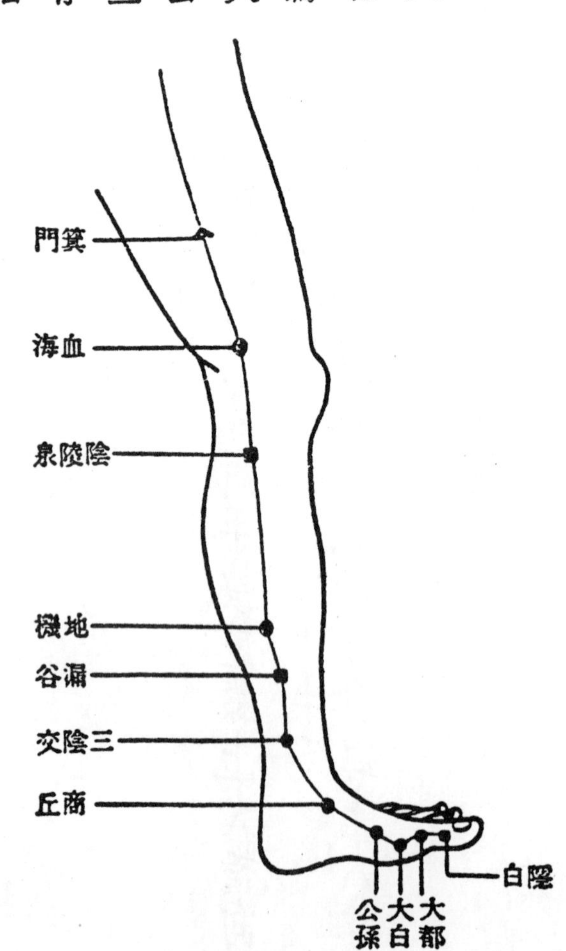

泉。膝髕上一寸內廉白肉際陷中爲血海。魚腹上越兩筋間陰股內廉動脈應手爲箕門。

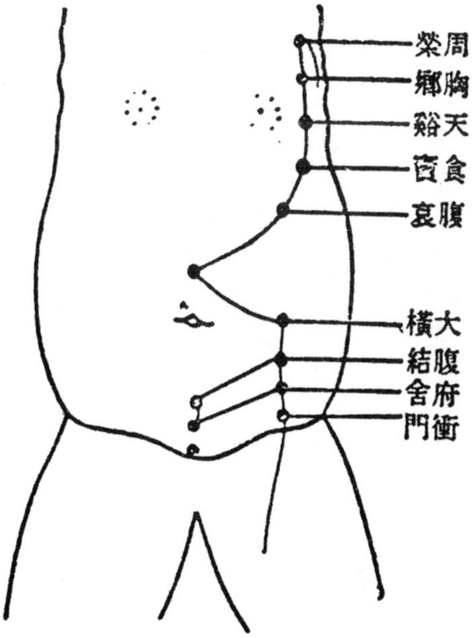

上去大橫五寸。當府舍下橫骨兩端約紋中動脈爲衝門。腹結下三寸去腹中行三寸半爲府舍。大橫下一寸三分爲腹結。腹哀下三寸五分平臍爲大橫。日月下一寸五分爲腹哀。天谿下一寸六分陷中爲食竇。胸鄉下一寸六分陷中爲天谿。周榮下一寸六分陷中爲胸鄉。中府下一寸六分陷中爲周榮。

圖示本經大包穴係在淵腋下三寸。與淵腋章門帶脈環跳諸穴均從腋下毛際中橫紋中之心經極泉穴直下。

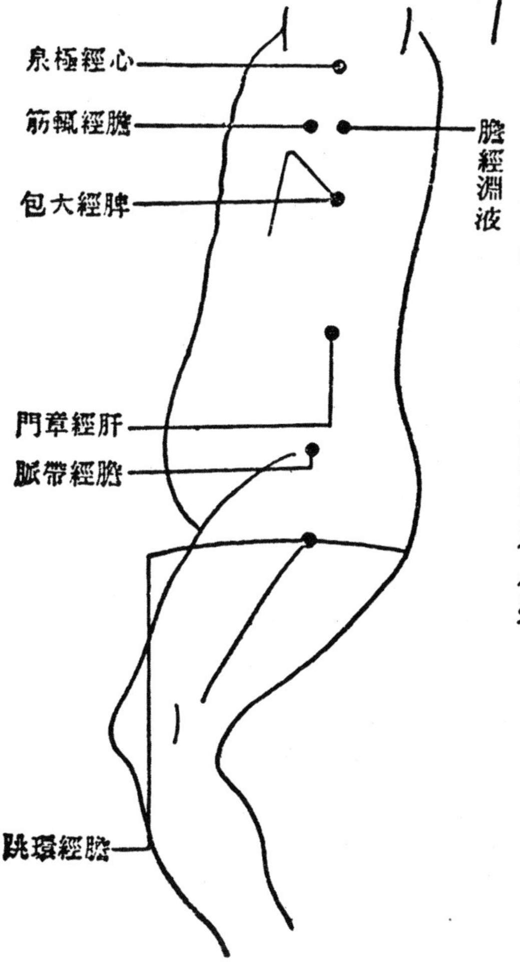

足太陰起大指之端。隱白穴。受足陽明之交也。由是循大指內側白肉際大都穴。過核骨。後歷大白公孫商丘上內踝前廉之三陰交也。由三陰交上腨內循骭骨後之漏谷。上行二寸交出足厥陰經之前。至地機陰陵泉。自陰陵泉上循膝股內前廉之血海箕門。經衝門府舍會中極關元。復循腹結大橫會下脘。歷腹哀過日月期門之分。循本經之裏。下至中脘下脘之際。以屬脾絡胃也。

由腹哀上膈循食竇天谿胸鄉周榮。由周榮外曲折向下至大包。又自大包外曲折向上會中府上行。行人迎之裏。挾咽連舌本。散舌本而終也。

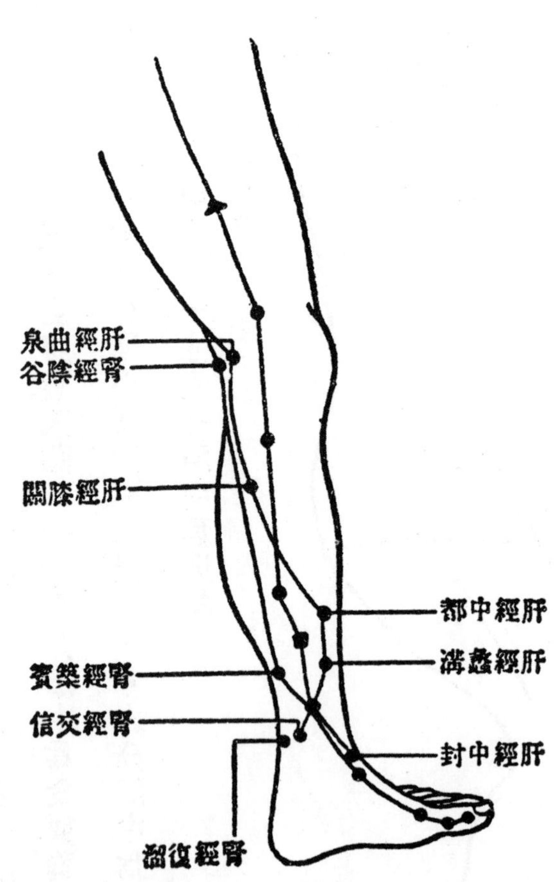

其支者。由腹哀別行。再從胃部中脘穴之外上膈。注於膻中之裏。心之分。以交於手少陰。

中極關元　皆三陰任脈之會

下脘　足太陰任脈之會

日月　足太陰少陽陽維之會

期門　足太陰任脈之會

中府　足太陰之會

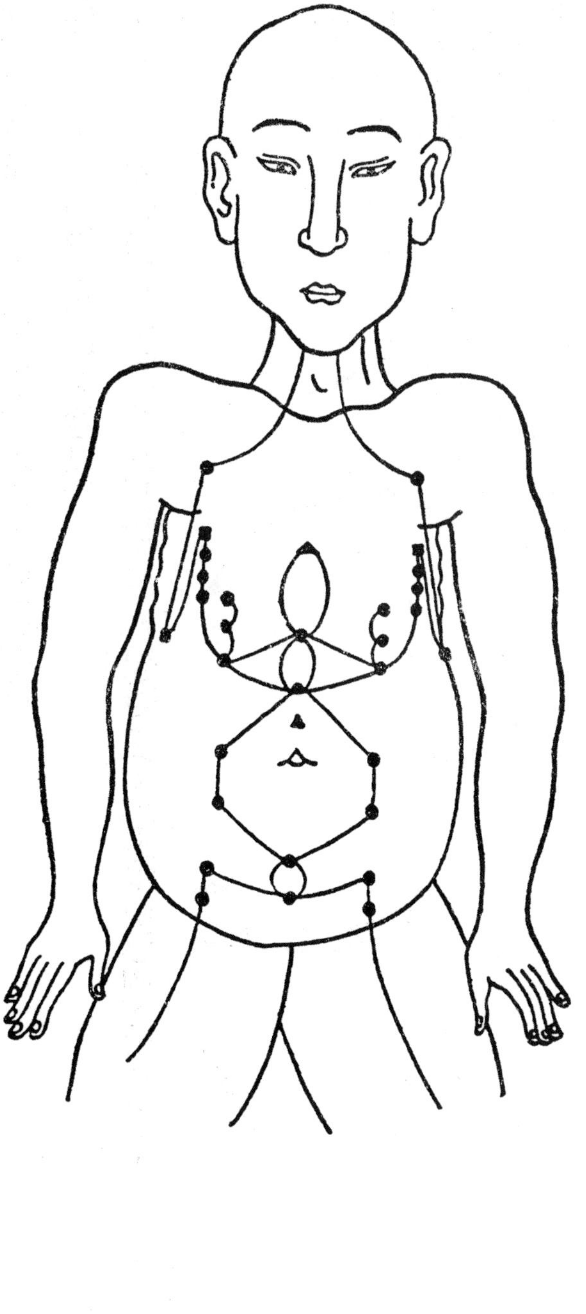

手少陰心經醫學入門曰。午時自大包交與腋下極泉。循臂行至小指少衝穴止。

極泉　臂內腋下。筋間動脈。

醫學入門十四經合參等。無臂內二字。

青靈　醫學原始曰。在肘上三寸。伸肘舉臂取之。

甲乙經千金方外臺祕要闕此穴。

少海　醫學入門醫學原始等。肘內廉橫紋頭盡處陷中。

靈道　掌後一寸五分。

通里　腕後一寸。

陰郄　掌後脈中去腕五分。
醫學原始曰。在神門後半分。

神門　掌後銳骨之端。

少府　大全曰。掌內手小指本節後。
醫統大成聚英等。手小指本節後骨縫陷中。

少衝　手小指內廉端去爪甲角如韭葉。
鍼方六集。醫學入門。鍼灸大成。醫學原始等。手小指內側去爪甲角如韭葉。

手少陰心經圖

手少陰經起自腋下筋間動脈之極泉。循肘上三寸爲青靈。肘內廉節後陷中爲少海。掌後一寸五分爲靈道。腕側後一寸陷中爲通里。掌後脈中去腕五分爲陰郄。掌後銳骨端陷中爲神門。小指本節後

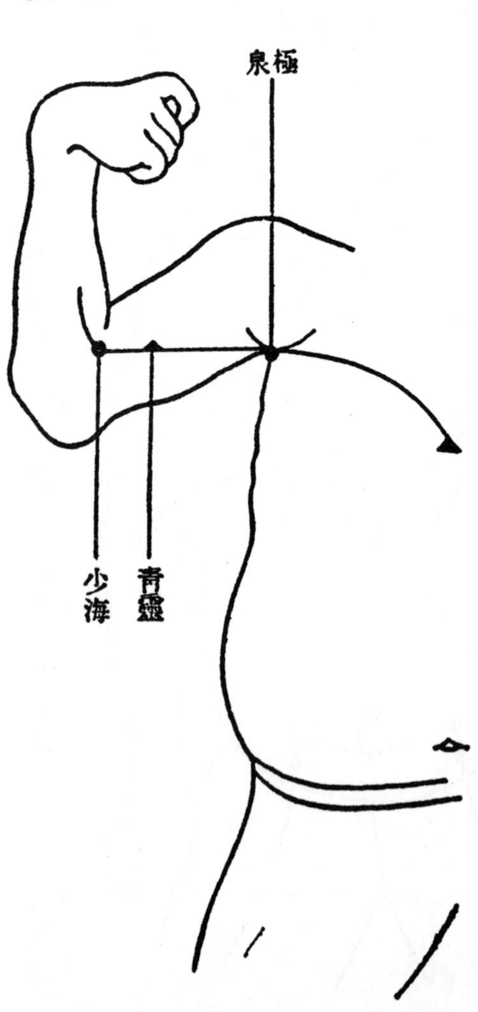

骨縫陷中爲少府。小指內側端去爪甲角如韭葉爲少衝。

手少陰經起於心循任脈之外。屬心系。下膈當臍上二寸之分絡小腸。其支者從心系出任脈之外。上行挾咽繫目系。其直者復從心系直上至肺臟之分出。循腋下於極泉也。自極泉下循臑內後廉。行太陰。心主兩經之後。歷青靈穴下肘內廉抵少海。自少海而下循臂內後廉神門。入掌內廉。至少府。循小指端之少衝而終。以交於手太陽也。

心爲君主之官。示尊於他藏。故其交經授受不假於支別云。

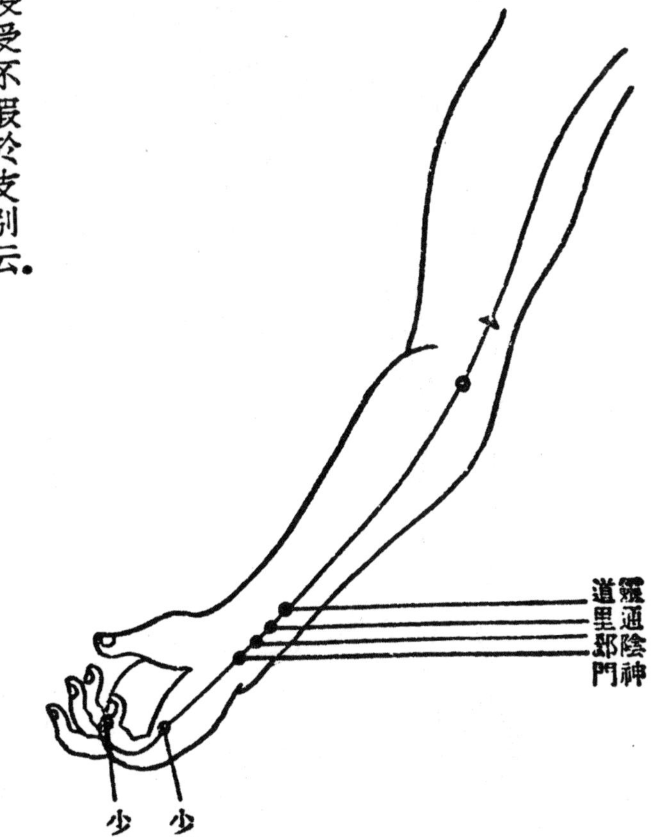

手少陰經起於心循任脈屬心系下膈當臍上二寸之分絡小腸其直者復從心系却上肺出腋下其支者從心系上挾咽繫目系

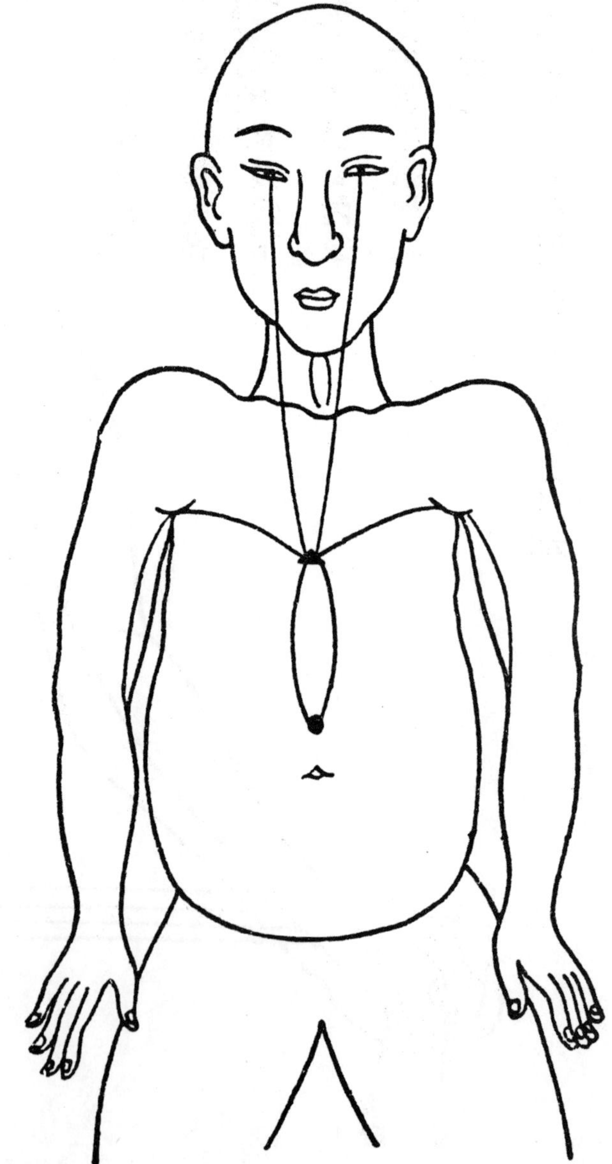

經穴纂要卷二

丹州龜山　醫官　小阪營昇元祐　纂輯
門人　若州小濱　醫官　河毛松秀
　　　信州松代　醫官　立田玄杏　同校

手太陽小腸經入門曰。未時自少衝交與小指少澤。循肘上行至面聽宮穴止。

少澤　手小指外側端。去爪甲角一分陷中。

前谷　手小指外側本節前陷中。

後谿　手小指外側本節後陷中。

儒門事親曰。屈小指握紋盡處是穴。

醫學原始曰。屈掌外側橫紋尖盡處是穴。圖翼大成聚英入門。手小指外側本節後陷中。握掌取之。大全節後橫紋尖上。

腕骨　入門曰。掌後外側高骨下陷中。握掌向內取之。

陽谷　手外側腕中兌骨下陷中。

醫學原始曰。一取法大筋上大骨下紋尖當中是穴。

養老　手髁骨上一空。仰手探之則有髁骨上一空。卽當腕後一寸。

支正　腕後五寸。

小海　大成曰。肘外大骨外去肘端五分陷中。屈手向頭取之。

經筋篇曰。彈之應小指之上。

類註。但於肘尖下兩骨罅中。以指捺其筋。則痠麻應於小指之上。是其驗也。

肩貞　醫學原始曰。肩髃後兩骨罅間。（髃恐當作髎。）

入門曰。肩髃後兩骨罅陷是穴。

臑俞　挾肩髎後大骨下胛上廉陷中。

天宗　秉風後大骨下陷中。

秉風　天髎外肩上小髃後舉臂有空。（營昇按。此穴諸書未言寸法先膽經。肩井後一寸。三焦經取天髎穴。天髎後一寸。隔骨間取之。）

曲垣　肩中央曲胛陷中。按之應手痛。

肩外俞　肩胛上廉去脊中三寸陷中。

肩中俞　肩胛內廉去脊中二寸陷中。

神照集分寸歌。肩中大椎傍。

天窗　頸大筋前。曲頰下。扶突後動脈應手陷中。

天容　耳曲頰後。

顴髎　面頄骨下廉兌骨端陷中。

聽宮　入門曰。耳前珠子傍。瑩昇按。三焦經與膽經之聽會中間取之。

手太陽小腸經圖

手太陽經接自手少陰之少衝而起於手小指外側端去爪甲角一分陷中少澤穴。循本節前陷中爲前谷。本節後外側橫紋尖上爲後谿。手外側腕前起骨下陷中爲腕骨。腕中銳骨下陷中爲陽谷。手外髁骨上一空腕後一寸陷中爲養老。腕後外廉五寸爲支正。肘內大骨外去肘端五分陷中爲小海。屈手向頭取之。

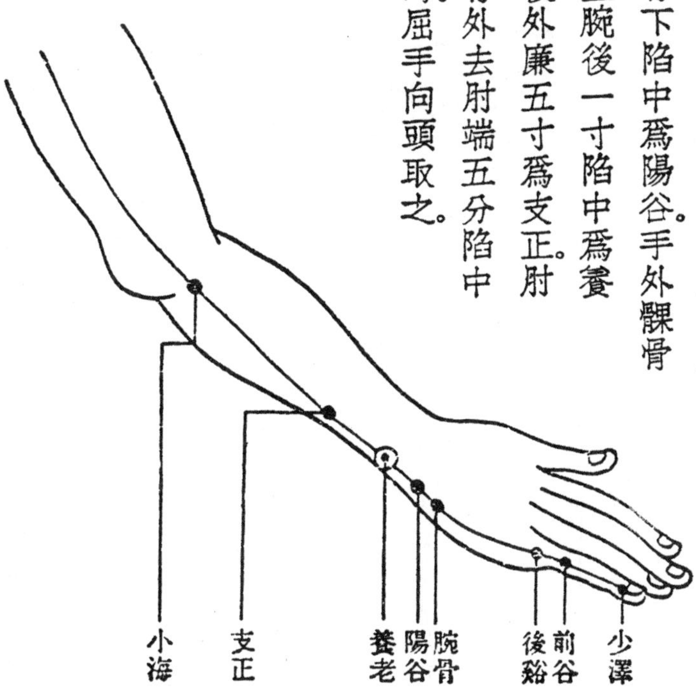

少澤　前谷　後谿　腕骨　陽谷　養老　支正　小海

養老　小海

圖示取養老穴。須仰手見踝上一空即是。

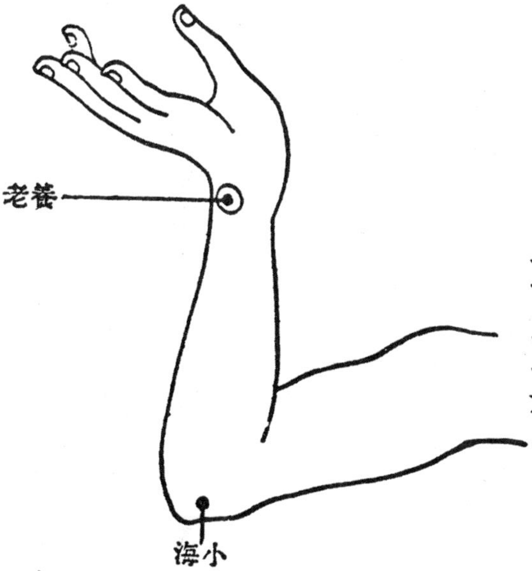

在肩曲胛下兩骨解間肩髃後陷中爲肩貞。肩髎後大骨下胛上廉陷中爲臑兪。秉風後大骨下陷中爲天宗。肩上天髎外小髃骨舉臂有空爲秉風。肩中央曲胛陷中爲曲垣。肩胛上廉去脊大椎旁三寸陷中爲肩外兪。在內廉去椎二寸陷中爲肩中兪。頸大筋前曲頰下扶突後動脈爲天窗。耳下曲頰下後爲天容。面頄骨下廉銳骨端陷中爲顴髎。耳中珠子大如赤小豆爲聽宮。

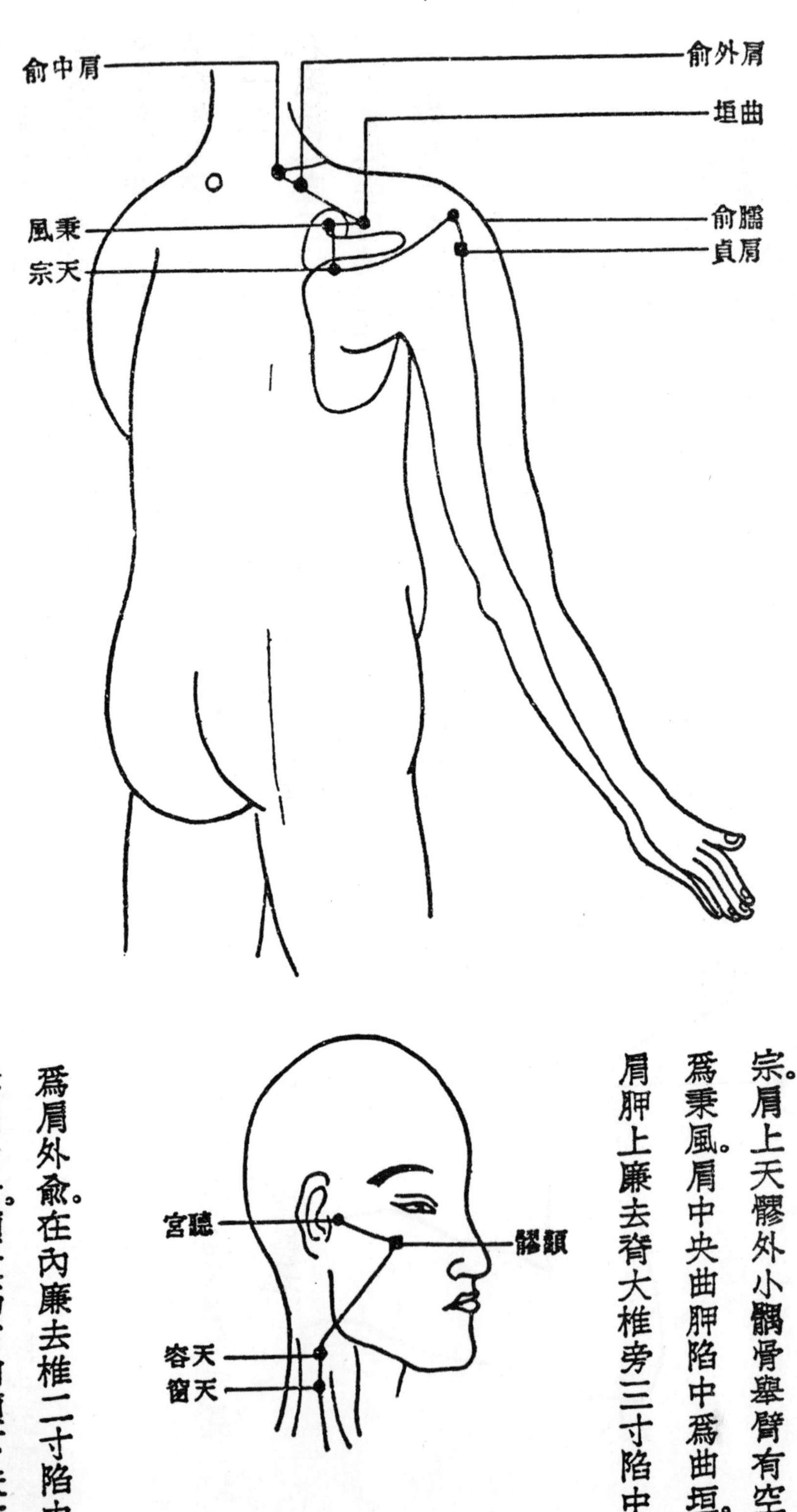

滑氏曰。手太陽小腸經起小指端少澤穴。由是循手外側之前谷後谿上腕出踝中。歷腕骨陽谷養老穴也。

自養老穴直上。循臂骨下廉支正穴出肘內側兩骨之間。歷小海穴上循臑外後廉行手陽明少陽之外上肩。循肩貞臑俞天宗秉風曲垣肩外俞肩中俞諸穴。乃會大椎。因左右相交於兩肩之上。自交肩上入缺盆。

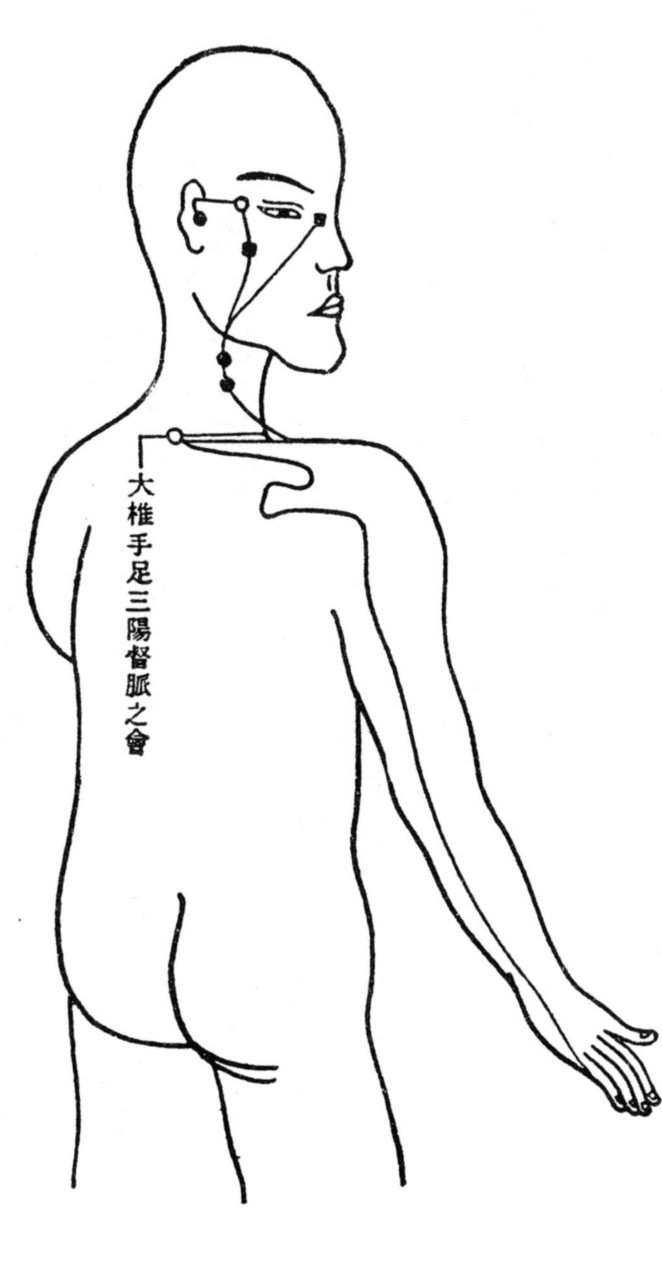

循肩向腋下行。當膻中之分。絡心循胃系下膈。過上脘中脘抵胃。下行任脈之外。當臍上二寸之分屬小腸。

其支者別從缺盆。循頸之天窗天容上頰抵顴髎。上至目銳眥過瞳子髎。却入耳中。循聽宮而終。

其支者別頰上𩓐抵鼻。至目內眥睛明穴以交於足太陽也。

足太陽膀胱經入門曰。申時自聽宮交與睛明。循頭頸下背腰臀腿。至足小指至陰穴止。

睛明　明堂灸經曰。目內眥頭外一分。

醫學原始曰。目內眥直紋中是穴。

攢竹　眉頭陷中。

氣府論醫統兩眉頭少陷。

眉冲　入門曰。直眉頭上神庭曲差間。營昇按。入門原始。共此穴屬於膀胱之經部。今據而補焉。

曲差　鍼方六集曰。挾神庭兩傍開一寸五分。在髮際正頭取之。

五處　鍼方六集曰。在星穴兩傍各開一寸五分。上曲差一寸。

承光　五處後一寸五分。

馬氏曰。承光髮上二寸半。

通天　承光後一寸五分。

絡却　通天後一寸五分。

玉枕　絡却後一寸五分。挾腦戶傍一寸三分。枕骨上入髮際三寸。營昇按。甲乙經云。絡却後七分。千金方幷聖惠方。絡却後七分半。銅人經聖濟總錄針方六集入門大成發揮原始聚英。絡却後一寸五分。又云入髮際三寸。或二寸。自曲差至絡却五寸半。玉枕穴。絡却後一寸五分。取之於前髮際。則其間通計七寸也。腦戶穴自神庭至百會五寸。自百會至腦戶四寸五分。卽爲自前髮際通計九寸五分。是無挾腦戶傍之理。若從挾腦戶之說。則入髮際二寸五分爲是。或云。入髮際三寸。非是。

天柱　原始曰。在項後髮際大筋外廉陷中。

大杼　神照集曰。在項後第一椎下兩旁各開一寸五分陷中。正坐取之。營昇按。八脈攷釋音曰。椎音槌。脊之骨節也。背輸篇類注曰。集卽椎之義。指脊骨之節間也。古謂之焦。亦謂之顀。後世作椎。去脊中行說甚多矣。甲乙經千金方外臺聖濟總錄發揮銅人經大全大成背部第二行。相去脊中一寸五分。第三行相去脊中爲三寸。醫統資生經聚英類經金鑑入門背二行。除脊一寸半。相去脊中二寸背三行。相去脊中三寸半、諸說不同。背二行相去脊中一寸半。背三行相去脊中三寸爲是。滑氏曰。自大杼至白環諸穴。並第二行。相去脊中各一寸五分。歌曰。自大杼至白環。相去脊中三寸間。夫旣曰脊中。則自脊骨中間量取。而非骨外量取明矣。圖翼曰。脊骨內闊一寸。凡云第二行夾脊一寸半。三行夾脊三寸者。除脊一寸外。故在二行。當爲二寸。在三行。當爲三寸半。聚英曰。當除去脊骨一寸外量取之。此說不可從、

風門　第二椎下。

肺腧　第三椎下。

厥陰腧　第四椎下。

心腧　第五椎下。

督俞　入門曰。第六節下。外一寸半。

大成金鑑入門原始。共此穴屬於膀胱之經部。今據而補焉。

膈腧　第七椎下。

肝腧　第九椎下。

膽腧　第十椎下。

脾腧　第十一椎下。

胃腧　第十二椎下。

三焦腧　第十三椎下。

腎腧　第十四椎下。

聚英醫統圖翼。自大杼至腎俞。凡十二穴。皆有正坐取之四字。千金方曰。以杖量至臍及當脊骨。然後相去各一寸半腎俞也。按之雖然肥人腹垂則抵。瘦人腹平則臍平。今不論肥瘦。均以杖量之未有準。

鍼灸大全曰。令患人平身垂手。正立於平正木石之上。目無斜視。無偏倚。去上衣服。用切直杖子。從地以至臍中央截斷。却回杖子於背上當脊骨中杖盡處。卽十四柱命門穴也。以墨記却用稈心取同身寸三寸摺作一寸五分。兩頭是腎俞穴也。

氣海俞　第十五椎下。

大成入門金鑑原始。共屬於膀胱之經部。今據而補焉。

大腸俞　第十六椎下。

關元俞　第十七椎下。

大成入門金鑑原始。共此穴屬於膀胱經部。今據而補焉。

小腸俞　第十八椎下。

膀胱俞　第十九椎下。

中膂內俞　第二十椎下。

白環俞　第二十一椎下。伏而取之。

聚英醫統圖翼。自大腸俞至白環俞。凡五穴。皆伏而取之。

上髎　入門曰。腰髁骨下第一空。挾脊兩旁陷中。餘三窌少斜。上闊下狹是也。

次髎　第二空挾脊陷中。

中髎　第三空挾脊陷中。

下髎　第四空挾脊陷中。

營昇按。甲乙經上窌在第一空腰髁下一寸。挾脊陷者中。足太陽少陽之絡也。釋骨曰。骶之上俠脊十七節至二十一節起骨曰腰髁骨。圖翼曰。腰髁腰髎。自十六椎而挾脊附着之處也。甲乙經所謂在上髎腰髁下一寸是。則自十七椎二十椎之間。左右挾脊者各上闊下狹有四孔。即是爲八髎穴既明矣。又金鑑曰。腰骨即脊骨十四椎下十五十六椎間。尻上之骨也。尻骨者。腰骨下十七椎十八椎十九椎二十椎二十一椎五節之骨也。上四節紋之旁左右各四孔。骨形凹如瓦。長四五寸許。上寬下窄。末節更小。如人參蘆形。名尾閭。一名骶端。一名橛骨。一名窮骨。又刺腰痛論王注曰。髁下尻骨兩傍四骨空左右八穴。俗呼此骨爲八髎骨也。又東醫寶鑑曰。嘗見死人骸腰脊骨盡處。有一骨。廣如人面。大四空分兩行了然通透。乃是八髎骨也。又刺腰痛論注曰。上髎當髁骨下陷中餘三窌少斜下陷中是也。寬政庚戌冬予得刑人骸。解而視之。腰髁左右。果有上闊下狹有骨空者。與刺腰痛論醫學入門東醫寶鑑所說符矣。因從其說云。

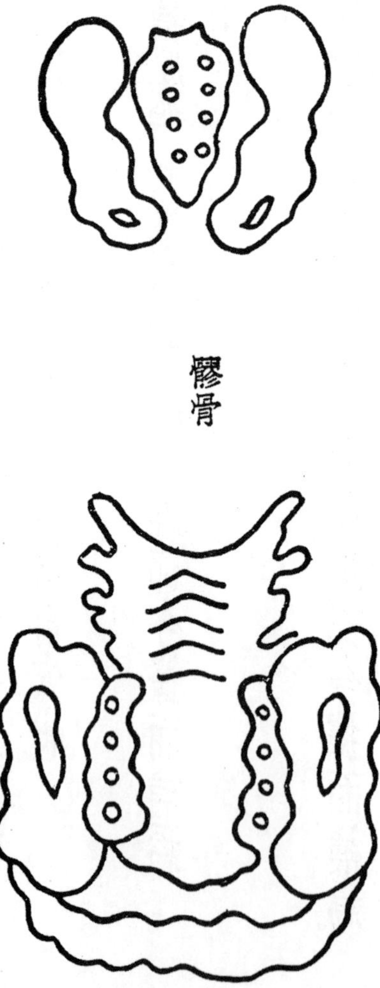

左右髖骨

髎骨

髖骨與髎骨接之圖

會陽　尾髎骨兩旁（銅人經。尾䯏骨作尾骶。甲乙經作陰毛骨）。

營昇按。甲乙經曰。在陰毛骨兩傍督脈氣所發。故堀元厚安井元越因謂此穴移入於督脈。氣府論甲乙經本經穴雖係督脈。然至銅人經係之足太陽經也。蓋二十一椎下腰俞而非長強也。尾骶骨即脊椎最下一骨。而更在二十一椎下。長強亦在其下端耳。圖翼曰。男子尖。女子圓而平。神照集曰。在陰尻骨兩傍。去長強一分。

承扶　尻臀下股陰上紋中。

殷門　圖翼曰。承扶下六寸膕上兩筋之間。

浮郄　委陽上一寸。展膝得之。

委陽　入門曰。膝腕橫紋外廉兩筋間委中外一寸。營昇按。村上宗占所謂滑氏註十四經之時。直從甲乙經用承扶下六寸屈身取之九字。加於委陽之註者。可謂疎漏耳。承扶下六寸屈身取之九字衍文。可刪去矣。承扶下六寸。則此當股之中央。安有屈身之理乎。不可不辨焉。樓英醫學綱目詳言委陽之尺寸。今以經文考之。當曰一尺六寸。銅人經委陽在承扶下六寸。銅人經蓋祖甲乙經。甲乙經元脫一尺二字耳。余私以為醫學綱目承扶下有一尺二字。則當定為承扶下一尺六寸無疑矣。委陽穴一說足太陽之前。少陽之後。膕中外廉兩筋之間。屈膝取之是也。此說為尤得之。由是視之。委中即膕中央。委陽即膕之陽分。約文盡處兩筋之間是也。又按醫學原始曰。委陽穴在膝腕橫脈尖外廉兩筋間。委中外一寸。屈身取之。又針方六集曰。膝後約紋中尖兩筋間動脈。其穴伏臥取之。其他入門神照集諸書。并宜參考焉。

委中　膕中央約紋中動脈。神照集曰。膝後約紋中央兩筋間動脈。是穴伏臥取之。營昇按。足太陽膀胱經。自睛明而始上巔頂。下天柱大杼挾脊為第二行。歷諸穴循尻臀下委中也。是謂膀胱之本經也。第三行從天柱別而下附分從附分至秩邊。歷諸穴下行而下委中。合於本經也。是謂膀胱之大絡脈也。蓋此經從附分而下秩邊。從秩邊又橫行於環跳。下行於髀外側合委中。

附分　神照集曰。在第二椎下附項廉。去脊兩旁各開三寸。正坐取之。

魄戶　第三椎下。

膏肓　圖翼曰。此穴自晉以前所未有。乃後人之所增也。千金方以後有此屬奇俞。諸家屬膀胱。營昇按。甲乙經千金翼發揮爲四椎下五椎上。圖翼五椎上四椎下各三寸半。大成四椎下一分。五椎上二分。大全四椎下二分微多。五椎上一分微少。醫學原始四椎下二分。五椎上二分。神照集四椎下微帶。五椎骨上兩傍。各開三寸。正坐開肩取之。入門四椎微下一分。五椎微上二分。諸說紛紛。不能歸定於一矣。明堂灸經銅人經姜希銅人聖濟總錄資生經綱目萬病回春莊綽膏肓灸法葉元善等。爲四椎下兩傍同身寸各三寸。似穩當焉。今從之。

神堂　第五椎下。

譩譆　第六椎下。

膈關　第七椎下。正坐闊肩取之。營昇按。甲乙經闗作開肘與肘並合。則肩胛開闗膏肓神堂譩譆又如此。不然則胛骨覆經不得其穴也。

魂門　第九椎下。

陽綱　第十椎下。

意舍　第十一椎下。

胃倉　第十二椎下。

肓門　第十三椎下。醫統曰。在十三椎下兩旁相去脊中各三寸陷中。又肋間與鳩尾相直。正坐取之。

志室　第十四椎下。並正坐取之。自附分至此。皆正坐取之。故曰並。

胞肓　第十九椎下。十四經合參曰。十九椎下。兩旁相去三寸。伏取之。

秩邊　甲乙經曰。第二十一椎下。兩旁各三寸陷者中。營昇按。明堂灸經銅人經綱目發揮大成以二十椎爲秩邊非也。甲乙原始資生經王冰注以二十一椎爲秩邊爲是。

合陽　甲乙經在膝約文中央下二寸。千金方聚英馬氏發揮金鑑原始膝約文中央下三寸。醫學入門徐氏大全歌委中下一寸。甲乙經外臺聖濟總錄銅人經醫統綱目圖翼神照集十四經合參膝膕約紋下二寸。以二寸爲是。

承筋　外臺祕要曰引救急云以繩從脚心下度至脚踵。便截斷度。則迴此度從脚踵縱量向上盡度頭。當腨下際宛宛中是穴。營昇按。醫統曰。腨陽中央陷中。脛後從脚跟上七寸。又醫學原始脛後腨股中央。從脚跟上七寸。醫統原始。共脚跟上七寸非也。腨股中央凡委中下至跟一尺六寸。在於其中央承筋穴。自跟者爲八寸也。七寸不合。故外臺之說爲是。

承山　醫學原始曰。腨陽下分肉間陷中。貼脚見人字影取之。神照集曰。在足兌腨腸下分肉間陷中。伏臥用兩足大指堅挺乃取之。

飛陽　入門原始曰。外踝上七寸骨後。

跗陽　銅人經外踝上三寸飛陽下。

崑崙　甲乙經神照集。足外踝上三寸。太陽前少陽後筋骨間。

僕參　醫統曰。足外踝後五分跟骨上陷中。細脈動應手。

申脈　明堂經曰。足跟骨下白肉際陷中。拱足取之。
大成曰。外踝下五分。

神應經曰。在外踝下陷中。容爪甲白肉際。前後有筋。上有踝骨。下有軟骨。其穴居中。

金門　神應經曰。有外踝下少後丘墟後申脈前。八脈攷曰。外踝下一寸五分。

京骨　聚英大成足小指本節後大骨名京骨。其穴在骨中。

束骨　足小指外側。本節後陷中。

通谷　足小指外側。本節前陷中。

至陰　足小指外側。去爪甲角如韭葉。

足太陽膀胱經圖

足太陽經接手太陽聽宮穴而起於目內眥外一分宛宛中之睛明。循眉頭陷者中爲攢竹。入髮際爲曲差。曲差後五分爲五處。五處後一寸五分爲承光。承光後一寸五分爲通天。通天後一寸五分爲絡卻。絡卻後一寸五分爲玉枕。俠項後大筋外廉髮際陷中爲天柱。

圖示天柱穴之旁。挾髮際大筋。爲督脈瘂門膽經風池三焦經天牖。

頂後第一椎下兩旁相去脊中各一寸五分陷中。正坐取之爲大杼。中爲臟腑之兪穴。下抵白環兪。當二十一椎。伏而取之。

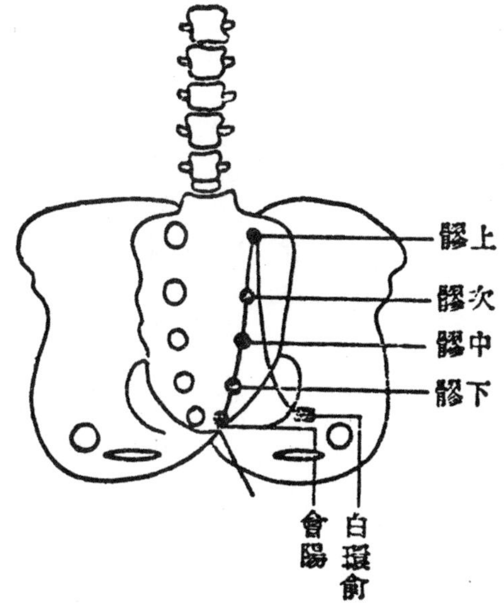

圖示腰髁下一寸。自十七椎二十椎之間。左右挾脊者。各上闊下狹有四孔。則是爲八髎穴。

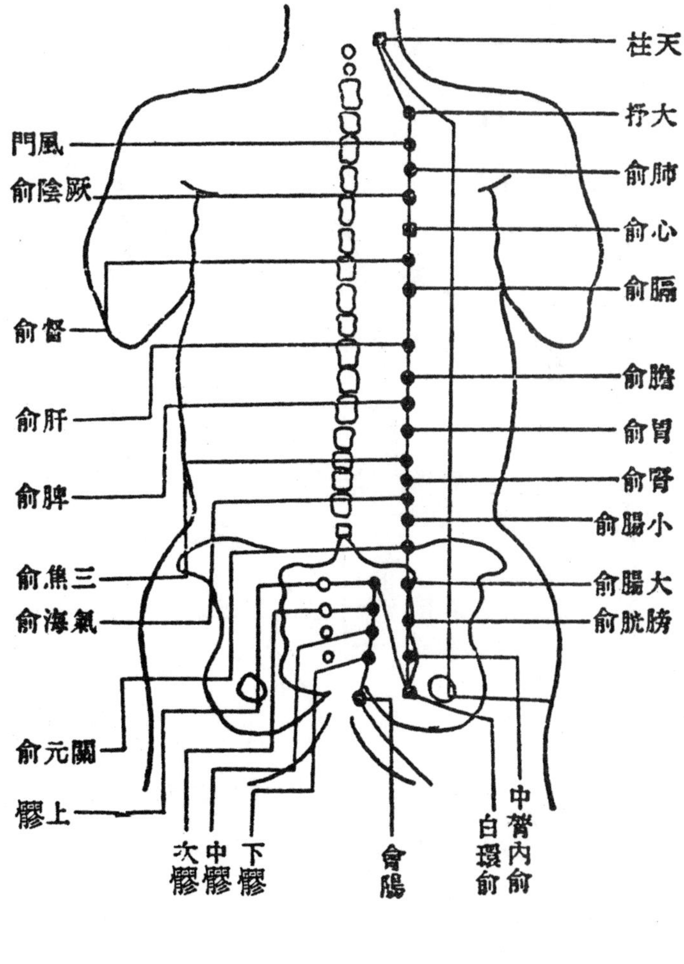

在陰尾尻骨兩旁爲會陽。尻臀下股陰上約紋中爲承扶。承扶下六寸膕上兩筋之間爲殷門。委陽上一寸爲浮郄。膕中央約紋動脈陷中爲委中。膕中外廉兩筋間爲委陽。

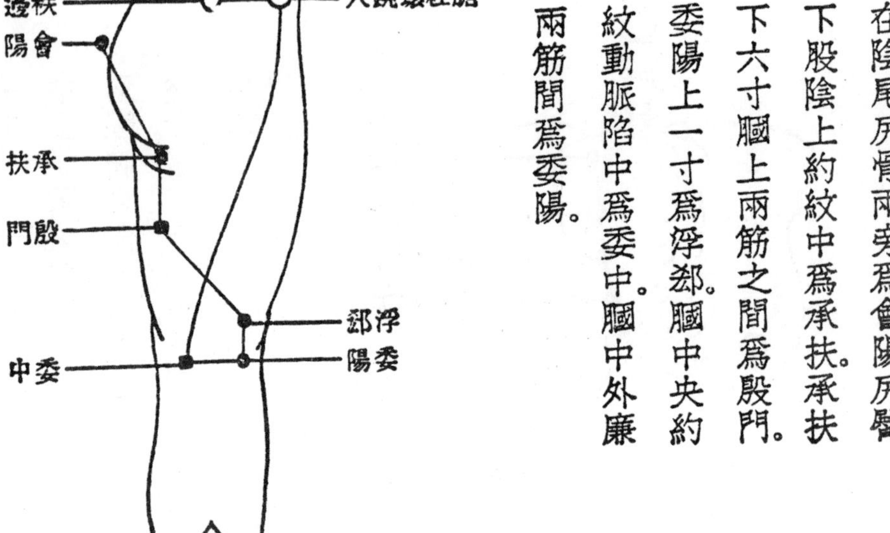

天柱下第二椎兩旁。各去脊三寸。諸穴附之。而至秩邊。下與委中穴合。

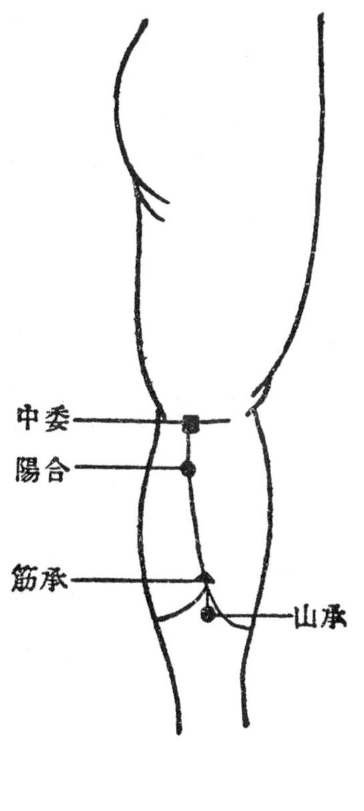

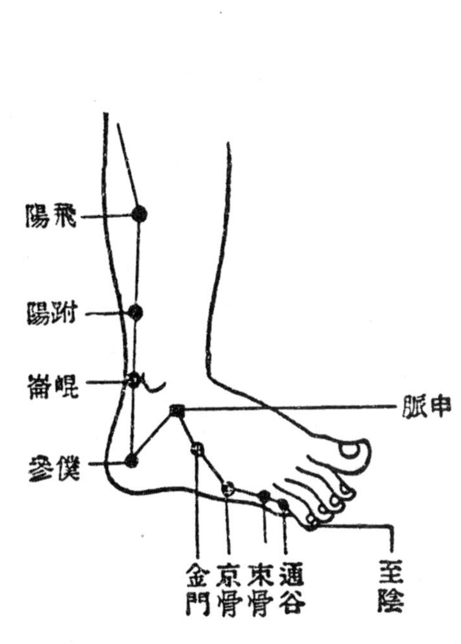

膝膕約紋下二寸爲合陽。腨腸中央陷中。脚跟上七寸爲承筋。腨腸下分肉間陷中爲承山。足外踝外七寸後陷中爲飛陽。足外踝上三寸爲跗陽。足外踝後五分跟骨上陷中爲崐崙。跟骨下陷中爲僕參。足外踝下五分陷中爲申脈。足外踝下一寸爲金門。足小指外側本節後大骨下赤白肉際爲京骨。足小指外側本節後陷中爲束骨。本節前陷中爲通谷。足小指外側如爪甲角如韭葉爲至陰。

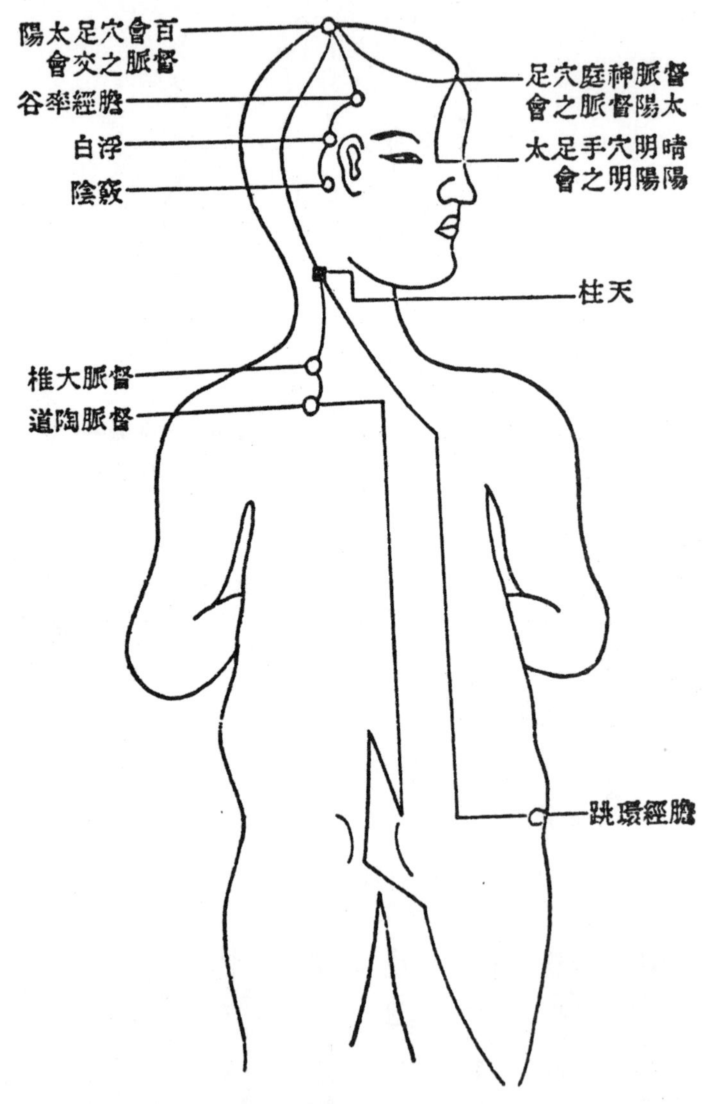

滑氏曰。足太陽起目內眥睛明穴上額。循攢竹過神庭歷曲差五處承光通天。自通天斜行左右相交於巔上之百會也。

支別者。從巔之百會抵耳上角。過率谷浮白竅陰三穴。直行者。由通天穴後循絡却玉枕入絡腦後。出下項抵天柱也。

膀經環跳穴

自天柱而下。過大椎陶道却循肩膊內挾脊兩傍。下行歷大杼風門肺腧厥陰腧心腧膈腧肝腧膽腧脾腧胃腧三焦腧腎腧大腸腧小腸腧膀胱腧中膂內腧白環腧。由是抵腰中入循膂絡腎下。屬膀胱也。

支別者。循腰中從腰髁下挾脊。歷上髎次髎中髎下髎。下貫臀至承扶殷門浮郄委陽。入膕中之委中穴也。

支者為挾脊兩傍第三行相去各三寸之諸穴。自天柱而下。從髆內左右別行。下貫胂膂。歷附分魄戶膏肓神堂譩譆膈關魂門陽綱意舍胃倉肓門志室胞肓秩邊。下歷尻膂循髀外裏髀樞之裏承扶之外一寸五分之間而下與前之入膕中者相合。下行循合陽穴。下貫腨內歷承筋承山飛陽跗陽。出外踝後之崐崘僕參申脈金門循京骨束骨通谷至小指外側端之至陰穴。以交於足少陰也。

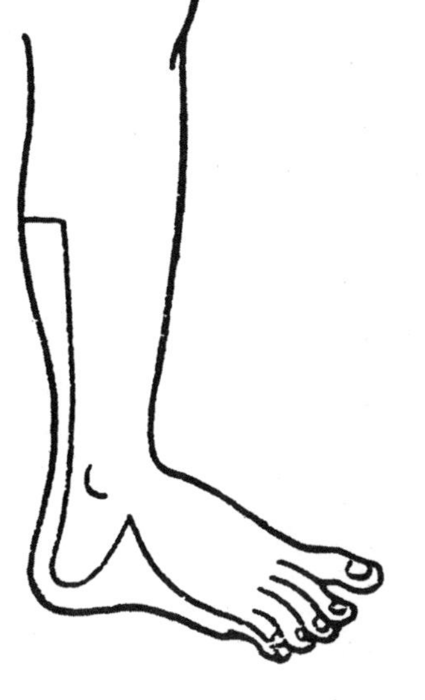

足少陰腎經入門云。酉時自至陰交與足心湧泉。循膝腹上行至胸俞府穴止。

湧泉　足心陷中。屈足卷指宛宛中。

神照集一方曰。蹠足第三縫中。與大指本節平等。

然谷　足内踝前大骨下陷中。

照海　足内踝下。

大成曰。足内踝下四分。前後有筋。上有踝骨。下有軟骨。其穴居中陰蹻脈所生。營昇按。照海以下四穴。不同經行。壆於諸說。經行異已矣。甲乙經發揮外臺祕要銅人卷一聚英太谿太鍾照海水泉。千金方聖濟總錄銅人卷三資生經金鑑醫彀大全綱目入門醫學原始太谿太鍾水泉照海。銅人卷四太谿水泉太鍾照海。神照集太谿照海太鍾水泉。諸說紛紛。今從於圖翼湧泉然谷照海太谿水泉太鍾爲是。

太谿　圖翼原始大成等足内踝後五分。跟骨上動脈陷中。

聚英大成等。男子婦人病有此脈則生。無則死。

類註曰。經脈十二而三經獨多動脈。而三經之脈。則手太陰之大淵。足少陰之太谿。足陽明上則人迎。下則衝陽。皆動之尤甚者。

赤水玄珠曰。腎者乃人身之命帶。眞氣之所生。太谿脈不動而死。

診家正眼曰。太谿者。腎脈也。凡病勢危篤。當候太谿。以驗其腎氣之有無。蓋水爲天一之元。資始之本。故經曰。太谿絕。死不治。

水泉　太谿下一寸。内踝下。

太鍾　圖翼曰。足跟後衝中。大骨上兩筋間。

復溜 足內踝上二寸動脈陷中。

交信 入門曰。復溜前三陰交後筋骨間。神照集曰。在內踝上二寸。少陰前。太陰後。筋骨間居復溜之後二穴相平。前旁骨是復溜。後旁筋是交信。二穴止隔一筋。

築賓 聖濟總錄聚英醫統。內踝上五寸腨分中。

陰谷 入門曰。膝內附骨後大筋下小筋上。動脈屈膝取之。營昇按。肝經曲泉穴在膝橫紋頭是也。陰谷穴與曲泉隔一筋。大筋下小筋上屈膝取之。

橫骨 太赫下一寸。營昇按。腹中行之寸法。諸說多十四經。醫統聚英馬氏自幽門至肓俞。去腹中行五分。自中注至橫骨。腹去中行一寸五分。大成自幽門至商曲。去腹中行一寸五分。自肓俞至橫骨去腹中行一寸。入門自幽門至橫骨去腹中行一寸半。氣府論甲乙經千金方聖濟總錄外臺六集圖翼金鑑八脈攷原始。自橫骨至幽門去腹中行各五分。其廣狹不同曰五分。或曰一寸。或曰一寸五分而無一定也。氣府論曰。衝脈氣之所發者。二十二穴。俠鳩尾外各半寸。至臍寸一。腹脈法也。蓋二十二穴者。自幽門至橫骨十一穴。左右共二十二穴也。寸一者。謂每寸一穴也。由此視之。衝脈腎經相並明矣。去腹中行以五分爲是。

太赫 氣穴下一寸。

氣穴 四滿下一寸。

四滿 中注下一寸。

中注 肓俞下一寸。甲乙經曰。肓俞下五分。水穴論註曰。臍下五分。共非。

肓俞 商曲下一寸。去臍傍五分。營昇按。此穴村上宗占所謂圖翼肓俞在商曲下一寸。當作二寸。直臍去臍中五分。張氏之說實是也。然氣府論衝脈氣所發者二十二穴。俠鳩尾外各半分。至臍每寸一俠臍下傍各五分。至橫骨每寸一云云。如此則張氏商曲下二寸者。不合也。滑氏之說。以一寸爲是。

商曲　石關下一寸。

石關　陰都下一寸。

陰都　通谷下一寸。

通谷　幽門下一寸。

幽門　銅人經在巨闕傍五分。營昇按。諸書幽門俠巨闕傍五分。滑氏上脘在巨闕下一寸。當一寸五分。去蔽骨三寸。因是考之。巨闕臍上六寸五分。幽門亦臍上六寸五分。馬氏曰。巨闕言臍上六寸五分。此等之說。皆上脘者。因於巨闕下一寸五分之說。氣府論言。每寸各一。則幽門臍上五寸。上脘旁當焉。姑從此。

步廊　神封下一寸六分。去中行二寸。仰臥取之。

神封　靈墟下一寸六分。

靈墟　神藏下一寸六分。

神藏　或中下一寸六分。營昇按。此穴任脈紫宮傍二寸。明堂灸經紫宮在華蓋下一寸。因於此視之。六分二字。可削去。

或中　俞府下一寸六分。營昇按。此穴任脈華蓋傍二寸。資生經華蓋在璇璣下一寸。明堂經在輸府下一寸。由是視之。六分二字。可削去。

俞府　巨骨下璇璣旁二寸。

廉泉　根結篇曰。足少陰根於湧泉結廉泉。

氣府論曰。足少陰舌下各一。王註足少陰舌下二在人迎前陷中動脈前。是曰舌本。左右二也。足少陰脈氣所發。

口齒類要曰。舌下廉泉。此屬少陰。

刺瘧論曰。舌下兩脈者。廉泉也。一名舌下。

足少陰腎經圖

足少陰經接自足太陽至陰穴而起於足心陷中之湧泉。斜行足內踝前起大骨下陷者中爲然谷。內踝下一寸陷中爲照海。內踝後五分跟骨上動脈陷中爲大谿。大谿下一寸爲水泉。足跟後衝中大骨上兩筋間

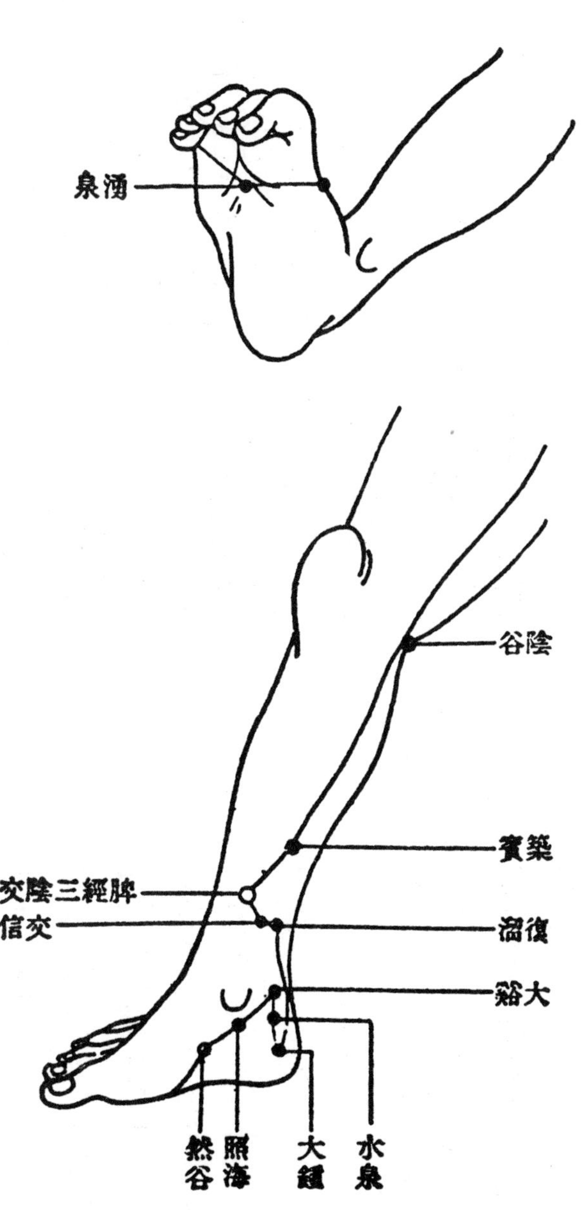

爲大鍾。內踝後上除踝二寸陷者中爲復溜。內踝上二寸少陰前太陰後筋骨間爲交信。內踝後上腨分中爲築賓。膝下內輔骨後大筋下小筋上爲陰谷。

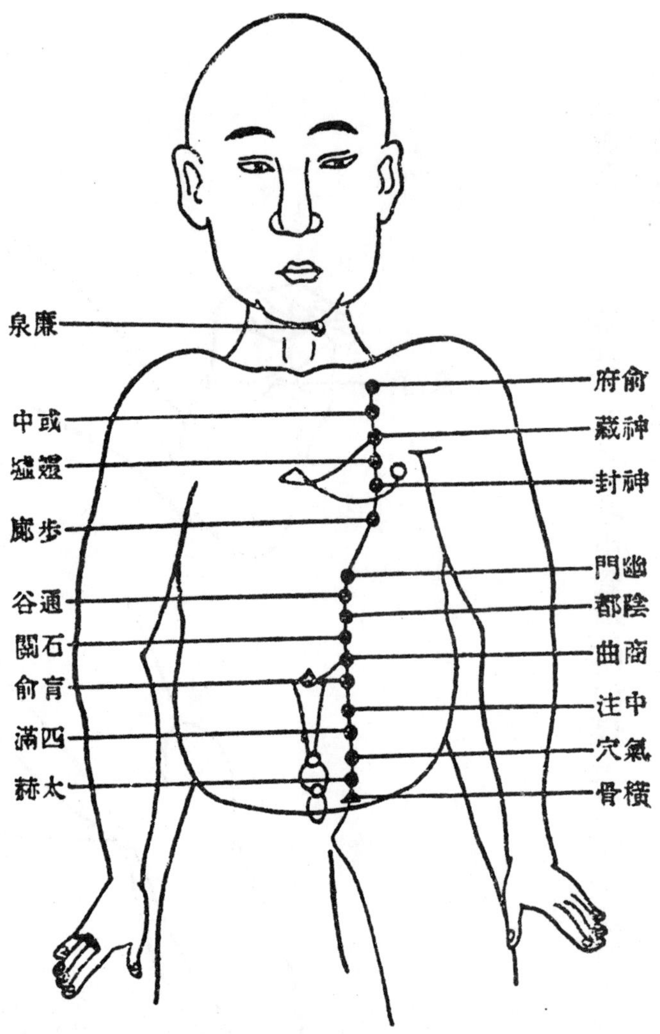

太赫下一寸爲橫骨。氣穴下一寸爲太赫。四滿下一寸爲氣穴。中注下一寸爲四滿。肓俞下一寸爲中注。商曲下一寸直臍傍爲肓俞。石關下一寸爲商曲。陰都下一寸爲石關。通谷下一寸夾中脘爲陰都。幽門下一寸夾上脘爲通谷。夾巨闕兩傍各五分陷中爲幽門。神封下一寸六分爲步廊。靈墟下一寸六分爲神封。神藏下一寸六分爲靈墟。或中下一寸六分爲神藏。俞府下一寸六分爲或中。巨骨下夾璇璣旁二寸陷中爲俞府。按根結篇云。少陰根於湧泉。結於廉泉。今補此。

滑氏曰。足少陰起小指。下斜向足心之湧泉穴。由湧泉轉出足內踝。然谷穴下。循內踝後太谿穴。別入跟中之太鍾照海水泉。乃折自太鍾之外。上循內踝行厥陰太陰之後。經復溜交信過三陰交上腨內循築賓。出膕內廉抵陰谷也。由陰谷上股內後廉貫脊會於脊之長強穴。還出於前循橫骨太赫氣穴四滿中注肓俞之所。臍之左右屬腎下。臍下過關元中極而絡膀胱也。

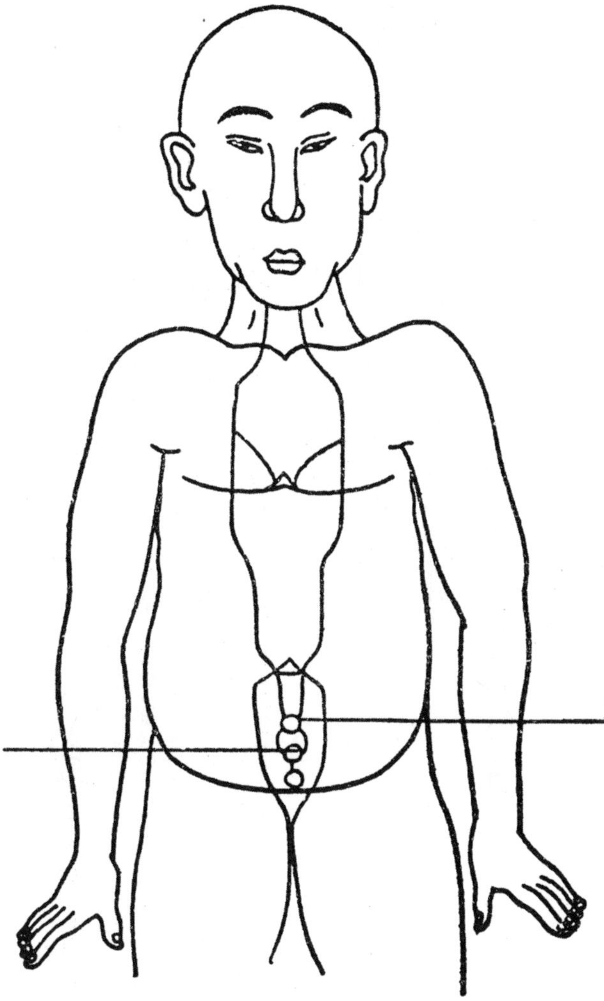

任脈關元穴足三陰任脈之會

任脈穴中極足三陰任脈之會

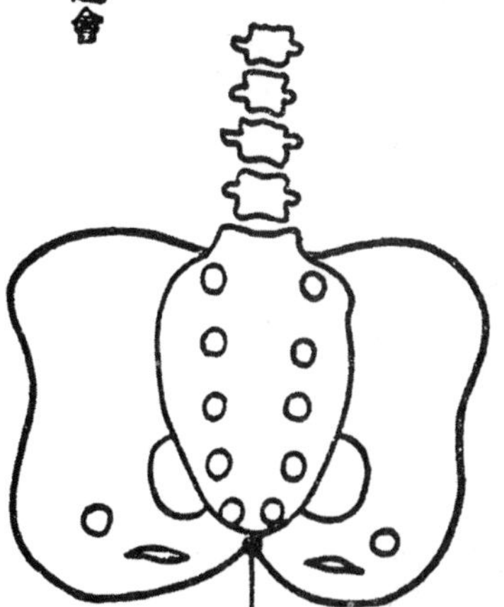

長強穴足少陰少陽所結會督脈別絡也

其直行者。從肓俞屬腎處上行。循商曲石關陰都通谷諸穴貫肝。上循幽門上膈。歷步廊入肺中。循神封靈墟神藏或中俞府。而上循喉嚨。並人迎。挾舌本而終也。

其支者。自神藏別出。繞心注胸之膻中。以交於手厥陰也。

手厥陰心包經 入門曰。戌時自俞府交與乳後天池。循手臂下行至中指中衝穴止。

天池　腋下三寸。乳後一寸。

天泉　千金方曰。腋下二寸。舉腋取之。營昇按。聖濟總錄銅人經卷之三資生經聚英醫統入門原始合參。曲腋下二寸。舉臂取之。銅人經卷之一甲乙經發揮。曲腋下去臂二寸。舉臂取之。銅人經卷之四。曲腋下去肩二寸。村上宗占謂去臂二字者。即曲澤上二寸爲天泉無疑也。諸說由腋下二寸者。何由然哉。曲澤上不二寸。則又去臂二寸無由也。宗占說爲是。千金方外臺聖濟總錄醫統資生經聚英入門原始合參。無去臂二字。唯銅人經四去肩二字而非去臂者明矣。

曲澤　神應經曰。肘內廉陷中。屈肘得之。大筋內側橫紋中動脈。

郄門　掌後去腕五寸。

間使　入門曰。太陵後三寸。

內關　入門曰。太陵後二寸。

太陵　千金方曰。掌後第一橫紋後兩筋間。

勞宮　掌中屈無名指取之。

徐歌曰。勞宮橫紋在掌中。

資生經。一名掌中。

中衝　大全曰。手中指端內廉去爪甲如韭葉。

手厥陰心包經圖

手厥陰經接自足少陰之俞府。而起於乳後一寸腋下三寸之天池。循腋下去肩臂二寸爲天泉。肘內廉橫紋陷中爲曲澤。掌後去腕五寸爲郄門。掌後三寸兩筋間陷中爲間使。掌後去腕二寸兩筋間爲內關。掌後骨下橫紋中兩筋間爲大陵。掌中央動脈爲勞宮。在手中指端去爪甲如韭葉爲中衝。

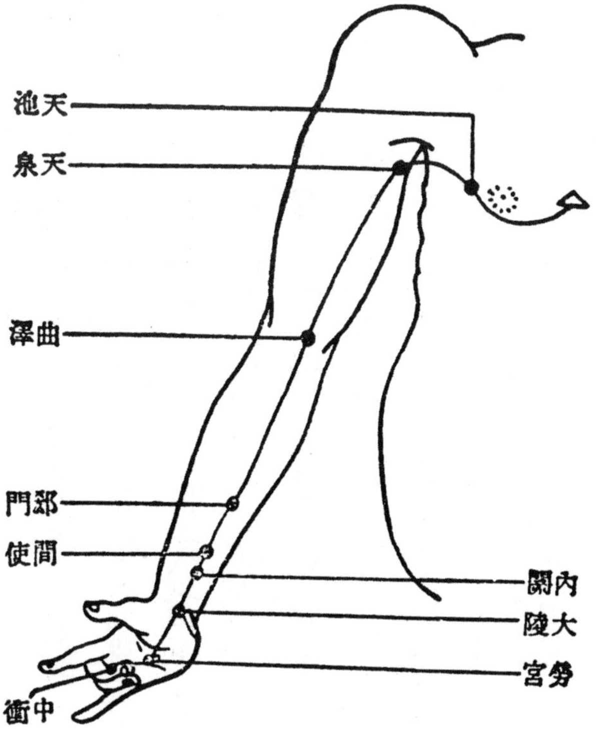

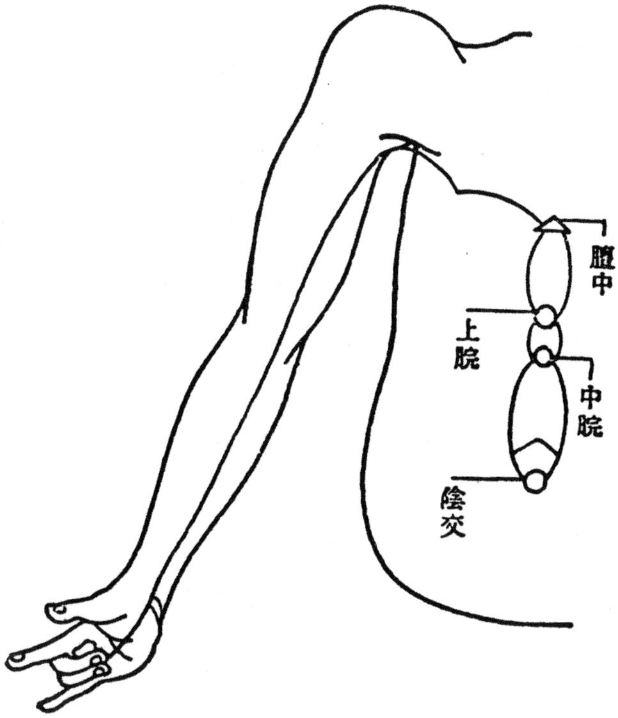

滑氏曰。手厥陰受足少陰之交起於胸中出屬心包由是下膈歷絡於三焦之上脘中脘及臍下一寸。下焦之分。

支者。自屬心包。上循胸出脇下腋三寸天池穴。上行抵腋下。下循臑內之天泉穴。以介手太陰少陰兩經之中間。入肘中之曲澤也。由肘中下臂行臂兩筋之間。循郄門間使內關大陵入掌中勞宮穴。循中指出其端之中衝云。

支別者。自掌中勞宮穴別行。循小指次指出其端。而交於手少陽也。

手少陽三焦經入門曰。亥時自中衝交與手四指關衝。循臂上行至面耳門穴止。

關衝　大成曰。小指次指外側去爪甲角如韭葉。

入門曰。手四指端外側去爪甲角如韭葉。

大全無名指外端。

液門　入門大全。小指次指本節前。

中渚　手小指次指本節後間陷中。

醫統大成。手小指次指本節後陷中。在液門下一寸。

神應經入門大成。握掌取之。

陽池　入門曰。手掌背橫紋陷中。

外關　入門曰。陽池後二寸。

支溝　入門曰。陽池後三寸。兩筋骨間。

會宗　入門曰。支溝外旁一寸空中。

神照集曰。在腕後三寸如外五分。營昇按。外臺標注程敬通曰。腕後三寸空中腕。後空唯兩骨陷中耳。別無有空也。

又支溝會宗腕後三寸。兩穴相並。會宗去支溝傍一寸。其間隔一筋。支溝在大指之方。會宗在小指之方。會宗近於手陽明。支溝近於手太陽。

三陽絡　入門曰。陽池後四寸。

大成原始支溝上一寸。

徐氏馬氏腕後四寸。

四瀆 肘前五寸。外廉陷中。

天井 肘外大骨後上一寸。兩筋間陷中屈肘取之。

清冷淵 金鑑曰天井上行一寸。營昇按。甲乙經肘上一寸。外臺銅人資生。俱肘上二寸。千金方大全綱目入門三寸。以肘上二寸。直天井上一寸爲是。

消濼 肩下臂外間腋斜肘分下行。營昇按。此穴諸書未謂寸法。難得其穴。先清冷淵與臑會。當以其二穴正中。爲本穴也。

臑會 肩前廉去肩頭三寸。

肩髎 肩端臑上舉臂取之。營昇按。此穴大腸經肩髃與小腸經臑俞之中間。是穴。

天髎 大成曰肩缺盆中上毖骨際陷中須缺盆陷處上有穴起肉上是穴。毖骨氣府論王注。作伏骨。即肩井後突骨是也。

圖翼曰直肩井後一寸。

天牖 十四經合參曰頸筋缺盆上天容後天柱前完骨下入髮際四分。

營昇按。小腸經天容後。膽經風池前。完骨下髮際。督脈瘂門。膀胱經天柱膽經風池。三焦經天牖。四穴相並取之。

翳風 耳後尖角陷中按之耳中痛。

瘈脈 耳本後雞足青脈中。

大成合參耳本後雞足青絡脈。營昇按。瘈脈顱息之二穴。諸書未謂寸法。難求正穴。先定翳風角孫二穴。而後得之。

其法取一繩當翳風穴自耳後斜上至角孫穴。截斷之。復以其繩三折之。第一折處瘈脈。第二折處顱息是也。

顱息　大成合參。在耳後青絡脈。

角孫　耳郭中間上開口有空。原始曰。在耳郭上中間。髮際下閉口有空。營昇按。大成原始合參。絲竹空和髎耳門爲循序。姑從於發揮經行已矣。

耳門　耳前起肉當耳缺中。

和髎　耳前兌髮下横動脈。

絲竹空　眉後陷中。

手少陽三焦經圖

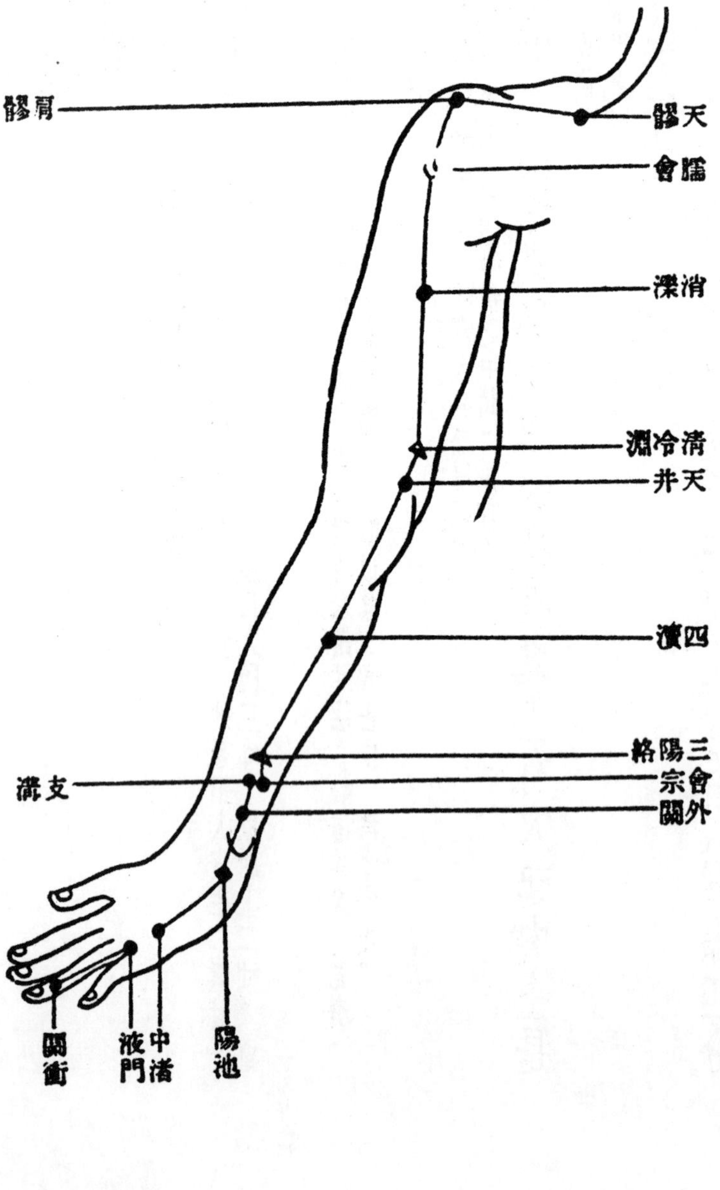

肩髎
天髎
臑會
消濼
清冷淵
天井
四瀆
三陽絡
支溝
會宗
外關
陽池
中渚
液門
關衝

手少陽經接自手厥陰中衝而起於手四指端外側爪甲角如韭葉之關衝。循小指次指歧骨間陷中爲液門。四指本節後間陷中爲中渚。手表腕上陷者中爲陽池。腕後二寸兩筋間爲外關。腕後三寸兩骨間爲支溝。支溝外旁一寸爲會宗。臂上大交脈支溝上一寸爲三陽絡。肘前五寸外廉陷中爲四瀆。肘外大骨尖後肘上一寸兩筋間陷中爲天井。肘上二寸爲清冷淵。肩下臂外間腋斜肘分下行爲消濼。臂前廉去肩端三寸爲臑會。肩端臑上陷中爲肩髎。缺盆中上毖骨際陷中爲天髎。

絲竹空
和髎
耳門
角孫
顱息
瘈脈
翳風
天牖

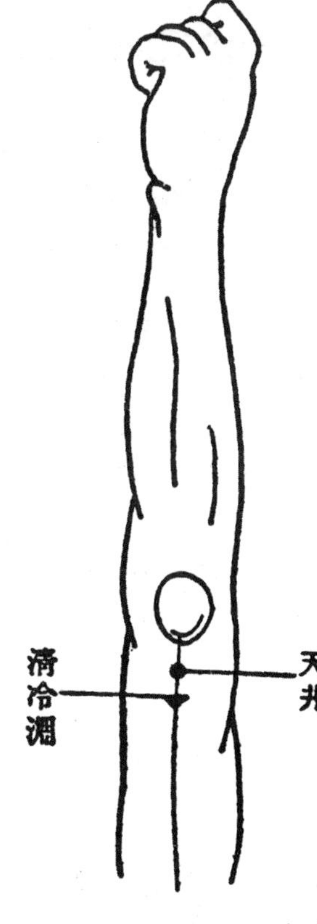

圖示清冷淵在肘上二寸。伸肘舉臂取之。天井在肘外大骨尖後肘上一寸兩筋間陷中。

頸大筋外缺盆上天容後天柱前完骨下髮際中上夾耳後一寸爲天牖。耳後尖角陷中爲翳風。耳本後雞足青絡脈中爲瘈脈。耳後間青絡脈中爲顱息。耳廓中間上髮際下開口有空爲角孫。耳前起肉當耳缺處陷中爲耳門。耳前兌髮下橫動脈爲和髎。眉後陷中爲絲竹空。

滑氏曰。手少陽起小指次指端關衝穴上出次指之間。歷液門中渚。循手表腕之陽池。出臂外兩骨之間。循外關支溝會宗三陽絡四瀆。乃上貫肘。抵天井穴也。從天井上行。循臂臑之外。歷清冷淵消濼。行手太陽之裏。陽明之外。上肩循臑會肩髎天髎。交出足少陽之後。過秉風肩井。下入缺盆。復由足陽明之外。而交會於膻中。散布絡繞於心包。乃下膈當胃上口。以屬上焦。於中脘。以屬中焦。於陰交。以屬下焦也。

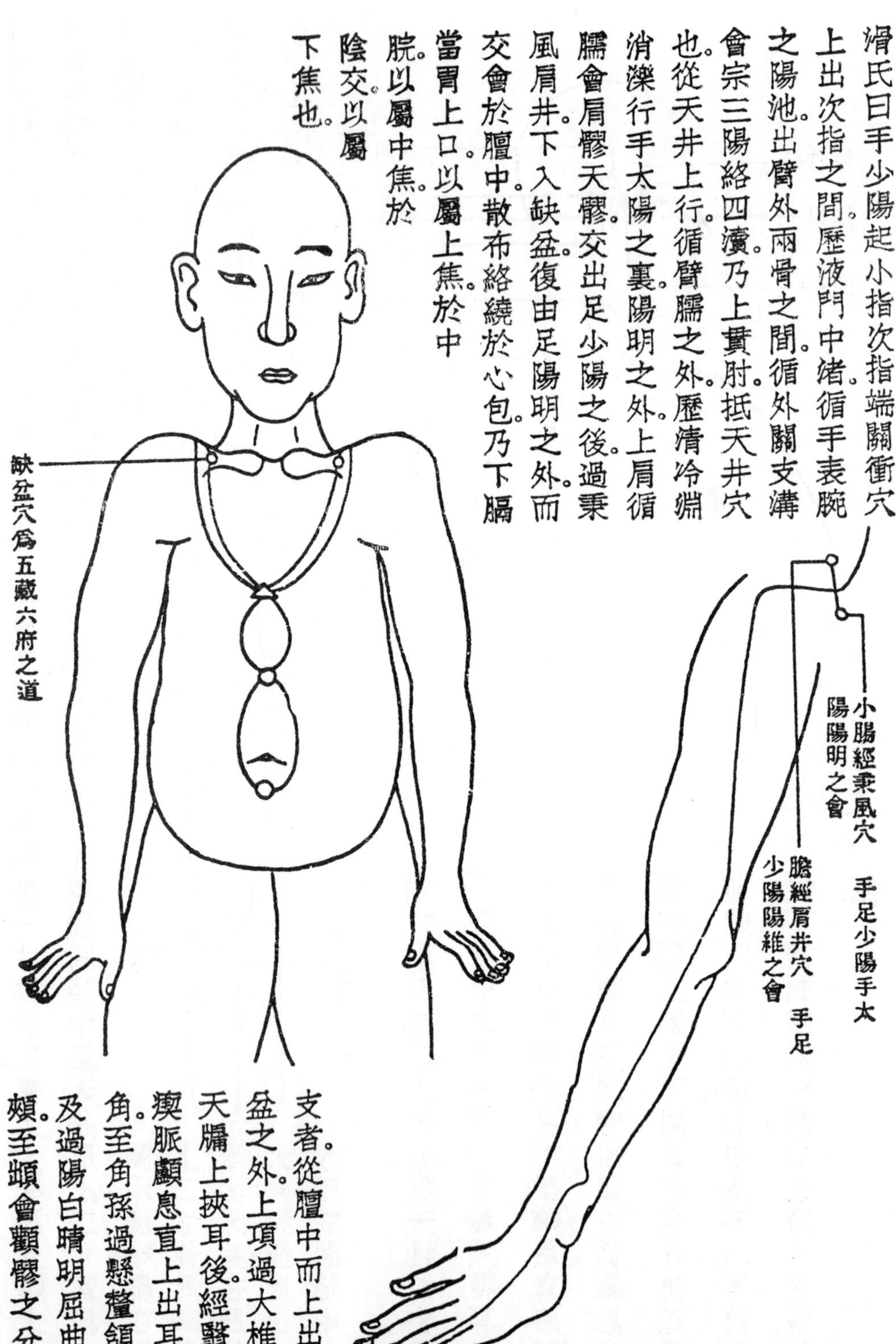

支者。從膻中而上出缺盆之外。上項過大椎。循天牖上挾耳後。經翳風瘈脈顱息。直上出耳上角。至角孫。過懸釐頷厭。及過陽白睛明。屈曲下頰。至顓會顴髎之分也。

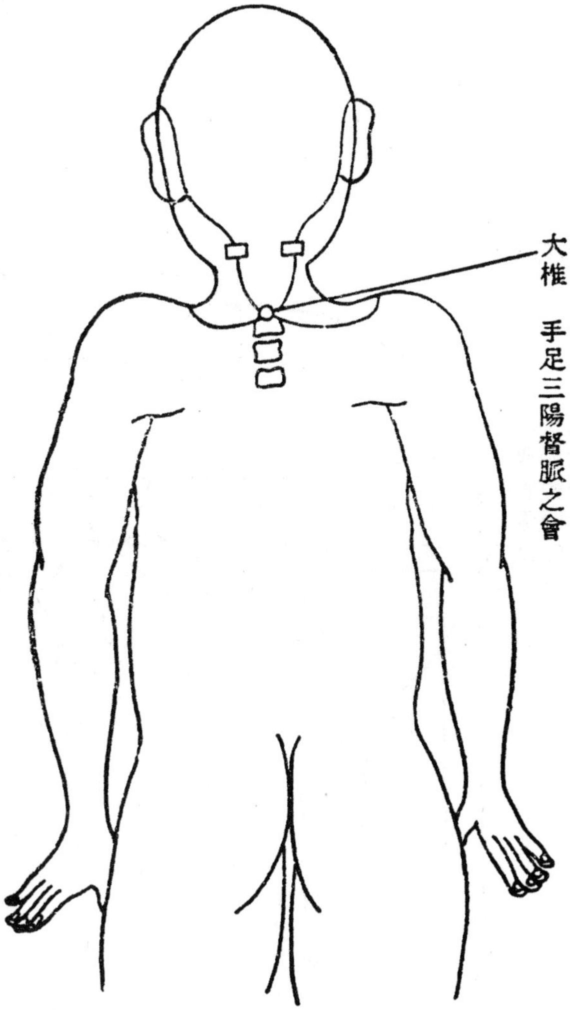

大椎

手足三陽督脈之會

支者。從耳後翳風穴入耳中。過聽宮歷耳門和髎却出至目銳眥會瞳子髎。循絲竹空而交於足少陽也。

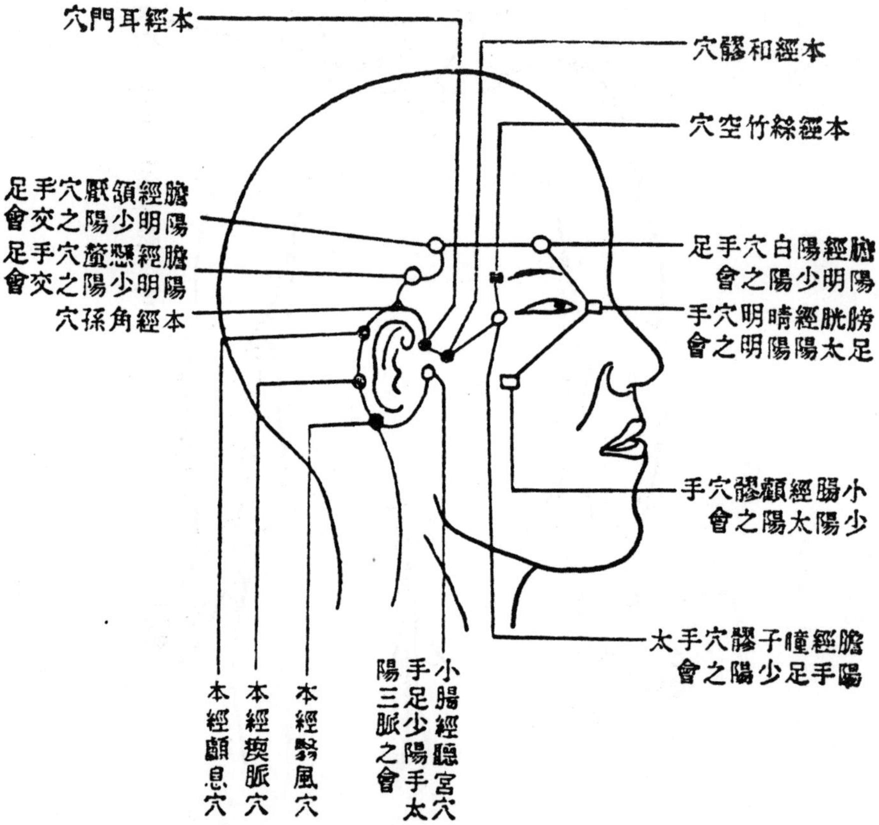

本經耳門穴

本經和髎穴

本經絲竹空穴

膽經頷厭穴手足少陽陽明之交會

膽經懸釐穴手足少陽陽明之交會

本經角孫穴

膽經陽白穴手足陽明少陽之會

膀胱經睛明穴手足太陽陽明之會

小腸經顴髎穴手少陽太陽之會

膽經瞳子髎穴手太陽手足少陽之會

小腸經聽宮穴手足少陽手太陽三脈之會

本經翳風穴

本經瘈脈穴

本經顱息穴

經穴纂要卷二

丹州龜山　醫官　小阪營昇元祐　纂輯
門人　武州　忍　醫官　鈴木玄機
丹州龜山　醫官　香月長陸　同校

足少陽膽經入門曰。子時自耳門交與目眥瞳子窌。循頭耳側脅下行。至足小指竅陰穴止。

瞳子髎　目外眥五分。

醫學原始曰。在眉梢頭尖下盡處。

聽會　大成曰。在耳微前陷中。

明下經曰。在耳微前陷者中。張口有穴。

圖翼曰。去耳珠下開口有空。側臥張口取之。

客主人　耳前起骨上廉。開口有空。動脈宛宛中。

頷厭　入門曰。對耳額角外。

懸顱　入門曰。斜上額角中。在懸釐間。

懸釐　入門曰。從額斜上頭角下陷。營昇按。此三穴。諸書未言寸法。欲求其穴。則先定胃經頭維穴與曲賓穴而後得之。即以一繩當頭維穴曲賓穴截斷之。復以其繩四折之。第一折處是頷厭。第二折處是懸顱。第三折處是懸釐。

曲賓　入門原始俱曰。耳上入髮際曲隅陷中。鼓頷有空。以耳掩前尖處是穴。經穴指掌圖孔穴歌曰。掩耳正尖上。

率谷　原始曰。在耳尖上入髮際。一寸五分。銀海精微曰。將耳摺轉尖上比寸半。盡處。是率谷穴。

天衝　銅人經。耳後入髮際二寸。

浮白　耳後入髮際一寸。

竅陰　完骨上。枕骨下。搖動有空。營昇按。天衝浮白竅陰三穴。雖有分寸。難得而取。故欲求其穴。則先以一繩當率谷穴向後。斜行至完骨。中央截斷。再以其繩爲四折求三穴。率谷後第一折。入髮際二寸。是天衝穴也。天衝後第二折。入髮際一寸。是浮白穴也。浮白後第三折。是完骨上。完骨謂耳後之高骨也。枕骨謂腦後之橫骨也。骨空論。頭橫骨爲枕者是也。言搖動有空。非謂俯仰鼓頷完骨邊。所動搖之謂也。

完骨　耳後入髮際四分。

本神　原始曰。神庭各開三寸。曲差旁一寸五分。

陽白　眉上一寸直瞳子。

臨泣　醫統曰。目上直入髮際五分陷中。令患人正睛取穴。營昇按。本神與神曲差之中間。神庭旁二寸二分五釐爲是。

目窗　臨泣後一寸。

正營　目窗後一寸。

承靈　正營後一寸五分。

腦空　承靈後一寸五分。

風池　十四經合參曰。在腦空後髮際陷中。營昇按。三焦經天牖與膀胱經天柱之中間是穴也。

肩井　肩上陷中。缺盆上。大骨前一寸半。以三指按取之。當中指下陷中者是。

神照集曰。取法肩上陷是缺盆。其上一寸半是柱骨。如取左穴。用本人右手小指。按於左肩。柱骨尖上。平排三指。取中指下第一節中是穴。取右穴亦如是。

原始曰。以手小指頭節。按於巨骨上。取中指第一節橫紋是穴。

兼羅集曰。此穴五臟眞氣所聚。

淵液　液下三寸宛宛中。舉臂取之。

輒筋　入門曰。淵液前一寸。

日月　期門下五分。

京門　圖翼曰。在臍上五分。傍九寸半。季肋本俠脊側臥屈上足伸下足。舉臂取之。

帶脈　註證曰。章門下一寸八分。

圖翼曰。在季脇下一寸八分陷中。一云臍旁八寸半。肥人九寸。瘦人八寸。如帶繞身。管束諸經。

大成曰。季肋下一寸八分。臍上二分。兩旁各七寸半。

五樞　帶脈下三寸。

經脈篇馬註曰。去帶脈三寸。季脇下四寸八分。營昇按。聖濟總錄聖惠方甲乙經外臺千金方銅人經醫統資生聚英帶脈下三寸。水道傍一寸五分是。

維道　章門下五寸三分。

甲乙經聖濟總錄千金方外臺聚英資生經醫統銅人經六集入門金鑑章門下五寸三分。

居髎　氣府論王註曰。在章門下四寸三分。髎骨上。原始神照集環跳上一寸。

環跳　神照集曰。在髀樞中側臥屈上足。伸下足以左手按穴。右手搖撼取之。穴在陷中。

風市　神照集曰。在膝上七寸。股外側兩筋間。垂手中指點到處是穴。神農皇帝鍼灸圖資生經大全入門大成金鑑經穴指掌圖原始。共屬于膽經部分。據而補焉。

中瀆　神照集曰。在髀骨外膝上五寸。分肉間陷中。

陽關　徐氏大全入門等。陽陵泉上二寸。營昇按。此穴屈膝於橫文之尖。點墨而後。伸足其點是穴。用此法則大率當陽陵泉上二寸。

陽陵泉　原始曰。在膝品骨下一寸。外廉輔骨陷中。營昇按。與足太陰經陰陵泉相對伸足取之。

陽交 原始曰。在外踝斜七寸。一云與外丘並斜。向三陽分肉間。營昇按。三陽異本三作二。二陽足陽明胃經。足太陽膀胱經也。胃經行前出於大指次指端厲兌穴。膀胱經行後出於小指外側端至陰穴。此膽經行前後兩經分肉之間。出於小指次指端竅陰穴。

外丘 神照集曰。足外踝上七寸。與陽交平差後一寸。

光明 足外踝上五寸。

陽輔 入門曰。外踝上四寸。附骨前絕骨端。

一名絕骨本義曰。絕骨一名陽輔。 一名絕骨刺瘧論王註。陽輔。一名絕骨。

懸鍾 足外踝上三寸動脈中。

一名絕骨千金方原始聚英。

營昇按。甲乙經曰。足外踝上三寸動者中。足三陽絡。按之陽明脈絕。乃取之。又千金方曰。懸鍾一名絕骨。在外踝上三寸動者中。足三陽絡。又針灸聚英曰。懸鍾一名絕骨。足外踝上三寸動脈中。千金方聚英原始。皆懸鍾一名絕骨。又刺瘧論王註。陽輔一名絕骨。又難經本義。絕骨一名陽輔。十四經發揮滑氏注。外踝以上爲絕骨。寶漢卿外踝上爲絕骨。是以骨位言也。非言穴名也。又千金翼曰。在足外踝上三指。當骨上取法。以草從手指中文橫三指令至兩畔齊。將度外踝從下骨頭與度齊。向上當骨點之。又千金方灸腳氣絕骨者。以一夫取之。是即腳氣八處灸法之絕骨也。世醫專治腳氣。或中風。或水腫。或膝脛痿麻疼痛。皆灸絕骨。予常考索懸鍾之主治。聖濟總錄銅人經。膝䯒筋痹足不收。履坐不能起。又聖惠方。心腹脹滿。膝脛連腰痛。筋攣急腿胯膝脛痺麻。屈伸難。針方六集。腳氣心腹脹滿水腫百節痛左癱右瘓兩足不隨。又聚英。腳氣膝䯒痛筋骨攣痛足不收中風手足不隨。又入門。濕痺流腫筋急瘈瘲。又醫學原始。腳氣紅腫起坐艱難。因是觀之。懸鍾穴爲絕骨可知也。

丘墟 大成曰。在足外踝下。從前陷中骨縫中。去臨泣三寸。又俠谿穴中量上。外踝骨前五寸。

臨泣 神照集曰。在足小指次指本節外側後筋骨縫陷者。去俠谿穴一寸五分。

地五會　足小指次指。本節後陷中。

銅人經資生經聚英原始大全足小指次指。本節後陷中。去俠谿一寸。

俠谿　足小指次指岐骨間。本節前陷中。

竅陰　大成曰。在足小指次指端外側去爪甲角

足少陽膽經圖

滑氏。此經頭部。自瞳子髎至風池。凡二十穴。作三折。自瞳子髎至完骨是一折。又自完骨外折上至陽白會睛明。是一折。又自睛明上行。循臨泣風池是一折。足少陽經接自手

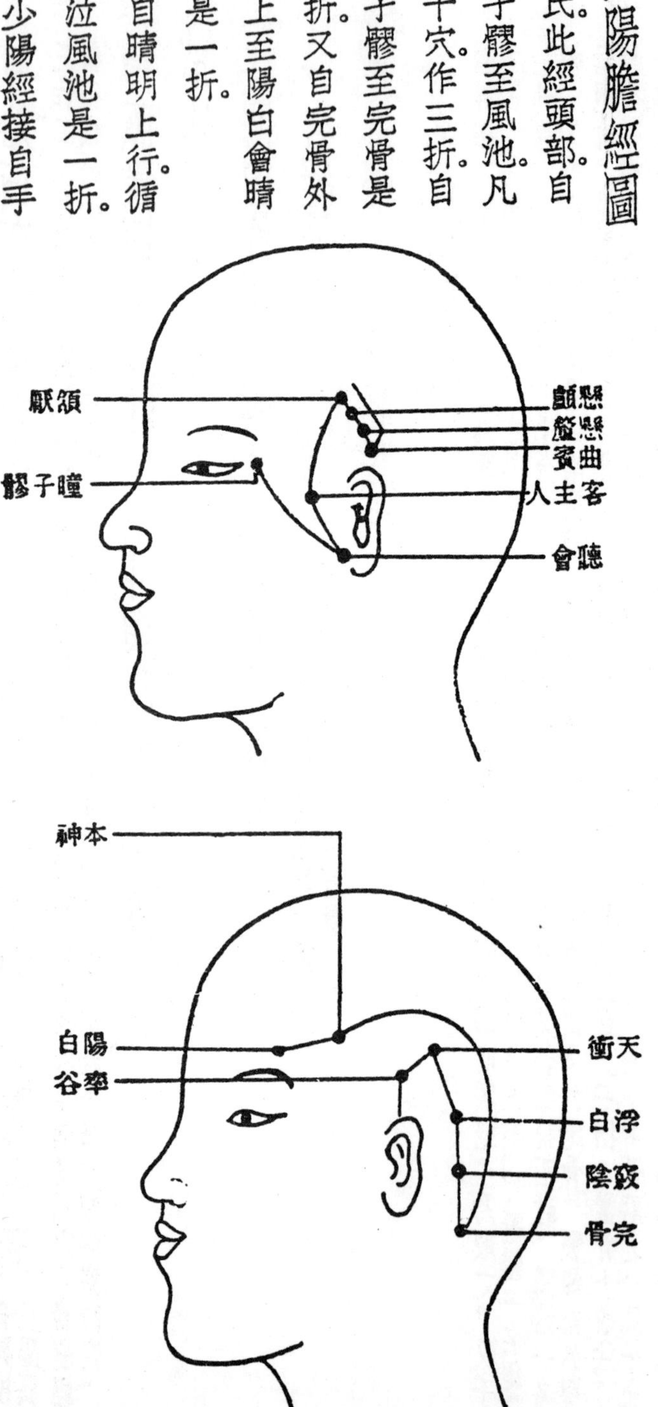

少陽之絲竹空而起於目外去眥五分之瞳子髎。循耳前陷中客主人下一寸爲聽會。耳前起骨上廉開口有空爲客主人。耳前曲角顳顬上廉爲頷厭。耳前曲角上顳顬之中爲懸顱。顳顬下廉爲懸釐。耳上入髮際曲隅陷中爲曲鬢。耳上入髮際一寸半陷中爲率谷。耳後入髮際二寸爲天衝。入髮際一寸爲浮白。在完骨上枕骨下搖動有空爲竅陰。耳後入髮際四分爲完骨。曲差旁一寸五分爲本神。眉上一寸直瞳子爲陽白。

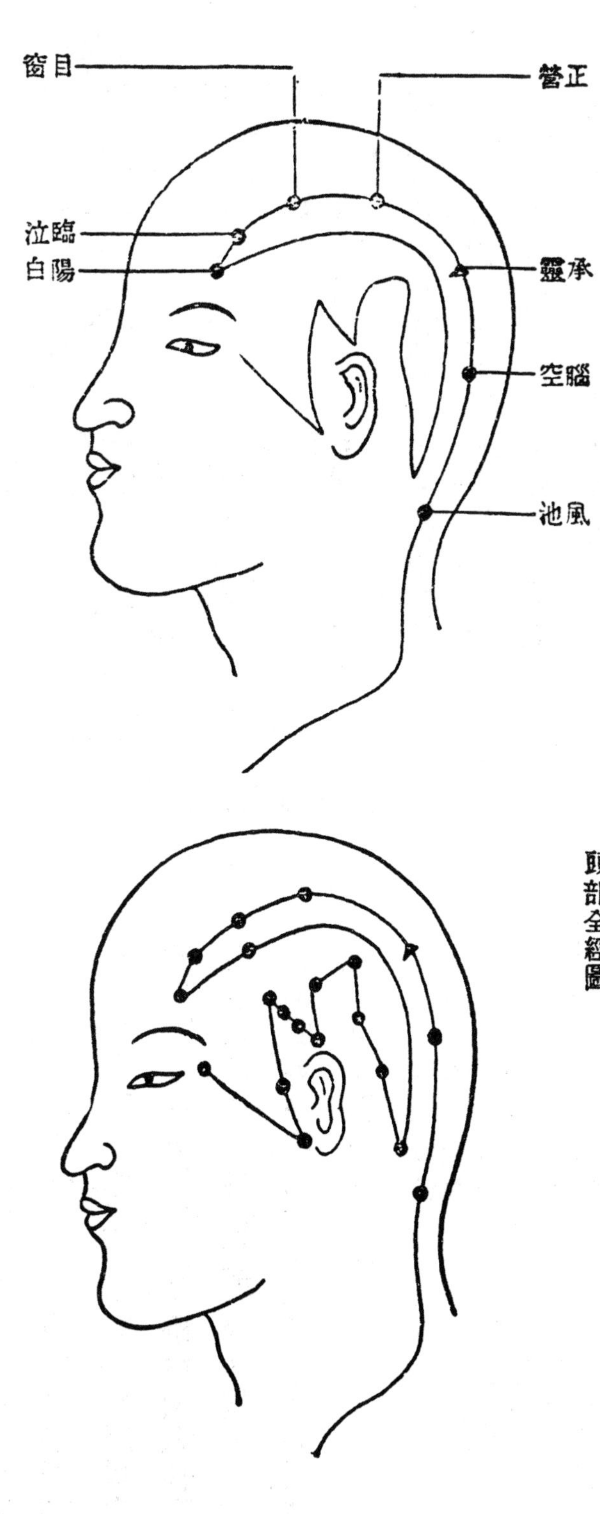

頭部全經圖

目上直入髮際五分陷中正睛取之爲臨泣。臨泣後一寸爲目窗。目窗後一寸爲正營。正營後一寸五分爲承靈。承靈後一寸五分爲腦空。耳後顳顬後腦空下髮際陷中爲風池。

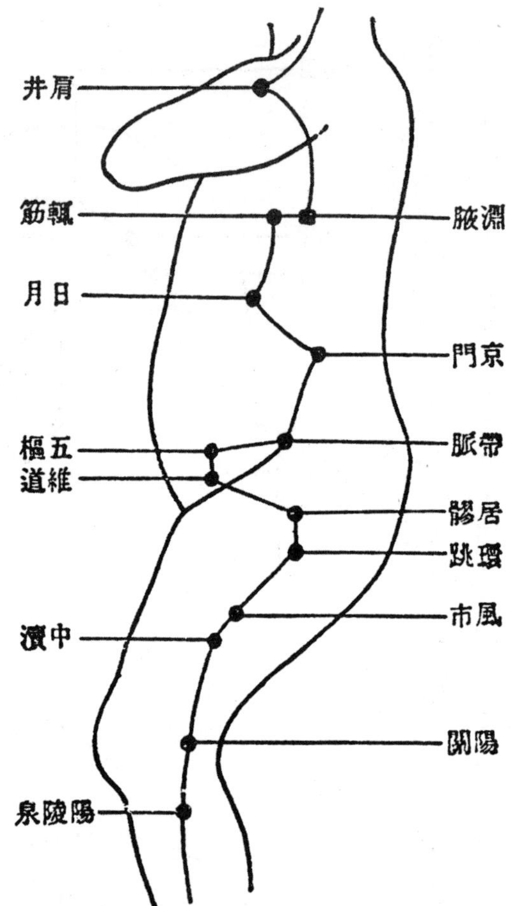

肩上陷解中缺盆上大骨前一寸半爲肩井。腋下三寸爲淵腋。復前行一寸着脇爲輒筋。期門下五分爲日月。監骨腰中季脇爲京門。季脇下一寸八分陷中爲帶脈。帶脈下三寸爲五樞。五樞下五分爲維道。章門下四寸三分爲居髎。髀樞中側臥伸下足屈上足取之爲環跳。髀骨外膝上五寸分肉間爲中瀆。陽陵泉上三寸爲陽關。膝上一寸外廉爲陽陵泉。

足外踝上七寸斜屬三陽分肉間爲陽交。外踝上七寸爲外邱。外踝上五寸爲光明。外踝上除骨四寸爲陽輔。踝上三寸當骨尖前動脈中爲懸鍾。外踝下陷中爲邱墟。小指次指本節後間陷中去俠谿一寸半爲臨泣。本節後去俠谿一寸爲地五會。本節後歧骨間陷中爲俠谿。小指次指端去爪甲如韭葉爲竅陰。

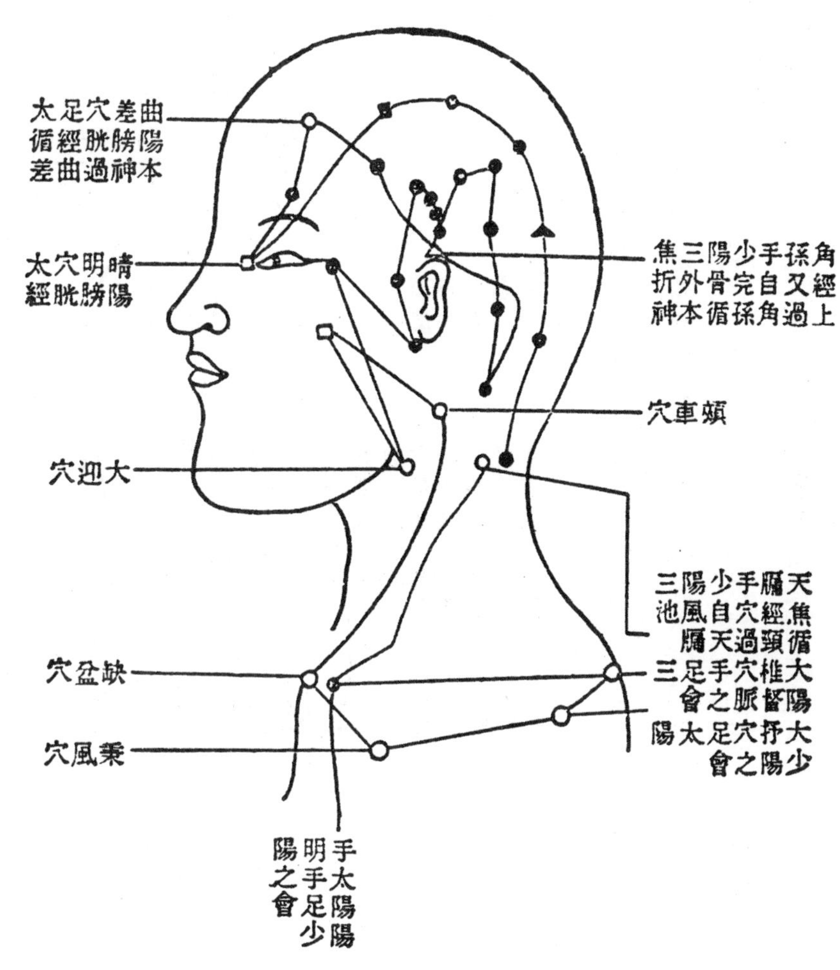

滑氏曰。足少陽經起目銳眥之瞳子髎。於是循聽會客主人上抵頭角。循頷厭下懸顱懸釐。由懸釐外循耳上髮際至曲賓率谷。由率谷外折下耳後循天衝浮白竅陰完骨。又自完骨外折上通角孫。循本神過曲差下至陽白會睛明。復從睛明上行。循臨泣目窗正營承靈腦空風池云。自風池循頸過天牖穴。行手少陽脈之前。下至肩上。循肩井却左右相交。出手少陽之後。過大椎大杼秉風。當秉風前入缺盆之外。

其支者。別自目外瞳子髎而下大迎。合手少陽於䪼當顴髎穴之分。下臨頰車下頸。循本經之前。與前之入缺盆者相合。下胸中天池之

胃經頰車穴
三焦經天牖穴
胃經缺盆穴
肩井穴
督脈大椎穴
膀胱經大杼穴
腸經秉風穴
天池穴心包經手厥陰足少陽之會
期門穴肝經
章門肝經穴足少陽厥陰之會
上髎足少陽太陽之絡
中髎足少陰少陽所結之會
氣衝胃經穴
長強足少陰少陽所結之會

外貫膈。即期門之所絡。肝下至日月之分。屬於膽也。自屬膽處。循脇內章門之裏。出氣衝。遶毛際。遂橫入髀厭中之環跳也。直者從缺盆直下腋。循胸歷淵腋輒筋日月穴。過季脇循京門帶脈五樞維道居髎。由居髎入上髎長強。而下與前之入髀厭者相合。乃下循髀外。行太陽陽明之間。歷中瀆陽關。出膝外廉抵陽陵泉也。自陽陵泉下外輔骨前。歷陽交外丘光明。直下抵絕骨之端。循陽輔懸鍾而下出外踝之前。至丘墟循足面之臨泣地五會俠谿。乃入小指次指之間。至竅陰而終也。支者。自足跗上臨泣穴別行入大指。循岐骨內出大指端。還貫入爪甲出三毛。交於足厥陰也。

大敦肝經穴
臨泣穴

足厥陰肝經入門曰。丑時自竅陰交與足大指端大敦。循膝股上行至腹期門穴止。寅時復行於肺經也。

至眞要大論曰帝曰厥陰何也岐伯曰兩陰交盡也類註曰厥盡也兩陰交盡陰之極也

大敦　足大指去爪甲如韭葉及三毛中。醫統聚英針灸六要內側爲隱白外側爲大敦

行間　入門神照集原始共足大指次指岐骨間動脈陷中。

太衝　圖翼曰足大指本節後行間上二寸。至眞要大論曰太衝絕死不治又云診病人太衝脈有無可以訣死生。

中封　大成曰足內踝骨前一寸筋裏宛宛中。

蠡溝　內踝上五寸。

中都　大成曰內踝上七寸胻骨中與少陰相直。

膝關　神照集曰在膝蓋骨下內側陷中與犢鼻平相去二寸。

　大成曰犢鼻下二寸旁陷中。瑩昇按。此所稱犢鼻。非指穴而言。指犢鼻骨。

曲泉　大成曰膝股上內側輔骨下大筋上小筋下陷中屈膝橫紋頭取之

陰包　膝上四寸股內廉兩筋間。

五里　氣衝下三寸。陰股中動脈。

陰廉　神照集曰。在羊矢下。羊矢者。膚中有核。如羊矢也。去氣衝二寸。動脈中。

急脈　氣府論曰。厥陰毛中急脈各一。王註曰。有陰毛中。陰上兩旁。相去同身寸之二寸半。

圖翼曰。按此穴自甲乙經以下諸書。皆無是遺誤也。經脈篇曰。足厥陰循股陰入毛中過陰器。又曰。其別者。循脛上睪結於莖。然此實厥陰之正脈。而會於陽明者也。

章門　圖翼曰。肘盡處是穴。一云在臍上一寸八分。兩旁各八寸半。營昇按。醫彀曰。章門臍上二寸量橫取八寸看兩傍。針灸經驗方臍上二寸。兩旁八寸。神照集曰。在大橫外直季脅端肘盡處是穴。俠下脘兩旁九寸。分寸歌章門下脘兩旁九寸。肘尖盡處。側臥取。聚英大橫外直季肋端臍上二寸。兩旁九寸。入門臍上二寸。橫取六寸。側脅季肋端。神應經臍上二寸兩旁。各六寸。金鑑大橫穴外季肋直臍輭骨端臍上二寸。兩旁開六寸。側臥取。肘尖盡處。原始臍上二寸。橫取六寸側。脅季肋端。聖惠方大橫外直臍季肋端是穴。必須側臥。伸下脚縮上脚。乃得穴也。甲乙經大橫外直臍季脅端。銅人經大橫外季肋端。十四經合參。季脅端臍上三寸兩旁開九寸。側臥肘尖盡處。諸說多端。不一定矣。要之因人有肥瘦。不能無少異同。姑以圖翼所說。臍上一寸八分兩旁八寸半肘尖盡處。爲是。

期門　分寸歌在巨闕旁四寸五分。無差矣。

足厥陰肝經圖

足厥陰經接自足少陽竅陰而起於足大指端去爪甲韭葉之大敦循大指間動脈應手陷中爲行間。大指本節後二寸爲大衝。足內踝前一寸筋裏宛宛中爲中封。踝上五寸爲蠡溝。踝上七寸爲中都。犢鼻下二寸旁陷者中爲膝關。膝內輔骨下大筋上小筋下陷中爲曲泉。膝上四寸股內廉兩筋間爲陰包。氣衝下三寸陰股中動脈爲五里。羊矢下斜裏三分直上去氣衝二寸爲陰廉。

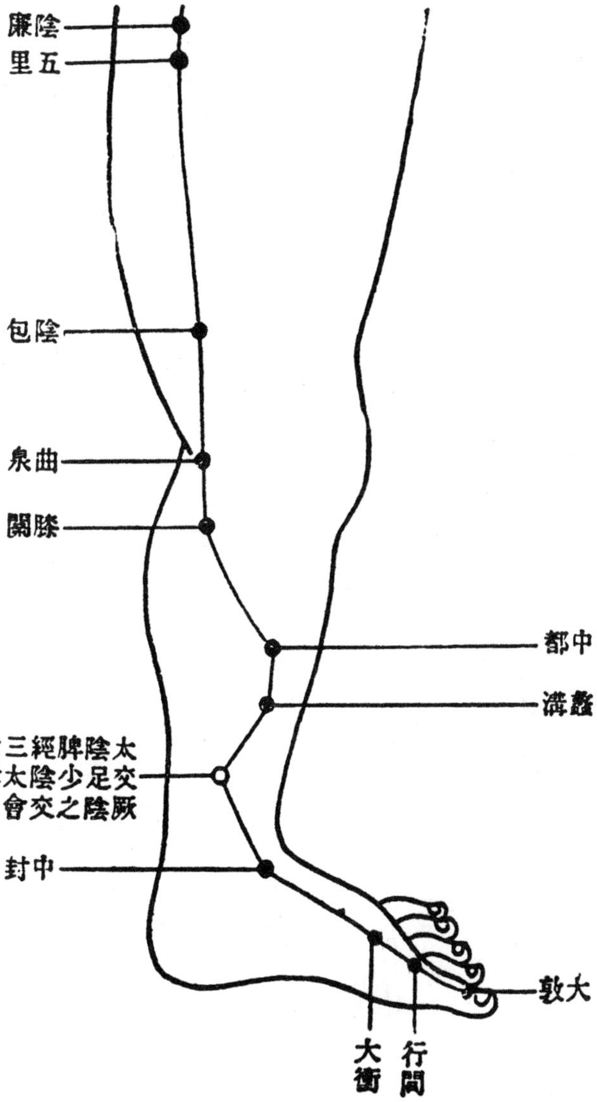

陰廉
五里
陰包
曲泉
膝關
中都
蠡溝
太陰脾經三陰交足少陰太陰厥陰之交會
中封
大敦
大衝
行間

急脈穴在陰毛中。陰上兩旁相去二寸半。按之隱指堅然。實厥陰之正脈。諸書不載。因補之。其在大横外直臍季脇端爲章門。在不容旁一寸五分上直乳第二肋端爲期門。

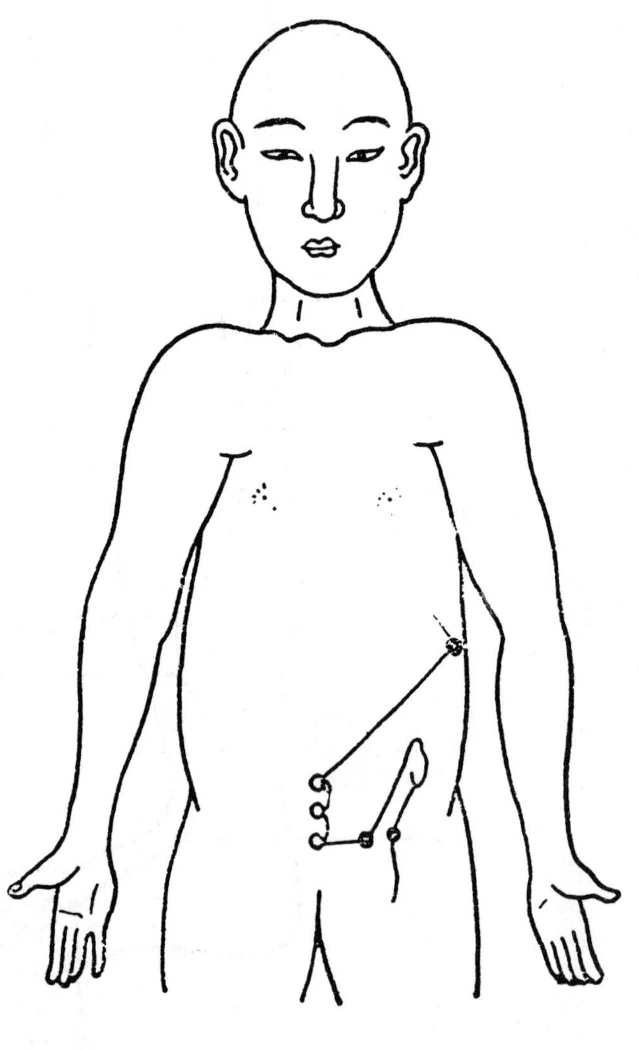

滑氏曰。足厥陰起於大指聚毛之大敦穴。循足跗上廉歷行間大衝。抵內踝一寸之中封也。自中封上踝過三陰交歷蠡溝中都。復上一寸。交出太陰之後。上膕內廉至膝關曲泉。由曲泉上行。循股內之陰包五里陰廉。遂當衝門府舍之分。入陰毛中左右相交。環遶陰器抵小腹而上會曲骨中極關元。復循章門至期門之處。挾胃屬肝下日月之分。絡於膽也。自期門上貫膈行食竇之外。大包之裏。散布脇肋。上雲門淵液之間。人迎之外。循喉嚨之後。上入頏顙。行大迎地倉四白陽白之外。連目系上出額。行臨泣之裏。與督脈相合於巔頂之百會也。

支者。從目系下行任脈之本經之裏。下頰裏交環於口脣之內。支從期門屬肝處。別貫膈行食竇之外。本經之裏。上注肺中。下行至中焦。挾中脘之分。以交於手太陰也。

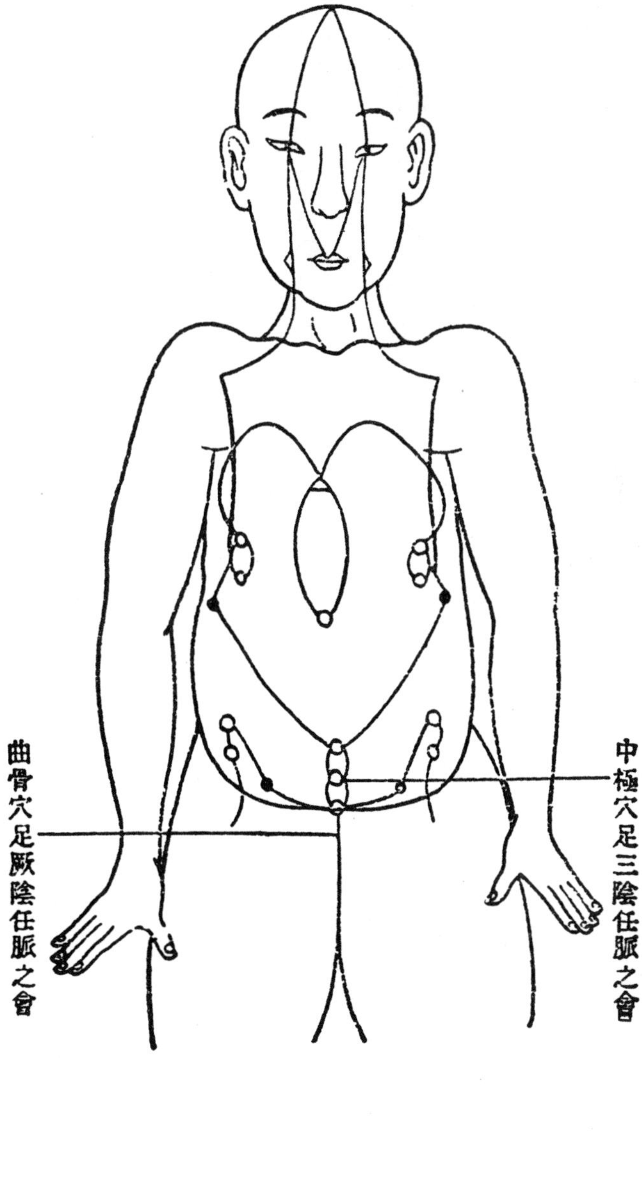

督脈

身強　脊骶端。刺熱篇王註曰。脊節之謂椎。脊窮之謂骶。古今醫統曰。尾閭穴督脈下行盡處。是穴。經絡全書東垣曰。督脈出于會陰。根于長強。則爲兩穴明矣。

腰俞　第二十一椎節下間。

陽關　第十六椎節下間。營昇按。甲乙經千金方外臺。無此穴。自十二椎至十七椎。凡四椎。爲腰監骨所揜附。故無穴。

命門　第十四椎節下間。

中極穴足三陰任脈之會

曲骨穴足厥陰任脈之會

圖翼曰。平臍用線牽而取之。

千金方曰。腰痛不得動者。令病人正立以竹杖拄地度至臍。乃取杖度背脊灸杖頭盡處。營昇按。肥人腹垂則臍低。瘦人腹凹則臍昂。今不論肥瘦。用線而取之。以杖而度之。則未有準也。

懸樞　第十三椎節下間。營昇按。明堂上經作十二椎節間。又下經作十一椎下。脊中穴。既在十一椎下。不應懸樞。又在十一椎下。固知其誤。三字作二字也。

脊中　第十一椎節下間。

中樞　氣府論王註曰。在第十椎節下間。俛而取之。督脈氣所發。營昇按。此穴甲乙經千金方外臺祕要銅人經資生經。諸書皆闕之。

筋縮　第九椎節下間。

至陽　第七椎節下間。

靈臺　第六椎節下間。營昇按。甲乙經無此穴。出氣府論。王註。

神道　第五椎節下間。

身柱　第三椎節下間。倭俗謂之知利介艾灸通說曰。俗呼散氣。

姜希銅人腧穴鍼灸圖經曰。在第一椎節下間。又云。背腧部在第三椎節下間。

陶道　大椎節下間陷中。自陽關至此諸穴。並俛而取之。

自陽關至陶道諸穴。俛而取之者。脊骨隆凸椎穴以明也。一說自

大椎

長強至懸樞。並伏地而取之。自脊中至陶道。並俛而取之。

第一椎上陷中。

外臺祕要曰。大椎平肩斜齊高大者是。

醫學原始曰。在第一椎上。平肩陷中。營昇按。八脈考釋音曰。椎音槌。脊之骨節也。又背腧篇類注曰。焦即椎之義。指脊骨之節間也。古謂之焦。亦謂之顀。後世作椎。又刺熱篇王注曰。脊節之謂椎。脊窮之謂骶。又類注曰。此取脊椎之大法也。項上三椎者。乃項骨三節。非脊椎也。三椎之下陷者中。方是第一椎節穴名大椎。由此而下數之。諸椎循次可得矣。注證分寸歌曰。自此項骨下脊骶。分爲二十四椎。大椎上有項骨在。約有三椎。莫算之尾有長強。亦不算中間二十一可排椎。又項骨金鑑曰。頸莖骨之上三節圓骨也。釋骨曰。三節植頸項者。通曰柱骨。其隱節肉中者曰復骨。張氏復作伏氣府論。馬注曰。人之脊骨連項骨。共有二十四節者。應二十四氣亦有理。凡灸大椎。當以上項骨三節不算。但項骨比大椎更高。今人誤取高骨爲大椎。則項骨非灸大椎也。又氣穴論馬注曰。今人灸大椎者。俱是項骨高起者。見其骨高而大。誤以爲大椎而取之。愚今除項骨三節。則大椎又數爲第一椎。千金方曰。取大椎之法。除項骨三節不在內。或人亦在項骨短而無可尋者。但當以平肩之處爲第一椎。外臺曰。大椎平肩斜齊高大者是。針灸大全曰。以平肩取之。昧者習之。不論椎骨之昂低。偏與肩上平齊處爲大椎。可不謬乎。然肩肉肥大者。妄以平肩取之。則穴道參差。多不中也。故除肉偏與肩尖平齊處。以手按之。使其回顧俯仰。則附頭而轉者爲項骨。其不轉者爲脊骨。方是第一椎下以算之。諸椎循次可得矣。又張介賓曰。凡取脊間督脈諸穴。當於骨節突處取之。但驗於魚骨。爲可知也。若取於節下。必不見效。張氏之言如是。然前哲皆取節下。而無取骨節突處者。夫周身之俞穴。皆孔隙也。故或在大骨之際。或在小骨之下。大筋之下。小筋之上。骨際陷中。皆其處也。滑氏取脊骨之低處節下者是。猶欲詳之。試解剖人骨節而視之。益知孚言之不謬。若張氏之說。孔隙之所不可在。故斷然不可從矣。

瘂門

氣府論王註曰。在項髮際宛宛中。去風府同身寸之一寸。

風府

項入髮際一寸。

腦戶

枕骨上強間後一寸五分。

強間　後頂後一寸五分。

後頂　百會後一寸五分。

百會　神應經曰。在頂中陷中。容豆許。去前髮際五寸。後髮際七寸。

馬歌曰。髮上百會五寸央。

性理北溪陳氏曰。猶天之極星居北。

類經曰。此曰三才百會應天。璇璣應人。湧泉應地。

證治準繩引湯氏曰。百會一穴。前後髮際兩耳尖折中。乃是穴也。方書所載。但云頂上旋毛中。殊不審有雙頂者。又有旋毛不正者。庸醫之輩。習循舊本。誤人多矣。營昇按。旋毛有昂者。有低者。有在旁者。在兩旁者。其地不一定。故由此求穴。則不中必矣。百會去前髮際五寸。入後髮際七寸。巔頂中央爲是。

前頂　顖會後一寸五分陷中。

顖會　上星後一寸陷中。

千金方曰。在神庭上二寸是。

上星　八脈攷曰。顖會前一寸。

大成曰。神庭後入髮際一寸陷中。

兼羅集曰。有一取法。以掌後橫紋當鼻尖中指盡處是。

神庭　八脈攷曰。顖前二寸。

印堂　刺瘧論曰。取眉間。

鼻交頞中　千金翼曰。在兩眥中間。營昇按。此二穴諸書缺。今補入之。

素髎　鼻柱上端。

水溝　鼻柱下人中。大成曰。鼻柱下溝中央。近鼻孔陷中。

兌端　入門曰。上脣中央尖上。

齗交　脣內齒上齗縫中。齗音銀。華佗內照圖曰。任督二脈。爲一身陰陽之海。又曰。齗交穴在脣內齒上縫。爲任督二脈之會。一身之要也。

督脈圖

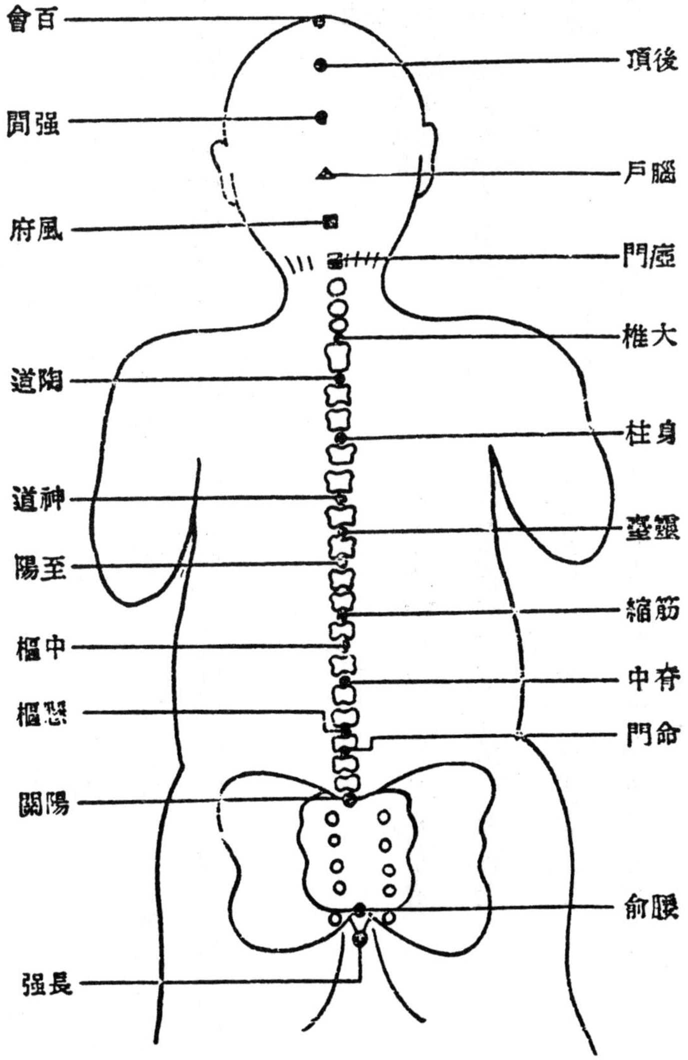

百會
後頂
强間
腦戶
風府
瘂門
大椎
陶道
身柱
神道
靈臺
至陽
筋縮
中樞
脊中
懸樞
命門
陽關
腰俞
長强

督脈之長強在脊骶骨端腰兪在二十一椎節下間。陽關在十六椎節下間。命門在十四椎節下間。懸樞在十三椎節下間。脊中在十一椎節下間。中樞在十椎節下間。筋縮在九椎節下間。至陽在七椎節下間。靈臺在六椎節下間。神道在五椎節下間。身柱在三椎節下間。陶道在大椎節下間。大椎在第一椎上陷者中。瘂門在項後入髮際五分。風府在入髮際上一寸。腦戶在入髮際上二寸。強間在後頂後一寸五分。後頂在百會後一尺五分。百會在頂中央。

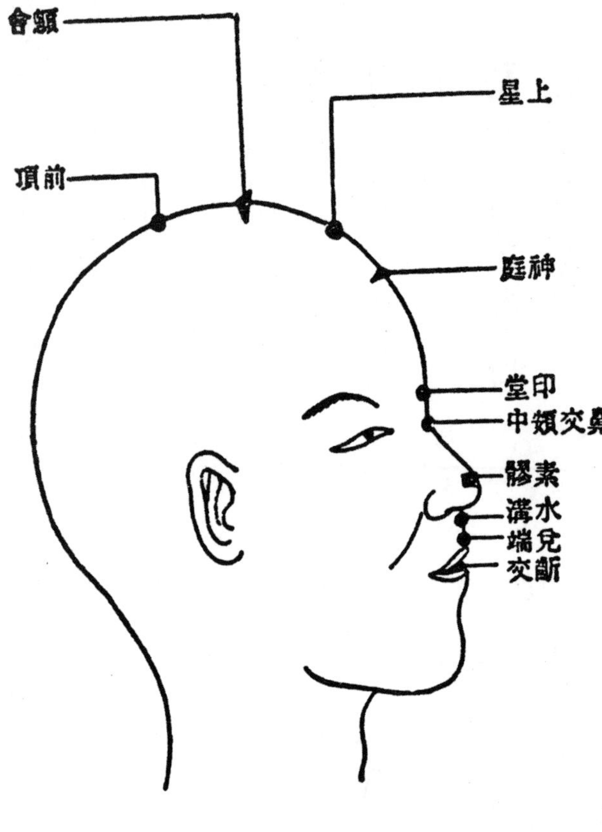

前頂在顖會後一寸五分。顖會在上星後一寸。上星在鼻直上入髮際一寸。神庭在直鼻上入髮際五分。素髎在鼻端準頭。水溝在鼻下溝中央近鼻孔陷中。兌端在上脣端。齗交在脣內上齒縫中。

滑氏曰。自屏翳而起。歷長強穴並脊裏而上行。循腰俞陽關命門懸樞脊中筋縮至陽靈臺神道身柱。過風

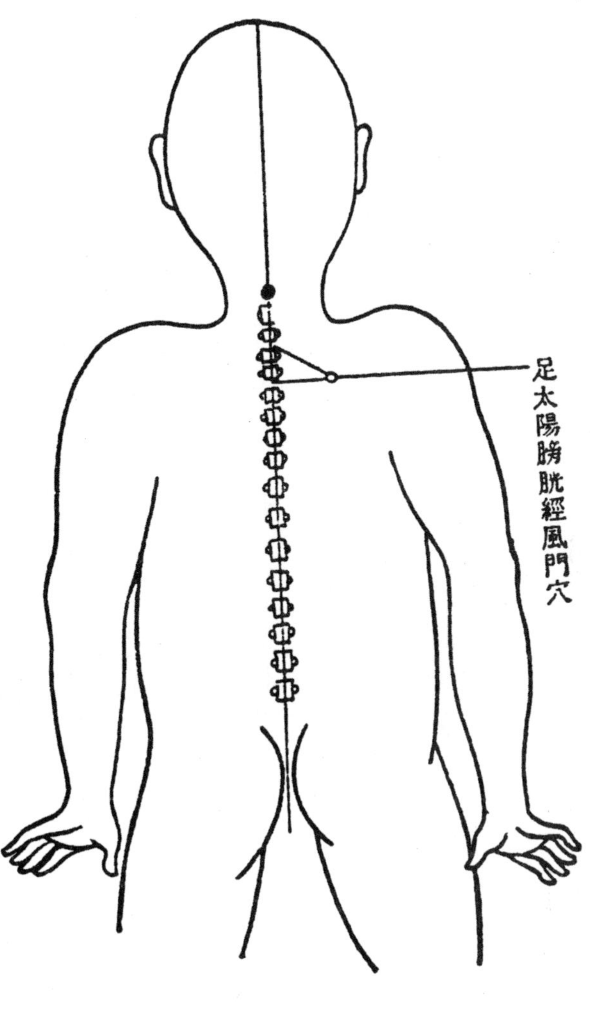

門。循陶道大椎瘂門至風府。入腦循腦戶强間後頂上巔至百會。前頂顖會上星神庭。循額至鼻柱。經素髎水溝兑端至齗交而終焉。

任脈

會陰 甲乙經曰。大便前小便後。兩陰之間。

大成曰。兩陰間。任督衝三脈所起。督由會陰而行背。任由會陰而行腹。衝由會陰而行足少陰。

曲骨 神照集曰。在臍下五寸。中極下一寸。橫骨之上。毛際之中。動脈應手是穴。營昇按。此橫骨非指腎經橫骨穴。陰上橫骨也。

中極　關元下一寸。

經穴指掌圖書曰。自頭至足。兩折中也。

關元　臍下三寸。

一名丹田。資生經集書

經絡全書曰。爲生化之原。

圖翼曰。在臍下三寸。此穴當人身上下四旁之中。故又名大中極。乃男子藏精。女子畜血之處。小腸募也。

六十六難集註曰。齊下腎間動氣者。丹田也。丹田者。人之根元也。精神之所藏。五氣之根元。太子之府也。男子藏精。女子主月水。以生養子息。合和陰陽之門戸也。

資生經曰。關元乃丹田也。諸經不言。惟難經疏曰。丹田在臍下三寸。又曰。臍下二寸。名石門。明堂載甲乙經。一名丹田。千金方素問註。亦謂丹田在臍下二寸。世醫因是。遂以石門爲丹田。誤矣。丹田乃臍下三寸。難經疏論之詳。

石門　臍下二寸。

一名丹田。甲乙經

千金方曰。丹田在臍下二寸。

氣海　臍下一寸五分

大成曰。臍下一寸半宛宛中。男子生氣之海。一名丹田。本事方

陰交　臍下一寸。

神闕　原始曰。臍中央。

水分　下脘下一寸。上臍一寸。營昇按。千經方聚英醫統大成合參。下脘下一寸。臍上一寸。爲是。

下脘　建里下一寸。

建里　中脘下一寸。

中脘　甲乙經曰。上脘下一寸。居心蔽骨與臍之中。

上脘　醫統聚英。巨闕下一寸。臍上五寸。

神農皇帝鍼灸圖曰。在臍上五寸。

金鑑曰。從中脘上行在臍上五寸。營昇曰。甲乙經外臺聖惠方針方六集。俱爲巨闕下一寸五分。非。爲一寸者是。

巨闕　甲乙經曰。鳩尾下一寸。

千金方曰。灸心下三處。第一處去心下一寸。名巨闕。第二處去心下二寸。名上脘。第三處去心下三寸。名胃脘。然或人形大小不同。恐寸數有異。可繩度隨其長短寸數最佳。取繩從心頭骨名鳩尾。頭度取臍孔中屈繩取半。當繩頭名胃脘。又中屈半繩更分爲二分。從胃脘向上度一分。卽是上脘。又上度取一分。卽是巨闕。

金鑑曰。從上行在兩岐骨下二寸。營昇按。甲乙經千金方外臺銅人經聚英醫統六集資生聖惠方大成原始。皆鳩尾下一寸。氣府論王注。巨闕上脘中脘建里下脘水分遞相去同身之一寸。共爲是。

鳩尾

金鑑曰。從巨闕上行一寸。營昇按。醫統聚英蔽骨之端。在蔽骨下五分。無蔽骨者。從岐骨下行一寸。曰鳩尾。大成曰。兩岐骨下一寸。曰鳩尾者。言其骨垂下如鳩尾形。任脈之別。甲乙經外臺聖惠方資生經。皆在臆前蔽骨下五分。甲乙經注曰。蓋心上人無蔽骨者。從上岐骨度下行一寸半。人蔽骨有長者。有短者。又有無蔽骨者。故不可拘。蔽骨長短。惟巨闕上行一寸爲是。

中庭

膻中下一寸六分。

膻中

玉堂下一寸六分兩乳間。

華佗內照圖曰。膻中名氣海。在兩乳間。爲氣之海也。氣所屬焉。能分布陰陽氣者。生源乃命之主。

類經曰。人有四海。胃者水穀之海。衝脈者十二經之海。膻中者氣之海。腦者髓之海是也。

玉堂

紫宮下一寸六分。

紫宮

明下曰。在華蓋下一寸陷者中。仰而取之。

華蓋

甲乙經資生經明下銅人經神照集原始。共璇璣下一寸。

璇璣

天突下一寸陷中。

天突

馬歌曰。璇上一寸天突起。營昇按。銅人經卷二醫學綱目入門發揮。結喉下一寸。甲乙經資生經。結喉下二寸。類經神照集。結喉下三寸。氣府論氣穴論及骨空論王注銅人經卷一聚英醫統。結喉下四寸。千金方。外臺。結喉下五寸。八脈考。結喉下四寸半。明堂下經。結喉下五分。諸說分寸紛冗。不知所從。低頭度之。則分寸甚短。仰頭度之。則分寸甚長。故今定結喉下兩骨間璇璣上一寸爲是。

廉泉 原始曰在頷下結喉上中央舌本間。

承漿 原始曰在頤前下脣下宛宛陷中開口取之。

齗基 骨空論曰髓空一在齗基下。

任脈圖

任脈之會陰穴在前後陰正中。曲骨在橫骨上中極下一寸毛際。中極在臍下四寸。關元在臍下三寸。石門在臍下二寸。氣海在臍下一寸半。陰交在臍下一寸。神闕在臍中。水分在臍上一寸。下脘在臍上二寸。建里在臍上三寸。中脘在臍上四寸。上脘在臍上五寸。巨闕在鳩尾下一寸。鳩尾在臆前蔽骨下五分。中庭在膻中下一寸六分。膻中在

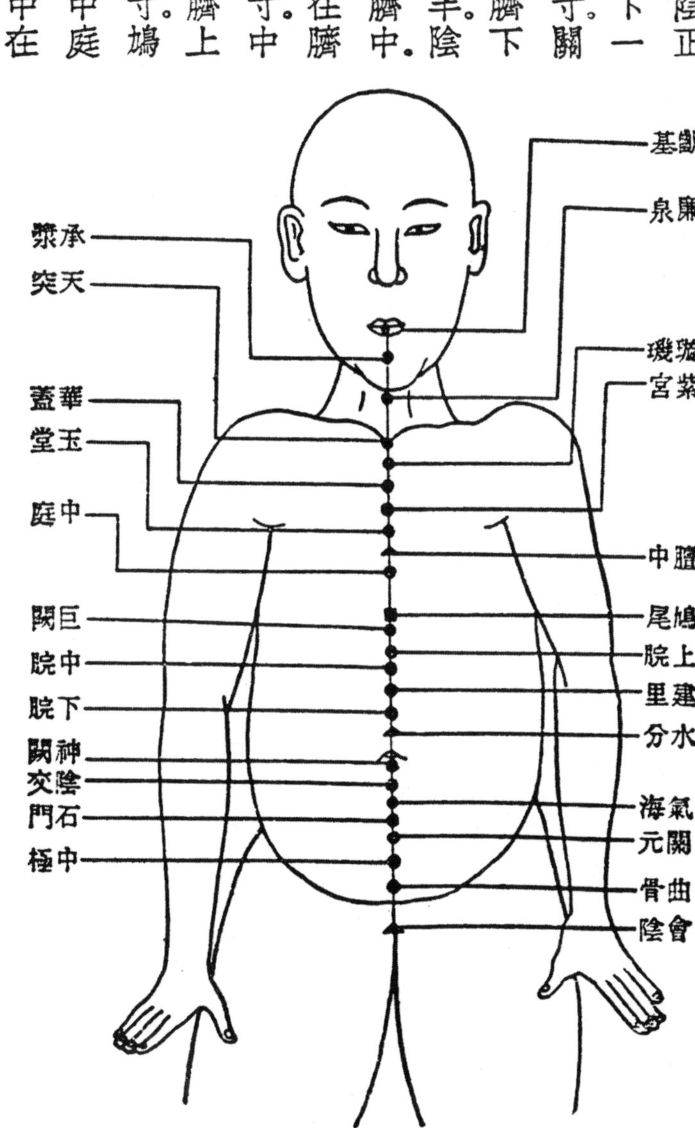

玉堂下一寸六分。玉堂在紫宮下一寸六分。紫宮在華蓋下一寸六分。華蓋在璇璣下一寸。璇璣在天突下一寸。天突在結喉下二寸。廉泉在頷下結喉上中央舌本下。承漿在頤前下脣稜下陷中。斷基在脣內下齒縫中。

承泣穴足陽明胃經蹻脈任脈足陽明之會

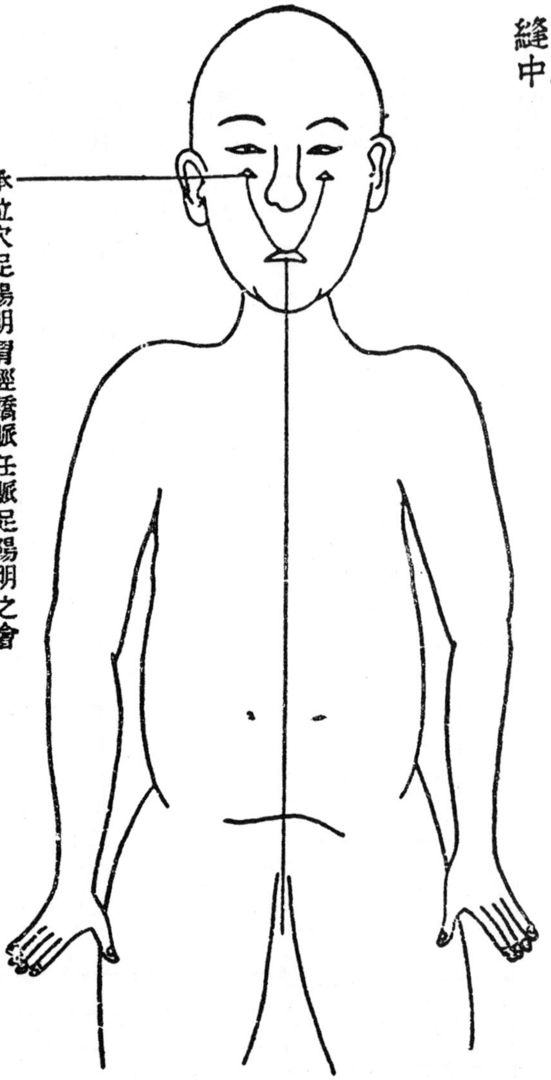

滑氏曰。任脈起於中極之下。會陰之分也。由是循曲骨上毛際至中極。行腹裏。上循關元石門氣海陰交神闕水分下脘建里中脘上脘巨闕鳩尾中庭膻中玉堂紫宮華蓋璇璣天突廉泉上頤。循承漿環脣。上至斷交分行繫兩目下中央會承泣而終也。

奇經八脈

滑氏曰。脈有奇常。十二經者常脈也。奇經八脈。則不拘於常。故謂之奇經。

二十七難曰。脈有奇經八脈者。不拘於十二經何也。然有陽維有陰維。有陽蹻。有陰蹻有衝有督。有任有帶之脈。凡此八脈者。皆不拘於經。故曰奇經八脈。
虞氏曰。此八脈不係正經陰陽。無表裏配合。別道奇行。故曰奇經也。

陰維脈

八脈攷曰。陰維起於諸陰之交。其脈發於足少陰築賓穴。爲陰維之郄。在內踝上五寸腨肉分中。上循股內廉。上行入小腹。會足太陰厥陰少陰陽明於府舍。上會足太陰於大橫腹哀。循脇肋會足厥陰於期門。上胸膈挾咽。與任脈會於天突廉泉。上至頂前而終。

凡一十四穴。

築賓 足少陰腎經穴足內踝上五寸
府舍 足太陰脾經穴衝門上七分去中行四寸半
大橫 足太陰肺經穴臍旁四寸半
腹哀 足太陰肺經穴膽經日月下一寸五分
期門 足厥陰肝經穴任脈巨闕旁四寸半
天突 任脈穴璇璣上一寸
廉泉 任脈穴結喉上舌本

陽維脈

八脈攷曰。陽維起於諸陽之會。其脈發於足太陽金門穴。在足外踝下一寸五分。上外踝七寸。會足少陽於陽交。爲陽維之郄。循膝外廉上髀厭。抵少腹側。會足少陽於居髎。循脇肋斜上肘。上會手陽明手足太陽於臂臑。過肩前與手少陽會於臑會天髎。却會手足少陽足陽明於肩井。入肩後會手太陽陽蹻於臑俞。上循耳後會手足少陽於風池。上腦空承靈正營目窗臨泣下額與手足少陽陽明五脈會於陽白。循頭入耳。上至本神而止。凡三十二穴。

金門 足太陽膀胱經穴
居髎 足少陽膽經穴
臑會 手少陽三焦經穴
肩井 足少陽膽經穴
風池 足少陽膽經穴天牖與天柱中間
承靈 同正營後一寸五分
目窗 同臨泣後一寸
陽白 同眉上一寸

陽交 足少陽膽經穴外踝上七寸
臂臑 手陽明大腸經穴
天髎 手少陽三焦經穴
臑俞 手太陽小腸經穴
腦空 足少陽膽經穴承靈後一寸五分
正營 同目窗後一寸
臨泣 同本神與曲差中間
本神 同神庭旁三寸

十四經發揮。凡二十四穴。無居髎臂臑承靈目窗四穴。

鍼灸節要曰。凡二十四穴。無居髎臂臑臑會目窗承靈五穴。有風府瘂門二穴。

陰蹻脈

八脈攷曰。陰蹻者。足少陰之別脈。其脈起於跟中足少陰然谷穴之後。同足少陰循內踝下照海穴。上內踝之上二寸。以交信爲郄。直上循陰股入陰上。上循胸裏入缺盆。上出人迎之前。至咽嚨交貫衝脈入頄內廉。上行屬目內眥。與手足太陽足陽明陽蹻五脈會於睛明而上行。凡八穴。

然谷 足少陰腎經穴

照海 同

交信 同足內踝上二寸

睛明 足太陽膀胱經穴目內眥

十四經發揮。凡二穴。無照海睛明二穴。

經脈篇。凡四穴。有然骨交信照海睛明四穴。

鍼灸聚英鍼灸節要。無照海睛明二穴。

六集。無然谷睛明二穴。有照海交信二穴。

陽蹻脈

八脈攷曰。陽蹻者。足太陽之別脈。其脈起於跟中。出於外踝。下足太陽申脈穴。當踝後遶跟。以僕參爲本。上外踝上三寸。以附陽爲郄。直上循股外廉。循脇後胛。上會手太陽陽維於臑俞。上行肩髆外廉。會手陽明於巨骨。會手陽明少陽於肩髃。上人迎。夾口吻。會手足陽明任脈於地倉。同足陽明上而行巨髎。復會任脈於承泣。至目內眥。與手足太陽足陽明陰蹻五脈會於睛明穴。從睛明上行入髮際下耳後入風池而終。凡二十二穴。

申脈足太陽膀胱經穴外踝微前　　僕參同崑崙直下

附陽同外踝上三寸　　臑俞手太陽小腸經穴肩髎後

巨骨手陽明大腸經穴肩尖上行兩叉骨　　肩髃同肩端兩骨間

地倉足陽明胃經穴口吻旁　　巨髎同鼻孔旁八分

承泣同目下七分　　睛明足太陽膀胱經穴目內眥

風池足少陽膽經穴三焦經天牖與膀胱經天柱中間

十四經發揮。凡二十穴。有居髎穴無睛明風池二穴。針方六集鍼灸聚英同。

衝脈

二十八難楊註曰。衝者通也。言此脈下至於足。上至於頭。通受十二經之氣血。故曰衝焉。針方六集曰。凡十二穴。會陰衝脈之會。

醫經原旨曰。衝脈起於胞中。上循背裏。爲經絡之海。則前亦督而後亦任也。任脈循背。謂之督脈。自少腹直上者。謂之任脈。亦謂之督脈。是以背腹分陰陽而言任督。若三脈者。名雖異而體則一耳。故任衝督一源而三岐也。又曰。衝脈起於胞中。陽明會於前陰。故男女精血。皆由前陰而降者。以二經血氣總聚於此。故稱爲五藏六府十二經之海。誠有非他經之可比也。

類註曰。衝任爲經絡之海。其起脈之處。則在胞中。而上行於背裏。

所謂胞者子宮是也。此男女藏精之所。皆得稱爲子宮。惟女子於此受孕。因名曰胞。然衝任督脈皆起於此。所謂一原而三岐也。

王啓玄曰。腎脈與衝脈。並下行循足合而盛大。故曰大衝。一云衝脈。起於氣衝。衝直而通。故謂之衝。

八脈攷曰。衝爲經脈之海。又曰血海。其脈與任脈皆起於少腹之內胞中。浮而外者。起於氣街。並足陽明少陰二經之間。循腹上行至橫骨俠臍左右各五分。上行歷太赫氣穴四滿中注肓兪商曲石關陰都通谷幽門至胸中散。凡二十四穴。

橫骨（足少陰腎經穴）　太赫（同）
氣穴（同）　四滿（同）
中注（同）　肓兪（同）
商曲（同）　石關（同）
陰都（同）　通谷（同）
幽門（同）

任脈

滑氏曰。任之爲言姙也。行腹部中行。爲婦人生養之本。

上古天眞論曰。女子二七而天癸至。任脈通。太衝脈盛。月事以時下。七七任脈虛。太衝脈衰。天癸竭。

八脈攷曰。任爲陰脈之海。其脈起於中極之下。少腹之內。會陰之分。上行而外出。循曲骨上毛際至中極。同足厥陰太陰少陰並行腹裏。循關元歷石門氣海。會足少陽衝脈於陰交。循神闕水分。會足太陰於下脘。歷建里會手太陽少陽足陽明於中脘。上上脘巨闕鳩尾中庭膻中玉堂紫宮華蓋璇璣。上喉嚨會陰維於天突廉泉上頤。循承漿與手足陽明督脈會。環脣上至下齗交復出分行。循面繫兩目下之中央至承泣而終。凡二十七穴。

督脈

十四經發揮曰。督脈者。起於下極之俞。

五色篇曰。下極者心也。

四十四難曰。下極爲魄門。

甲乙經曰。橫骨一名下極。

千金翼曰。第十五椎名下極俞。

圖翼曰。頞名下極。皆雖同名。所指異。非今所謂下極。

滑氏曰。督脈其脈起下極之俞。由會陰歷長強。

又曰。督脈由會陰而行於背。任脈由會陰而行於腹。衝脈由會陰出並少陰。而散於胸中。張景岳曰。三脈本同一體。督卽任衝之綱領。任衝卽督之別名耳。

丁德用曰。以下極爲長強。是督脈經穴。以始於長強也。

八脈攷曰。督乃陽脈之海。其脈起於腎下胞中。至於少腹。乃却行於腰橫骨圍之中央。繫溺孔之端。男子循莖下仍篡。女子絡陰器合篡間。骨空論類注曰。篡。交篡之義。謂兩便爭行之所。卽前後二間之間也。金鑑曰。篡者。橫骨下兩股之前。相合共結之凹也。前後兩陰之間。名下極穴。又屏翳穴會陰穴。卽男女陰氣之所也。俱繞篡後屏翳穴。別繞臀至少陰與太陽中絡者。合少陰上股內廉。由會陽貫脊會於長強穴。在骶骨端與少陰會並脊裏上行。歷腰俞陽關命門懸樞脊中中樞筋縮至陽靈臺衝道身柱陶道大椎與手足三陽會合。上瘂門會陽維。入舌本上至風府。會足太陽陽維。同入腦中。循腦戶強間後頂。上巔歷百會前頂顖會上星至神庭。爲足太陽督脈之會。循額中至鼻柱。經素髎水溝。會手足陽明至兌端。入齗交與任脈足陽明交會而終。凡三十一穴。督脈別絡自長強走任脈者。由小腹直上貫臍中央。上貫心入喉上頤。環脣上繫兩目之下中央。會太陽於目內眥睛明穴。上額與足厥陰同會於巔。入絡於腦。又別自腦下項。循肩胛與手足太陽少陰會於大杼第一椎下。兩旁去脊中一寸五分陷中。內俠脊抵腰中。入循膂絡腎。

帶脈

張子和曰。十二經與奇經七脈。皆上下周流。惟帶脈起少腹之側。季脇之下。環身一周。絡腰而過。如束帶之狀。而衝任二脈。循腹脇夾臍旁。傳流於氣衝。屬於帶脈。絡於督脈。衝任督三脈。同起而異行。一源而三岐。皆絡帶脈。八脈攷曰。帶脈者。起於季脇足厥陰之章門穴。同足少陽循帶脈穴。圍身一周。如束帶然。又與足少陽會於五樞維道。凡八穴。

章門足厥陰肝經穴季脅本　帶脈足少陽膽經穴章門下一寸八分

五樞同水道旁一寸五分　維道同五樞下五分

十四經發揮。凡四穴。帶脈維道。

針灸大成。凡六穴。

帶脈五樞維道。

陰維脈圖

廉泉穴陰維
任脈之會

天突穴陰維
任脈之會

期門穴足太陰
厥陰陰維之會

腹哀穴足太
陰陰維之會

大橫穴足太
陰陰維之會

府舍穴足太陰
陰維厥陰之會

築賓穴陰維之郄

陽維脈圖

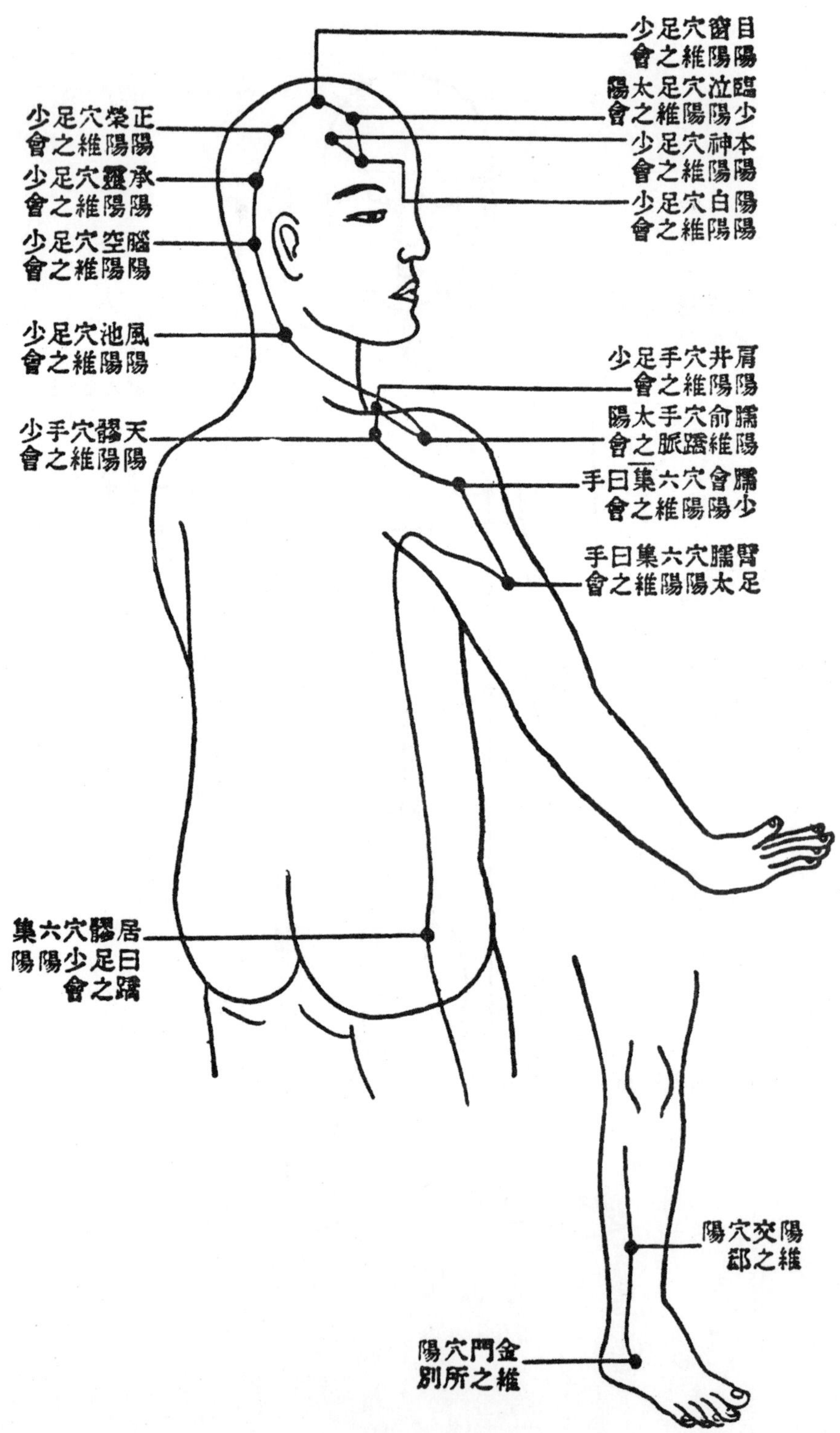
目窗穴足少
陽陽維之會
臨泣穴足太陽
少陽陽維之會
本神穴足少
陽陽維之會
陽白穴足少
陽陽維之會
正營穴足少
陽陽維之會
承靈穴足少
陽陽維之會
腦空穴足少
陽陽維之會
風池穴足少
陽陽維之會
天髎穴手少
陽陽維之會
肩井穴手足少
陽陽維之會
臑俞穴手太陽
陽維蹻脈之會
臑會穴六集曰手
少陽陽維之會
臂臑穴六集曰手
足太陽陽維之會
居髎穴六集
曰足少陽陽
蹻之會
陽交穴陽
維之郄
金門穴陽
維之所別

陰蹻脈圖

睛明穴氣府論王註
曰手足太陽足陽明
陰蹻陽蹻五脈之會
聚英發揮無照海睛
明二穴針灸節要無
睛明穴

交信穴陰蹻之郄

然谷穴六集曰
少陰蹻脈之郄

照海穴陰
蹻脈所生

陽蹻脈圖

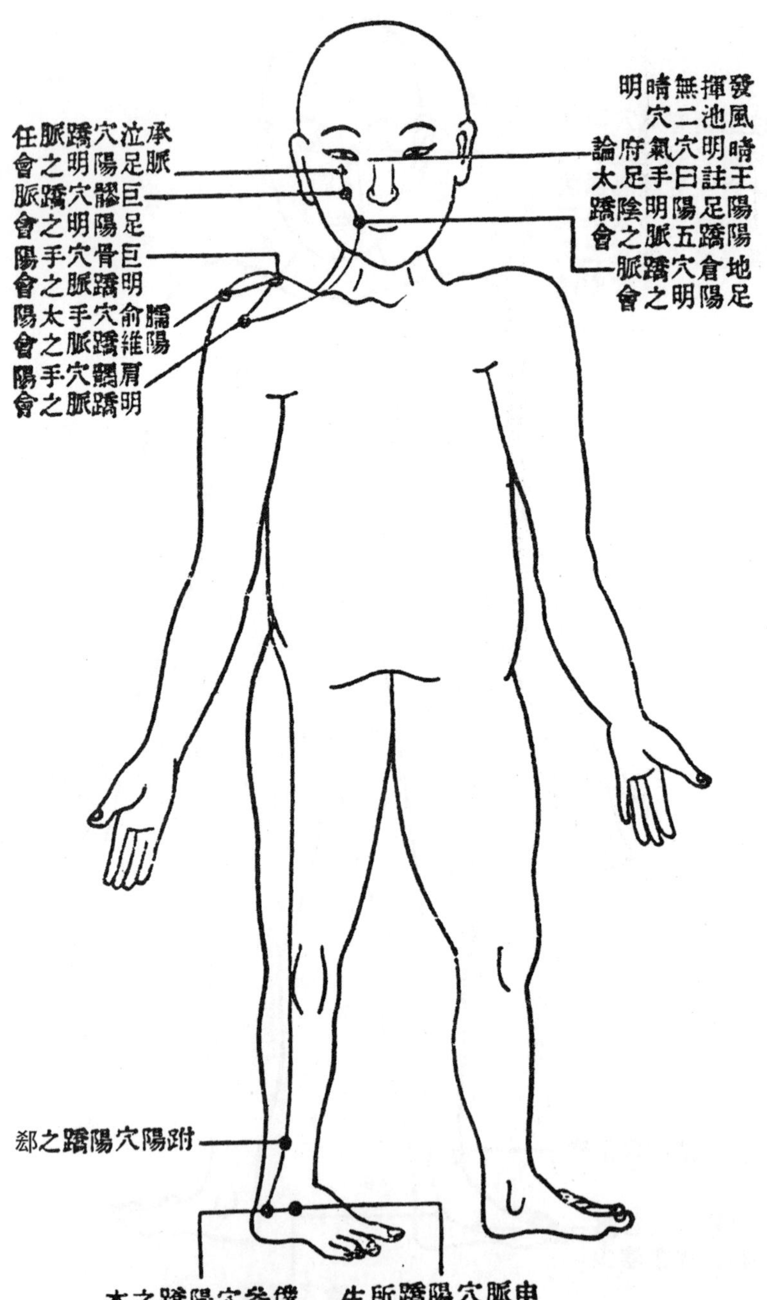
發揮無睛明
風池二穴
睛明穴氣府論
王註曰手足太
陽足陽明陰蹻
陽蹻五脈之會
地倉穴蹻脈
足陽明之會
承泣穴蹻脈任
脈足陽明之會
巨髎穴蹻脈
足陽明之會
巨骨穴手陽
明蹻脈之會
臑俞穴手太陽
陽維蹻脈之會
肩髃穴手陽
明蹻脈之會
跗陽穴陽蹻之郄
申脈穴陽蹻所生
僕參穴陽蹻之本

衝脈圖

幽門
陰都
通谷
石關
商曲
肓俞
中注
四滿
氣穴
太赫
橫骨
氣衝

會陰六集曰衝脈之會凡十二穴

帶脈圖

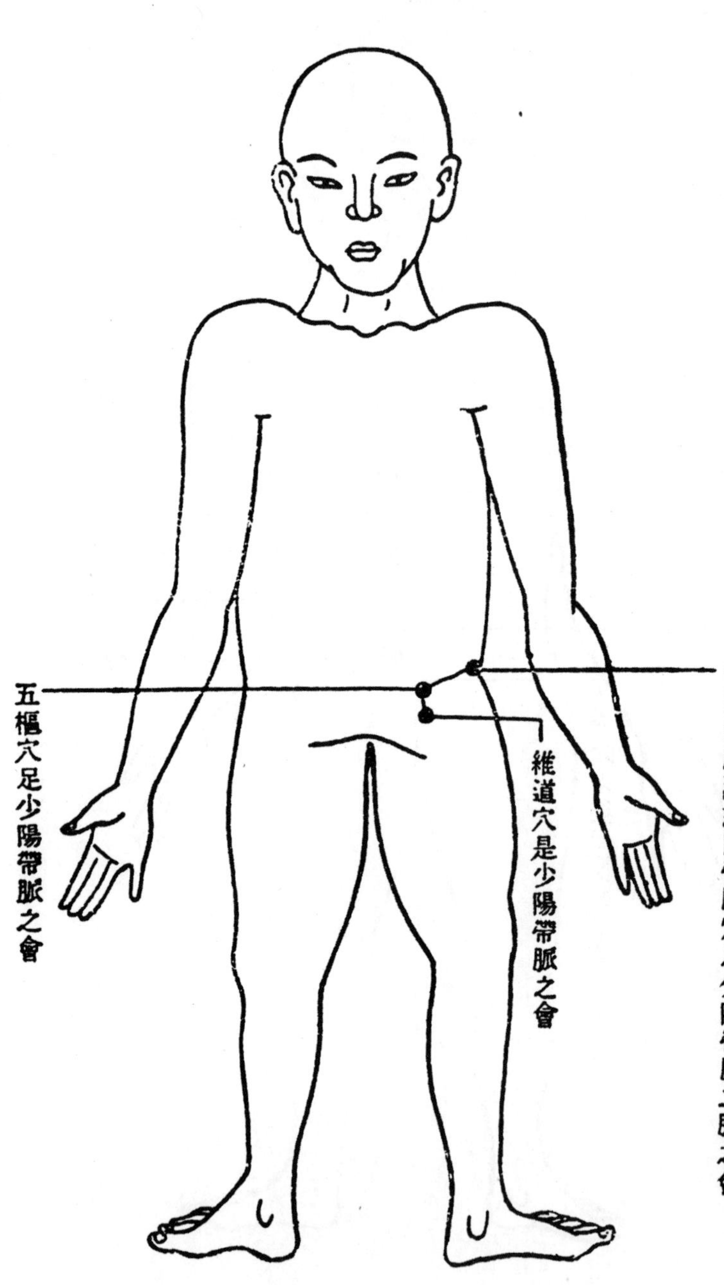

經穴纂要卷四

丹州龜山　醫官　小阪營昇元祐　纂輯
門人筑州久留米　醫官　酒寄玄眠
丹州龜山　醫官　上月周長　同校

内景

蠡海集曰。天開於子。地開於丑。人生於寅。寅時手太陰之氣始動。其應在寸口。寸口以候上部。肺居五藏之上部。獨爲五藏之華蓋。所以管領一身之氣。

類經曰。肺朝百脈。以行陰陽。而五臟六腑皆以受。故十二經。以肺爲首。循序相傳。盡於足厥陰肝經。而又傳於肺終。而復是爲一周。

痿論曰。肺者藏之長也。爲心之蓋也。

張介賓曰。肺位最高。故謂之長。

高武曰。肺者朝百脈。故肺者藏之長。

馬氏曰。肺者爲諸藏之華蓋。

華元化曰。肺者生氣之原。乃五藏之華蓋。

入門曰。肺形似人肩而爲藏之蓋。

程氏醫彀曰。肺形如人肩。二布大葉。四垂如蓋。醫經原旨曰。肺形似人肩。二布葉中。有二十四空。行列分布。諸藏清濁之氣。又應二十四氣也。

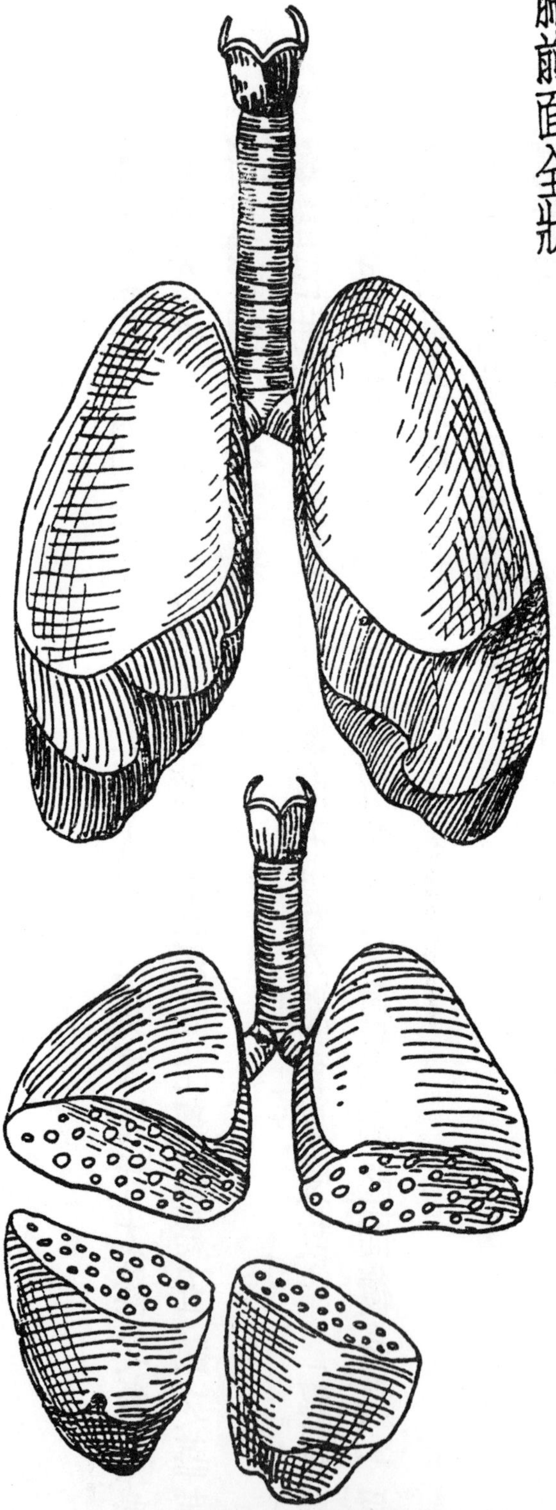

肺前面全狀

橫斷肺見裏面有白小孔

營昇按。其形如蜂窠。下無通竅。隨呼吸而盈虛。其色如藍。光澤有斑紋。古人皆謂六葉兩耳。大概之言耳。古今說內形。比之內形。殆有不相似者矣。入門醫彀原始等說。略近之。

肺系

聖濟總錄曰。喉嚨以下。爲肺系骨者。累累然其十二。又曰。天蓋骨下爲肺系之本。

藏府指掌圖書曰。錢豫齋曰。會厭綴于舌本之下。正應乎氣管之上。氣管卽喉嚨也。居于前。主持呼吸。爲聲音之門戶。故名吸門。共十二節。上三節微小。下九節微大。第四乃結喉也。楊玄操曰。喉嚨空虛也。言其中空虛。可以通氣息焉。卽肺之系。呼吸之道路。

金鑑曰。結喉者。喉之管頭也。其瘦者多外見頸前。肥人則隱於肉。肉多不見。

經釋曰。喉嚨卽出聲之處。卽俗名喉脘。

會厭

程氏醫彀曰。綴於舌本之上。正應於氣管之下。氣管卽喉嚨也。

醫學原始曰。齒以後至會厭。深三寸五分。大容五合。會厭爲之吸門。其大如錢。爲音聲之戶。薄則易於起。發音出快而便利。厚則起發音出慢而重舌也。久卒然無音者。寒氣客於厭。

金鑑曰。會厭者。覆喉管之上竅。似皮似膜。發聲則開。嚥食則閉。故爲聲音之戶也。

懸雍垂

金鑑曰。懸雍垂者。張口視喉上似乳頭之小舌。俗名碓嘴。

醫學原始曰。喉上如小舌而下垂者。曰懸雍。乃音聲之關也。

吳崑曰。懸雍吸門垂下肉乳也。

頏顙　金鑑曰。口内之上二孔曰分氣之竅也。

喉嚨　金鑑曰。喉嚨者喉也。肺之系也。

嗌　金鑑曰。嗌者咽也。胃之系也。

咽喉　憂恚無言篇曰。咽喉者。水道之道也。喉嚨者。氣之所以上下者也。類註曰。人有二喉。一軟一鞕。軟者居後。是謂咽喉。乃水穀之道。通於六府者也。鞕者居前。是謂喉嚨。爲宗氣出入之道。所以行呼吸通五藏者也。

鼻　陰陽應象大論曰。肺主鼻。又曰。在竅爲鼻。醫學原始曰。肺主鼻。鼻者肺之官。故肺和則鼻能知香臭矣。

皮毛　痿論曰。肺主身之皮毛。皮部論曰。百病之始生也。必先於皮毛。邪中之則腠理開。開則入容於絡脈。留而不去。傳入於經脈。留而不去。傳入於府。

腸　楊玄操曰。腸暢也。通暢胃氣。去滓穢者也。

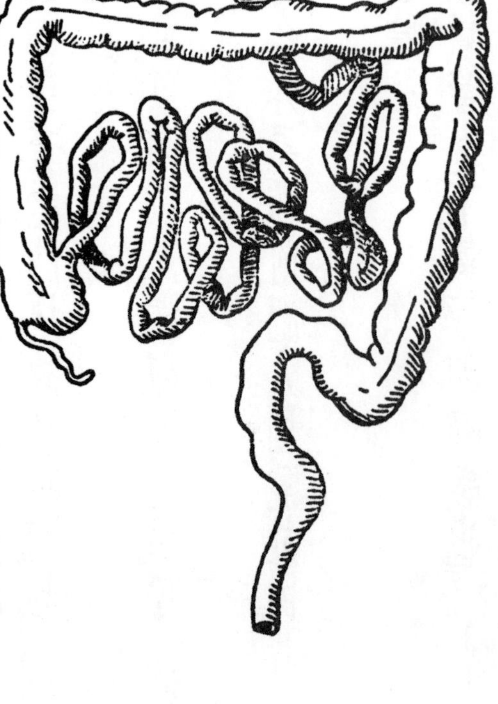

醫學原始曰。廣腸一曰肛門。肛門言其處似車釭形。故曰肛門。即廣腸也。一名直腸。一名魄門。一名洞腸。亦名肛門。受大腸之穀而道出焉。

營昇按。大小腸古經皆以爲二物。然解體親視之。唯一腸而有巨細之分耳。今以曲尺度之。長二丈四五尺許。上屬於胃。下連肛門。其色白。帶淡紅。

四十二難十四經針灸聚英等。大腸當臍右。環十六曲。腸胃篇。當臍左旋。五臟別論曰。夫胃大腸小腸三焦膀胱。此五者。天氣之所生也。左旋。故二腸亦左旋。腸胃篇。當臍左旋是。

胃

楊玄操曰。胃圍也。言圍受食物也。

玉機真藏論曰。五藏者。皆稟氣於胃。胃者五藏之本也。

刺瘧論曰。胃者六府之長也。

張介賓曰。胃者六府之長。而大腸小腸。皆與胃連。居胃下。氣本一貫。故皆屬於胃。

醫學原始曰。口內通於腹中。祇有二竅。前曰喉。是肺管。後曰咽。是食管也。即胃脘也。下即賁門。亦透膈而下是胃。胃下有幽門。即接小腸。小腸下是闌門。闌門接大腸。大腸透肛門。穢從此出。闌門之傍。有膀胱。連於前陰。而出溺。

醫學原始曰。紆曲屈伸長二尺六寸。大一尺五寸。徑五寸。盛穀二斗。水一斗五升。

藏府性鑒曰。咽至胃長一尺六寸。通之咽門。

胃上口即爲賁門。當中脘。主腐熟水穀。胃下口。即小腸上口。名曰幽門。

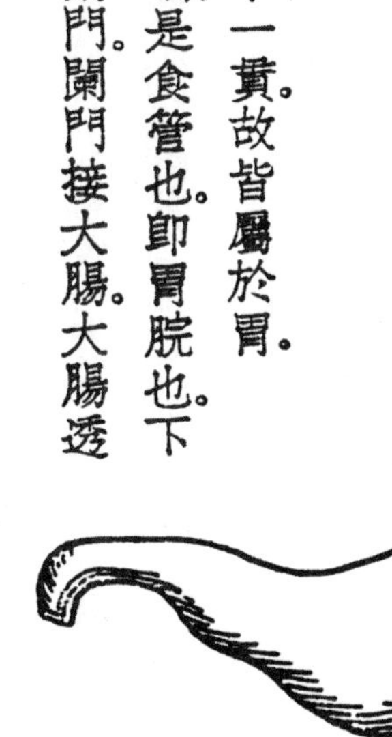

經脈別論曰。食氣入胃。其清純津液之歸於心。入於脈。變赤而爲血。有餘則注于衝任。而爲經水。經水者。陰水也。陰必從陽。故其色赤。稟火之色也。且衝爲血海。任主胞胎。若媾男子之精。陰陽和合而成孕。則其血皆移蔭於胎矣。胎既產。則胃中清純津液之氣歸於肺。朝於脈。流入於乳房。變白而爲乳。是稟肺金之色也。其或兒不自哺。陽明之竅不通。其胃中津液。仍歸於脈。變赤而復爲月水也。

醫彀曰。婦人血與乳。俱脾胃所生。

脾

藏府性鑒曰。膈膜之下有胃。盛受飲食而熟腐之。其左有脾。與胃同膜。而附其上。其色如馬肝赤紫。

又曰。磨胃食乃消化。

入門曰。居中脘一寸二分。上去心三寸六分。下去腎三寸六分。中間一寸二分。名曰中庭。在天爲太陽。在地爲太陰。在人爲中黃祖

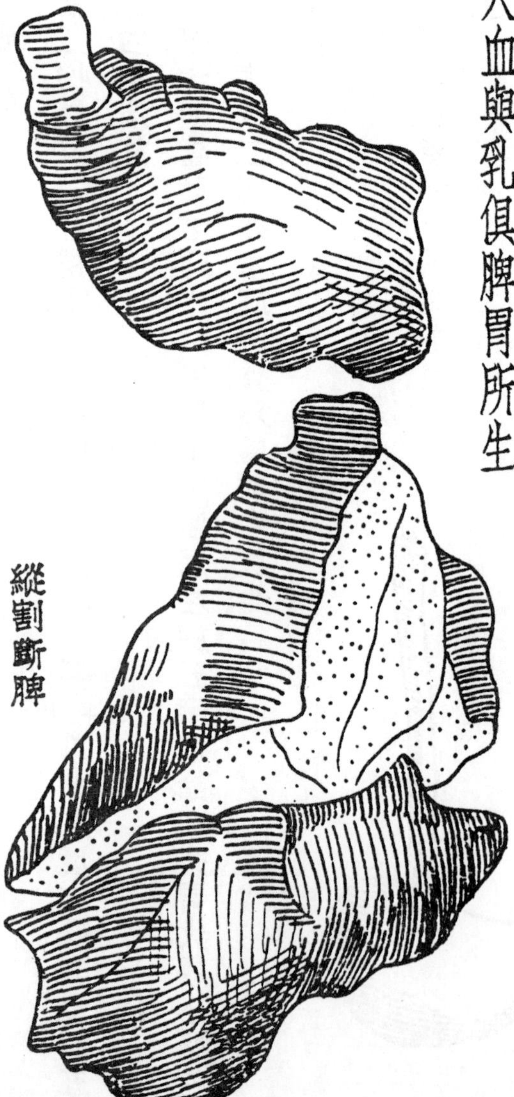

縱割斷脾

氣。脾氣壯則能磨消水穀以營養四藏。

滑氏曰。脾廣三寸長五寸掩平太倉附着於脊之第十一椎。

肉

痿論曰。脾主身之肌肉。

醫經原旨曰。脾屬土肉象地之體。故合肉也。脾氣通於脣。故榮脣也。又曰。肉屬衆體之土。

心

藏府性鑒曰。肺下即心。心有系二系於肺。肺受清氣。下乃灌注。其象尖長而圓。其色赤。

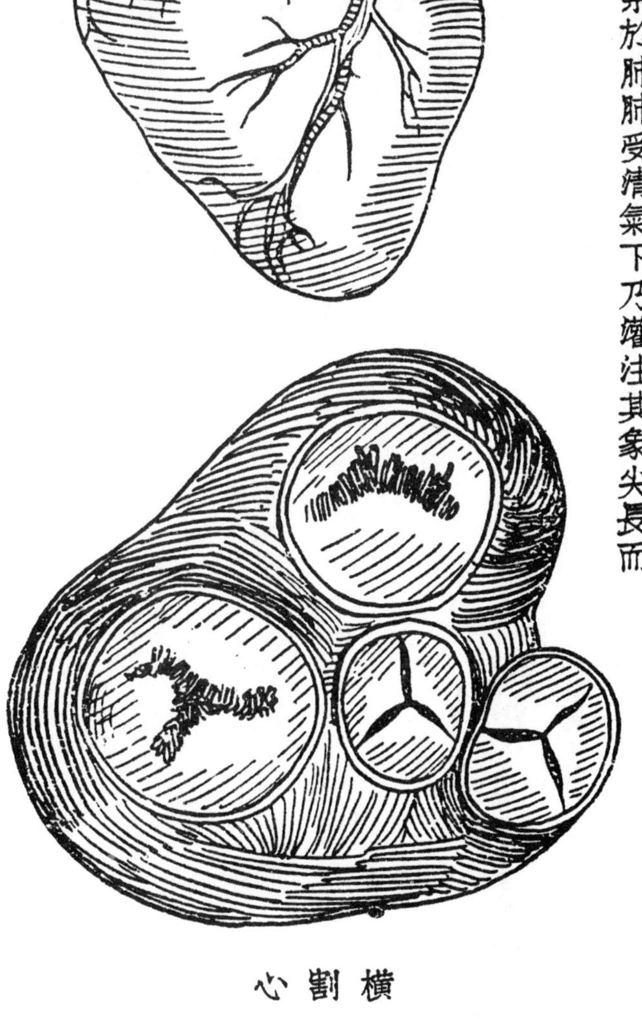

横割心

又曰。凡脾胃肝膽腎膀胱。俱各有一系。系於包絡之旁。以通於心。

口問篇岐伯曰。心者五臟六腑之主也。

醫學原始曰。心爲百體之君。元火府生命之根。靈神之寓。故四藏皆系於心。而次第生焉。

又曰。心爲靈君。萬念皆生於此。

又曰。心爲一身之君主。稟虛靈而含造化。具一理以應萬幾。藏府百骸。惟所是命。故曰神明出焉。

醫學原始元命包曰。心者火之精。成於五。故人心長五寸。

血

痿論曰。心主身之血脈。

陰陽應象大論曰。在竅爲舌。舌爲心之苗。故主舌。

靈樞決氣篇曰。何謂血。岐伯曰。中焦受氣取汁。變化而赤。是謂血。

醫學原始曰。頭上曰髮。屬足少陰陽明。耳前曰鬢。屬手足少陽。目上曰眉。屬手足陽明。脣上曰髭。屬手陽明。頦下曰鬚。屬足少陰陽明。兩頰曰髯。屬足少陽。其經氣血盛。則美而長。氣多血少。則美而短。氣少血多。則少而惡。氣血俱少。則其處不生。氣血俱熱。則黃而赤。氣血俱少。則衰白而落。

髮

浩然曰。驗小兒壽夭。亦視毛髮。兒髮受母血而實。故名血餘也。母血充實。兒髮則黑而光潤。母血虛弱。或胎漏敗墮。或縱慾多淫。兒髮則黃槁焦枯。或生疳瘦之患。俱關不壽之兆也。

萬病回春曰。髮者血之餘也。

舌

甲乙經曰。舌者心之官。心氣通於舌。心和則舌知五味。

又曰。舌重十兩。長七寸。廣二寸半。

陰陽應象大論曰。心在竅爲舌。腎在竅爲耳。此云開竅于耳。則耳兼心腎也。

醫彀曰。南方赤色。入通於心。開竅於耳。注曰。舌爲心之官。當言於舌。用非竅。故云耳也。蓋手少陰之絡會於耳中故也。

楊玄操曰。舌者泄也。言可舒泄於言語也。

虞庶曰。舌者聲之機。

金鑑曰。舌者司味之竅也。

膀胱

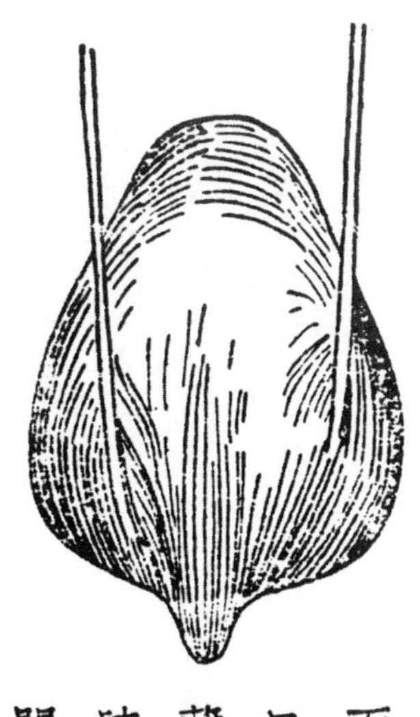

醫彀曰。膀胱者。與小腸脂蔓相聯。有下口。而無上口。其管直透前陰出溺。

藏府性鑒曰。凡胃中熟腐水穀。其精氣自胃之上口。曰賁門。上輸於肺。肺乃播於百脈。其滓穢自胃之下口。曰幽門。傳於小腸。至小腸下口。曰闌門。泌別其汁。清者滲出小腸。而滲入膀胱。滓穢之物。則轉入大腸矣。

膀胱下無所入之竅。上有下口。

腎全狀前面之圖

其色茶褐。中間白色。有兩枚。形圓長。長三寸許。著脊十四椎左右兩筋。下通于莖。精水由此通。其藏在腸胃之後。

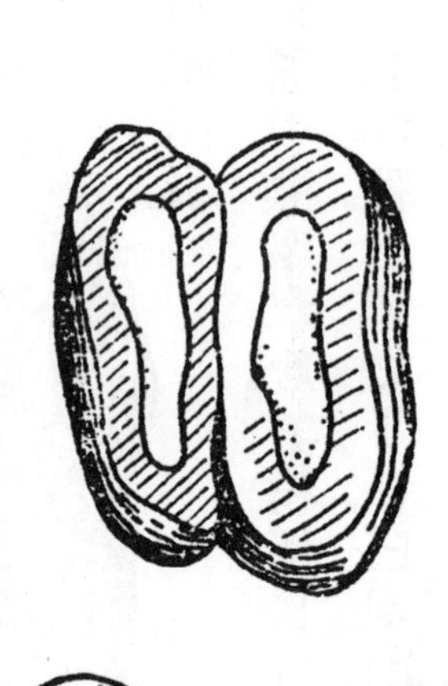

橫劃腎觀之。中間白色如人精。臭亦相類。有數竅。疑是精液所留乎。

腎背面之圖

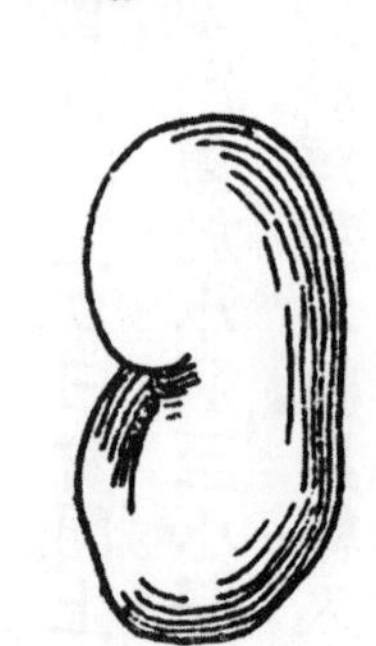

此筋入心

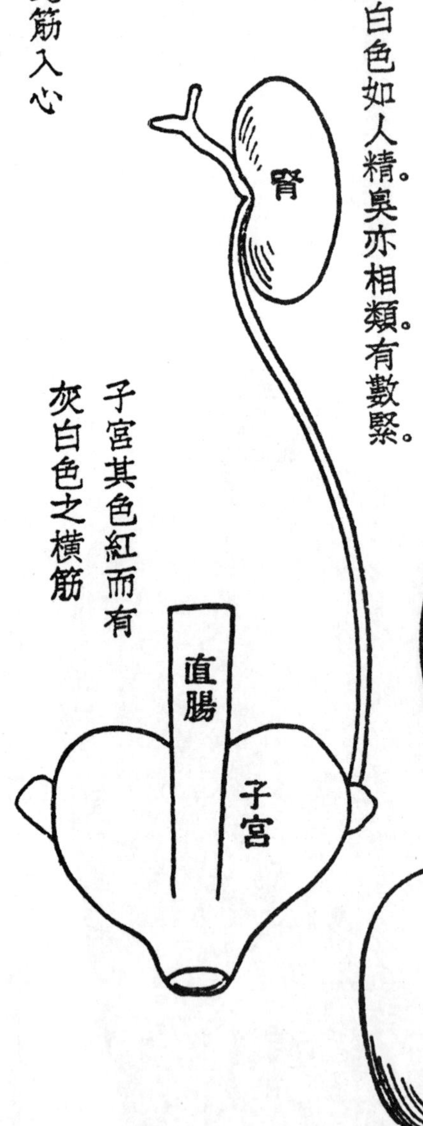

藏府性鑒曰。腎有系二條。上條系於心包。下條過屏翳穴。後趨脊骨。

子宮其色紅而有灰白色之橫筋

子宮剝開之圖

頤生微論

李士材曰。父母搆精。未有形象。先結河車中間。透起一莖如蓮蕊。初生乃臍帶也。蕊中一點。實生身立命之原。即命門也。自此天一生水。先結兩腎。夫命處於中。兩腎左右開闔。正如門中根闑。故曰命門。蓋一陽處於二陰之間所以成乎坎也。

按銅人圖脊骨自上而下十四節。自下而上七節。有命門穴。兩旁有腎俞穴。則知中是命門。兩旁皆腎也。臍與命門生於百體之先。故命門對中。易曰。一陽陷於二陰之中。命門猶儒之太極也。

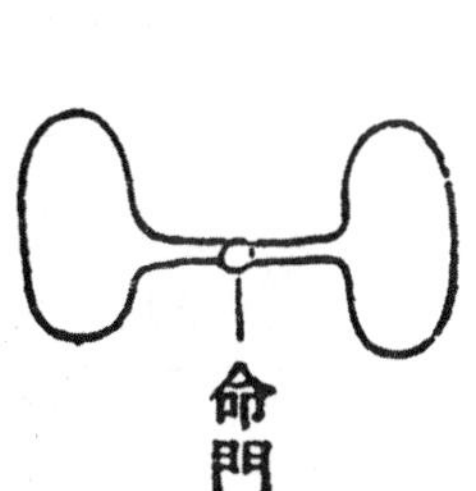

醫學原始

浩然曰。人始生臍與命門。故命門為十二經脈之主。一曰真火。一曰真氣。一曰動氣。真火者。人身之太極。無形可見。先天一點之元陽。兩腎之間。是其息所。人無此火。則無以養生。曰真氣者。稟於有生之初。從無而有。即元氣之本體也。曰動氣者。蓋動則生。亦陽之動也。命門具而兩腎生。兩腎者。靜物也。靜則化。亦陰之靜也。命門者。立命之門。元火元炁之息所。造化之樞紐。陰陽之根蔕。即先天之太極。四行由此而生。臟腑以繼而成。

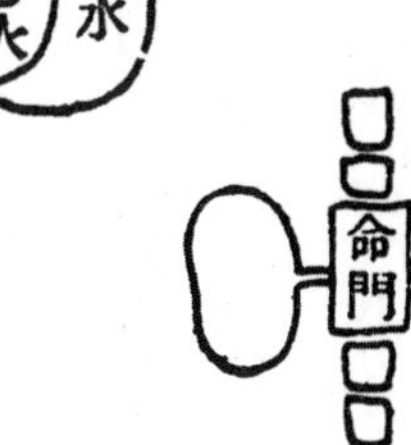

腎經

錦囊祕錄曰。兩腎俱屬水。左為陰水。右陽水以為命門。非命門在兩腎中間。命門左邊小黑圈。是真水之穴。命門右邊小白圈。是相火之穴。此一水一火。俱無形。日夜潛行不息。蓋命門居兩腎之中

陽水
相火
命門
真水
陰水

間。而不偏於右。而婦人子宮之門戶也。子宮者。腎藏藏精之府也。當關元氣海之間。男精女血皆聚於此。爲先天真一之炁。所謂坎中之真陽。爲一身生化之源。在兩腎中間。而不可偏於右。兩腎屬水。有陰陽之分。命門屬火。在二陰之中。若謂左主於腎。而右偏爲命門。此千古傳說之僞也。

質疑錄曰。內經初無命門之名。命門之說。始于越人之三十六難。而曰腎有兩。左爲命門。男子藏精。女子系胞。夫右腎既藏男子之精。則左腎將藏何物。女子之胞。何獨偏系于右。此其說之不能無疑也。命門居兩腎之中。而不偏于右。卽婦人子宮之門戶也。子宮者。腎臟藏精之府也。當關元氣海之間。男精女血皆聚于此。爲先天眞一元炁。所謂坎中之眞陽。爲一身生化之原。此命門在兩腎中間。而不可以獨偏于右。兩腎屬水。有陰陽之分。命門屬火。在二陰之中。故脈經以腎脈配兩尺。但當曰左腎主眞陰。右尺主眞陽。而命門則爲陽氣之根。隨三焦相火。以同見于右尺則可。若謂左腎則主于腎。而右腎偏爲命門。此千古訛傳之弊。而不得不亟正之者也。

耳

陰陽應象大論曰。腎主耳。又曰。在竅爲耳。

骨

宣明五氣篇曰。腎主骨。

說文曰。骨者體之質也。肉之核也。

頭顱骨

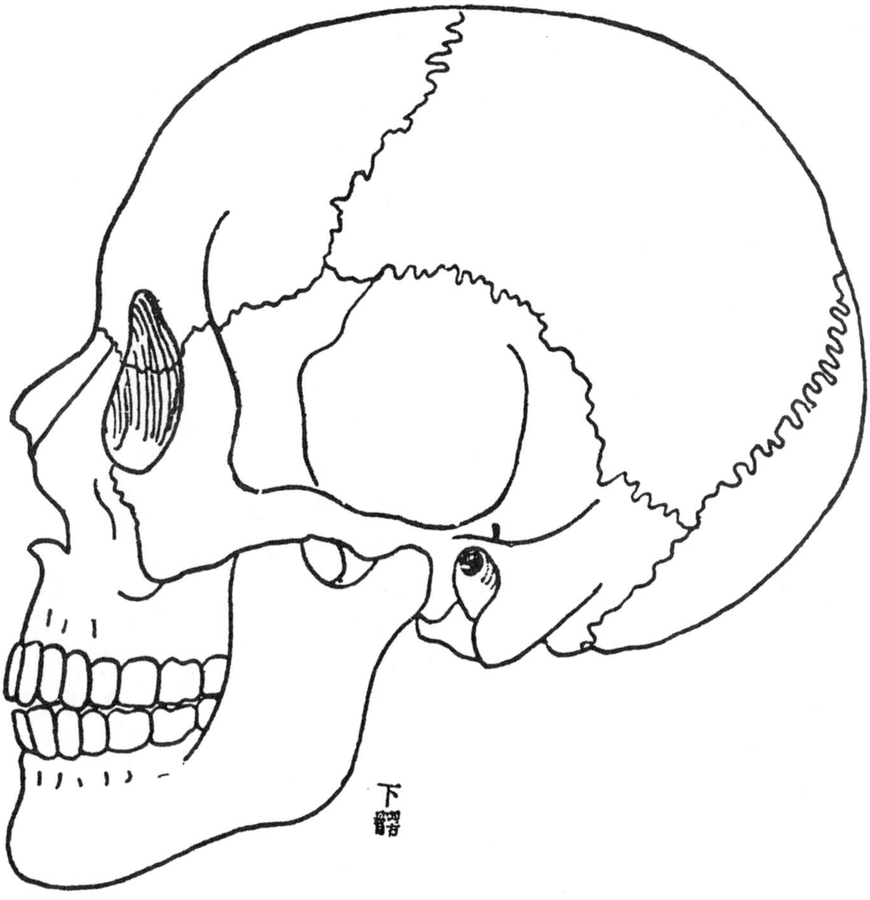

下顎

醫彀曰。男子骨色純白。婦人骨色淡黑。男子髑髏骨。自項及耳至腦後。共八片。腦後橫一縫。當正直下髮際。別有一直縫。婦人只六片。腦後橫一縫。當正直下。則無縫。左右肋男十二條。八長四短。女十四條。八長六短。

類註曰。肋骨各十二條。八長四短。女人多擎夫二條。左右各十四條。

吳醫彙講曰。男子肋骨二十有四。女子肋骨二十有八。男子頭骨八塊。女子頭骨六塊。

類註曰。尾骶骨男子尖。女子者圓而平。

金鑑曰。顛頂骨男子三叉縫。女子十字縫。

肋骨

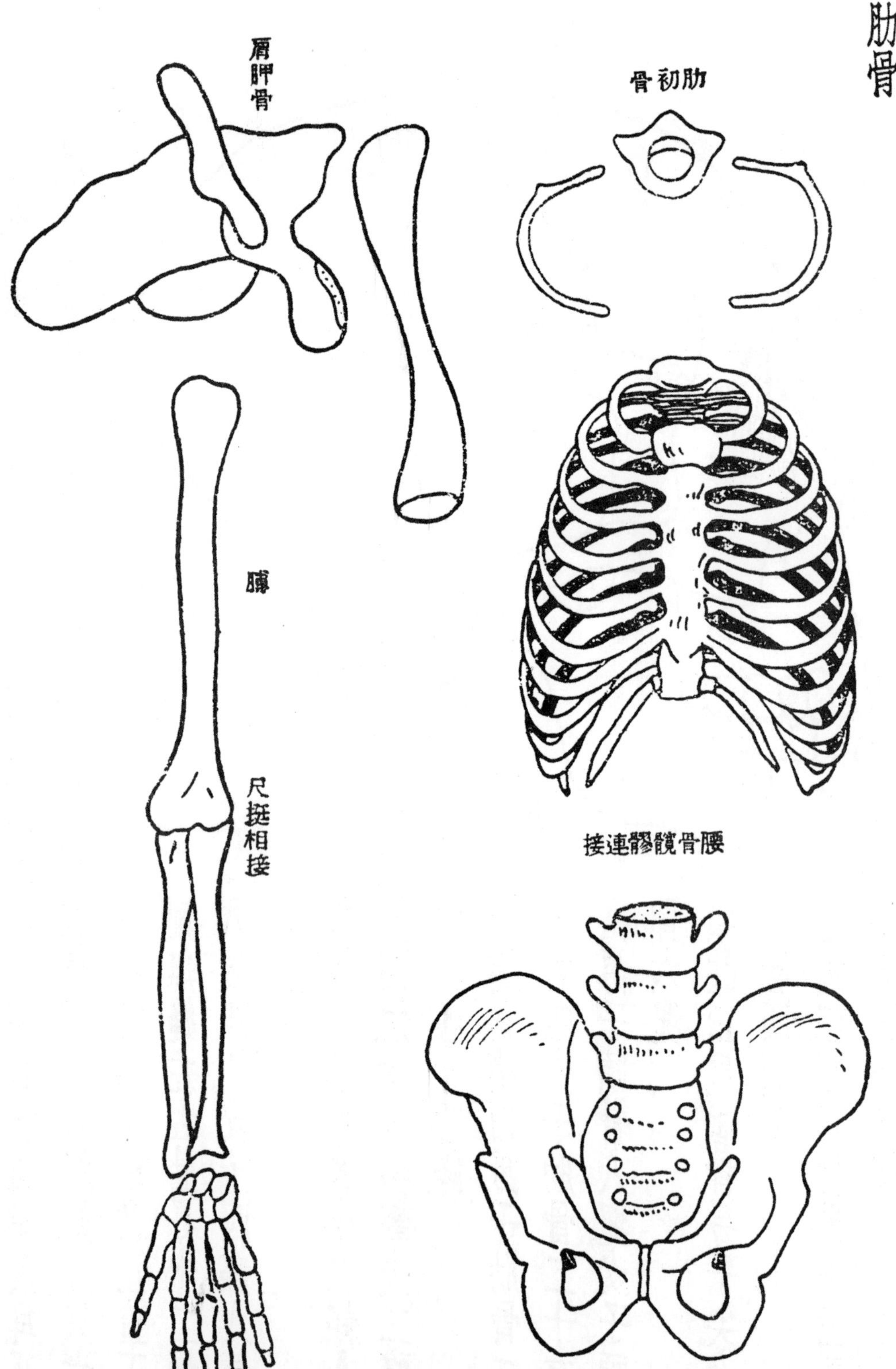

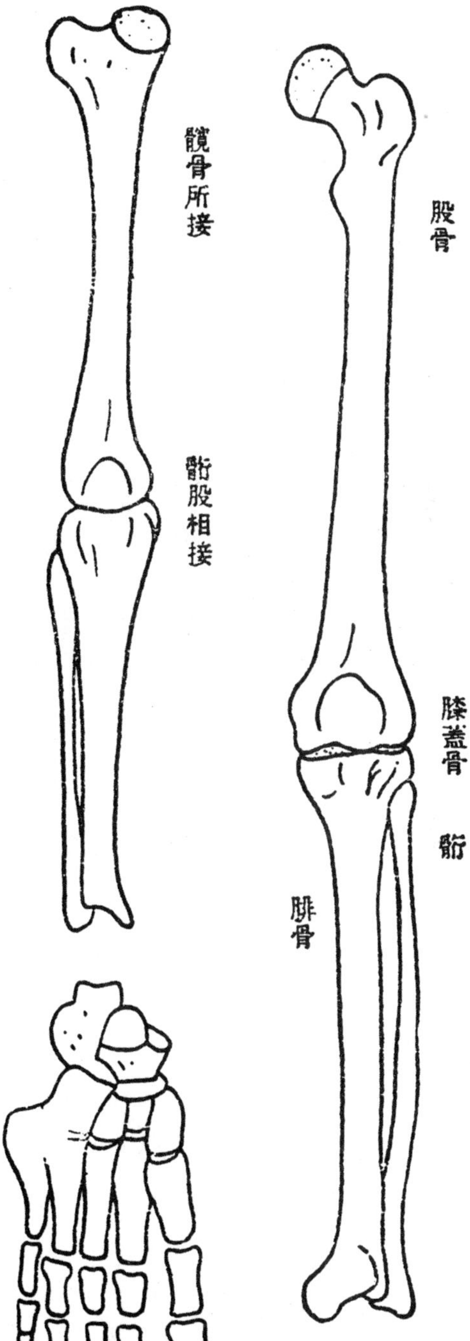

股骨
膝蓋骨
骺
腓骨
髖骨所接
骺股相接

齒

醫學原始曰。齒屬腎。腎乃骨之餘。上斷屬胃。下斷屬大腸。何少年齒密。老年齒疎。而齒性厚剛。故有收縮而致稀疎者乎。艾儒略曰。齒形上平寬。下稍銳。而人身百體之長。有時而止。惟齒則自少而壯。至老益加長焉。

膽

楊玄操曰。膽敢也。言其人有膽氣。果敢也。

李中梓曰。膽者擔也。猶人正直無私。善擔當也。

藏府性鑒曰。膈膜之下。有肝。肝有獨葉者。有二三葉者。其系亦上絡於心包。爲血之海。上通於目。下亦無竅。

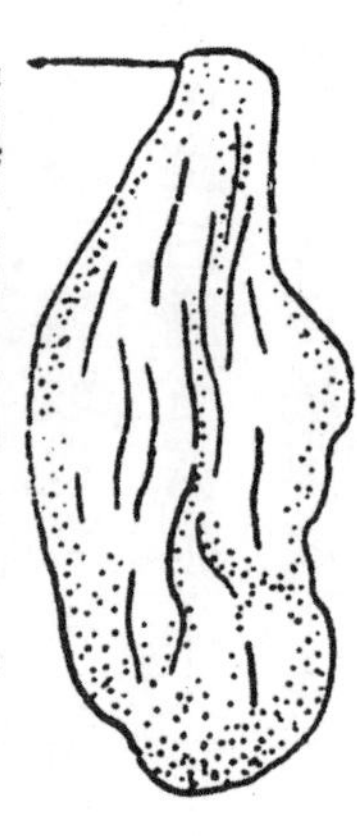

膽連肝葉下其色薄青少黑形類茄子內有黃汁比諸藏府則最小

有膽附於短葉間。

六節藏象論曰。凡十一藏。皆取決於膽。類注曰。五藏六府。共爲十一。稟賦不同。情志亦異。必資膽氣。庶得各其用。故皆取決於膽也。

又曰。膽稟剛果之氣。故爲中正之官。而決斷所出。膽附於肝。相爲表裏。肝氣雖強。非膽不斷。肝膽相濟。勇敢乃成。

肝

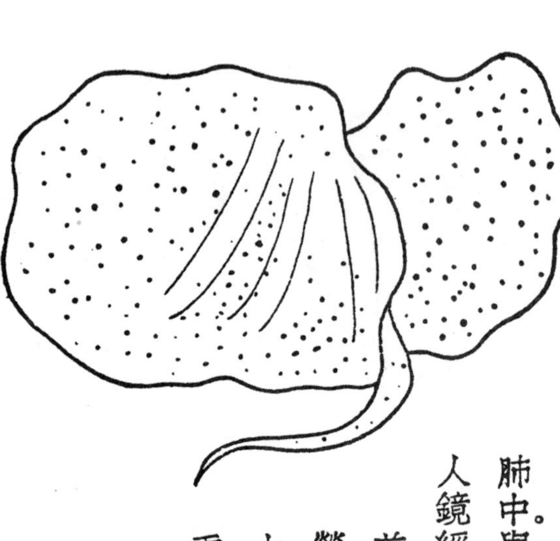

藏府性鑒曰。膈膜之下。有肝。肝有獨葉者。有二三葉者。

入門曰。肝之系者。自膈下著右脇肋。上貫膈入肺中。與膈膜相近。

人鏡經曰。肝藏主筋。膜之氣也。其位居右脇之前。並胃著脊之第九椎。

營昇按。肝者膈膜下。低於胃之右。其形大約似肺藏。其色如蜀黍。上連心系而垂膈下。古書所云。左三右四。未見其然否。

肝後面

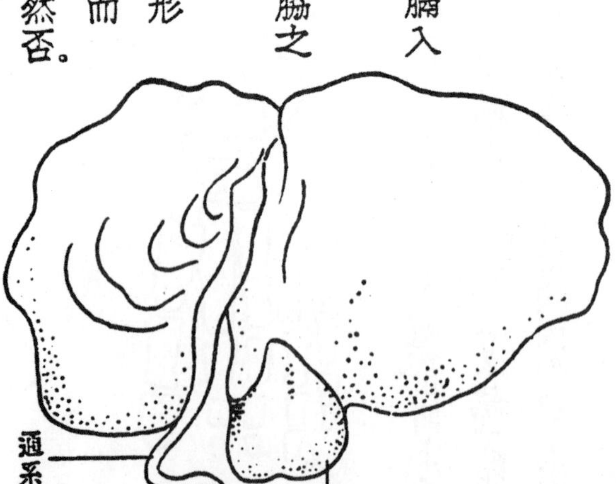

膽與肝相連。

風論曰。善怒時憎女子。

通系於臍之

膽

吳注曰。肝志怒。肝脈環陰器。肝氣治則悅色而欲女子。肝氣衰則惡色而憎女子。

睪丸

圖翼曰。音高。陰丸也。

金鑑曰。睪丸者。男子前陰兩丸也。

陰器　張氏曰。陰器者。合太陽厥陰陽明少陰之筋。以及衝任督之脈。皆聚於此。故曰宗筋。厥陰屬肝。肝主筋。故絡諸筋而一之。以成健運之用。

廷孔　類注曰。女人溺孔。在前陰中橫骨之下。男子溺孔。亦在橫骨之下。中央爲宗筋所函。故不見耳。馬氏曰。廷孔也。其孔即溺孔之端。蓋窈漏之中。有溺孔。其端正在陰廷。乃溺孔之端也。

醫學原始曰。前陰亦一而有兩竅者。廷孔與溺孔也。溺孔在前。廷孔在後。一道而兩用。在出之戶也。又曰。廷孔者。即出精之道。從尾閭上通兩腎之間。男子以藏精。女子以繫胞。故曰腎間動氣。人之生命也。腎間者。兩腎之命門。真元之所也。此五臟六腑之本。十二經脈之根。呼吸之門。三焦之原。又曰。惟腎亦有系。通於前陰而泄精。

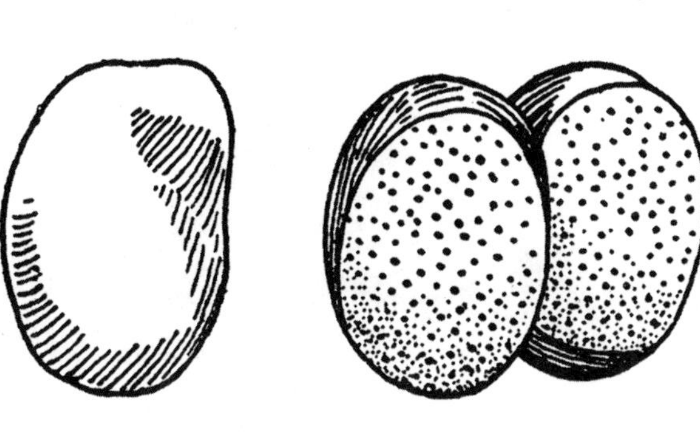

眼目

人鏡經曰。肝氣通於目。目和則知黑白矣。

醫學原始曰。目爲五官之尊。以視爲職。又曰。目之上下生睫毛者。以飛塵之侵。即汗下亦不能注入也。又曰。

暗中閉目以手按摩。內光忽見何也。蓋目中原有自然之微光。不激動則不發見。以手按摩。則激動其光。世俗所謂神光爾。

醫學原始曰。口問篇岐伯曰。心者五臟六腑之主也。目者。宗脈之所聚也。

金匱眞言論曰。東方青色。入通於肝。開竅於目。

醫學原始曰。人之情僞。先觀其目。此心捷報也。心有一情。目卽露之。

宣明五氣篇曰。肝主筋。

兩系相連

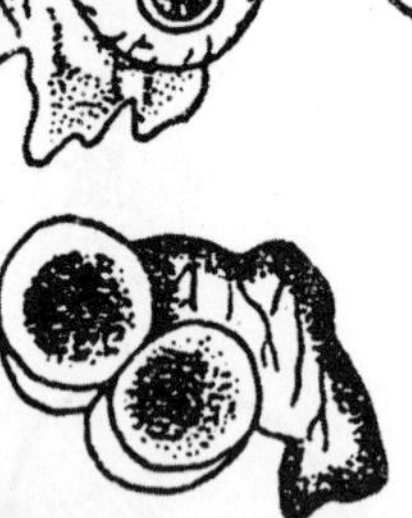

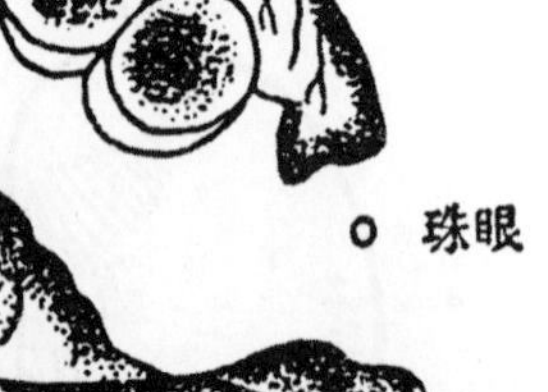
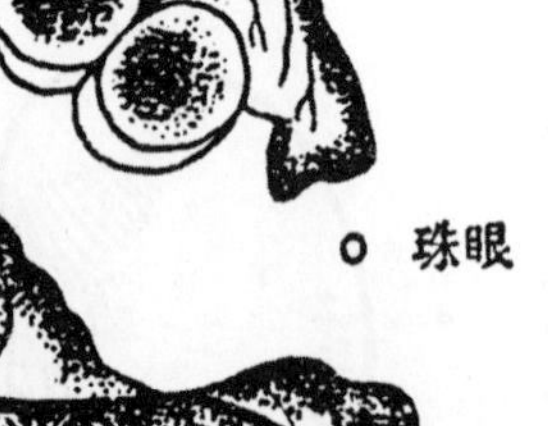

○ 眼珠

筋

六節藏象論類註曰。人之運動。由乎筋力。

甲乙經曰。肝者筋之合也。筋者聚於陰器。而脈絡於舌本。故脈弗營則筋縮急。筋縮急則引卵與舌。故脣青舌卷卵縮。則筋先死。

本藏篇曰。肝應爪。爪厚色黃者膽厚。爪薄色紅者膽薄。爪堅色青者膽急。爪濡色赤者膽緩。爪直色白無約者膽直。爪惡色黑多紋者膽結。

爪

六節藏象論類註曰。爪者筋之餘。故其華在爪。

腦髓

經脈篇曰。人始生。先成精。精成而腦髓生。類注曰。精藏於腎。腎通於腦。腦者陰也。髓者骨之充也。諸髓皆屬於腦。故腦成而後腦髓生。

華本本草備要辛夷之條下金正希先生嘗語余曰。人之記性。皆在腦中。小兒善忘者。腦未滿也。老人健忘者。腦漸空也。凡人外物必有一形影留於腦昂思。今人每記憶往事。必閉目瞪而思索之。此即凝神於腦之意也。李時珍曰。腦爲元神之府。

胞衣表面

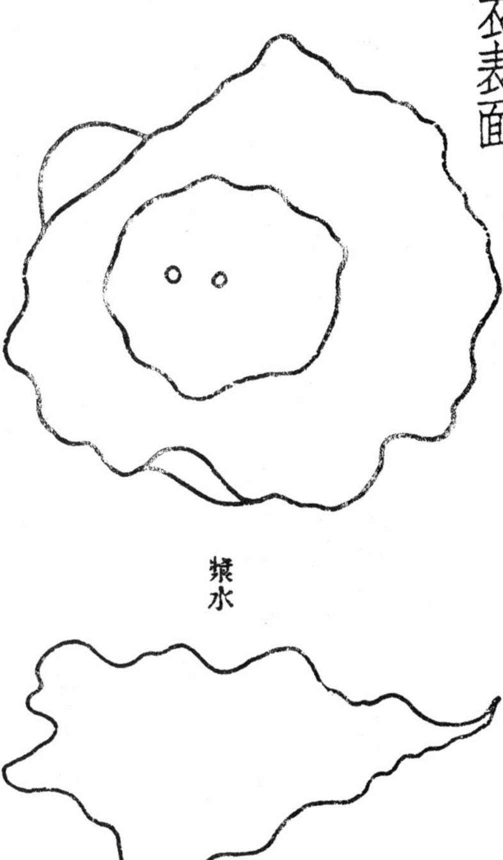

胤嗣全書曰。胞之蒂起於兩腎中間。着脊而生。懸胎於胞。通母之氣血。內含漿水。以養兒身。頭與手足幡作一團。如卵之黃。其漿水如卵之白。使上下四旁。皆不得相礙。

時珍曰。胎在母腹。臍連於胞。胎息隨母。

人鏡經曰。臍帶一系。係於兒臍。懸兒於胞中。此通母之氣血。遺陰之路也。

醫門秘旨曰。臍帶與母之真氣相連。如菓生枝上。乃一身之根本也。

保產萬全書曰。按是連紫河車皮膜內含漿水。兒生下則四破。

經脈篇曰。人始生先成精。精成而腦髓生。

醫學原始曰。人之始生。先臍與命門。故爲十二經脈之主。

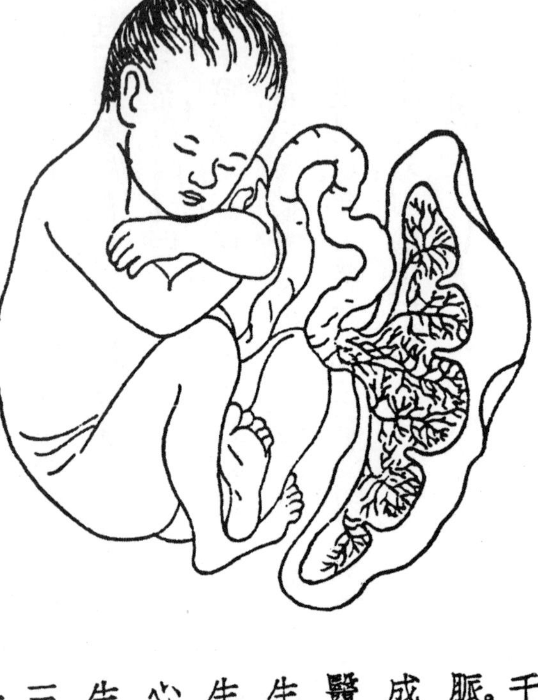

千金方曰。人稟天地而生。故內有五臟六腑精氣骨髓筋脈。外有四肢九竅皮毛爪齒咽喉脣舌肛門胞囊以總而成軀。

醫穀曰。有言其臟腑生成之次第者。若陰包陽者爲男。先生右腎。陽包陰者爲女。先生左腎。其次腎生脾。脾生肝。肝生肺。肺生心。以生其勝已。腎屬水。故五臟由是爲陰。其次心生小腸。小腸生大腸。大腸生膽。膽生胃。胃生膀胱。膀胱生三焦。以生其已勝者。小腸屬火。故六腑由是爲陽。其次三焦生八脈。八脈生十二經。十二經生十五絡。十五絡生一百八十系絡。系絡生一百八十纏經。纏經生三萬四千孫絡。孫絡生三百六十五骨節。骨節生三百六十五大穴。大穴生八萬四千毛竅。則耳目口鼻四肢百骸之身備矣。

脈經義解曰。小兒初生方赤子。

產論曰。凡兒生當長一尺六寸。重十七斤。

七衝門 出於四十四難。評林曰。衝通也。要也。爲衝要之地。

脣爲飛門。齒爲戶門。會厭爲吸門。賁門胃上口也。水穀自此入于胃。幽門爲下口也。水穀滓穢。自此入于小腸。

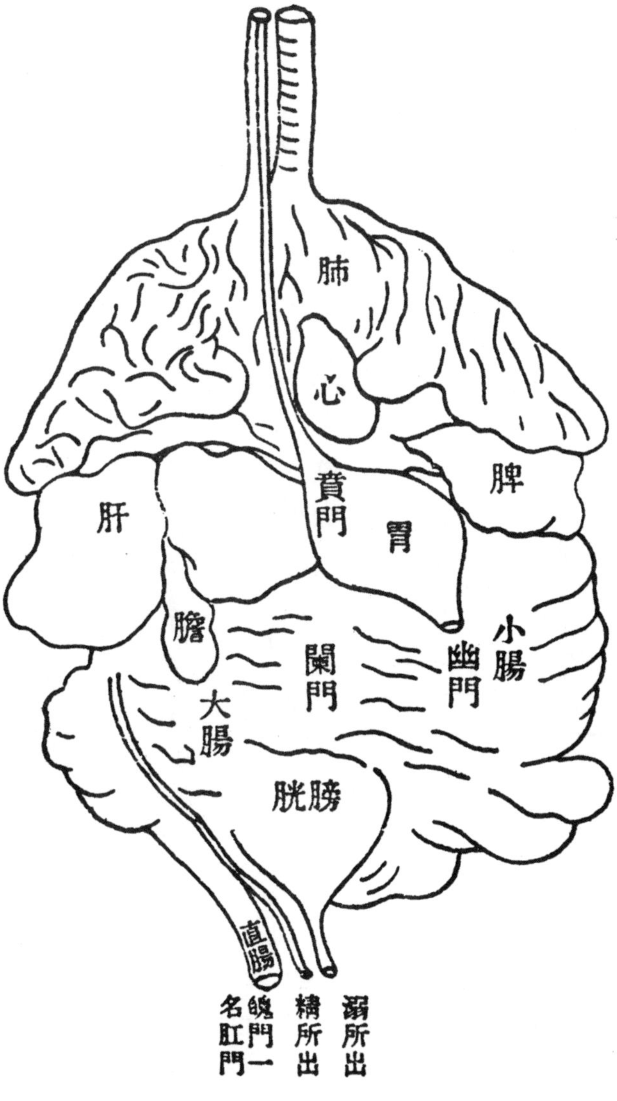

肺
心
脾
肝
賁門
胃
膽
小腸
幽門
闌門
大腸
膀胱
直腸
溺所出
精所出
魄門一名肛門

醫彀曰。上接胃。即幽門。

原始曰。胃下有幽門。即接小腸。

小腸下是闌門。接大腸。

瘡瘍經驗全書曰。咽門廣二寸半。至胃一尺六寸。喉嚨廣二寸。長一尺二寸。

原始曰。十二節上三節微小。下九節微大。第四節乃結喉也。

醫彀曰。闌門下通大腸。又曰。闌住水穀主泌別清濁。故曰闌門。

清者滲入膀胱。

醫轂曰。溺出前。其精管自兩腎脊骨間發來。繞大腸之右。溺管下。同出前陰而泄精。

醫學原始曰。齒以後至會厭。深三寸五分。大容五合。會厭爲之吸門。其大如錢。爲音聲之戶。薄則易於起。發音出快而便利。厚則起發音出慢而重舌也。人卒然無音者。寒氣客於厭。則厭不能發。發不能下。

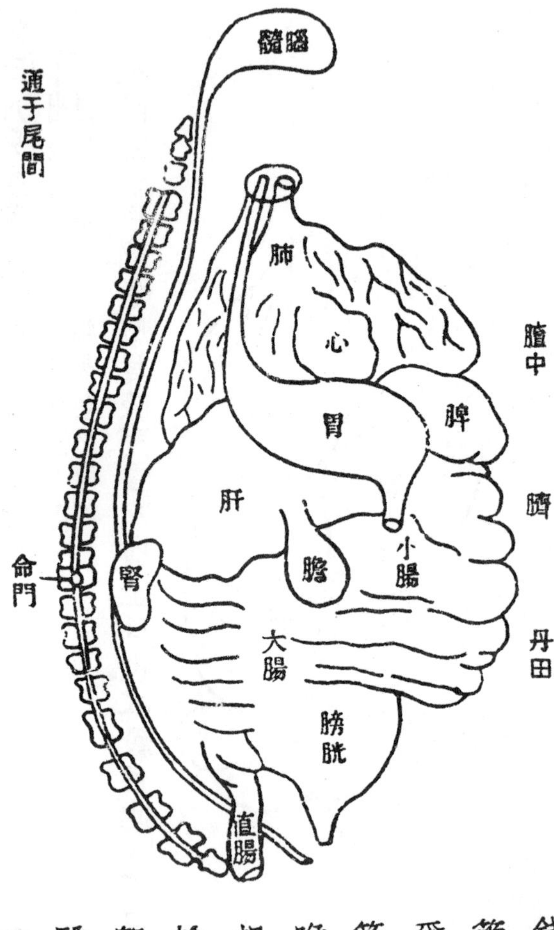

錢豫齋曰。會厭綴於舌本之下。正應乎氣管之上。氣管即喉嚨也。居於前。主持呼吸。爲發音之門戶。故名吸門。共十二節。上三節微小。下九節微大。第四節乃結喉也。結喉可容得上三節於內。如飲食則結喉即起套於上三節之外。直抵於會厭之下。而搇之。令水穀不得而漏入焉。一或誤投之。即發嗆而不已矣。

醫學原始曰。惟腎亦有系。通於前陰泄精。又曰。前陰亦一而有兩竅者。廷孔與溺口也。溺口在前。廷孔在後。一道而兩用。又曰。廷孔者。即出精之道。循尾閭上通兩腎之間。

評林曰。按內經並無七衝門。

又曰。今越人言七衝者。以飲食入于唇。碎於齒。受於會厭。腐熟太倉。而出下口。輸於小腸大腸出肛門。衝要通達。以立命根。故謂衝門。

張世賢曰。衝者通也。要地也。此七衝門者。水穀衝要通利開闔之所。是也。謂之七衝門也。俗解曰。此七衝者。皆水穀變化。相衝出入之門路也。

許林曰。此則自唇至肛門。自上而下。凡飲食之既納。而出入衝要通達。非他處可擬也。故曰。七衝門也。

飛門（唇） 戶門（齒） 吸門（會厭） 賁門（胃之上口） 幽門（胃之下口） 闌門（小腸下口） 魄門（肛門）

命門（精血之門居前陰中） 氣門（溲溺之門居前陰中由氣化而出故曰氣門）

張氏圖翼曰。命門、氣門、新增入于二門、爲九門。

靈樞憂恚無言篇曰。口脣者。音聲之扇也。註曰。脣啓則聲揚。故謂之扇。

飛門

張世賢曰。兩脣動運。如物之飛。

楊氏曰。脾主於脣。爲飛門也。飛者動也。言脣受水穀動轉入於門也。

戶門

俗解曰。飲食由此得入。如家室之門戶也。

許林曰。齒之在人爲戶門焉。凡物之大者。不得徑入。必得齒以碎之。然得入。其上下開闔。如室之有戶也。

會厭

丁氏曰。會厭爲吸門者。咽喉爲水穀下時厭接呼吸也。
俗解曰。會厭咽門也。吸入也。會厭爲吸門。嚥物吸入而不得復出。
許林曰。會厭在人爲吸門焉。當嚥物之時。嚥物吸入。合掩喉嚨。不使食物悞入。以阻氣之噓吸出入。故謂吸門。
醫學綱目曰。咽與喉。會厭與舌。四者同在一門。而其用各異。喉以納氣。故喉氣通於天。咽以納食。故咽氣通於地。會厭宮平其上。以司開闔。掩其喉則其食下。不掩之其喉錯。必舌抵上齶。則會厭能閉其喉矣。四者交相爲用。闕一則飲食廢而死矣。

賁門

俗解曰。胃爲賁門。食飲下咽。賁向聚於胃也。滑氏曰。賁與奔同。言物之所奔響也。

幽門

俗解曰。太倉亦胃也。太倉下口爲幽門。在臍上二寸。謂居幽暗之處也。

闌門

丁氏曰。大腸小腸。會爲闌門。會者合也。大腸小腸合之處。分闌水穀精血。各有所歸。故曰闌門。
俗解曰。大腸小腸會爲闌門者。是大腸小腸。各受物傳化而相會於此。分別清濁。渣粕穢濁入廣腸。水液滲泄入膀胱。關闌分隔也。

魄門

許林曰。闌遮也。大腸小腸會爲闌門焉。當小腸之下口。至是而泌泄清濁焉。水液入膀胱。渣滓入大腸。有遮闌之義。故曰闌門。

五臓別論曰。魄門亦爲五臓。使水穀不得久藏。

丁氏曰。下極爲魄門。大腸者。肺之府。藏其魄。大腸下名肛門。又曰魄門。

俗解曰。下。極肛門也。下極爲魄門。主出不主内。上通於肺。肺藏魄。故曰魄門。

經穴纂要卷五

丹州龜山　醫官　小阪營昇元祐　纂輯
門人　羽州矢島　醫官　大村元益
武州東都　芝崎如筌　同校

周身名位骨

【囟】金鑑曰。顖前之頭骨。嬰兒腦骨未合。耎而跳動之處。曰顖門。人鏡經曰。頂顯前爲顖。無寃錄曰。顖門在百會之前。【髮際】金鑑曰。囟前爲髮際。【額顱】金鑑曰。額前髮際之下。無寃錄曰。首骨也。在顖門之下。經穴指掌圖書曰。顱下曰額。額郭也。即天庭也。無寃錄曰。額角在頭顱左右。【顏】釋骨曰。額之中曰顏。曰庭。六書故曰。自頰達兮額爲顏。靈樞五色篇曰。明堂者鼻也。闕者眉間也。庭者顏也。又云。庭首面也。釋骨自庭至下極。皆顏。說文曰。眉目之間。【闕】釋骨曰。眉間曰闕。【下極】釋骨曰。闕之下曰下極。【頞】金鑑曰。鼻梁即山根也。鼻亦下極。經絡全書。鼻山根也。俗呼爲鼻梁。【鼻柱】金鑑曰。兩孔之界骨。名曰鼻柱。下至鼻之盡處。名曰準頭。釋骨曰。鼻骨曰鼻柱。曰明堂骨。【鼻孔】人鏡經曰。人中上兩旁爲鼻孔。【人中】金鑑曰。鼻柱下脣。上名水溝。【脣】人鏡經曰。口沿爲脣。【齒】人鏡經曰。口內前小者爲齒。小兒方訣曰。自腦分入齦中。作三十二齒。而齒牙有不及三十二數者。變不足其常也。或二十八日即至長二十八齒。已下倣之。但不過三十二數。【牙】圖翼曰。前小者曰齒。後大者曰牙。人鏡經曰。齒旁大者爲牙。【斷】人鏡經曰。根肉爲斷。經絡全書曰。齒根肉也。亦作齦。【舌】人鏡經曰。齒內爲舌。【舌本】金鑑曰。舌本者。舌根也。【懸雍】醫穀曰。舌本上爲懸雍。【承漿】人鏡經曰。地閣上陷爲承漿。【地閣】金鑑曰。即兩牙車相交之骨。又名頦。俗名下巴骨。經絡全書曰。頦一名地閣。【結喉】金鑑曰。喉之管。藏府指掌圖書曰。十二節上三節微小。下九節微大。第四節。乃結喉也。【頟角】人鏡經曰。額顱前兩旁爲額角。【頭骨】金鑑曰。額兩旁稜處之骨也。【鬢骨】經穴指掌圖曰。耳前動處。一名鬢骨。即顳顬。一名鬢骨。俗曰兩太陽。【曲隅】人鏡經曰。額角兩旁耳上髮際爲曲隅。釋骨曰形曲。故曰曲角。【目】金鑑曰。目者。司視之竅也。口問篇曰。心者五藏六府之主也。目者宗脈之所聚也。【目眶】經絡全書曰。瞼也。俗呼爲眼胞。【目綱】金鑑曰。綱者上下目胞之兩瞼邊。又名曰睫。司目之開闔也。【目胞】金鑑曰。目胞者。一名目窠。一名目裹。即上下兩目外衞之胞也。無窮錄曰。眼之裹胞也。俗呼眼蓋也。【目珠】金鑑曰。目睛之俗名也。【目系】金鑑曰。目睛入腦之系也。人鏡經曰。目內連深處爲系。【宮骨】聖濟總錄曰。左睛之上爲宮骨。【命門骨】聖濟總錄曰。右睛之上。爲命門骨。【內眥】醫彀曰。內眥者。爲睛明。【外眥】醫彀曰。外眥者。爲銳骨。金鑑曰。內眥乃近鼻之內眼角。以其大而圓。故又名大眥。外眥目外者。近鬢前之眼角也。以其小而尖。故稱目銳眥。【顴】釋骨曰。目下曰顴。經穴指掌圖書曰。面秀骨。經絡全書曰。顴者頄也。俗呼顴頰。【面頄骨】釋骨曰。頄下旁而大者。曰面頄骨。亦顴骨。亦曰頄。【關】釋骨曰。耳前曰關。【兌髮】人鏡經。耳前髮腳爲兌髮。【蔽】金鑑曰。耳門也。【耳郭】金鑑曰。耳輪也。【頰】金鑑曰。耳前顴側面旁之稱。經絡全書曰。面旁也。在耳下。亦名蓄車。無窮錄曰。腮頰面旁。【大迎骨】釋骨曰。曲骨前斷而若迎。【顑】金鑑曰。顑者俗呼爲腮。口旁頰前肉之空軟處。【頷】金鑑曰。頦下結喉上兩側肉之軟處。無窮錄曰。頷頦在頤下。【頤】金鑑曰。口角後顑下。鄭玄曰。頤者口車之名也。【吻】金鑑曰。口之四周也。

金鑑曰。凡前曰面。凡後曰背。居頭之前。故曰面。

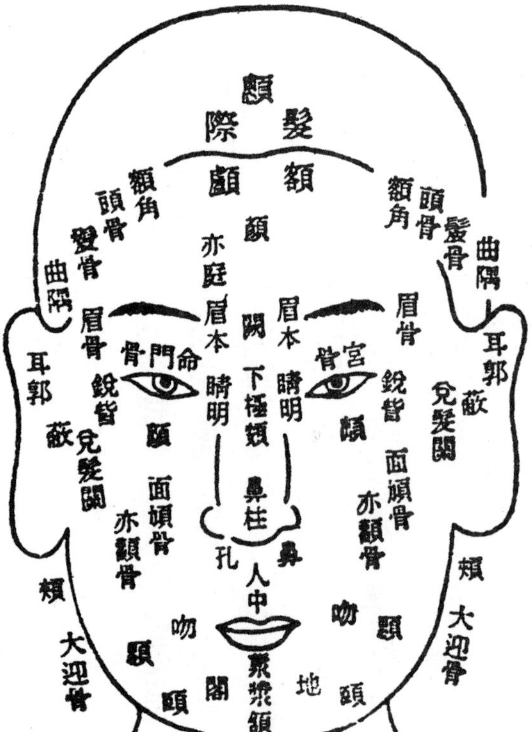

【頂顙】人鏡經曰。巔前爲頂顙。【巔】金鑑曰。頭頂也。巔頂骨也。俗名天靈蓋。【腦】金鑑曰。腦者。頭骨髓也。俗名腦子。【枕骨】釋骨曰。巔之後橫起者曰頭。橫骨曰枕骨。金鑑曰。後山骨。卽枕骨也。【玉枕骨】釋骨曰。枕骨之兩旁最起者。曰玉枕骨。【完骨】釋骨曰。玉枕骨下高以長。在耳後曰完骨。金鑑曰。壽台骨卽完骨。在耳後。接於耳之玉樓骨者也。【柱骨】釋骨曰。三節植頸項者。通曰柱骨。【頸】金鑑曰。頸之莖也。又曰。頸者莖之側也。又曰。頭之莖骨。肩骨上際之骨。俗名天柱骨。【項】金鑑曰。頸後莖骨之上。三節圓骨也。【雞足青】金鑑曰。耳本脈中爲雞足青。【耳上角】釋骨曰。耳之後上起者。

【巨骨】釋骨曰。肩端前橫而大。圖翼曰。膺上橫骨。【缺盆】經穴指掌圖曰。結喉下巨骨上。缺陷處。若盆也。【骺骨】釋骨曰。乃缺盆骨兩旁之端。則肩端骨。玉篇曰。骨端也。【胸】金鑑曰。缺盆下腹上有骨之處。圖翼曰。兩乳之間。【膺】金鑑曰。胸前兩旁高處也。【乳】金鑑曰。膺上突肉有頭。【䯧骬】釋骨曰。蔽心者曰䯧骬。曰鳩尾。曰心蔽骨。曰臆前蔽骨。【腹】金鑑曰。胸下。圖翼曰。臍上下。皆曰腹。【臍】金鑑曰。人之初生。胞帶之處也。【少腹】金鑑曰。臍下曰少腹。亦小腹。太平御覽曰。有小腹之別。臍下曰小腹。臍下旁曰少腹。保命歌括曰。臍以下曰水腹。水汋所聚也。又曰少腹。少小也。比於臍上爲小也。【毛際】金鑑曰。小腹下橫骨間。叢毛之際也【橫骨】釋骨曰。䯧骬直下橫兩股間者曰橫骨。曰股際骨。經穴指掌圖曰。陰毛中有陷如偃月。【曲骨】釋骨曰。橫骨中央兩垂。而厭陰器者。【篡】金鑑曰。橫骨下。兩股之前。相合共結之凹也。前後兩陰之間。名下極穴。又屏翳穴。會陰穴。卽男女陰氣之所也。人鏡經曰。篡內深處爲下極穴。【陰廷】人鏡經曰。下極之前。男爲陰廷。女爲窈漏。陰廷下爲陰器。【廷孔】類經曰。女人溺孔。在前陰中橫骨之下。男子溺孔。亦橫骨之下。中央爲宗筋所函不見

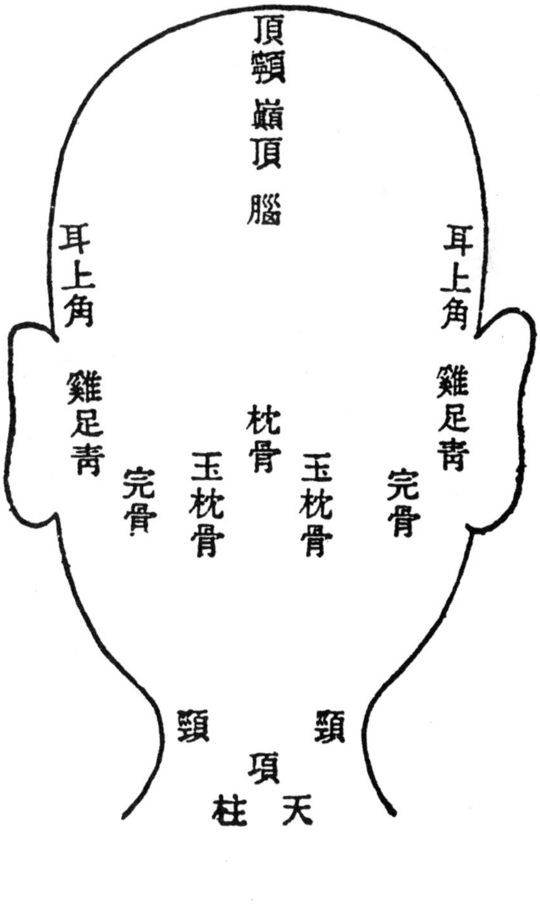

頂顙
巔頂
腦
耳上角
耳上角
雞足青
雞足青
枕骨
玉枕骨
玉枕骨
完骨
完骨
頸
頸
項
天柱

耳。馬註曰。廷孔也。其孔卽溺孔之端。蓋竅偏之中。有溺孔。其端正在陰廷。乃溺孔之端也。【睾丸】金鑑曰。男子前陰兩丸也。【莖】張氏曰。陰器者。合太陽厥陰陽明少陰之筋。及衝任督之脈。皆聚於此。故曰宗筋。厥陰屬肝。肝主筋。故絡諸筋而一之。以成健運之用。說郛曰。陰莖屬足厥陰肝經。陰囊屬足厥陰肝經。睾丸屬足厥陰肝經。陰中。卽陰戸之口。屬足厥陰肝經。陰戸卽陰門之口。屬足厥陰肝經。

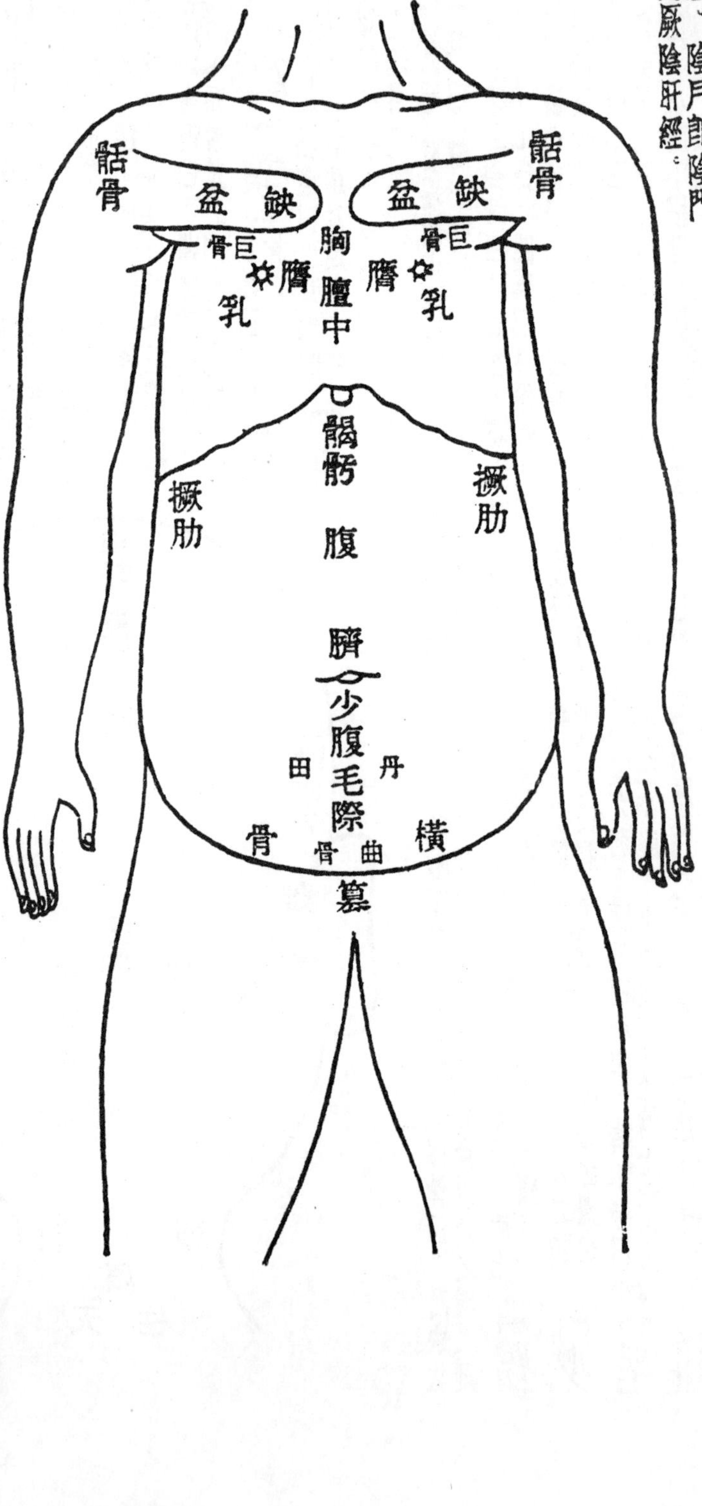

【背】釋骨曰。項大椎之下二十一節。通曰脊骨。曰脊椎。曰膂骨。曰中膂。第一節曰脊大椎。形如杼。故亦曰杼骨。第十三節至十六節曰高骨。曰大骨。其以上七節曰背骨。則第八節以下乃曰膂骨。末節曰尻骨。曰骶骨。曰脊骶。曰尾骶。亦曰骶。曰尾屈。曰橛骨。曰窮骨。生氣通天論王注曰。高骨謂腰之高骨。是高骨。通謂腰間。脊骨之高者。沈彤按。上七節皆背骨。而膂骨自八節以下明矣。又說文訓呂爲脊骨。訓背爲脊。而訓脊則兼背呂亦一脊。而分上背下呂之證。又氣穴論云。中膂兩旁各五穴。注謂起肺俞至腎俞。肺俞在第三椎下兩旁。腎俞在十四椎下兩旁。

是。中脮云者。謂第三椎至十四椎。爲膂之中也。此又以膂骨五骨。通稱爲脮也。六書精蘊曰，00力莒切。脊骨也。凡二十一部。如珠氣行一起一伏也。象上下相貫形。凡藏府皆系于00。心系于五椎自十七至二十爲腰監骨。所弁心之前有蔽骨。天然之妙也。或從肉作膂脊之重。在骨不在肉也。借爲律呂之呂。萬病回春曰。背倍也。在後稱也。又曰。脊積也。積續骨節終上下。人鏡經曰。脊骨節爲餌。餌骨下盡處爲餌尾。餌尾銳爲尾蛆骨。一名骶骨。又曰脊骨。除項骨三節二十一盡處爲尾蛆骨。

【扁骨】人鏡經曰。骶骨兩旁爲扁骨。

【尻】人鏡經曰。八髎盡分各處爲尻。金鑑曰。尻骨者。腰骨下十七椎十八椎十九椎二十椎二十一椎五節之骨也。上四節紋之旁。左右各四孔。骨形凹如尾。長四五寸許。上寬下窄。末節更小。如人參蘆形。名尾閭。一名骶端。一名撅骨。一名窮骨。肛門後其骨上外兩旁形。如馬蹄附着。兩骨上端俗髂骨。

【腰骨】金鑑曰。脊骨十四椎下。十五十六椎間。尻上之骨也。其形中凹。上寬下窄。方月二三寸許。兩旁四孔。下接尻骨上際。醫彀曰。藍骨上爲腰骨。一名䯓。

【䯌】醫彀曰。䯓上爲䯌。

【腰藍骨】醫彀曰。尻上橫者爲腰藍骨。

【腰髁】圖翼曰。腰髁即腰胯骨也。自十六椎而下。伏脊附着之處也。

【臀】金鑑曰。尻旁之大肉也。人鏡經曰。臀肉爲脽。醫經原旨曰。凡形充而臀削者。必非福壽之兆。

【胂】金鑑曰。腰下兩旁髀骨上之肉也。

【三柱骨】醫彀曰。肩胛際會處爲三柱骨。

【骳】醫彀曰。三柱之上。兩旁之前爲骳。

【肩胛】醫彀曰。肩解下成片者爲肩胛。一名膊。

【肩解】金鑑曰。肩端之骨節解處也。

【小髃】釋骨曰。肩前微起者。

【髃骨】釋骨曰。缺盆骨兩旁之端肩端骨。醫彀曰。肩兩端骨間。爲髃骨。

【臏】醫彀曰。凡二十一節。通項骨三節。共二十四節。脊肉爲臏。

【膂】醫彀曰。臏兩旁爲膂胛。又曰。膂肉爲胛。一名脢。經典釋文脢武杯反。又音每。心之上。口之下也。鄭玄曰。背脊肉也。說文脢。背肉也。

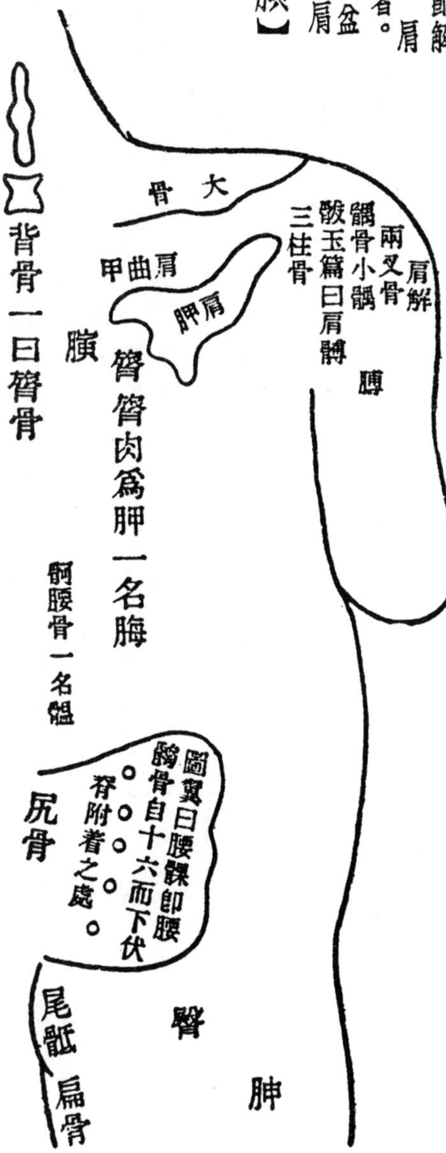

肩解
兩叉骨
髃骨小髃
骳玉篇曰肩髆
三柱骨
膊
大骨
肩曲甲
肩胛
臏
膂
膂肉爲胛一名脢
背骨一曰膂骨
䯌腰骨一名䯓
圖翼曰腰髁即腰胯骨自十六而下伏脊附着之處。
尻骨
臀
胂
尾骶
扁骨

【腋】釋骨曰。肩之下。脅之上際。圖翼曰。【胠】說文胠腋下也。圖翼曰。腋下脅上。金鑑曰。
腋下亦曰胳。玉篇曰。胳腋下也。胠統脅肋之總名曰胠。釋骨曰。乳三寸者。曰
胠。胠骨五。左曰左胠。右曰右胠。其【脅】釋骨曰。膺中骨之下。及胠外者曰脅骨。曰脅肋。
抱胸過乳而兩端相直者。曰膺中骨。胠及膺中骨之在乳下者。通曰脅。至眞要大論註曰。
脅謂兩乳之下。【橛肋】釋骨曰。脅骨之短。而【季肋】釋骨曰。橛肋最短俠脊者。曰季
及胠外也。在下者。曰橛肋三。肋。其橛肋之第三條。曰季脅。【脅
支】釋骨曰。凡脅骨之端【骹】張志聰曰。胸脅交分之扁骨內膈。前連於胸之鳩尾。旁連
通曰脅。支亦曰支。於脅。後連於脊之十一椎。釋骨曰。脅支之端相交者曰骹。【眇】
玉機眞藏論曰。季脅之下。俠脊兩旁
空軟處也。金鑑曰。脅下無肋骨空軟
處　骨空論王註曰。髀輔骨
也。【楗】上。橫骨下。股外之中。
側立搖動。取之筋動應手。經絡全書
曰。在髀輔骨上。腰橫骨下。股外之
中側。立搖動取之。【髀樞】圖翼曰。
筋動應手是也。楗骨下。
髀之上。曰髀
樞。當環跳穴。

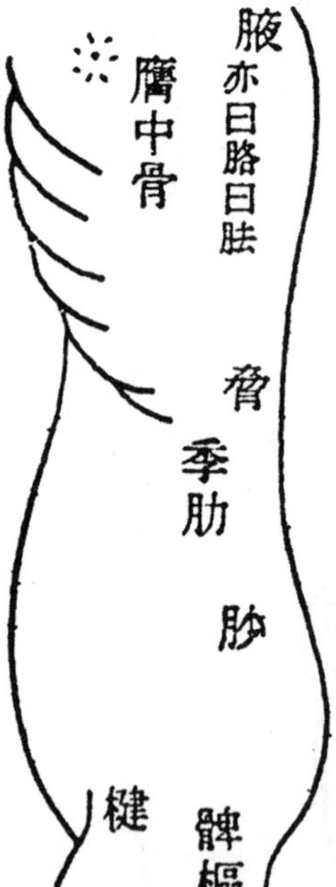

腋
亦曰胳曰胠
膺中骨
脅
季肋
眇
楗
髀樞

【膝】釋名曰。膝伸也。可屈伸。金【膝解】金鑑曰。膝之節解也。人鏡經曰。髀關下膝解爲骸
鑑曰。股中節上下交接處。關。骨空論曰。膝解爲骸關。註曰。膝外爲骸關。
集註。膝後【臏骨】說文膝端也。釋骨曰。蓋骨也。膝蓋之骨。曰膝臏。經絡全書曰。膝蓋骨也。
分解之處。又名連骸骨。又釋骨曰。輔骨旁。不曰輔。曰連骸。骸上者。膕之上端也。
說文曰。骸脛骨。圖翼【髕】說文膝脛間骨也。人【輔骨】人鏡經曰。髕外爲後輔骨。釋骨曰
曰。膝下內外側大骨。鏡經曰。臏下通爲髕。。俠膝之骨曰輔骨。內曰內輔。外
曰外【骭】釋骨曰。在膝以下者曰骭骨。骭亦作䯒。骭者小股也。亦曰足䯒。脛與䯒同。曰骹。
輔。曰骭。類經曰。骭足䯒骨骸。說文曰。脛骨。又曰骭骹骨。經絡全書曰。脛骨之近足
而細于股內者。【成骨】釋骨曰。骭外廉起骨成骭者。曰成骨。刺腰痛論註曰。謂膝外近下骭骨
亦名之爲骭骨。上端。兩起骨相並間陷容指者也。骭骨所成柱膝髀骨。故謂之成骨。
【踝】釋骨曰。骭下端起骨曰踝。【腕】人鏡經曰。脛下盡處。【跗】圖翼曰。足面也。人鏡
內曰內踝。外曰外踝。爲曲節。一名腕。經曰。岐骨上爲跗。【岐
骨】人鏡經曰。本【本節】人鏡經曰。聚【京骨】釋骨曰。足外側【束骨】釋骨曰小指。本
節後爲岐骨。毛後爲本節。大骨曰京骨。節後曰束骨。
【附屬】釋骨曰。外側近踝者曰附屬。【跟】釋骨曰。兩踝後在踵者曰跟骨。圖翼曰。足根也。
類經曰。足面前後皆跗之屬。回春曰。足後曰跟。人鏡經曰。足掌後爲跟。

【三毛】人鏡經曰。大指爪甲之後。爲三毛。【聚毛】人鏡經曰。三毛後橫紋爲聚毛。

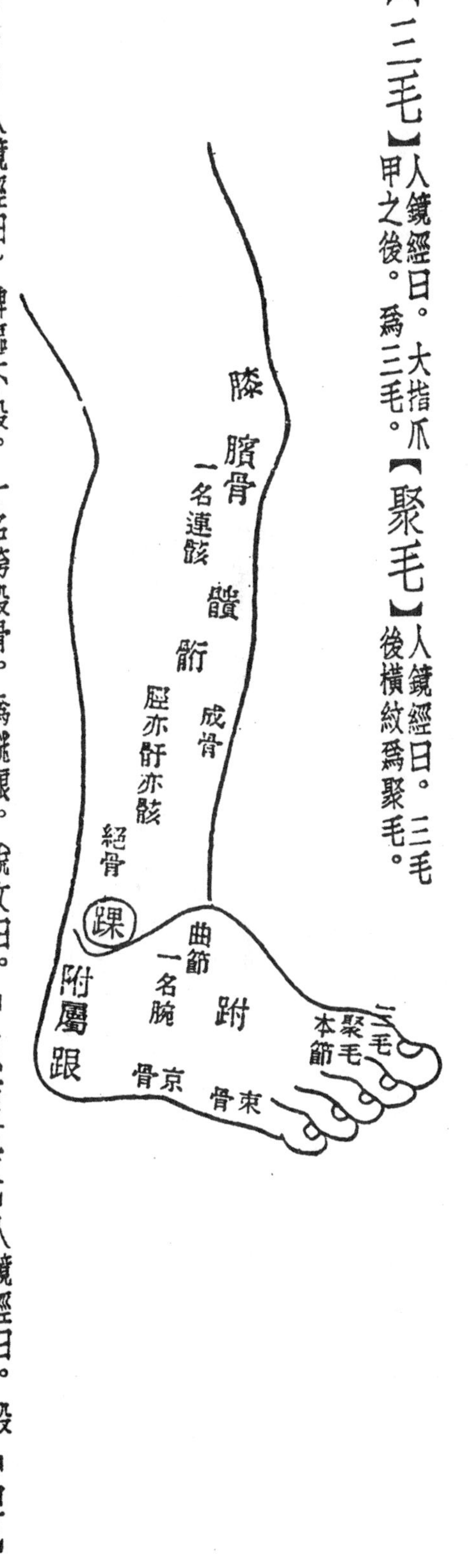

【股】人鏡經曰。髀樞下股。一名胯股骨。爲骻骽。說文曰。胯股也。金鑑曰。下身兩支通稱也。俗名大腿小腿。【魚腹股】人鏡經曰。股下爲魚腹股。【髀】人鏡經曰。魚腹股外爲髀關。【髀關】人鏡經曰。伏兔後交文中。爲髀關。【伏兔】人鏡經曰。髀之前膝上起肉爲伏兔。【膕】人鏡經曰。膝後曲處爲膕。金鑑曰。膝屈俗名腿凹也。【腨】說文曰。腓腸也。至眞要大論王註曰。䯒後軟肉處也。金鑑曰。鏡者下腿肚也。一名腓腸。俗名小腿肚。【然骨】釋骨曰。內踝下前起大骨。【覈】釋骨曰。跗內下爲覈骨。一名核骨。圖翼曰。足大指本節後。內側圓骨。醫學綱目曰。本節後約二寸。內踝前約三寸。如棗核。橫于足內踝赤白肉際者是也。【趾】金鑑曰。其數五。名爲趾者。別於手也。

【跖】人鏡經曰。大指下爲跖。【跽】人鏡經曰。跖下爲跽。【板】人鏡經曰。跽後爲板。【蹄】釋名曰。蹄底也。足底也。回春曰。蹄底也。乃足之底。

【足心】人鏡經曰。板後爲足心。【足掌】人鏡經曰。足心後爲足掌。【踵】釋名曰。踵鍾也。鍾聚也。上體之所鍾聚也。金鑑曰。足下面。着於地之謂也。俗名脚底板。

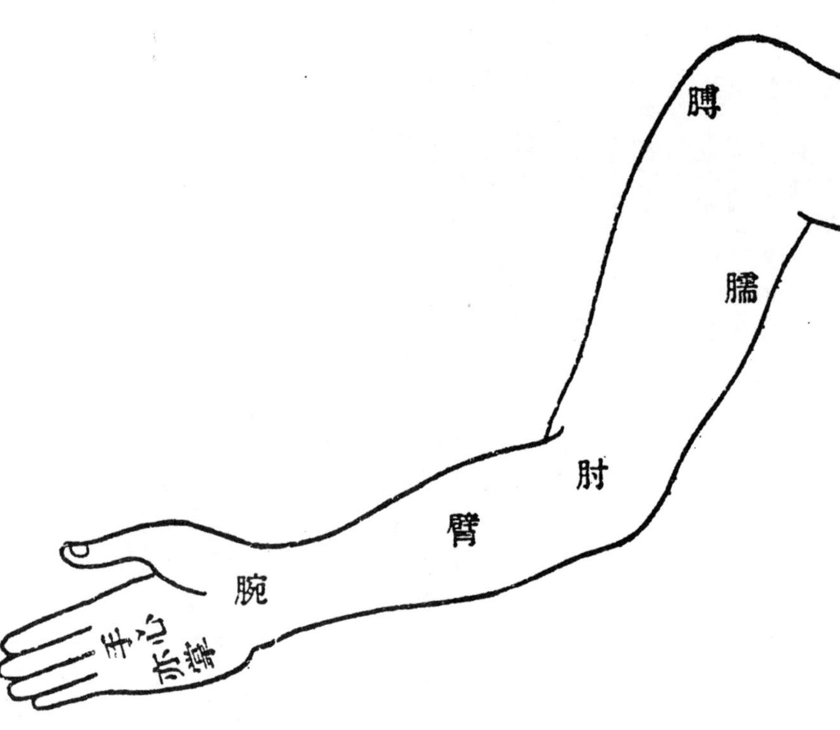

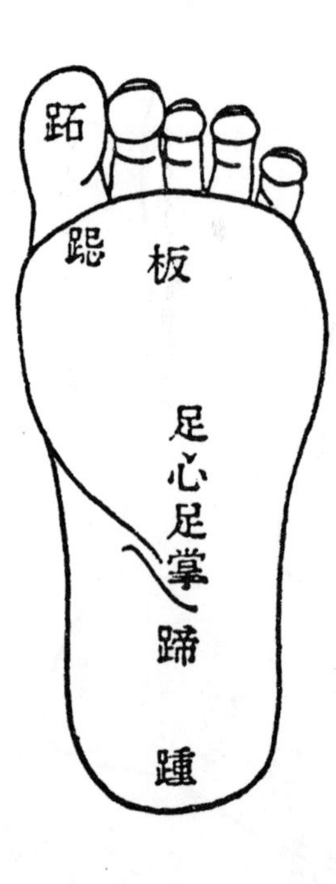

【膊】人鏡經曰。從肩解後之下爲膊。【臑】人鏡經曰。膊下對腋爲臑。金鑑曰。肩髆下內側對腋處高起耎白肉也。【臂】圖翼曰。肘之上下。皆名臂。一曰。自曲池以下爲臂。金鑑曰。一名肱。俗名胳膊。說文曰。臂手上也。人鏡經曰。臑下爲股。一名臂。【腕】人鏡經曰。臂骨盡處爲腕。金鑑曰。臂掌骨接交處。以其宛居。故名也。當外側之骨。名曰高骨。一名銳骨。亦名踝骨。馬氏曰。掌後高骨爲踝骨。【掌骨】金鑑曰。掌者手之衆。指之本也。手之衆骨。名壅骨。【手背】金鑑曰。手背者。手之表也。【岐骨】金鑑曰。凡骨之兩叉者。皆名岐骨。手足同。【虎口】人鏡經曰。岐骨前爲虎口。【指】金鑑曰。指者。手指之骨也。第一大指。名巨指。第二名食指。第三中指。名將指。第四名無名指。第五爲小指。足亦同。圖翼曰。謂大指之次指。卽食指也。謂小指之次指。卽無名指也。足同。【爪甲】金鑑曰。爪甲者。指之甲也。足趾同。【腡】玉篇曰。腡手理也。

聖濟總錄曰。凡三百六十五骨也。天地相參。惟人至靈。其女人則無頂威骨。左洞右棚。乃初步等五骨止。三百六十骨。

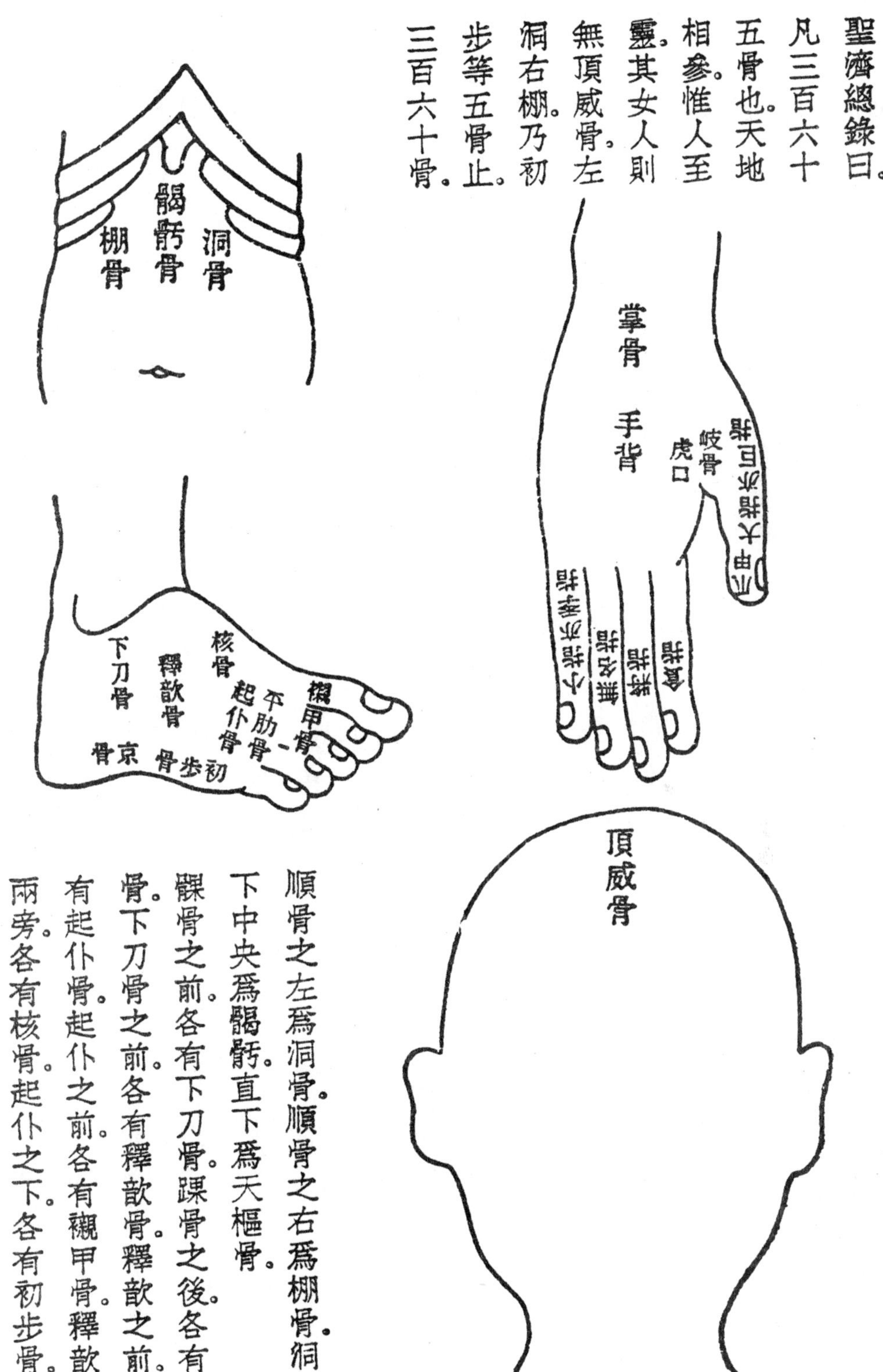

順骨之左爲洞骨。順骨之右爲棚骨。洞棚下中央爲髑骬。直下爲天樞骨。髁骨之前各有下刀骨。踝骨之後。各有京骨。下刀骨之前。各有釋欱骨。釋欱之前。各有起仆骨。起仆之前。各有襯甲骨。釋欱骨兩旁。各有核骨。起仆之下。各有初步骨。

一穴有二名

雲門肺　云門資生經　大淵肺　太泉千金方徐氏
商陽大腸　絕陽甲乙經　二間大腸　間谷甲乙經
三間大腸　少谷甲乙經　合谷大腸　虎口甲乙經
陽谿大腸　中魁甲乙經　曲池大腸　鬼巨千金方
肘髎大腸　肘尖外科樞要　五里大腸　尺之五里靈樞
臂臑大腸　頭衝千金方　天鼎大腸　天頂大全
扶突大腸　水穴外臺徐氏　迎香大腸　衝陽甲乙經
大迎胃　髓孔甲乙經　缺盆胃　天蓋甲乙經
大巨胃　腋門甲乙經　歸來胃　谿穴甲乙經
氣衝胃　氣街素問　伏兔胃　外勾大全
陰市胃　陰鼎甲乙經　解谿胃　鞋帶六集
衝陽胃　會原甲乙經　漏谷脾　太陰胳千金方
地機脾入門作箕　脾舍甲乙經　陰陵泉脾　陰之陵泉素問
血海脾　百蟲窠大全　大橫脾　人橫西方子明堂經
少海心　曲節甲乙經　少衝心　經始甲乙經
少澤小腸　小吉甲乙經　天窗小腸　窗籠甲乙經

顴髎小腸
淚孔聚英醫統作淚空
曲差膀胱
白環俞膀胱
譩譆膀胱
僕參膀胱
束骨膀胱
照海腎
横骨腎
商曲腎
幽門腎
天泉心包
太陵心包
支溝三焦
顱息三焦
竅陰膽
目窗膽

兌骨甲乙經
鼻衝甲乙經
腰俞經脈馬氏
五胠俞刺瘧論王注
安邪甲乙經
刺骨經脈
陰蹻大全
下極神照集
高曲千金方
上門甲乙經
天溫甲乙經
鬼心千金方
飛虎神照集
顱顖聚英
枕骨聚英
至榮甲乙經

睛明膀胱
眉冲膀胱
督俞膀胱
會陽膀胱
崑崙膀胱
金門膀胱
湧泉腎
大谿腎
四滿腎
石關腎
天池心包
間使心包
陽池三焦
瘈脈三焦
曲賓膽
陽白膽
腦空膽

泪孔甲乙經千金方睛作精外臺銅人作
小竹資生經
高蓋資生經
利機甲乙經
下崑崙大全
關梁甲乙經聚英醫統作梁關
地衝甲乙經
呂細醫統
髓中聚英
右關千金方
天會甲乙經
鬼路千金方
別陽甲乙經
資脈甲乙經
曲髮聚英
楊白入門
顳顬甲乙經

肩井 膽	髆井 英聚	淵液 膽	泉液 千金方
維道 膽	外樞 甲乙經	風市 膽	垂手 醫學原始
大敦 肝	大順 正傳	中封 肝	懸泉 英聚
中都 肝	中郄 醫統千金外臺脈經以中郄爲本名	蠡溝 肝	交儀 英聚
陰包 肝	陰胞 大全	大椎 督	百勞 大全
強間 督	大羽 甲乙經	後頂 督	交衝 甲乙經
至陽 督	胇底 醫學原始	風府 督	舌本 甲乙經
神庭 督	髮際 本事方	兌端 督	壯骨 甲乙經
玉堂 任	玉英 甲乙經	中庭 任	龍頷 千金翼
斷基 任	下頤 王注		

一穴有三名

承泣 胃	谿穴 甲乙經	面窌 甲乙經
頰車 胃	機關 英聚	曲牙 英聚
地倉 胃	會維 甲乙經	胃維 外臺秘要
人迎 胃	天五會 甲乙經	五會 銅人經
水突 胃	水門 甲乙經	水天 甲乙經
三里 胃	下陵三里 靈樞	鬼邪 千金方

巨虚上廉胃	上廉靈樞	上巨虚銅人經
巨虚下廉胃	下廉靈樞	下巨虚銅人經
衝門脾	慈宮甲乙經	上慈宮醫統
腹結脾	腹屈甲乙經	腸窟外臺祕要聚英作陽屈
通天膀胱	天臼甲乙經	天伯銅人經
絡却膀胱	強陽甲乙經	腦蓋甲乙經
承筋膀胱	腨腸甲乙經	直腸甲乙經
申脈膀胱	陽蹻千金方	鬼路千金方
太赫腎	陰維甲乙經	陰關甲乙經
氣穴腎	胞門甲乙經	子戶甲乙經
陰都腎	食宮甲乙經	石宮銅人經
勞宮心包	五里甲乙經	掌中資生經醫學原始
三陽絡三焦	通門圖翼	通間王注
臑會三焦	臑窌甲乙經	臑交聚英
絲竹空三焦	巨髎甲乙經	目髎外臺祕要
率谷膽	率骨大全	耳尖銀海精微
輒筋膽	神光聚英	膽募聚英

日月膽　神光神照集　膽募神照集

京門膽　氣府甲乙經　氣俞甲乙經

陽陵泉膽　陽之陵泉靈樞　陽陵神應經

陽交膽　別陽甲乙經　足窌甲乙經

陽輔膽　絕骨刺瘧論　分肉氣穴論

懸鍾膽　絕骨千金方聚英醫學原始　髓會醫學原始

命門督　屬累甲乙經　精宮醫學原始

脊中督徐氏作柱　神宗銅人經　脊俞明堂經徐氏

上星督　神堂圖翼　鬼堂千金方

素髎督　面王甲乙經銅人王作正資生作上外臺作玉　准頭金鑑

曲骨任　回骨銅人經　屈骨千金方

水分任　分水神農皇帝鍼灸圖聖惠方　中守千金方

上脘任　上管徐氏大全　胃脘徐氏大全

天突任　玉戶甲乙經　天瞿徐氏大全

廉泉任　本池甲乙經　舌本醫統

一穴有四名

溫溜大腸　逆注甲乙經　蛇頭甲乙經　池頭資生經

承扶膀胱　肉郄甲乙經　陰關甲乙經　皮部甲乙經
委中膀胱　郄中刺瘧論王注　委中央靈樞　血郄醫統
飛陽膀胱　厥陽甲乙經　厥揚醫統　飛揚入門
然谷腎　龍淵甲乙經　龍泉千金方　然骨圖翼
復溜腎　伏白甲乙經　昌陽甲乙經　伏日聚英
瞳子髎膽　後曲外臺秘要　太陽千金方　前關千金方
聽會膽　聽呵資生經大全作河　後關大全　耳門千金方
陽關膽　寒府骨空　關陵千金方　陽陵徐氏大全大成
顖會督　顖門八脈考　鬼門千金注　項門六集
腦戶督　匝風甲乙經　會額甲乙經　合顱外臺秘要
水溝督　人中資生經　鬼客廳千金翼　鬼宮千金翼
中極任　氣原甲乙經　玉泉甲乙經　氣魚黃帝蝦蟆經
中脘任　太倉甲乙經　胃脘圖翼　上紀圖翼
膻中任　元兒甲乙經　上氣海圖翼　元見大成
承漿任　天池甲乙經　懸漿銅人經　鬼市千金方

一穴有五名

肩髃大腸　中肩中千金方　肩骨明堂下經　肩尖外科樞要　髃骨王注

神門心　兌衝甲乙經　兌骨難經注　中都甲乙經　銳中醫統

承山膀胱　魚腹甲乙經　肉柱甲乙經　傷山徐氏大全　魚腰神照集

客主人膽　上關銅人經　客主大全　太陽醫壘元戎　容主大全

風府督　舌本甲乙經　惺惺畫墁錄　鬼穴千金方　曹谿本事方

瘂門督　瘖門甲乙經　舌橫甲乙經　橫舌外臺秘要　舌厭甲乙經

會陰任　屏翳甲乙經　平翳大全　下陰別氣府論王注　海底神照集

氣海任　脖胦甲乙經　下肓甲乙經　下氣海馬注　丹田本事方

鳩尾任　髑骬甲乙經　髑骭聚英　尾翳甲乙經　臆前銅人經

一穴有六名

禾髎大腸　頞外臺秘要　長頻銅人經　長頰聚英　長顪大成　長髎大全

章門肝　長平甲乙經　脇窌甲乙經　肋髎大全　季肋大全　季脇六集

石門任　丹田甲乙經　利機甲乙經　精露甲乙經　命門甲乙經　俞門針灸集書

神闕任　臍中甲乙經　命蒂危證簡便　氣舍外臺秘要　氣合大全　維會神照集

一穴有七名

攢竹膀胱　始光甲乙經　員在甲乙經　夜光甲乙經　明光甲乙經　光明銅人經　元柱醫統

環跳膽　分中神照集　髖骨神照集　臏骨大全　髀樞圖翼　環谷類經　髀厭人鏡經

一穴有八名

腰俞督　髓空甲乙經　背解甲乙經　腰戶甲乙經　髓孔聚英　腰柱聚英　髓俞大全
背鮮大全

百會督　三陽五會扁鵲傳　三陽大成　巔上聚英　五會大全　天滿神照集
維會衛生寶鑑　泥丸宮本事方
一穴有九名

天樞　長谿甲乙經　谷門甲乙經　穀門資生經　長雞資生經　循際千金方　循元醫學綱目
長谷千金方　補元醫學綱目
一穴有十七名

長強　龜尾聖惠方　尾骨千金翼　橛骨聚英　尾閭醫統
尾蛆骨人鏡經　骶骨人鏡經　窮骨金鑑　爲之醫學原始
陰郄醫學原始　龍虎東醫寶鑑　曹溪路寶鑑　三分閭寶鑑
河車路寶鑑　朝天巔寶鑑　上天梯寶鑑　氣之陰郄甲乙經
一穴有二十七名

關元　關原神農皇帝針灸圖經　丹田資生經集注　下紀本事方　次門甲乙經
大中極資生經　三結交寒熱病論
六十六難集註曰。丹田者。人之根本也。精神之所藏。五氣之根元。太子之府也。男子以藏精。女子主月水。以生養子息。合和陰陽之門戶也。在臍下三寸。方圓四寸。附着脊脈兩腎之根。名曰大海。一名溺水。一名大中極。一名大淵。一名崑崙。一名持樞。一名五城。

類經曰。道家以先天眞一之炁。藏乎此。爲九還七返之基。故名之曰丹田。醫家以衝任之脈。盛於此。則月事以時下。故名之曰血室。又曰。凡人之生。唯氣爲先。故又名爲氣海。然而名雖不同。實則一子宮耳。子宮之下。有一門。其在女者。可以手探而得。俗人名爲產門。

經脈發揮曰。關元一名下紀。一名脖胦。一名子處。一名次門。一名血海。一名血室。一名大中極。一名下肓。一名氣海。一名精露。一名利機。一名子戶。一名胞門。一名子宮。一名子腸。一名丹田。一名產門。一名三結交。一名肓之原。營昇按。饗庭東菴經脈發揮。一名不知出處。故未詳。

同名穴

頭臨泣膽　足臨泣膽　腹通谷腎　足通谷膀胱　手三里大腸

足三里胃　頭竅陰膽　足竅陰膽　背陽關督　足陽關膽

陰郄心　陰郄長強一名　陰關承扶一名　陰關太赫一名　陰關膝關一名

耳門三焦　耳門聽會一名　維會百會一名　維會神闕一名　陰都腎

陰都針灸經驗方臍下一寸五分兩旁相去三寸　別陽一名陽交　別陽一名陽池　獨陰一名至陰
獨陰針灸經驗方曰在足大指次指內中節橫文當中東醫寶鑑曰在第二指節橫文　中都肝　中都一名神門
中都大成曰在手中指無名指間本節前歧骨間又名液門　中魁一名陽谿　中魁大成曰在中指第二節骨尖屈指得之
利機一名石門　利機一名會陽　呂細一名大谿　呂細神應經曰在內踝尖上
龍虎一名長強　龍虎大成曰在兩手側腕又紫脈上醫學綱目曰在列缺上青脈中　大都脾　大都大成曰在手大指次指間虎口赤白肉際
太陽一名客主人　太陽瞳子髎一名　赤水玄珠引洗錄曰眉際之末者太陽穴按即絲竹空　奇效良方曰眉後陷中太陽紫脈上是穴　東醫寶鑑曰在兩額角骨後紫脈上即瞳子
髎　銀海精微曰在外眥五分　醫壘元戎曰客主人
俗呼太陽穴　大成曰在眉後陷中太陽紫脈上穴是
丹田一名氣海　關元任　關元神照集曰在曲骨穴微上兩旁各開三寸是穴千金方曰關元兩旁相去三寸　丹田一名關元　丹田一名石門
窗籠一名天窗　窗籠根結篇曰窗籠謂聽宮穴　通谷腎　通谷千金方乳下二寸
通關一名三陽絡　通關針灸經驗方曰中脘旁五分　髖骨一名環跳　髖骨神照集曰梁丘兩旁各開五分大成曰梁
丘兩旁各開一寸五分兩足共四穴醫經
會元曰在膝蓋上梁丘外旁外開一寸　外陵胃　外陵景岳全書曰臍左右各開一寸半
陽陵一名陽關　陽陵一名陽陵泉　血郄一名血海　血郄一名委中　血郄針灸經驗方曰膝眼又名血郄
血海脾　血海一名關元　谿穴一名承泣　谿穴一名歸來　五會一名人迎
五會一名百會　五里大陽　五里肝　五里一名勞宮　光明一名攢竹
光明膽　光明銀海精微曰對瞳人上眉中是光明穴　腋門三焦　腋門一名大巨
腋門一名泉淵　腋門千金方曰在腋下攢毛中一寸　兌骨一名神門　兌骨一名顴髎
天池心包　天池一名承漿　氣舍胃　氣舍一名神闕　金門膀胱

金門千金方曰在穀道前囊之後當中央是也恐會陰穴也
金門癰疽神祕灸經曰掌後三寸半
鬼路一名間使
鬼路一名申脈
氣堂一名尺沢
氣堂千金方曰胸前喉下甲骨中是亦名氣堂
魚腰一名承山
魚腰大成曰在兩眉中間是穴神照集曰一名吊睛在兩眉中
氣海任
氣海一名關元
氣海資生經曰十五椎下兩旁各寸半
氣衝胃
氣衝千金方曰胸前喉下甲骨中是亦名氣堂醫學綱目曰氣海旁各一寸半又名氣中
命門督
命門一名石門
命門根結篇曰命門者謂睛明穴
命門圖翼曰九門之內命門者精血之內居前陰中
衝陽胃
衝陽一名迎香
衝陽圖翼曰在肘外屈橫文外頭
神堂膀胱
神堂一名上星
神光一名日月
神光一名輒筋
上關一名曲門
上關一名客主人
神庭任
神庭脈經曰在龜尾下五分注龜尾一作鳩尾
至陽督
至陽醫學原始曰在足小指第二節
舌本一名廉泉
舌本一名風府
石關腎
石關衛生寶鑑曰在心下二寸兩旁各五寸
精宮命門
精宮入門曰十四椎各開三寸
絕骨一名懸鐘
絕骨一名陽輔
髓孔一名大迎
髓孔一名腰俞
水分任
水分醫學原始曰在分水旁各一寸半

阿是穴

千金方曰。凡人吳蜀地遊官體上。常須三兩處灸之。勿令瘡暫瘥。則瘴癘溫瘧毒氣。不能着人也。故吳蜀行灸必法阿是之注。言人有病痛。即令捏其上。若裏當其處。不問孔穴。即得便快成痛處。即云阿是。灸刺皆驗。故曰阿是穴。

阿是之名。出於唐之代。漢書東方朔傳師古註曰。今人痛甚。則稱阿云云。

師古唐人。蓋當時有此聲阿是。乃按而痛甚之處。爲是之意也。又靈樞經筋篇曰。以痛爲輸之類也。又素問王註曰。不求穴俞。而直取居邪之處。此類皆阿是也。又千金方曰。阿是穴。玉龍賦歌謂不定穴。但痛處就于左右穴。經所謂以痛爲輸是也。又鍼方六集曰。不定穴但隨痛處。用鍼卽天應穴。又醫學綱目曰。渾身疼痛。但於痛處鍼。不拘經穴。須避筋骨。穴名天應穴。又醫經會元曰。穴但痛處鍼名天應穴。

人有四關（出于九針十二原篇）

合谷大衝。是曰四關。（馬氏曰。四關者。卽手肘足膝之所關節之所係也。）

人有四海（醫學原始曰。海有東西南北。人亦有四海以應之。）

胃者水穀之海。　衝脈者十二經之海。　膻中者氣之海。　腦者髓之海是也。

反關脈

吳崑方考脈語曰。反關脈者。脈不行於寸口。由列缺絡入臂後。手陽明大陽經也。以其不順行於關上。故名曰反關。有一手反關者。有兩手反關者。此得於有生之初已然。非爲病也。診法皆同。若病人平日正取有脈。一旦因得病伏匿者。此病脈種種不同。必原其證而治之。

古今醫統曰。人或有寸關尺三部脈不見。自列缺至陽谿見者。俗謂反關脈。此經脈虛而絡脈滿。

神門脈

李士材診家正眼曰。兩手尺中。乃神門脈也。王叔和曰。神門訣斷。兩在關後。人無二脈。病死不救。詳考其論。腎之虛實。俱于尺中神門以後驗之。蓋水爲天一之元。萬物賴以資始也。故神門脈絕。卽是腎絕。先天之根本。既無回生之日也。而脈微謂爲心脈者誤矣。彼因心經有穴名曰神門。正在掌後兌骨之端。故錯認耳。殊不知心在上焦。豈有候于尺中之理乎。

三經脈

類經註曰。經脈十二。而三經獨多動脈。而三經之脈。則手太陰之大淵。足少陰之太谿。足陽明上則人迎。下則衝陽。皆動尤甚者也。

診家正眼曰。衝陽者胃脘也。一曰趺陽。在足面大指間五寸骨間動脈是也。凡勢危篤。當候衝陽。以驗其胃氣之有無。蓋土爲萬物之母。資生之本也。故經曰。衝陽絕。死不治。

又曰太谿者。腎脈也。在足內踝後跟骨上陷中。動脈是也。凡病勢危篤。當候太谿。以驗其腎氣之有無。蓋水爲天一之元。資始之本也。故經曰。太谿絕。死不治。

十二經動脈

人鏡經曰十二經動脈。或時動時止而不常。惟手太陰爲五藏之主。足陽明爲六府之原。足少陰起於衝脈。爲十二經之海。故常動不休。

手太陰肺經動脈大淵　手陽明大腸經動脈陽谿　足陽明胃經動脈冲陽

足太陰脾經動脈衝門　手少陰心經動脈陰郄　手太陽小腸經動脈天窗

足太陽膀胱經動脈委中　足少陰腎經動脈太谿　手厥陰心包經動脈勞宮

手少陽三焦經動脈和髎　足少陽膽經動脈懸鍾　足厥陰肝經動脈太冲

頭上諸脈 出于吳醫彙講

蓋聞手之三陰。從臟走手。手太陰肺。少陰心。厥陰心包。手三陽從手走頭。手少陽三焦。陽明大腸。太陽小腸。足之三陽。從頭走足。足太陽膀胱。陽明胃。少陽膽。足之三陰。從足走腹。足太陰脾。少陰腎。厥陰肝。靈巳遂一而分言。茲乃合端而便讀。膀胱之脈。交於巔。肝與督脈會於巔絡腦。須知膀督。惟欲便於讀。故用簡字訣。餘倣之。髮際循乎胃脈。胃至額顱。髮際下爲額顱膽抵頭角。上額者督與膀胱。在內直上出額者。其惟肝經。在外直出目系連於肝脈。心之支者。並繫於目之內角。名目內眥。小支至而膀胱起。胃經還約於旁。小腸之支者。至目內眥。膀胱之脈起於目內眥。胃脈起於鼻之交頞中旁。約太陽之脈。下循鼻外。目之外角。名曰銳眥。膽接焦支。三焦之支者。至銳眥。膽脈起於目銳眥。小腸亦至目下爲䪼。焦膽小腸而合至。三焦俱支者。兩旁爲頰。大小膽焦而上下。夾而橫骨爲頰。大腸貫頰。小腸之上頰。肝與三焦。俱下頰。四肢亦俱支者。小腸之支。斜絡於顴。督脈至於鼻柱。胃脈起於交頞。即山根。大腸之支。挾鼻孔而交中挾口。從下齒還出挾口。交人中左之右。右之左。上挾鼻孔。至迎香穴而終。交足陽明經。胃經之脈。循鼻外而挾口。環脣肝又環於脣內胃又交承漿。下脣陷中胃經之脈。入上齒。大腸之支入下齒。頷前大迎胃脈出而膽支下。頤下為頷。頷前一寸三分動脈陷中為大迎。乃胃經穴。頷下為頤。胃脈循而任脈上。胃經循頤後下廉。耳之上角焦支出。而膽支至客主人穴。膽出走而胃脈過。耳前上廉起骨曰客主人。乃膽經穴。膽脈之支者。出走耳前。至目銳眥後。胃脈上耳前過客主人。三焦之孫脈。靈樞曰。經脈為裏。支而橫者為經。絡之別者為孫。此支之歧者。故曰。係脈後倣之。出走客主人前。小腸與焦膽三支並人耳中。膽脈焦支繫於耳後。膽支胃脈循在頰車。耳下曲骨為頰車。咽有小心脾腎之脈。小腸脈循心脈之支者。挾咽脾脈挾咽腎脈至咽。喉為胃支腎脈之循。二脈循喉嚨。肝循喉後而入咽顙。肝脈循喉嚨之後。上入咽顙。〇咽顙名頏顙。在上腭後。脾連舌本而散舌下。腎脈挾乎舌本胃支下在人迎。結喉旁一寸五分動脈。此為諸陽之會。先須大略而陳。

在身諸脈

原夫腦後為項。膀胱督脈與焦支兩旁為頸。大小腸支同膽脈肩髃之前廉。大腸出之肩後之下。為膊膀胱循也。焦膽小腸交合於肩。會於大椎者為肩。腎經督脈並貫於脊。脊骨兩旁第一行。相去各一寸五分。挾脊肉為膂。膽脈循之而挾脊。脊骨兩旁第二行。相去各三寸。成片骨為胛。音夾小腸繞而膀支。貫至於肩前陷下。名曰缺盆。焦膽胃腸並入其中。是以膽脈循胸三焦布膻。上焦而乳中間為膻中。乳內廉乃胃經直下腋之中分膽經包絡。心包絡亦有直者支者之分。恐辭句繁複。故此處支者。僅云心包。下文正脈。乃用心包二字。以別文。腋下為包絡之過心直下。而肺橫出脇裏為膽脈循心包出而肝經布脇骨之下爲季脇。須識膽經之過臍下四寸爲中極。當知任脈之起。任脈起於中極之下。然而任脈當臍衝。胃挾臍脾脈入腹胃支。循腹肝經。上抵乎小腹膽胃。出入於氣街。臍下毛際兩旁動脈爲氣街。一名氣衝。乃胃經穴。膽繞毛際。曲骨之外。爲毛際。肝環陰器。此在身軀之脈。所當臚列而明。

臟腑中諸脈

其在臟腑之脈。太陽與少陰爲表裏。手太陽小腸。少陰心。足太陽膀胱。少陰腎。少陽與厥陰爲表裏。手少陽三焦。厥陰心包。足少陽膽。厥陰肝。陽明與太陰爲表裏。手陽明大腸。太陰肺。足陽明胃。少陰脾。凡此六經脈皆互絡手足同。然無煩詳贅。知肺脈絡大腸。大腸脈絡肺之類。十二經皆倣之。更有肺之一臟。心直上而腎直入胃之一腑。肝脈挾而肺小循。肝脈挾胃肺脈還。循胃口小腸之脈抵胃。心有腎支之絡。肝有腎經之貫脾支又注於心中。肺脈自起於中焦。心下有膈。惟膀胱爲無涉。十有一經皆上下而貫之。心下膈膜遮隔。濁氣不使上薰心肺。惟膀胱之脈挾脊抵腰中。入循膂絡腎屬膀胱。故不貫膈。此臟腑之間。並須熟諳者。

手經諸脈

論乎肩肘之間。乃號爲臑。音柔。俗名大骨。臑之內廉有三脈。循前而心。循後包絡。恰循乎其間。臑之外廉有三。小循後而大循前。三焦乃循乎其外。臑下爲肘。三焦上貫內廉尺澤包絡入之。包絡之支者。入肘內陷中尺澤穴。肺則下於內前心又下於內後。肺脈下肘中。心脈下肘內。惟肺脈行前。心脈行後。心包行其中間。爲別。小腸出於內側。兩筋之間。大腸入於外廉。

肘下爲臂，包仍在中。即上文支者。大循上而小循下。心脈仍循内後廉，上骨下廉之内。仍循肺脈，臂外兩骨之間。還出三焦，肺入寸口而循魚際。關前動脈爲寸口。大指後肉隆起處爲魚際。其間穴名。心抵銳骨，而入後廉。心脈掌後銳骨之端。入掌内後廉。胞絡直入於掌中。從曲澤行掌後。兩筋之間。横紋中陷中。入掌中。三焦仍循乎表腕。大腸出於合谷，而上入兩筋之中。合谷俗名虎口。大腸經穴小腸循於外側，而出腕下之踝。循手外側上腕出踝中。踝音華。上聲。腕外兑骨。肺脈出於大指，包絡出於中指，次指爲肺支腸脈之交。肺脈之支者。直出次指内廉。出其端。大腸之脈。起於次指之端。四指爲包孫焦脈之接三焦。又上出小次之間，小指爲心脈，小腸之接，所謂手經大略如前。

足經諸脈

至如尻上爲腰，膀胱脈抵。背脊下横骨爲腰。腰下爲臀，膀支貫之，而旁捷骨之下。名髀樞，而膽横膀過。一名髀厭。膽脈横入髀厭中。膀胱之支者過髀樞。前面氣街之下，號髀關，而胃經直下股之内廉。前廉脾而後廉腎，又肝脈内循於股陰。股外爲髀，後膀支而前胃脈。髀前膝上六寸起肉爲伏兔。胃脈抵之。又膽脈下循於髀陽。循髀外太陽陽明之間。是以挾膝筋中爲臏。即膝蓋骨。仍屬胃經之直下，而膝内脾經。内前廉。膝後曲處爲膕，還是膀支之直入，而腎出，肝上，俱在内廉。腎脈出膕内廉。肝脈上膕内廉。腎脾上於腨内。腨足肚也。二脈上腨内廉。膀支貫於腨外。從膕中下貫腨内出外踝之後。膽下於外輔骨前，而直抵絕骨之端。髀骨爲輔骨。外踝上爲絕骨。肝斜於膽胻内側，而胃循脛外之廉。内踝有脾前腎後之分，外踝有膽前膀後之別。踝上兩旁。內外曰踝。大指節後爲核骨。脾經脈過足。外側骨爲京骨。膀脈支循臀入跟中。胃膽循跗跗上廉。乃肝經循處，足心中有腎脈斜過。湧泉穴。大指甲後屬膽。支肝脈之交大指內側爲胃。支脾脈之接中指內外分胃直胃支之入四指之間。又膽經直入而絡膽。支至於小指之外。腎脈起於小指之下。足經之脈。又如此也。

皇漢醫學叢書

陳存仁編校

鍼學通論

佐藤利信著

鍼學通論

提要

本書爲佐藤利信氏所著。書凡三卷。皆列綱要。改篡經穴名謂、鍼局附入插圖。以示概略。首述鍼要理化。次述鍼要剖解。凡關骨學各論。鍼法局名。鞘帶論。筋學論。詳備無遺。堪爲鍼家圭臬。尤其經過科學之解釋。適合現在潮流之心理。新舊熔冶一爐。故本書一名曰鍼學新論。今之研究鍼灸者。誠不可闕之參考書也。

然編著本旨。欲使瞽者之導以鍼學也。瞽者爲世所廢棄。較於聾啞爲尤甚。一生不幸。殊堪憫憐也。如能授以相當學術。或可享受人生幸福。而其學術。則唯鍼學爲最宜。此爲佐藤氏之所以著述本書。實可欽其菩提之心腸矣。

凡例

一此書。本欲使瞽者就鍼術之學。故要字句簡略。若文字深艱。學者恐難以記憶也。蓋所以誘導瞽者學於鍼科者也。天降生民。精神各有等差焉。容貌亦有好醜焉。人之愚者因教而爲有知識。然天賦之畸形。雖神醫亦不能奈之何。就中如瞽者。則爲不幸極端。誠可憫憐者也。惟尚有辨明遠近之區別。及萬物之外貌者。喑啞聾跛之類是也。獨瞽者反之。不能判斷色澤紋理。不能諦認道塗遠近。故授業於彼。亦捨鍼術而他無好機焉。因而所以施余之婆心。於彼輩亦不過之。

一古來指示刺鍼之訣。所謂俞穴。然此書現今因所行于世解剖者。而定其鍼局。故盡改俞穴稱局名。

一書中偶有插入洋語。蓋洋語者。所用泰西醫學之原語。襲用之也。

一書中所以不採鍼局之名稱於漢法者。方今當萬國交通之際。殆如不適時態。故悉除之。但限緊要之個所。則記漢名。又代漢名。由解剖而定名稱。如謂施鍼頭於何筋之起始。何仙蒐篤兒。然予固不敏。學亦陋淺。有何爲焉。故待後之訂正者也。

鍼學通論目錄

鍼學通論

佐藤利信著

第一章　定形

森羅萬象固是無形。自然成焉。唯爲其形也。有圓。有扁。有角。有長短。或有大小厚薄。故定形之法。宜從尺度。然尺度。亦各國其制不同。獨用佛國之蔑篤兒尺。則謂無大等差矣。蓋一蔑篤兒者。概當我三尺強矣。但尺者寸十倍之稱。然謂寸。謂尺。亦其根據創於大極。大極者。謂斥象無形之點。譬以鍼頭衝物體。則如第一圖。更謂如呈一箇之點者也。又一點之傍加一點倍增。加而橫連列之點。則爲一文字之形。名曰地平線。恰如橫鍼之象。如第二圖。又從地平線之中心。向上下而畫線者。名曰鉛直線。如直立鍼。

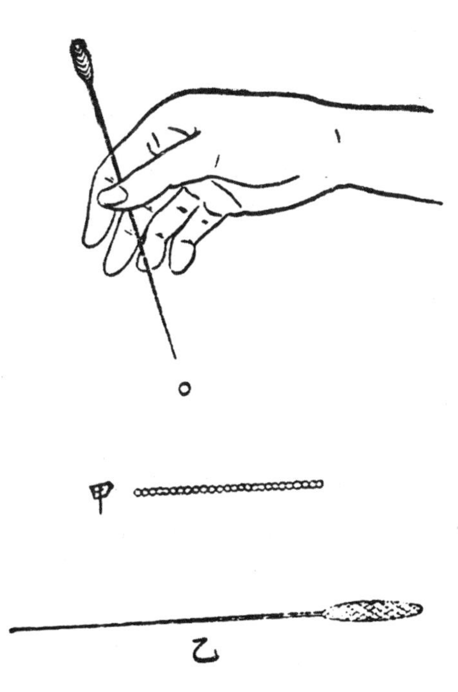

第一圖

第二圖

第三圖

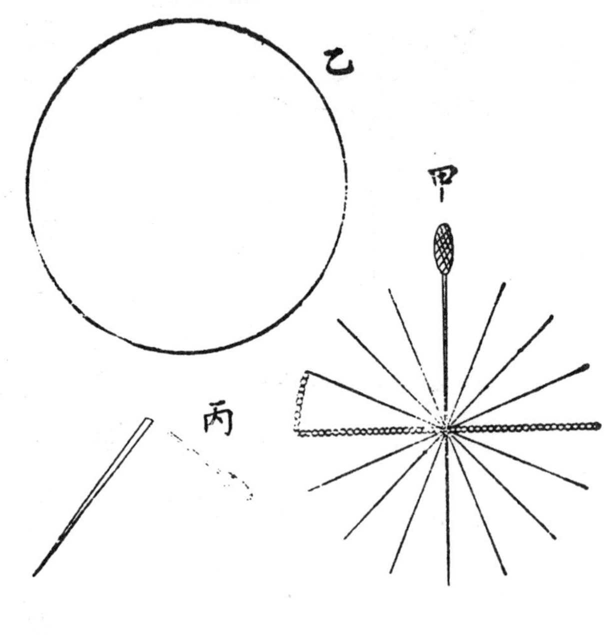

第四圖

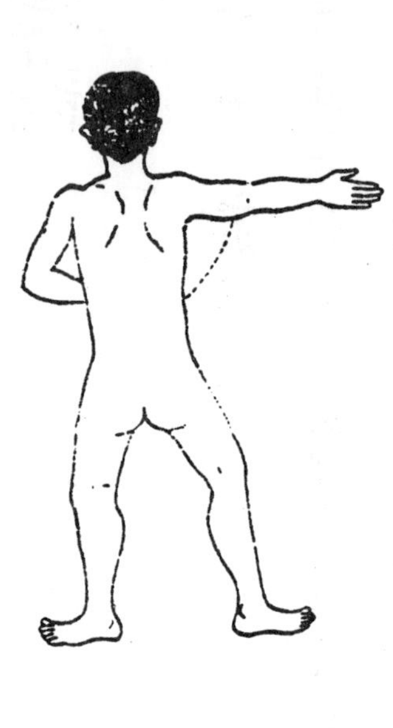

既縱橫二線相合。則爲十字形。又加十字形之間。漸次追間隙。以作十字形。又施點於各線末端之間。點連作環。然後假除去十字形。則如第三圖。唯殘一輪。名曰圓。譬猶鍼幹之橫斷面。蓋圓輪之內畫十字形。且從十字形之中心。一方之橫線。與縱線相對。則所謂爲九十度之角。譬猶人身直立橫開上肢。則如第四圖顯腋下角度是也。故圓輪之角度成於三百六十。而一箇之其角悉銳。譬第五圖如烏嘴。反九十度之角鈍矣。又半割圓輪者。名曰孤線。譬擬眼窩緣如第六圖。又象九十度自橫線之極端。縱線

第五圖

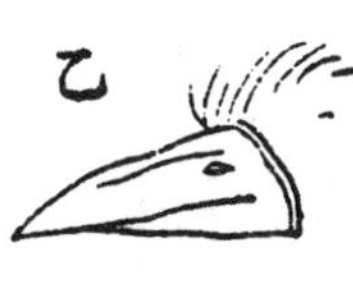

第六圖

第七圖

與並行。而更覆割孤線。畫鉛直線。且當二箇縱線之末端。引橫線則所謂爲角。第七圖是也。譬欲象用四箇之鍼。則先置一箇鍼於縱線。又一箇鍼者。以鍼長之距離。令並行。而殘鍼二箇者。橫並行縱鍼之上下。則所謂爲角。又從角之一隅。對他隅而更引斜線。則得二箇三角形。三角形者。人身直立。而開足於左右。則顯股間。如第八圖是也。

第八圖

第二章　古今鍼之種類

古有製九鍼法。如第九圖。第十圖。第十一圖是也。內經曰。虛實之要。九鍼最妙者。爲其各有所宜也。註曰。熱在頭身。宜鑱鍼。分肉氣滿。宜圓鍼。脈氣虛少。宜鍉鍼。瀉熱出血。發泄痼病。宜鋒鍼。破癰腫。出膿血。宜鈹鍼。調陰陽

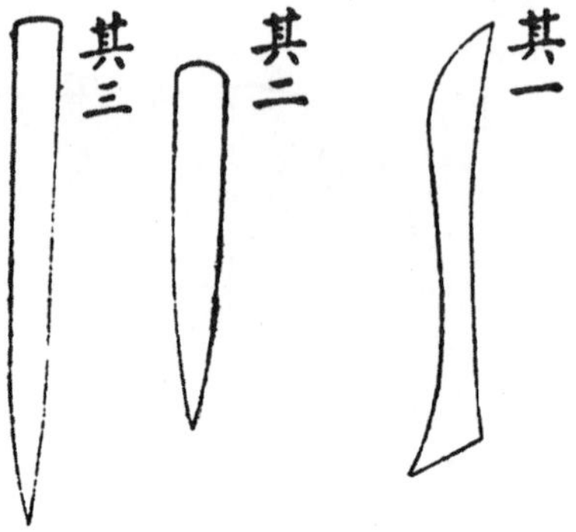

其一　其二　其三

第九圖

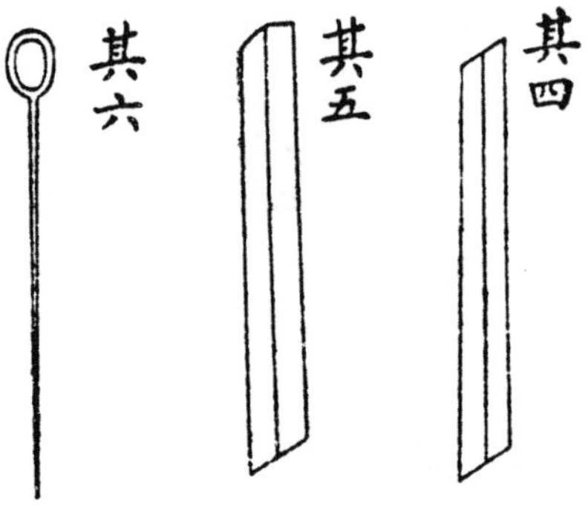

其四　其五　其六

第十圖

去暴痺。宜圓利鍼。治經絡中痛痺。宜毫鍼。痺深居骨解腰脊。節腠之間者。宜長鍼。虛風舍於骨解皮膚之間者。宜大鍼。此之謂各有所宜也。（以下略）

然而所用治療之鍼者。近世雖有如第十二圖柳葉鍼。或如第十三圖三稜鍼等若干種類。各是所用瀉血法之鍼。而所謂屬外科的器具也。是以適鍼術者。無勝毫鍼。又鍼者。以金屬製之。蓋金屬之通性。除水銀。他金屬

第十一圖　　第十二圖

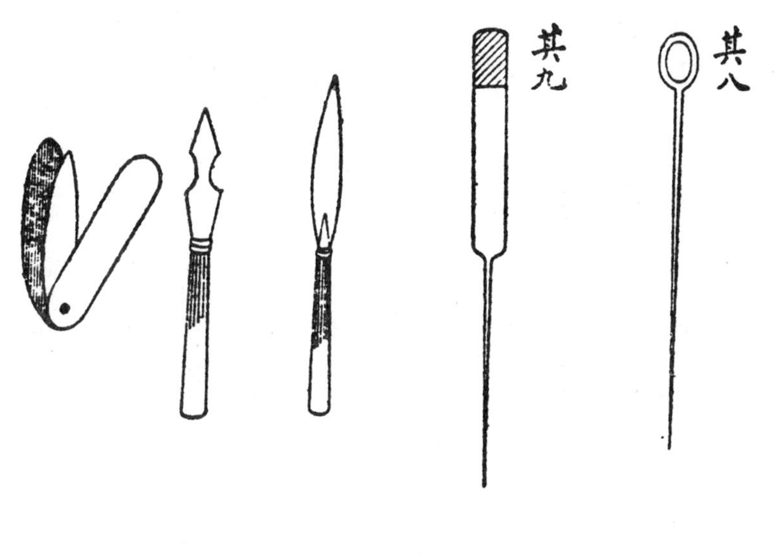

在常溫。則悉屬固形體。又存一種鑛輝。又其色。各鑛色不同。有淡白。有青色。有灰白色。但在黃金及銅則具固有之色。又金屬者。各雖不透明。獨如黃金者。槌爲箔則通光線。又金屬者。溫且電氣之好導體也。故銀自銅易導。銅自黃金易導矣。又遇適應之溫。則雖得鎔融。多是得結晶者也。又金屬者。堅輭各異之。又所以有用工業。

第十三圖

三稜鍼尖面

無他。易展延。由難摧折。又輕金屬。大氣之酸素與親和力。甚強。氣中速酸化。雖失光澤。又金屬親和力。弱故永遠。可得保光澤。又金屬與水素無化合之性。又白金及黃金。投沸騰硫酸。亦敢不鎔解。銀及他金屬。能可鎔解硝酸。又如銀及黃金者其分子。凝聚至緻密。故製之宜作毫鍼。

第三章　銀鍼及金鍼之性質

第一款　銀

(所在)有純銀。又爲硫化銀鑛。又硫黃及砒素。或有使安質母尼化合。總他金屬混化合物現出矣。偶其小量混硫化鉛。

(製法)不混合他金屬。則製法亦簡易。其游離者。於爐中鎔融。而除去不潔物。如硫化銀鑛者。於爐中加高度之熱。而鎔融。則全得銀。

(性狀)銀者。白色金屬。而能無變化氣中。其比重一〇・五也。煅至千度。則爲鎔融。又遇爆鳴瓦斯火燄熱。則蒸餾。又使易溫熱及電氣導。又搥則爲箔片。又牽延。則爲細微線。又銀者。不論熱高低。均無酸素與化合。雖然熱之鎔融之際。能使自溶二十倍酸素攝收。將冷却。還固形。當此期。復放離之。其放離際發特異之音。謂名之銀沸迸。銀者含有硫化水素。故觸大氣。則被黑色鏽衣。是由化生其硫化銀。又有格魯兒。貌魯謬母。及沃度。與親和力甚盛。而直與之化合性。又遇鹽酸。亦不論溫度之高低。渾雖無侵。遇濃厚熱硫酸溶液。則使硫酸銀化成且溶解於其中。又常溫於硝酸能使銀溶解終以硝酸銀化生焉。

第二款　黃金

（所在）是能以游離。存在地中及河海。雖然。多是含鑛質中銀。

（製法）坊間所販黃金者。必不純精若不混銀。則必混銅焉。又欲製其純金。則宜投鑛塊於硝酸。然則其混合物中在鑛塊銀等。而悉雖可溶解。獨黃金。決無侵之而殘留於其溶液中。

（性狀）黃色光輝。其質柔輭。槌可爲箔片。又牽延。則爲細微線。其比重一九三二一也。若白熾熱遇千百度。則鎔化爲淡綠色液。又取箔片透見之。則能呈綠色。於氣中。或於酸素中。以烈火煆之。亦敢不酸化。又冒濕氣不生鏽。鹽酸。硫酸。或煮硝酸。亦敢無侵。唯以王水。則溶解於化格魯兒化金。又黃金之鹽溶液。爲諸般還元劑。蓋遇綠礬亞格魯兒化錫。蓚酸及諸金屬。則爲褐色粉末沈澱矣。然而其金且其化合物。亦皆是受高溫則分解。以還元生金矣。

第四章　鍼之區別及名稱

夫製鍼者。別頭。鋒。脚。柄。於四部。鍼頭者。則尖端而紡錐形。鍼鋒者。其體圓且長細。但具上下二端。上端顆粒狀。下端存竇。又常鍼。其長概用我二寸強。又鍼脚者。突入於柄之下端。其竇中。且柄質與密着其柄亦同金屬製。而其大雖五倍十倍鍼鋒。其長僅不過二仙。又鍼頭者穿皮膚使組織刺入之部。而鍼鋒與鍼柄者。則是依術者。被使役之部也。

第五章　鍼洗潔法

片山氏曰。古來鍼家曰。雖謂無起化膿於刺鍼部。誠是攝生上不注意之至也。宜擬一定之防腐。而不可有無其法焉。然矣譬猶有施刺鍼於傳播性之患者。直行以其鍼於他之患者。則恰是不異傳播性之病毒。因彼接種法試之。是以一回所用患者之鍼者。悉投于盛五十倍之石炭酸水。平鉢之陶器。宜洗滌鍼鋒及鍼尖。洗滌後拭之。可用花綿布。而全至無鍼鋒之微濕。后更以柔輭製鹿皮。丁寧反復。拭淨其鍼鋒。而可藏鍼匣。

第十四圖

柄
脚
鍼鋒
鍼頭

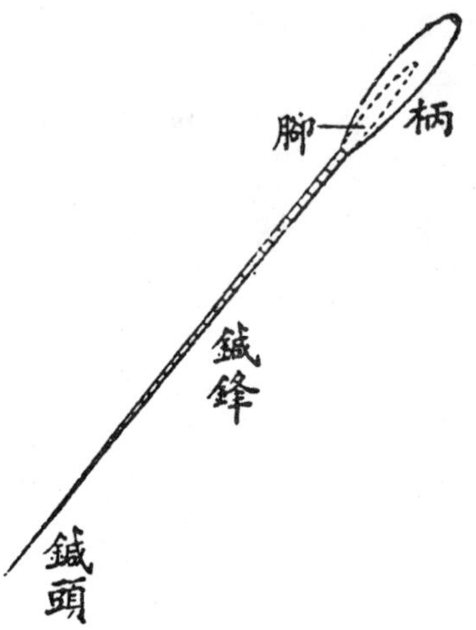

第六章　鍼貯藏法

凡所貯藏製鍼之匣。雖由各自之嗜好者。恐莫優鱉甲製者。是由榊原氏

第十五圖

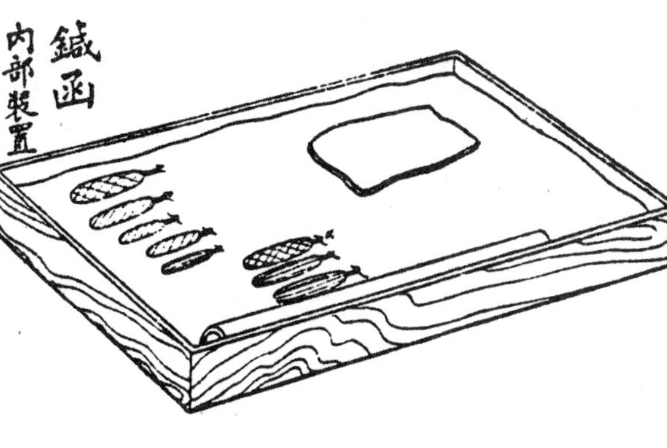

等之經驗。亦然矣。漆工製。木製次之。蓋鍼函。則先函底內面更舖平磨銅板。且堆積版面以棉花。又包絡綿花。以赤色絹。或緋縮緬悉覆之。而日常欲安置鍼。則斜鍼鋒。或爲地平線。但其鍼頭聊令穿絹面。徐徐進鍼鋒於綿花之堆積中。漸至以柄之下端而止矣。

第七章　鍼頭硎磨法

凡鍼頭尖銳甚。則當臨穿表皮。患者有感惡痛。然若紡錘形。則其鍼頭進入組織之中。亦患者不訴惡痛者也。是以甲硎法有損治術。乙磨法知有益。雖然。是大有關係術者之巧拙者也。諺曰莫邪之劍因持手。有味哉。又欲知硎磨之精練者。則先用面積緻密白色楮紙。可以試之。其式左手取紙。右手持鍼。徐徐刺衝紙面。亦敢莫聞幽音。况且其紙面快以貫通爲可者也。反而如呈微音者。惟其鍼之硎磨。不至精良。

第八章　製鍼番數之理由

凡製鍼者。自一番至七番。而尋常所用之鍼者。三番乃至四番。是也。將五番以上之鍼者。多是用最急性之患者也。假令。如施卒倒。或眩暈症之類。而自一番至二番。則用彼小兒或老叟等之體質輭弱者。蓋一番之鍼鋒。比較其直徑於蚊嘴。自二番以上。以順令鍼鋒之實質爲增積之。殆至七番。則擬似蜂劍。是以三番四番。位於其中間者也。

第九章　記號配點

假所以配置記號於手部各處者。無他。當行鍼術。大欲使術者得便利者也。則名左手拇指腹。爲A點。名同食指腹。爲B點。名同中指腹。爲C點。名

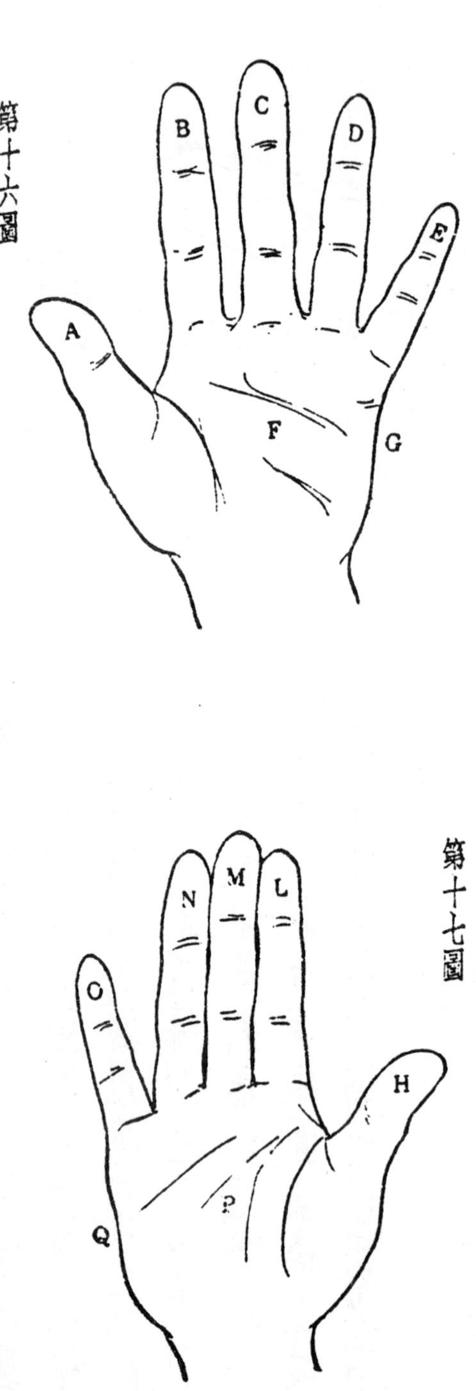

第十六圖

第十七圖

同副指腹爲D點。名同小指腹爲E點。名同掌心爲F點。名同手掌外側緣。爲G點。又名右手拇指腹。爲H點。名同食指腹。爲L點。名同中指腹。爲M點。名同副指腹。爲N點。名同小指腹。爲O點。名同掌心。爲P點。名同掌外側緣。爲Q點。

第十章　刺鍼一般

旣診斷了後。患者衣服厚。則適宜取除之。沉意正形。而開鍼函。容所出之鍼柄上端。於杉山氏管之下口。此際管之上口斜於下方。下口向於上方。

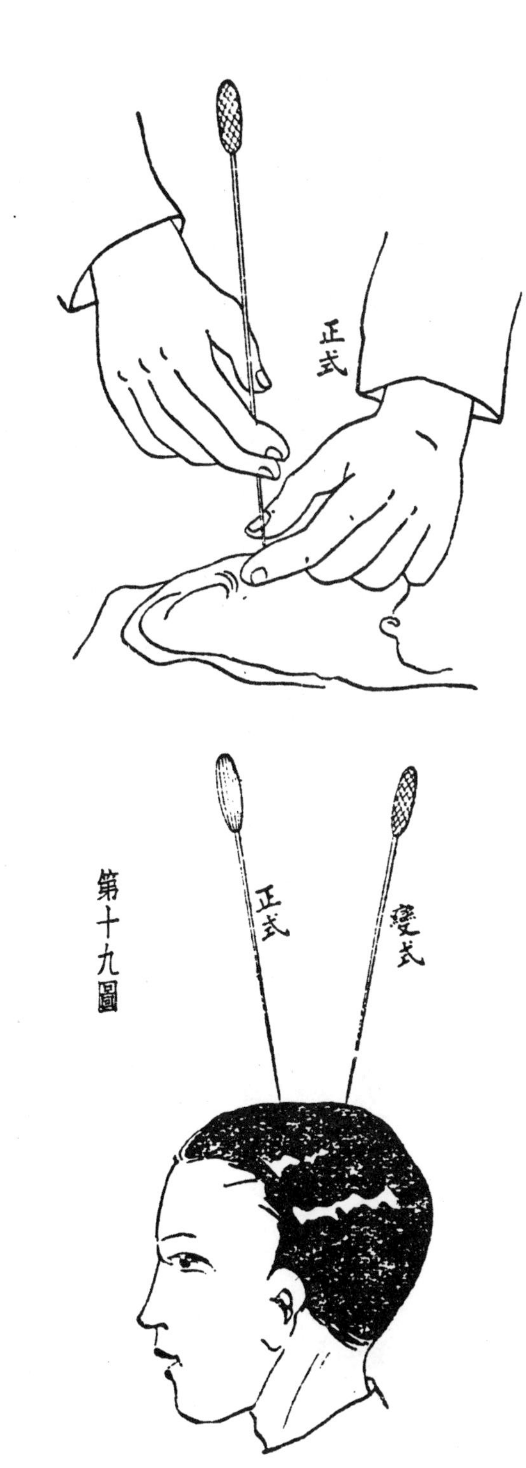

第十八圖
第十九圖

更反轉管之下口。使鍼局密接。且其接端者。以AB暫時押之。且顯其管之上端打鍼柄。以L捷手二三回。此際極力則患者訴痛。不用力亦不能使鍼頭穿皮膚。況且各人之皮膚堅軟異之。宜注意矣。蓋鍼頭全知穿皮膚。則以HL摘管之上端。徐徐拔去其管。此時以AB近鍼頭插鋒則此是AB二點。所謂爲押手。又以HL爲副手。夫押手者。常可翦置下端。又當進入鍼鋒皮膚。宜酌量患者之強弱與感應。若察患者之愉快則可知應鍼頭分子之波動虛。反之而患者訴疼痛。則可知分子之波動實。內經

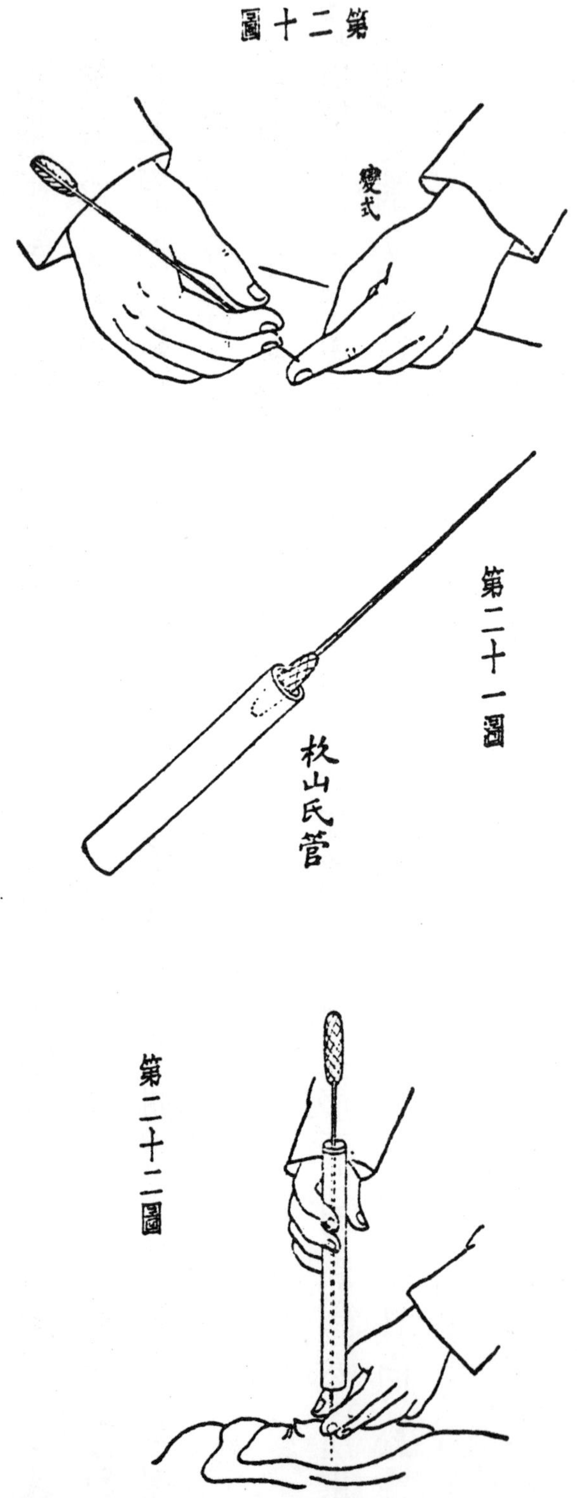

第二十圖

第二十一圖

第二十二圖

曰。刺虛者。須其實。解云刺實須其虛者。爲鍼陰氣隆。至鍼下寒。乃去鍼也。刺虛須其實者爲鍼陽氣隆。至鍼下熱。乃去鍼也。註曰。要以氣至。而有効也。O總而主鍼之掌面者。左右相共空洞之形。假令如擁鷄卵。抑亦欲下氣。則鍼鋒副B點。而撚。欲上氣。則鍼鋒副A點。而撚。或以順有行。或由逆有施。難經曰。氣滑則針出疾。氣濇則針出遲。氣隆則針小而入淺。氣濇則針大而入深。深則欲留。淺則欲疾。中略以刺鍼者。永留則神經之感應。亦反有不屬無効。已令患者疲勞。故淺深遲疾。嚮彼稽留。臨機行之。蓋施術之後。三十分乃至五十分時間。可命安臥患者。

第二十三圖

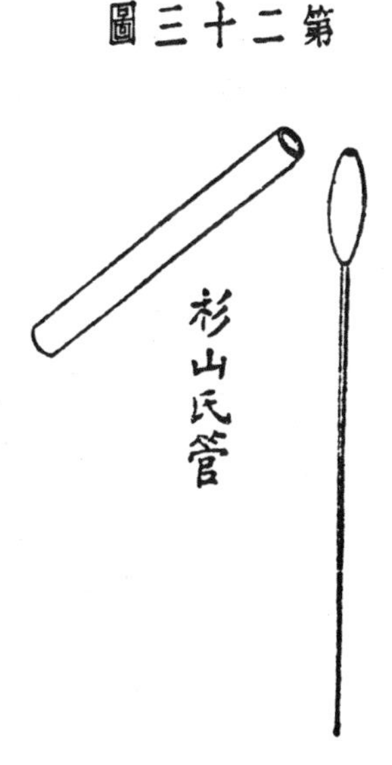

第十一章　正式及變式

凡刺鍼之法者。宜由正式及變式治療之術者。宜斟酌患者之急慢。與肥瘠。內經曰。上工守神。神乎神客有門。未覩其疾。惡知其源。刺之微。在遲速。櫟因曰。刺鍼部。宗氣聚來。則將欲逐邪氣。所謂經氣至是也。誠然矣。其氣未至。引鍼則不能逐邪氣。故無益治癒。反之而其氣雖至。不去鍼則似塞邪氣之出路。又是無利治術。是以氣之至速。則刺鍼進。退亦速之。氣之至遲。則其法遲之。

第一款　正式

取刺鍼之方向。於鉛直線。溶溶然進鍼頭。終始相共。不失其規。而徐徐行。是謂正式。多是用正式者也。又正式有二種。其一曰操柄鍼。圖略　其二曰。操下鍼。則第十八圖是也。

第二款　變式

凡取刺鍼之方向。於銳角。終始間斷臨機。或稽留。凡揮發。或潑潑乎為鍼頭之動者。稱變式。變式曰斜行鍼。第二十圖是也。又將欲行鍼法。於貴要之部。則宜用此式。但變式之鍼法者。取地平線之方向。而進入其鍼局。宄亘組織間道程。雖長。亦鍼頭至淺。故無與害患者。而舉例。則流行性感冒。謂施本式於顱頂骨與顳顬骨之間。其縫際部之類。

第十二章　補法及瀉法

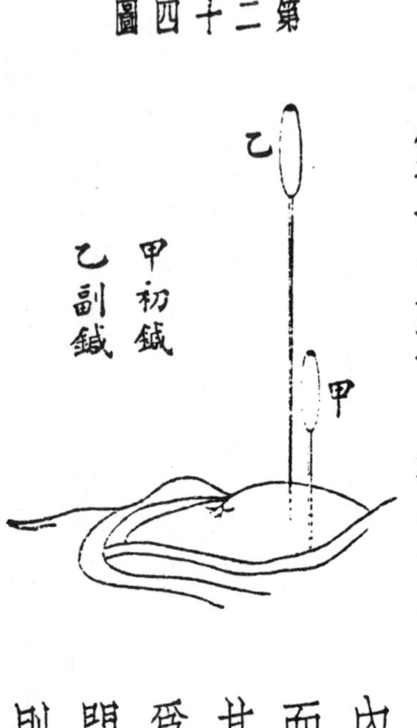

第二十四圖

內經曰。補虛者。必先捫而循之。切而散之。推而按之。彈而怒之。抓而下之。通而取之。外引其門。以閉其神。呼盡納鍼。靜而久留。以氣至為故。候吸引鍼。氣不得出。各在其處。推闔其門。令神氣存。大氣留止。命曰補虛。瀉實者。吸則納鍼。無令氣忤。靜以久留。無令邪布。吸則轉鍼。鍼以得氣。爲故候。呼引鍼。呼盡乃去。大氣皆出。故命曰瀉。又曰。補者。隨經脈。推而納之。左手閉鍼孔。徐出鍼而疾按之。瀉者。迎經脈動而伸之。左手閉鍼孔。疾出鍼。而徐按之。隨而濟之。是謂補。迎而奪之。是謂瀉。又一說云。補者。刺鍼於呼息。拔吸息。而採其鍼痕。瀉者刺鍼於吸息。拔呼息而不採其鍼痕也。

第十三章　被粘着牽引拔鍼法

被刺鍼之牽引。有不拔。是必竟受筋肉分子之凝聚力故也。理學的曰。凝聚力者。隨異物體中分子之位置。自爲強弱之區別。蓋凝聚力之強弱。隨熱度之增減而生矣。卽倒比溫度。又凝聚力者。獨不固體耳。亦存液體。雖然。有液體。則自己之重力。却而勝凝聚力。是以使分子容易動搖。故如彼唯不較著己。則患者之元氣。亦欲爲相逼迫也。故術者此際。使彼我之意靜穩。更當其下傍刺他鍼。然而可拔初鍼。或輕打不拔鍼柄之上端。以俟其進入而後拔去鍼。亦是可也。

第十四章　不可施鍼症

一曰格列羅。二曰赤痢。三曰腸窒扶斯。四曰發疹窒扶斯。五曰痘瘡。六曰實扶的里亞 以上六病者。猛劇之傳染病也。故衛生上。大加警戒是以所愼鍼家也。依

第二十五圖

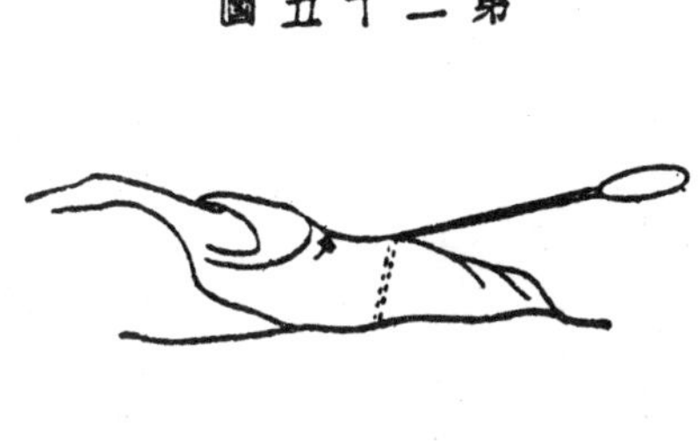

而省之。七日丹毒。八日酒客。九日勞働過多。十日憤怒者。十一日飽滿。十二日飢餓。十三日熱度高者。十四日流汗。十五日煩渴。十六日衰耗。十七日怖驚。十八日下車後。十九日乘船後。

第十五章　折鍼拔取法

凡刺鍼。在筋肉組織間。而動則有折其鋒。是有術者由失策。或有鍼質由不煆鍊。然則靜肅沉意。必不可放押手。尚以A B捷手可壓縮其皮膚。必可得發顯折鍼之鋒端。但此際不可使患者動搖。至若患者動搖。則彼折鍼。曲行于筋肉中。復難發顯者也。因曰。患者突然發咳之際。有如斯者也。

第十六章　刺鍼禁局

凡鍼局之可禁部。大別爲頭首及顏面。胸腹。脊柱。四肢之七款。

第一款　頭首

對前頭縫合　漢名（神庭）
對前頭百會　同（顖會）
對耳上筋起始　同（角孫）
對後頭動脈孔　同（顱息）
對頸靜脈孔　同（玉枕）
對顱頂孔　同（絡郄）

對後頭百會　同（腦戶）

第二款　顏面

對顴骨顳顬管　漢名（客主人）

對下眼窠孔　同（承泣）

第三款　胸部

對腋下動脈經路　同（雲門）

對胸骨劍身之中央　同（膻中）

對胸骨劍尖之下方　同（鳩尾）

第四款　腹部

對臍部上一應　漢名（水分）

對臍中窩　同（神闕）

對臍下二一應　同（石門）

對ホーハルト氏靭帶　同（橫骨）

對會陰　同（同　）

第五款　脊柱

對胸椎第五椎下或外側　同（神道）

對胸椎第六椎下　同（靈臺）

第六款　上肢

對肩胛内緣。與鎖骨中央之内陷　漢名（缺盆）
對三角筋頭靜脈開口部　漢名（肩井）
對上膊骨内上髁上方。凡三應。　漢名（五里穴）
對上膊骨外上髁上方。凡一應。　同（青靈）
對内橈骨筋腱之外側。　同（三陽）
對短外轉拇筋起始部。　同（合谷）

第七款

對股動脈之通路　同（箕門）
對比目魚筋　同（承筋）
對脛骨之内踝　同（三陰交）

第十七章　筋肉摞按

凡筋肉者。雖有隨意不隨意之二種。自有所其主宰。而各使骨格圍擁。且其筋肉者。由神經之刺劇。而或起感覺。或催收縮。又如筋肉之肥瘠者。則所分布其筋肉之血管。關係得其營養與否。又摞按。將使其筋肉之收縮。或痙攣等復常形。故摞按者。先刺鍼而有施之。又刺鍼後有行之。然而欲行摞按者。則先術者之手掌面。宜拭清。而後可接患者。况手術中。使患者之體格。不可動搖。又揉按者。以手掌及指腹。丁寧反復。雖不如行之或用肘角。或手背。或握手。如與響音者。則有外飾。亦却而爲之。非有效驗。

第十八章　螺旋管之用法

刺鍼之際。寒威凜冽。則假令有雖厚患者之衣服。難除去之。不凜冽。亦依患者之弊。而有絡厚衣。然則可用螺旋管。蓋螺旋管者。如杉山氏管。圓角管之實質中。謂設螺旋狀之裝置管。且其用法。先以A B探察衣服之厚度。豫定其方寸。假令其服之厚假定二仙。則延長螺旋部。亦爲同等二仙。又假定一仙亦然矣。蓋螺旋管者。伸縮適宜。足得爲術者之隨意者也。又其管質者。以銀製爲善良。又其形有八角。或有圓角形。但有管口之兩緣。若不圓滑者。則當治術之際。令患者之皮膚剝剝。是以管口之緣端。爲善圓滑而惡粗糙。且有銳角者。

第十九章　鍼頭電氣力與導法

穿進鍼頭。於皮膚之組織。則必先至所充各組織。使分子更發生波動。又依其分子波動。而分布其所神經。亦聿起感覺者也。蓋波動發興。亦大須寒心注意焉。凡鍼療有初試者。有數回者。有亘數月者。有一周年。且至數歲者。譬有初試者。則概先其感極而敏。且有呈不快。反之而受鍼療之日亘長久。能在知鍼効者。則假令雖鈍術。敢如不介意者。故診斷之際。憶察爲其初試者。則施之製鍼。亦可用二番等。且勿可與嚮。又曰鍼療長久者。施之。則番數稍昇大。亦刺鍼時間。且可與嚮。苟刺鍼時間無制度。只一局耳。久時行之。則奏効變有釀害理學的。有言曰。取活蛙。直剝棄下肢表皮。且從腰部橫斷之。當其縫匠筋。以釘消極及積極尖頭令抵觸。則大腿下脚。相共能呈伸縮。猶行之數回。且至長時間。則其筋麻痺。終爲強直。嗚呼萬法。至其度則呈妙効。過其度則却而作害。唯是以中庸爲至德。又欲導電氣力於左方。則用力於A之爪端外方。反之。欲施電氣力於右方。則加力於B之爪端C側方。此際患者。若發乾咳。則全身爲之受其震動。故動則有鍼折鋒術者。不可有不往意焉。

陳存仁編校

皇漢醫學叢書

鍼灸學綱要

攝都管周桂著

鍼灸學綱要

提要

攝都管周桂氏。對於鍼灸學術。生平頗有心得。僅取七十經穴。而療諸疾病。遵守古人方法。而著鍼灸學綱要。别病之輕重。分鍼之深淺。不泥春夏宜淺。秋冬宜深之說。並察病之虛實。以決灸之壯數。首述頭面、肩背、胸脅、手足七十要穴之部位。及其主治之適應病證。繼詳數十餘疾鍼灸經穴。末有附錄十四節。全書詳備精要。極合研究鍼灸家所參考焉。

鍼灸學綱要序

大凡豪傑之倡復古者。非墨守成法。作抱殘守鈌之舉也。其始皆受業於時師之門。鑽研揣摩。既盡其道。然有時疑慮橫生。不能起古人而問之。而師之所傳者。是否合於實情。言而無徵。亦空言而已。儒家之術。苟非聖人。其事業與言論。究否適當。未能使惑者信之也。譬諸兵家。雖飽嘗軍事學識。然昇平之世。未嘗臨陣。則其說之當否。亦未能使惑者信之也。醫術雖不然。病敵常臨於前。可以施諸實驗。其說之良拙。可以證之。然二豎不言。藥之偶中。而得名多矣。未必可以作證。而判其良拙。故醫學復古之說。亦以無博學之士。以證其虛妄。或說與術合。而爲之證驗。故採用古法。以古法爲證耳。攝都醫士管周圭。以鍼灸復古。良於其術也。本其經驗。著爲是書。當其引證參攷。構心苦思之事。突不暇黔。既成示其弟子。名曰鍼灸學綱要。蓋嘔心損血之作也。此書梓行。豈但爲其弟子之南鍼。直濟世家之一古方則也。可謂豪傑之事業也已矣。

明和丙戌冬十一月東溟林義卿撰

凡例

一鍼灸上切要之經穴。予所恆用者。僅七十穴耳。以此七十穴。而療諸病。不復求他經穴。固違舊說。然用諸實驗。每奏奇效。以治百病。自覺游刃有餘焉。

一舊本十二經。十五絡。前生是動井滎俞經合入會。或刺中心。一日死。其動爲噫。刺中肝。五日死。其動爲語之類。或刺瘂門成瘂之說。一切不取。故不言太陽太陰經。別爲頭面之經穴。列頭面部。手足之經穴。列手足部。

一治門中。皆不言鍼深淺。宜從其病。醫者不分輕重。妄言深刺爲害。或淺刺不治。難經所謂春夏淺秋冬深刺之說。一切不可從。

一治門中。皆不言灸數者。以隨病輕重多寡也。間亦言幾壯者。其所有經驗而得效者也。

一是編之出血法。試用之十之七八。罔不取奇驗。然出血有多寡。可隨病虛實輕重矣。

一余所用治諸病之鍼。乃毫鍼也。而世人好華。以金銀作之。余只用鐵鍼。以覺其有奇效也。是至刺皮肉甚亟而不傷氣血。醫人謂鐵鍼有毒。以不用。然鐵之有毒。予亦未之見也。

一予所用之出血鍼。乃三稜鍼也。和醫皆以和鋼鐵作之。出血之後。其創痛甚。當以南蠻輸入者爲佳。可選用之。

鍼灸學綱要目錄

鍼灸七十穴

頭面部

百會 在項中陷中。容豆許。去前髮際五寸。後髮際七寸。○主治卒中惡。卒起僵臥。惡見風寒。

頭維 額角入髮際一寸五分。俗爲米嚼。○主治頭痛。眩暈。

醫風 耳後尖角陷中。按之引耳中。○主治口噤不開。引鼻中。又治齒齲。

耳門 耳前起肉當耳缺者陷中。○主治唇吻強。上齒痛。

風池 耳後顳顬後。腦空下。髮際陷中。○主治面赤腫。

瘂門 在項入後髮際五分。項中央宛宛中。仰頭取之。○主治瘖不能言。舌急語難。

睛明 內眥頭外一分。宛宛中。○主治目腫。子痛瘡。遠視䀮䀮。昏夜無所見。

肩背部

大椎 在脊骨第一椎上陷者。宛宛中。○主治。瘧久不愈。復未發前至巳發時。灸之數十壯。衄血不止者。數十壯果止。

肩井 肩上陷中缺盆上大骨前。一寸半。以三指按取。當中指下陷中。○主治頭項頭痛。臂不能舉。○婦人難產墮胎後。手足厥逆無力者。鍼之頓愈。又治乳癰極効。

肩髃 膊骨頭肩端上。兩骨罅門陷者。宛宛中。舉臂取之有空。○主治。臂筋骨痠痛。頭頸拘急。不可回顧。

膏肓 四椎下。近五椎上兩旁相去脊中各三寸。正坐曲脊伸兩手。以臂著膝前。令端直。手大指與膝頭齊。以物支肘。毋令搖動取之。○主治虛損勞傷。百病無所不療。○此穴尤氏傳所載。醫緩見晉侯病在肓之上。膏之下。如不可攻之。亦以有治之功。而有比名也。蓋專和上焦心肺之陽氣。心肺之降濁氣。升清氣。有雲行雨施之功矣。故曰。百病無所不療者。陽氣虛損。神魂勞倦。氣鬱。眠多。夢遺。健忘等諸疾。無不瘥也。誠醫家緊要之寶穴也。

肺俞 第三椎下兩旁。相去各一寸五分。千金曰。對乳引繩度之。○主治上氣喘滿。欬嗽。

膈俞 七椎下兩旁。相去脊中一寸五分。正坐取之。○主治胸脇支滿。噎食不下。痰嗽氣痛。

肝俞 九椎下兩旁。相去脊中。各一寸五分。正坐取之。○主治胸滿。心腹積聚。疼痛嗽引兩脇。

脾俞 十一椎下兩旁。相去脊中。各一寸五分。正坐取之。○主治泄痢不化。飲食不食。不肌膚。黄疸。脹滿。痞氣。

胃俞 十二椎下。兩旁相去脊中。各一寸五分。正坐取之。○主治胃寒吐逆。少食羸瘦。霍亂腹痛。

膀胱俞 十九椎下。兩旁相去脊中。各一寸五分。伏取之。○主治小便赤澁。遺尿失禁。婦人帶下瘕聚。

腰眼 令病人解去衣服。直身正立。於腰上脊骨兩旁。有微陷處。是爲腰眼穴也。○主治傳屍癆瘵。滅門絕戶。百方難治尤妙。尸蟲必吐瀉中而出。此比四花等穴。尤易且効。又常灸腰痛。消渴。且治婦人月水不定。赤白帶下。腰脊冷痛。下血痔漏等。有十全之功。

胸脇部

天突 在頸結喉下四寸。宛宛中。○主治喘急。痰涎咳嗽。○又云喉痺。咽乾急。

中府 乳上三肋間。動脈應手陷中。去中行六寸。○主治胸肋痰痛。中風。

鳩尾 蔽骨之端。在臆前。蔽骨下五分。人無蔽骨者。從歧骨際下行一寸。曰鳩尾。言其骨垂下。如鳩尾形。○主治卒霍亂。神志昏昧者。

巨闕 鳩尾下一寸。○主治心胸疼痛。膈中不利。

上脘 去蔽骨三寸。臍上五寸。○主治飜胃嘔吐。食不下。

中脘 上脘下一寸。臍上四寸。○主治諸病有傳。

梁門 中脘旁去中行。各三寸。○主治積氣疼痛。

陰都 夾中脘兩邊。相去五分。○主治噦嘔不得意息。

建里 中脘下一寸。臍上三寸。○主治宿食嘔吐。

下脘 建里下一寸。臍上二寸。穴當胃下口。小腸上口。水穀於是入焉。○主治泄利。腹內腸鳴。

水分 下脘下一寸。臍上一寸。穴當小腸下口。○主治水脹腫滿。水穀不分。小便不通。○灸功尤勝於鍼矣。

章門 大橫外直。季脇肋端。臍上二寸。兩旁九寸。側臥屈上足。伸下足。舉臂取之。○主治胸脇支滿。痞氣食積。瘧疾瘧泄痢。疝痛。

京門 監骨下。腰中季脇。本夾脊。○主治小腹急痛。○此穴能利腰間之氣。通腹背之結。開升降之路。扶持脾腎之元氣。諸不委言。惟須每日用之。方能有效。故記以傳之也。當

神闕 臍中。○主治卒中。不省者。卒霍亂轉筋入腹。四支厥冷。欲絕者。

天樞 夾臍中兩旁。各二寸陷中。○主治賁豚腸疝。○甲乙云。治氣疝。噦嘔。面腫。賁豚。

陰交 臍上一寸。當膀胱上口。○主治小腹冷痛。陰囊癢濕。

氣海 臍下一寸半。宛宛中。男子生氣之海。○主治溫補下元不足。盛精氣。夢遺精滑。白濁。

石門 臍下二寸。○主治小腹疝痛。淋閉。

關元 臍下三寸。○主治臍下絞痛。遺精淋濁。月經不調。○張介賓曰。此穴當人身上下四旁之中。故名。大中極。乃男子藏精。女子蓄血之處。

中極 關元下一寸。○主治產時。惡露不行。胎衣不下。

手足部

合谷 手大指。次指。岐骨間陷中。○主治偏正頭痛。面腫目瞖。口眼斜。口噤不開。

商陽 手大指次指內側。去爪甲角。如韭葉。○主治手腳拘攣。

後谿 手少指外側。本節後陷中。○主治肩臑痛。不能動搖。

少商 大指端內側。去爪甲如韭葉。白肉際。宛宛中。○主治手不仁。手臂身熱。又云。目疣蒈目。

神門　掌後銳骨端。陷中。○主治手不得上下。

通里　腕後一寸。陷中。○主治卒痛煩心。心下悸。非恐。

列缺　去腕側上。一寸五分。○主治小便熱痛。及中風齒痛。（得氏云。以手交頭食指末筋罅中。）

外關　腕後二寸。兩筋間。○主治肩重。臂痛。

濕溜　腕後去五寸間。動脈中。○主治瘧。面赤腫。○又云。瘰癧咽腫。

曲澤　肘內廉下陷中。屈肘得之。○主治腹脹喘。振慄。

曲池　肘外輔骨。屈肘曲骨之中。以手拱胸取之。○主治臂膊疼痛。不能提物。屈伸不便。手振。不能書物。及中風口喎斜。

內關　掌後去腕二寸。兩筋間。○主治手中風熱。臂裏攣急。

湧泉　足心陷中。屈足捲指宛宛中。跪取之。○主治衄血不止。

太敦　足大指端去爪甲如韭葉。及三毛中。○主治大腹脹。腹痛。癇症。

隱白　足大指端。內側去爪甲角。如韭葉。○主治腹脹逆息。○又云。腹滿喜嘔。（內側爲隱白。外側爲太敦。）

內庭　足大指次指外間。陷中。○主治喜頻伸數欠。惡聞人音。

臨泣　足小指次指本節後。陷中。○主治支痛胸痺不得息。

申脈　外踝。下五分。陷中。容爪甲。自肉際。主治風眩癲疾。氣麻木。

照海　足內踝下。陰蹻脈所生。○主治積聚。肌肉痛。

公孫　足大指本節後一寸。內踝前。○主治諸瘧惡寒。心痛心煩。

三陰交　內踝上三寸骨下陷中。○主治婦人月水不調。難產死胎。○此穴下三陰經所交會。爲治陰病血症。婦人之要穴也。故俗對婦人謂之下三里也。

承山 兌腨腸下分肉間。陷中。〇主治大便祕不通。痔漏脚氣。

陰陵泉 膝下內側。輔骨下。伸足取之。與陽陵泉穴相對。〇主治心下滿。寒中。小便不利。

陽陵泉 膝下一寸。𦙶外廉陷中。蹲坐取之。〇主治足膝冷。痺不仁。脚氣筋攣。〇難經曰。筋會陽陵泉。故凡膝胕足筋縮拘攣等。皆治此。

三里 膝下三寸。䯒骨外廉。大筋內。宛宛中。兩筋肉分間。舉足取之。〇主治逆氣上衝。頭痛。目眩。眼昏。耳鳴。鼻窒。口無味。痰咳。氣喘。心痛。胸腹支滿。食不化。腹內諸痰氣塊。腹痛。大小便不調。腰脊強痛。〇此穴降諸上逆之濁氣。升下陷之清氣。故所治之諸病。皆是濁氣上塞之症也。上膏肓穴。升下陷清陽之氣。而清氣升則濁氣降。此三里穴。降上逆之濁氣。而濁氣降。則清氣升。陰陽升降。互濟其用。以收同等之效。故今灸膏肓者。後日必灸三里。以宜治之者也。

委中 膕中央約文。動脈陷中。〇主治腰脊甚痛。不可忍者。刺之出血頓愈。轉筋強直者。亦刺之立處愈。

風市 使病人正立。以兩手自然垂下。當第三指之端。〇主治腰腿痛。足脛麻頑。脚氣冷痛。令人輕健。

環跳 髀樞下。臥伸下足。屈上足。以右手摸穴。猶搖撼取之。〇主治胸脇相引。半身不遂。腰胯浚痛。

阿是 痛人有病痛。即令捏其上。若裏當共處。不問孔穴。即得使快成痛處。即云阿是。凡吳蜀人多行之。（指痛鍼痛徐氏謂之天應穴）

鍼灸學綱要

攝都管周桂著

中風

經曰。風之傷人也。或爲寒熱。或爲熱中。或爲寒中。或爲癘風。或爲偏枯。是以古之名醫。皆以外中風邪立方。然河間主火。東垣主氣。丹溪主濕。三先生之論。使後學狐疑不決。故王安道有論三子。主氣主火主濕之不同。而與昔人主風之不合。而立眞中類中爲二途。

鍼　中脘　鳩尾　三里

灸　百會　大椎　風市　三里

出血　委中　合谷

預防中風　凡手十指麻痺者。中風漸也。速宜療治。薛立齋曰。預防之理。當養氣血。節飲食。戒七情。遠幃幙可也。

鍼　風池　百會　翳風　合谷　鳩尾　幽門

灸　肩井　曲池　此二穴。自百壯至三百壯。屢試屢効。

傷寒。傷寒一日刺太陽。二日刺陽明。陰陽分次第之說不可信。

鍼　期門　三里　風池

陰症傷寒

灸　關元　神闕

內傷

內傷者。內傷其脾胃也。

灸　胃俞　脾俞　腎俞

中寒

寒爲天地殺厲之氣也。寒氣之傷人也。因陽氣虛也。凡傷寒。循六經漸入

中寒。不問冬夏。或坐地受冷。自皮膚卒入臟腑。而似中風。

灸　中脘　神闕　氣海此三穴。灸而手足溫煖則生。如極冷。脣青。厥逆無脈者卽死。

中暑有夏月四證。傷寒。傷風。中暑。熱病。疑似難明。當詳細診斷。以分辨之。

中暑者。熱中心脾二經也。

鍼　中脘　鳩尾

霍亂霍亂已死。腹中尙煖而未絕氣者、乃用鹽納臍中令滿。大艾炷灸三五七壯甦。

霍亂有濕霍亂、乾霍亂、二種。心腹卒痛。先吐先瀉。心腹俱痛。吐瀉俱作者。濕霍亂也。凡吐瀉時不可與食。乾霍亂。忽然心腹絞痛。手厥冷。欲吐有聲無物。欲瀉不得瀉。升降不通。而急死。

鍼　鳩尾　中脘　關元　三里

灸　神闕

出血　委中

轉筋丹溪云。轉筋多屬血熱。

尋常轉筋。四時皆有。不因霍亂而發者。其發多于睡中。或伸欠而作。

出血　隱白

一方　每遇轉筋時。卽以鹽揩擦痛處。三五十匝。卽雖皮破亦不妨。可以斷根。

濕症濕症。雖有內外之不同。從外感得之者少。從內傷得之多。

濕有自外入者。長夏鬱熱。山澤蒸氣。冒雨行濕。動作辛苦人。汗透沾衣。多腰脚腫痛。有自內得者。生冷酒麵滯脾。生濕鬱熱。多肚腹腫脹。

鍼　關元　石門

灸　腎俞

痰飲痰之病症百端。隨症可治療。

內經曰。諸氣臆鬱。皆屬肺金。蓋肺氣鬱則成熱。熱盛則生痰。

鍼　幽門　中脘　上脘　阿是

灸　膈俞　膏肓

瘧

瘧之病。內經說之詳且盡矣。然後世之名醫。或爲瘴瘧。爲鬼瘧。爲痰瘧。爲食瘧。其因痰食瘴鬼而爲瘧者。固有之。而千百十一耳。然龔廷賢。以瘧期時發爲信。

鍼　大椎　章門　京門　胃俞

灸　章門屢試屢效

泄瀉泄瀉之症。中脘陰都之兩穴不可刺。率爾輕刺。成脾虛必矣。

泄瀉之症。只因脾胃饑寒。飲食過度。或爲風寒暑濕所傷。皆令泄瀉。

鍼　關元　石門　三里

灸　天樞

咳嗽欬者無痰而有聲。嗽者無聲而有痰。

內經曰。五臟六腑。皆令人欬。非獨肺也。皮毛者。肺之合也。皮毛先受邪氣。邪氣以從其合也。五臟之欬嗽。久乃移於六腑。

鍼　幽門　上脘　巨闕

灸　肺俞　肩井

出血　曲澤

痢疾白痢針合谷。赤痢針小腸俞。赤白針三里。如此之說。毫無根據。吾門所不取也。

原病式曰。痢爲濕熱。甚於腸胃。怫鬱而成其病。皆熱症也。赤白相兼。膿血雜痢。皆因脾胃失調。飲食停滯。積於腸胃之間。多是暑濕傷脾。故作痢疾。

鍼　章門　天樞　關元　腎俞

灸　京門　腰眼

嘔吐

嘔吐者。有聲有物。胃氣有所傷也。

鍼　章門　京門　水分　三陰交

灸　三里自百壯至二百壯得效。

痿躄

痿躄手足痿軟而無力。百節緩縱而不收。證名曰痿。

五臟因肺熱葉焦。發爲痿躄。

鍼　三里　大椎　膏肓　腎俞

久　肺俞　膈俞

出血　太敦

頭痛

頭痛偏頭風。雷頭風。大頭痛。眉稜骨痛。眞頭痛。頭重。頭搖。內傷頭痛。時作時止。外傷頭痛。綿綿不已。氣虛頭痛。耳鳴。九竅不利。濕熱頭痛。頭重如石。風寒頭痛。身重惡寒。眞頭痛者。腦盡疼而手足冷至節者。不治。

統治一切頭痛症類

鍼　百會　風池　阿是　頭維　三里

灸　列缺　關元　瘂門

出血　頭維　百會

胃脘痛俗呼爲心痛

虞天民曰。經所謂胃脘當心而痛。今俗呼爲心痛者。未達此義耳。雖曰。運氣之勝復。未有不由清痰食積鬱于中。七情九氣觸于內之所致焉。

鍼　中脘　鳩尾　脾俞　内關

出血　膏肓

腹痛大凡虛者喜按。實者怕按。

腹痛者。有因虛。因實。因傷寒。因痰火。因食積。因死血者。宜參考。

鍼　章門　中脘　天樞　氣山　三陰交　阿是

灸　天樞　京門　三里

出血　太敦

一方　以帛包鹽。熨臍小腹。是又良法也。

腰痛腎虛而邪能湊焉。故作痛。

丹溪曰。腎受病。則腰滯而痛。

鍼　腰眼　三里　陽陵泉　阿是

灸　腎俞　陰陵泉

出血　委中

鬱症

夫人之氣血冲和。萬病不生。一有噎鬱。諸病生焉。故人之諸病。多生於鬱。

鍼　中脘　上脘

灸　脾俞　膏肓　三里

諸氣（鍼以導氣）

血則隨氣而行。氣則載乎血者也。有是氣。必有是血。有是血。必乘乎是氣。二者行則俱行。一息有間則病矣。

氣虛（勞役傷氣。中氣不足不可鍼。）

灸　脾俞　胃俞

氣實（邪氣也。）

鍼　上脘　梁門　下脘

氣滯（鬱而不伸也）

鍼　中脘　陰都　梁門

氣寒（身受寒氣也）

灸　脾俞　肝俞

諸血

血爲榮。氣爲衛。心主血。肝藏血。脾爲總管。血隨氣行。氣逆則血逆。臟得血而能律。腑得血而能潤。目得血而能視。舌得血而能言。手得血而能握。足得血而能躡。榮衞晝夜循環運行不息。若是榮衞火動。皆令失血焉。

欬血嗽而血出也

鍼　幽門　三里　三陰交

咯血痰中血疙瘩也。（所吐血塊。不臭可治。若臭者不治。）

鍼　梁門　幽門　後谿

吐血嘔全血也

鍼　脾俞　上脘　申脈　陰陵泉

衄血鼻血也

鍼　肝俞　瘂門　臨泣　內庭

灸　三里　湧泉

便血大便血

鍼　隱白　三里　申脈

灸　三陰交二百壯

溺血小便血

鍼　關元　石門　天樞　臨泣

咳逆

夫欬者。氣逆也。氣自臍下直衝上出於口。而作聲之名也。古謂之噦。今謂之呃。乃胃寒所生。寒氣自逆而呃上也。有痰。有氣虛。有火。有因飲食太過。填塞胸中。而氣不得升降者。

鍼　中脘　陰都

灸　三里屢試屢效

惡心胃中有寒氣而作惡心者。嘔清水。胃中有熱而作惡心。嘔酸。內作熱。

惡心者。無聲無物。但心中欲吐不吐。欲嘔不嘔。雖曰惡心。非心經之病。其病皆在胃口上也。

鍼　中脘　上脘　梁門

灸　脾俞　胃俞

翻胃一名反胃。謂食入反出故也。

大抵翻胃之症。未有不由膈噎而起也。其病皆因憂愁憤怒思慮鬱結。痰飲滯於胸膈之間。使氣道噎塞也。

鍼　中脘　上脘　下脘　陰部

灸　膈俞　脾俞　膏肓

傷食初起一吐即寬。若久不化。成積食也。

東垣曰。胃中元氣盛則能食而不傷。過時而不飢。脾胃俱壯。則能食而肥也。脾胃俱虛。則不能食而瘦。或少食而肥。而四肢不舉。蓋實而邪氣盛也。

又有善食而瘦者。胃強脾虛。胃強者。邪火殺穀。非眞強也。脾虛則肌肉削。名曰食㑊。

鍼 吐瀉並作腹痛甚之時。 中脘 鳩尾 章門

灸 不得吐不得瀉。腹痛甚而已欲絕之時。 神闕

出血 百會

眩暈 病因有四。外邪。七情。腎虛。血虛。

夫眩者。言其昏黑。暈者。言其旋轉。無痰不能作眩。此痰在上。火在下。火炎上。而動其痰。

鍼 中脘 三里 彔山 內庭

灸 三里 隱白

大便閉 一名祕結。（有風燥。有熱燥。有陽結。有陰結。有氣滯結。或因有所脫血。津液暴竭。種種不同。固難一例而推。）

祕結之症。不問氣體實之人。攝養乖理。三焦氣澁。運掉不行。壅結於腸胃之間。皆有祕結之患。

鍼 彔山 章門 膀胱俞

灸 中脘 腰眼

喘急

人之五臟。皆有上氣。而肺爲之總。故經曰。諸氣皆屬於肺。肺居五臟之上。

而爲華蓋。喜清虛。而不欲窒礙。調攝失宜。或爲風寒暑濕邪氣相干。則肺氣脹滿。發而爲喘。呼吸坐臥。促迫不安也。

鍼　中府　幽門　中脘

灸　天突

便濁

因脾胃之濕熱下流。滲入膀胱。故使便溲。或白或赤。而渾濁不清也。

鍼　中脘　石門　陰交

灸　腎俞

小便閉

天民曰。先哲以滴水之器譬之。上竅閉。則下竅不出。此理甚明。故東垣使灸百會穴。提其氣。是開上竅之法也。

經曰。清陽出上竅。濁陰出下竅。故清陽不升。則濁陰不降。而成淋閉之患矣。

鍼　石門　關元　章門

灸　百會

黃疸

黃疸之病。皆濕熱所成。

出血　隱白　脾俞　胃俞

黃腫

人有病黃腫者。不可誤以爲黃疸。蓋黃疸者。遍身如金。眼目皆黃。而面無腫狀。黃腫之黃。則其色帶白。而眼目如故。雖同出脾胃。而病形不同。

鍼　中脘　三里　膂俞　脾俞

呑酸附　吐酸呑酸吐酸雖有呑吐之不同。而治法則一也。

內經曰。諸嘔吐酸。皆屬熱。惟李東垣獨以爲寒。

鍼　章門　京門　天樞

灸　三里百壯而有效

股痛

股居一身之下。衆陰之所歸。而其所以作疼者。三經三經者。足太陰脾經。足厥陰肝經。足少陰腎經也。施治之時。不必詳分。受病也。

鍼　三陰交　陰陵泉　三里　阿是

灸　風市

出血　委中

脊痛肩背痛不可回顧者。痰氣之所聚也。

背脊乃督脈所貫。屬太陽經。其所以作疼者。乃房慾過度。不恤勞力。空虛所致。

鍼　肩髃　肩井　曲池

灸　肺俞　脾俞

出血　膏肓

脇痛

丹溪曰。屬肝木氣實。有死血。有痰流注。

鍼　章門　京門　阿是

灸　中府

出血　肝俞

疝氣

難經曰。任脈之爲病。其内若結。男子者。爲七疝。七疝者。寒、水、筋、血、氣、狐、㿗是也。

鍼　天樞　腰眼　關元

灸　風市　阿是

出血　腎俞

勞極

勞瘵之一症。難治也。雖施以針。亦無大效。

勞症者。元是虛損之極。二十四種。或三十六種。名雖不同。證亦少異。大抵不過咳嗽發熱。咯血吐痰。白濁白淫。遺精盜汗。或心神恍惚。夢與鬼交。婦人則月閉不通。日漸尪羸。漸成勞極之候。

灸　膈俞　肝俞　脾俞

口舌病

口者。脾之竅。舌者。心之苗也。

口舌生瘡心熱也

鍼　合谷　後谿

出血　神門

口舌及咽腫痛上熱也

鍼　通里　神門　合谷

出血　曲澤

齒痛牙齒。骨之餘。腎之標也。精完則齒堅。腎衰則齒豁。虛熱則齒動。

丹溪曰。牙疼或出血屬熱。胃中有熱。有風寒。有蟲。有濕熱。實熱腫痛也。

鍼　曲池　合谷　三里

出血　合谷

齒齲蟲蝕齒也

鍼　翳風

齒齗痛

鍼　列缺　神門

眼目目之失明者。四氣七情之所害多。

陰陽應象論云。諸脈者。皆屬於目。又曰。目得血而能視。五臟六腑之精氣。皆上注於目。而爲之睛。

風眼腫痛

鍼　淸明　三里　內庭

出血　頭維

肝經上壅目赤澁痛

鍼　合谷　晴明

灸　肝俞

雀目（肝虛之候也）

鍼　百會　少商

出血　肝俞

眼眶脹痛

出血　合谷　少商

統治一切眼疾

鍼　晴明　合谷　三里　內庭　百會　少商

灸　肝俞　三里

出血　肝俞　少商　頭維　百會

咽喉

咽喉腫痛者。或喉痛生瘡者。或喉痛閉塞不能言語者。俱是風熱痰火所致也。

鍼　合谷　曲池　天突

出血　少商

喉痺

喉痺卒然腫痛。水漿不入言語不通。死在須臾。

出血　放其腫處出毒血

鼻病

內經曰。西方白色。入通氣於肺。開竅于鼻。

鼻者。肺之外候。丹溪曰。肺之爲臟。其位高。其體脆。性惡寒。又惡熱。是故好飲熱酒者。始則傷于肺臟。

酒齄鼻

熱血入肺

出血　列缺　合谷

清涕

風熱也

鍼　肺俞　迎香

痔漏

經曰。因而飽食。筋脈橫解。腸澼爲痔。

灸　可於痔上灸五十壯或至百壯

耳病

耳者。腎之竅。腎虛。則耳聾鳴也。

聤耳 多是上焦火炎也。小兒多有之。

鍼　翳風　外關

膿耳 風熱上壅流膿。耳聾新發者。多熱也。久聾者。多腎不足。

鍼　耳門　迎香　臨泣

右耳鳴聾者。相火也。

左耳鳴聾者。膽火也。

左右俱耳腫痛者。胃火也。

統治一切耳病

鍼　外關　合谷　耳門　翳風　後谿　迎香　三里　臨泣

嘈雜

嘈雜者。俗謂之心嘈也。有胃中痰因火動而嘈者。又有因食鬱而嘈者。

鍼　中脘　幽門　胃俞

噯氣 胸膈之氣上升也。噯氣者多在食積。

鍼　中脘　下脘　天樞　神門　通里

水腫

水腫者。因脾虛不能運化水穀。停於三焦。注於肌肉。滲於皮膚。而發腫也。

鍼　門元　天樞　章門　三陰交

鼓脹鼓脹之一症。針灸難得效。須服藥。

夫脹者。飲食失節。不能調養。則清氣下降。濁氣填滿胸腹。濕熱相蒸。遂成脹滿。

鍼　中脘　石門　氣海

灸　水分　三陰交五百壯

積聚

氣之所積名曰積。氣之所聚名曰聚。故積者。五臟所生。聚者。六腑所成也。

肝積名曰肥氣。在右脇下。如覆杯。

鍼　梁門　天樞　章門

灸　肝俞　章門

心積名曰伏梁。起臍上。大如臂。

鍼　中脘　鳩尾

灸　膏肓

脾積名曰肥氣。在胃脘右側。覆大如盤。

鍼　中脘　梁門　陰都

灸　脾兪　腰眼

肺積名曰息奔。在右脇下。大如覆杯。

灸　三里　肺兪

腎積名曰奔豚。在小腹上至心下。若豚狀。

灸　腎兪　京門

統治一切積聚

陽陵泉　中脘　天樞　梁門　章門　京門　脾兪　腰眼

痞滿大抵大便易者爲虛。大便難者爲實。

有氣虛痞。血虛痞。食積痞。脾泄痞。痰膈痞。

鍼　梁門　天樞　幽門

灸　上脘

健忘附驚悸怔忡精神短少者多主於痰。

有因思慮過度。勞傷心脾忘事者。

灸　關元　天樞

驚悸屬血虛火動

灸　神門　中脘

怔忡心胸躁動。謂之怔忡驚悸。久則成怔忡。怔忡久則成健忘。三症雖有傑䛐。然皆因心脾血少。神虧。精氣不足。痰火濁氣上攻。

灸　神門　三里

淋病　氣血石膏勞謂之五淋

凡淋病屬熱。間亦有冷淋。多忿怒。房勞。忍小便。或酒肉濕熱。下流腎膀胱。鬱結爲淋。

鍼　天樞　關元　中脘　太敦

灸　三陰交　膀胱俞

出血　三陰交　委中

脚氣　脚氣者。其初病之時。不知不覺。因他病誘發。或奄然大悶。其症寒熱。全類傷寒。

有從外感而得者。有從內傷而致者。所感雖有內外之殊。其爲濕熱之患則一也。

鍼　風市　公孫　陰陵泉　環跳

灸　隔蒜灸痛處。每一壯去蒜再換。灸自二十壯五十壯。可依患人之輕重也。

出血　崑山

痛風　古之痛痺者，即今之痛風也。諸方書又謂之白虎節風。

丹溪曰因濕痰濁血流注爲病。

鍼　百會　環跳　風池

出血　三陰交　膏肓

關格

關格者。升降不通。飲食不下。此因氣之横格也。乃是痰格中焦。

鍼　中脘　鳩尾

出血　少商　太敦

臂痛

臂痛者。因濕痰横行經絡也。

鍼　肩井　合谷　肩髃　曲池

灸　阿是

肩痛痰濕爲主

鍼　肩井　風池　肩髃

灸　膏肓

出血　肺俞

足痛

有痰。有濕。有血虚。有脚。

鍼　公孫　三里　陽陵泉

灸　阿是

手痛

有濕熱。有血虛。

鍼　曲池　合谷　神門　通里

灸　阿是　商陽

麻木麻是氣虛。木是濕痰。分爲二。雖然。亦有氣血俱虛。但麻而不木者。亦有虛而感濕。麻木兼作者。

丹溪曰。十指麻木。是胃中有濕痰。死血。

渾身麻木

鍼　環跳　陽陵泉　肩髃　三里　百會　曲池　合谷　肩井

出血　合谷　百會

手麻木

鍼　外關　曲池

出血　曲澤

足麻木

鍼　三里　環跳　風市

出血　隱白

自汗原病式曰。心熱則出汗。

丹溪曰。自汗者屬氣虛。亦屬濕與熱。

鍼　列缺　少商　太敦　湧泉

盜汗

丹溪曰。盜汗屬血與陰虛。

灸　氣海　腎俞

癎證

丹溪曰。癎證者。大率屬痰與熱。

鍼　中脘　鳩尾　公孫

灸　太敦

癲狂

大率多因痰結於心胸間所致。

鍼　風池　中脘　鳩尾　膏肓　肺俞

灸　百會　神門　上脘　曲池

邪祟

天民曰。病有心虛驚惕。如醉如癡。如爲邪鬼所附。或陽明內實。以致登高而歌。棄衣而走。皆痰火之所爲。實非妖迷邪祟之所致。

灸　太敦　三里

出血　委中　少商

脫肛

脫肛者。肛門翻出。虛寒脫出也。

灸　腰眼　腎俞　脾俞自二百壯至五百壯

諸蟲癆瘵蟲有十八種其形狀各有異。詳見十藥神書

諸蟲者。腸胃中濕熱所生也。

鍼　京門　章門　天樞

灸　肝俞　脾俞

遺溺或遺尿。老人溺多。有虛寒。壯人溺多者虛熱。

小便失禁者。屬氣虛。

灸　石門　腎俞五百壯

腋氣一名狐臭。屬濕熱。

灸　腋下有細小孔。每穴三壯。

消渴大抵消渴俱屬內虛而有熱也

因食甘美而多肥。故其氣上溢。轉爲消渴。

鍼　中脘　陰都

灸　三里

癰疽癰者大而高起。屬乎陽。六腑之氣所生也。疽者平而內發。屬乎陰。五臟之氣所成也。

凡癰疽。皆飲食七情。房勞。損傷脾腎肝所致也。癰疽有外邪相搏。及小瘡瘍傳染。亦皆因內有毒以召之也。

灸　隔蒜灸發處。去蒜再換灸。

折傷附跌撲

折傷者。多有瘀血凝滯血也。

出血　其患處多取血

婦人科婦人諸病。多是氣盛而血虛也。

婦人一切病。皆與男子同。惟經水帶下血崩胎產等病。爲異而已。

經閉血枯也

鍼　中脘　氣海　中極

灸　關元　天樞

月經常過期者。血少也。

鍼　石門　關元　三陰交

經水過期。紫黑有塊作痛。血熱也。

鍼　三陰交　中脘　氣海

經水未行。臨經將來作痛。血實鬱滯也。

鍼　天樞　陰交　關元

經水行後。而作痛。血俱虛也。

鍼　三陰交　關元

經水欲行。臍腹絞痛。血滯也

鍼　氣海　陰交　太敦

統治一切經水。諸病生穴。

三陰交　關元　石門　陰交

中極　氣海　中脘　太敦

天樞　三里　神闕　合谷

難產刺合谷三陰交而墮胎之說。不可信。

難產之婦。皆是產前恣欲所致。非獨難產。且產後諸疾。皆由是而生。

鍼　三陰交　合谷　石門　關元

產後血暈。不識人。

鍼　三陰交　關元　中極

灸　三里　太敦

產後手足厥逆

灸　肩井七壯有極效

胞衣不下肩井穴不可深刺。刺之。亦須刺足三里。

鍼　氣海　石門　陰交　肩井

灸　肩井　中極

横產

鍼　三陰交　腎俞　合谷

横產手先出。產門手出。以細鍼可刺掌中。

逆產（足先出）

鍼　關元　石門　三陰交

灸　右足小指尖三壯立產。炷如小麥大。

懷姙

灸　胃俞　腰眼（至出產則安）

產後腹痛（瘀血也）

鍼　石門　關元

血崩（血行淋瀝不正。名山崩。）

鍼　氣海　天樞　三陰交　太敦

乳腫痛

灸　臨泣

出血　膏肓

血塊

鍼　氣海　三陰交　三里　丹田　阿是

出血　委中

帶下 肥人帶下多是濕痰。瘦人少有此病。有者足熱也。

丹溪曰。胃中痰積流下。滲入膀胱。當升之。無人知此。

鍼　肝俞　三陰交　氣海

灸　天樞　門元

小兒科

凡小兒諸病。亦與大人無異。唯驚風、疳積、痘疹爲異。

急驚 急驚屬肝。風邪痰熱。有餘之症也。錢仲陽曰。急者實熱。慢者虛熱。

鍼　中脘　鳩尾　百會　湧泉

灸　章門

慢驚 屬脾。中氣虛損。不足之病也。

灸　章門　神闕

疳疾 疳疾癖疾二症。肝俞。膈俞。脾俞。胃俞及至身柱腰眼而出血治之。無有不效焉。攝州中野村之一醫。行此法。最有經驗矣。俗稱中野之一本鍼焉。

虞摶曰。內經云。數食肥。令內熱。數食甘。令人中滿。蓋其病因肥甘所致。故命名曰疳。

鍼　中脘　鳩尾

灸　肝俞　脾俞　章門

出血　膈俞　胃俞　腎俞

癖疾

錢仲陽云。癖塊者。僻於兩脇。痞結者。痞於中脘。此因乳哺失調。飲食停滯。邪氣相搏而成。或乳母六淫七情所致也。

出血　肝俞　脾俞　腎俞

丹毒 丹毒者。火行於外也。

出血　委中　膈俞

吐瀉

小兒之吐瀉。皆乳食過度。傳化失常。蓋食鬱則成熱。熱鬱則成酸。而成吐成瀉。此必然之理也。

鍼　關元　天樞　鳩尾

腹脹 須察其虛實

灸　章門

腹痛 多是飲食所傷也。

鍼　中脘　章門　關元

夜啼 錢氏曰。小兒夜啼者。脾臟冷而痛也。有欲飲乳。到口便啼。身額皆熱者。看其口。若無瘡。必喉舌腫痛而啼也。

灸　脾俞

出血　有舌下紫脈。刺之出惡血。

痘瘡　痘瘡者。往昔未有。魏以來發生之。本朝聖武天皇之世始流行。或曰痘瘡者。人生不再。危病也。

初生時。含胎血。咽下至腎經。發痘也。或曰。父母肆慾火毒。遺於精血之間。生兒發痘。

痘瘡黑頭硏巳欲絕

出血　委中　曲澤

附錄

一舊書禁鍼穴二十二穴。禁灸穴四十五穴。最忌刺合谷。而孕婦墮胎。或灸石門。則女子終身無妊娠。灸瘂門而成瘂。刺鳩尾則死。是說也。予頗疑之。一人患頭痛。其痛引腦。不可忍。至瘂門之穴。灸五壯。頓治。又中暑腹痛已欲絕。則刺鳩尾之一穴而作吐。卽瘳。孕婦麻木。刺合谷之二穴而愈。所謂禁穴。亦未嘗見其害。反得奇效者。不可舉數焉。然則其爲妄誕。可不辨而知矣。竊以爲對症而治。無所謂禁穴。治不對證。或治不得法。周身皆禁穴也。何者。雖至刺如中脘上脘之穴。不能手法。則或聚成塊。或腫痛。或出血。不可忍。或發驚。或成眩暈。或鍼斷肉中。或鍼刺不拔。不禁而成禁穴矣。故但依病症。鍼刺有法。此說非入門同道。則難共論焉。

一厥症頓死者。和醫稱氣付鍼者。卽大鍼也。用之。刺百會。人中。湧泉。足三里。而不甦。則或灸神闕。隱白者。二三壯。不見呈兆。則束手無策。嗚呼。可悲哉。於予一切頓死者。以毫鍼先刺鳩尾、中脘、上脘、梁門、關元、氣海。而後以大鍼刺百會、三里、膏肓、湧泉。而有效。灸神闕。則至百壯。亦不限以二三壯。

一刺鍼之後。腫痛不可忍者。邪氣聚其處。而作患耳。若欲治之。則當刺其所腫痛之經穴。極有效。

一倭俗有言曰腫病。其症時眼昏。而殆將絕。是當尸厥疔腫。生口鼻。邊而如此。灸溫溜之二穴。而有效。凡疔腫。灸芥宜大。若不知熱。則宜及知熱。四國之民間有稱一瘡，其病周身生一瘡。暴眼昏而死。乃於須臾之間。灸溫溜穴邊而得治云。疑是疔瘡也。

一補瀉迎隨者。鍼家之所重也。雖多論說。刺而驅賊邪。去癥癖。則瀉也。驅去邪氣。正氣回復。卽補也。若謂補瀉迎隨。全在手法。並無別解。或有瀉而無補。或有補而有瀉。或瀉其子補其母之說。一切吾所不取也。

一風眼至出膜。則手中指本節尖。灸五壯。左眼灸右。右眼灸左。

一臁瘡不愈。則其至土用中灸三陰交裏者。七壯。則再不發。至二十壯。或三十壯。亦可也。

一下疳瘡。三陰交之二穴。可大出血腫物。正中灸三壯。極有效。

一小兒慢脾風。目直視。手足痺。口吐沫。則章門二穴灸五壯。或至十壯。此從經驗得之。

一沙脹之一症。委中之二穴。可出血。此症海邊民間。用之甚效。

一五積氣塊。血瘕。當灸膈俞。肝俞。太敦。照海。隨病輕重。而自百壯至千壯。

一下血。當灸命門之穴。命門在十四椎下。所對臍是也。令患人平身垂手正立。於木石之上。目無斜視。身無偏倚。去上衣服。用直杖子。從地至臍。中央截斷。却回杖子于背上。當脊骨中。杖盡處。卽是命門穴也。命門之灸。治淋疾腰腹癄。或治疝氣脚氣。無不取效。

千金云。凡言壯數者。若丁壯病根深篤。可倍於方數。老少衰弱。可減半。扁鵲灸法。有至五百壯千壯。曹氏灸法有百壯大十壯小。諸論亦然。惟明堂本經多云。鍼入六分。灸三壯。更無餘論。故後人不準。惟以病之重輕而增損之。

一舊說欲用鍼灸。必先知其人行年。宜忌尻神。及人神所在。男忌除。女忌破。男忌戌。女忌巳。又所謂血支血忌之類。一切不可拘。若夫急難之際。卒暴之疾。死在須臾之間。宜速治之。若泥於禁忌。倫於鬼神。豈不誤哉。

跋

孟子曰。盡信書。則不如無書。書可信乎。書可不信乎。取舍唯在其人耳。吾管先生。所著鍼灸則。不取十二經十五絡所生動井滎俞經合八會等。僅取若干經穴。可鍼則鍼。可灸則灸。可出血則出血。而能起沉痾矣。此書也。先生唯示門人小子耳。非必欲示他人也。嘗命僕校正其句讀。讀此書者。如實驗有徵而覺可取者。發表示衆。以供採用。則爲幸甚。

陳存仁編校

皇漢醫學醫書

選鍼三要集

選鍼三要集

提要

本書爲研究鍼學秘旨。指示經絡要穴之名著也。鍼法有補有瀉。一如藥性。證治宜鍼宜藥。當别緩急。鍼之一法。實佔治療上重要位置。本集上篇爲補瀉迎隨之原理。井滎俞經穴之分解。虛實論。謬鍼論。及腹經穴。九鍼圖。十五絡脈。下篇爲十四經穴之地位。及關鍼灸要穴之言論。分配各證鍼穴。縷晰備述。尤見精詳。

選鍼三要集序

愚稟偏陋。竊志鍼道有日。故遊入江先生之門下。得聞命矣。先生之道。宗軒岐。故常謂可見者內經也。於鍼法祕旨雖多。不過補瀉要穴。分虛實。用補瀉。宗井滎俞經合。可爲主要穴。且有餘力。則諳經穴。於是鍼道畢矣。臨機應變。可謂醫者意也乎。予慕其幽言。作書而述大意。實爲門人初學。發圓機之士。必以爲贅也焉。

題曰。一曰治神。二曰知養身。三曰知毒藥爲眞。四曰制砭石小大。五曰知府藏血氣之診。五法俱立。各有所先云云。

愚按靈樞玉版篇有謂也。帝曰。夫子之言鍼甚駿。能殺生人。不能起死者。子能反之乎。岐伯曰。能殺生人。不能起死者也。帝曰。余聞之則爲不仁。然願聞其道。弗行於人。岐伯曰。是明道也。其必然也。其如刀劍之可以殺人。如飲酒使人醉也。雖勿診猶可知矣。嗚呼。有旨哉經也。唐王燾失深意而不取鍼也。于是後世愚人耳目。何有此理哉。猶非謂鍼總妄用之。則藥灸何無殺人之理也。然內經鍼殺人者實有深意存。以何言也。寶命論有謂如臨深淵。手如握虎。神無營於衆物。此王冰所謂工巧。而以不可妄用之故也。醫統曰。扁鵲有謂疾在腠理。熨焫之所及。疾在血脈。鍼石之所及。其在腸胃。酒醪所及。是鍼灸藥三者兼得。而後可與言醫。曩武膠以活人之術止於藥。故棄鍼與灸。而莫之講。傷寒熱入血室。閃挫諸疾。非藥餌所能愈。必俟夫刺者則愈。又介賓類經論此事。一婦人患傷寒。熱入血室。醫者不識。許學士曰。小柴胡以進。當刺期門。予不能鍼。請善鍼者鍼之。如言而愈。是非鍼要乎。予亦欲登源端本。若坐豐蔀。嗚呼。有旨哉鍼也。何妄二氏。謂不足取之也焉。

選鍼三要集目錄

卷上

卷下

選鍼三要集

卷上

論補瀉迎隨第一

愚偏考内經。幽玄微妙。而難得其旨。靈樞第一篇曰。瀉曰必持内之。放而出之。排陽得鍼。邪氣得泄。按而引鍼。補曰隨之。隨之意若妄之。若行若按。若蚊虻止。如留而還。去如弦絕。令左屬右。其氣故止。外門已閉。中氣乃實。又曰。徐入徐出。謂之導氣。是補也。世説亦論補瀉也。撚鍼向于呼吸開於鍼跡。可謂瀉。隨于呼吸閉穴。是補也。實一説也。非可用。必非不可用。如何者。難經曰。補瀉之法。非必呼吸出内鍼也。知爲鍼者。信其左。不知爲鍼者。信其右。當刺之時。先以左手壓按所鍼滎俞之處。彈而努之。爪而下之。其氣之來。如動脈之狀。順鍼而刺之。得氣因推而内之。是謂補。動而伸之。是謂瀉。不得氣。乃與男外女内。不得氣。是謂十死不治也。師曰。左右可分補瀉。欲瀉左者。當將大指内之。欲瀉右者。將大指當外。反此者。謂補也。足下問。難經之本意。補瀉呼吸。爲不可用否。予曰。實非不可用呼吸。如何者。按眞邪論有言。吸則内鍼。無令氣忤。靜以久留。無令邪布。吸則轉鍼。以得氣。故候呼引鍼。呼盡乃去。大氣皆出。故命曰瀉。非是謂呼吸也。難經謂非必呼吸出内鍼。必一字。實不可看過也。如何者。非内呼出吸曰補。内吸出呼爲瀉而已。以不盡經之深意爾。且至楊氏虞氏之輩論補瀉呼吸明也。何謂呼吸無補瀉哉。師曰。補瀉者。以迎隨可主也。迎而刺之曰瀉。隨而刺之曰補。故經曰。逆而奪之。惡得無虛。追而濟之。惡得無實。迎之隨之。以意和之。鍼道畢矣。以手足三陰三陽。又論如手之三陰。從藏走手。手之三陽從手走頭。足之三陰。從足走腹。足之三陽。從頭走足。逆其氣爲迎。爲瀉。順其氣爲隨。爲補也。或問鍼者。有瀉無補也。如何爲補。予曰。非謂實無者。然觀內經諸篇。根結篇曰。形氣不足。病氣不足。此陰陽氣俱不足也。不可刺之。寶命全形論曰。人有虛實。五虛勿近。五實勿遠。五閱五使篇曰。血氣有餘。肌肉堅緻。故可苦以鍼。奇病論曰。所謂無損不足者。身羸瘦無用鑱石也。脈度篇。盛者瀉之。虛者飲藥以補之。邪氣臟腑病形篇論。小者。陰陽形氣俱不足。勿取以鍼。而調以甘藥也。是無補謂也。然師常曰。人身血氣之往來。經絡之流貫。或補陰可以配陽。或因此可以攻彼。不過欲和其陰陽。欲調其血氣。使無偏勝。而得其平。是所謂補瀉也。世醫庸庸。榮衛之虧損。形容之羸瘦。一切精虛氣竭等證。概欲用鍼調補。反傷元氣。以是有瀉無補。嗚呼。至哉言矣。愚又按諸篇靈樞經。有言虛實之要。九鍼最妙。補瀉之時。以鍼爲之。又曰。虛則實之者。氣口虛而當補之也。眞鍼家之大義存于此。病留經絡。或氣逆臟腑。是所以鍼能治。故先生言補。非謂實無。同志之輩。於是乎可解疑論焉。

論井榮兪經合第二

帝曰。予願聞五臟六腑所出之處。岐伯曰。五臟五兪。五五二十五兪。六腑六俞。六六三十六俞。經脈十二。絡脈十五。凡二十七氣。以上下所出爲井。所流爲榮。所注爲俞。所行爲經。所入爲合。是二十七氣所行。皆在五俞。或問主於其病如何。予曰。大意論難經井主心下滿。榮主身熱。俞主體重節痛。經主喘咳寒熱。合主逆氣而泄。此五臟六腑井榮俞經合所主病也。復謝氏註曰。舉五臟之病。以各一端爲例。餘病可以類推。而互取也。不言六腑者。舉臟足以該之。又經論五臟有六腑。六腑有十二原。十二原出於四關。四關主治五臟。五臟有病。當取之十二原。十二原者。五臟之所以稟三百六十五節氣味也。五臟有病也。應出十二原。十二原各有所出。明知其原。覩其應而知五臟之害矣。肺之原出於大淵。心之原出于大陵。肝之原出于大衝。脾之原出于大白。腎之原出于大谿。少陰之原。出于神門。膽之原。出于丘墟。胃之原。出于衝陽。膀胱之原。出于京骨。三焦之原。出于陽池。大腸之原。出于合谷。小腸之原。出于腕骨。此十二原者。主治五臟六腑之有病者。按井榮俞經合。又井榮俞原經合者。可分經穴主。如五臟五。如六腑六。然肺以少商爲井。魚際爲榮。大淵爲腧。經渠爲經。尺澤爲合。如大腸商陽爲井。二間爲榮。三間爲腧。合谷爲原。陽谿爲經。曲池爲合。肺心以終爲井。脾肝腎以初爲井。至如六腑。膀胱膽胃以終爲井。大腸小腸三焦得初爲井。又難經曰。春刺井。夏刺榮。季夏刺俞。秋刺經。冬刺合者。何謂也。然春刺井者。邪在肝。夏刺榮者。邪在心。季夏刺俞者。邪在脾。秋刺經者。邪在肺。冬刺合者。邪在腎。每一病。雖不言刺法。推類隨求可詳審。

論虛實第三

夫醫之道。在于虛實、鍼刺猶可分虛實、故經曰。天有寒暑、人有虛實。五虛勿近。五實勿遠。足下問何謂五虛也。予曰。經曰。脈細皮寒、氣少泄利前後、飲食不入。此所謂五虛也。勿近者。不刺鍼也。何謂五實、予曰。經曰。脈盛皮熱。腹脹。前後不通。悶瞀。此所謂五實也。勿遠者。以鍼之難補易瀉故也。分要穴用補瀉。宗虛實、而求於其治者、千變萬患。何有不愈之理哉。

論謬鍼第四

愚按世業鍼者。往往而不知經絡。或用鍼則忌於藥。或從天地之理。而不知約人身。或一概鍼刺淺皮。或不知於經絡。而百患在腹也。則鍼道安悟、而妄行世者多。予常患於其弊也。夫醫本出內經。鍼經九卷。則靈樞也。鍼道未聞用鍼不用藥。未聞不知經絡而行天地之理。未聞用淺鍼不用深鍼。未聞鍼腹而不鍼四肢。未聞按用鍼不用藥者。爲外人沽其譽乎。嗚呼。醫之道者。生道也。何愚之甚也。經曰。五法俱立。各有所先者。斯之謂歟。知於天道。則是明道。不知約于人身。則何以醫病也。經曰。人生於地。懸命於天。天地合氣。命之曰人。天有陰陽。人有十二節。十二節者何。十二經也。故不知經絡者。不能約于人身矣。百患受于經絡。不知之。則以何治之哉。淺鍼之術。於虛老人最可也。師者醫虛人不用鍼者。以經論用藥補之。又壯病之淺鍼者、實變氣之術也。按變氣論。內至五臟骨髓。外腸空竅肌膚、所以小病甚至大病必死。故祝由不能已也。何以變移病也。然予非不用者、臨機應變。醫者意決。鍼刺於一也。刺腹不刺四肢之說。井蛙蟻道之謂不足說。觀內經無用腹之說。古人鍼者。以井滎腧經合爲主。師之所謂至妙者。在四肢也。病不過於五臟。五臟之經。滿四肢。一身之父母者。心與肺也。心肺者。亦在膈上。死生者。當以二臟爲主。鍼之道止腹。則灸亦止腹哉。嗚呼不思甚也。予亦主腹常行。或問病如樹本。枝葉在四肢。本在腹。切本而標益盛者。未之聞也。予曰。師常謂此甚詳也。專主腹。切其本。四肢主標。舍標求本。則千變萬患。何不愈也。其以樹木爲譬。甚明也。如大木切其本。一時標萎。如朽木無根。則計日而絕。其不朽者。必爲元氣未絕也。師之道不然也。切其本。切其標。大病俄然而愈。實無補法治病。病去元氣自榮也。予曰。愚醫不知其標本。有本四肢標腹。有本腹標四肢。何窮於一理哉。予亦分腹告同志。

腹經穴

任脈經　曲骨　中極　關元　石門　氣海　陰交
神闕　水分　下脘　建里　中脘　上脘　巨闕
鳩尾

曲骨臍下五寸。中極。關元。石門。各一寸。氣海。臍下一寸五分。陰交。臍下一寸。神闕。臍中也。水分。臍上一寸。下脘。下一寸。下脘。建里。中脘。上脘。各一寸。巨闕。上脘上一寸五分。鳩尾。蔽骨下五分。

腎經　橫骨　大赫　氣穴　四滿　中注　肓俞

商曲　石關　陰都　通谷　幽門

横骨。肓俞下五寸。曲骨之傍五分。大赫。氣穴。四滿。中注。肓俞。各間去一寸。開中行五分。肓俞者。臍傍五分。商曲者。肓俞上二寸。石關。陰都。通谷。幽門。各間去一寸。開中行五分。

胃經　不容　承滿　梁門　關門　太乙　滑肉門

天樞　外陵　大巨　水道　期來　氣衝

不容。巨闕旁二寸。承滿。梁門。關門。太乙。滑肉門。各間去一寸。開中行二寸。天樞。臍旁二寸。外陵。天樞下一寸。大巨二寸。水道。大巨下三寸。期來。大巨下五寸。氣衝。期來下鼠谿之上一寸。

脾經　衝門　府舍　腹結　大横　腹哀

衝門。大横下五寸。府舍。腹結下三寸。腹結。大横下一寸三分。大横。腹哀下三寸五分。平臍。腹哀日月下一寸五分。共開中行三寸半。

膽經　日月　京門　帶脈　五樞

日月。期門下五分。京門。章門後監骨端。帶脈。章門下一寸八分。五樞。帶脈下三寸。水道旁一寸半。

肝經　章門　期門

章門。下脘旁九寸。横臥臂所盡。期門。巨闕旁三寸半。

九鍼圖

一曰鑱鍼。其頭大、其末銳。取法于巾鍼。去末寸半漸銳之。長一寸六分。主治熱在頭身者。用之。

二曰員鍼。筩其身。卵其鋒。取法于絮鍼。長一寸六分。主治分肉間。滿氣於身者。用之。

三曰鍉鍼。其身大、其末員。取法于黍粟之銳。長三寸半。主治按脈取氣。令邪氣出者。用之。

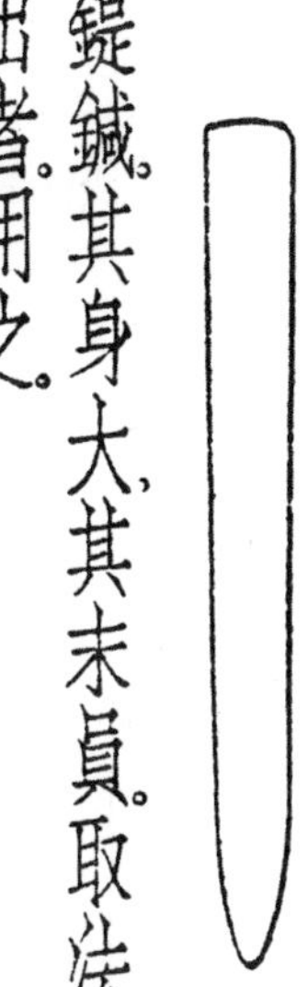

四曰鋒鍼。筩其身。鋒其末。取法于絮鍼。長一寸六分。主癰熱出血。九鍼十二原篇曰。及三隅。以發痼疾

五曰鈹鍼。其末如劍鋒。可以取大膿。廣二分半。長四寸。主大癰膿。兩熱爭

者。

六曰員利。鍼尖如氂。且員且銳。微大。其末反小其身。取法于氂。鍼長一寸六分。主取癰痺。

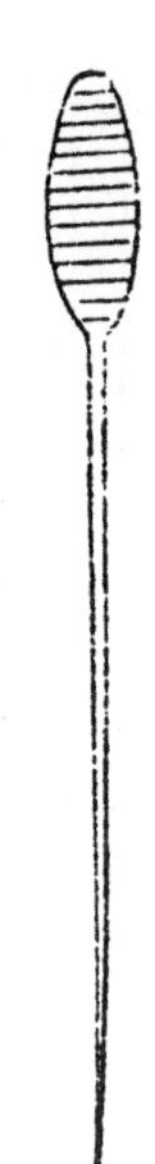

七曰毫鍼。尖如蚊虻喙。取法于毫毛。長一寸六分。主取寒熱痛痺在絡。

八曰長鍼。長其身。鋒其末。取法于綦鍼。長七寸。主取深邪遠痺。

九曰大鍼。其鋒微員。取法于鋒鍼。長四寸。主治大氣不出關節。

十五絡脈

手太陰之別名。曰列缺。

實則手銳掌熱瀉之。虛則欠劫小便遺數補之。

手少陰之別名。曰通里。

實則支膈瀉之。虛則不能言補之。

手厥陰之別名。曰內關。

實則心痛瀉之。虛則爲頭強。取之兩筋間。補之。

手太陽之別名。曰支正。

實則節弛肘廢瀉之。虛則生疣。小者如指痂疥。補之。

手陽明之別名。曰偏歷。

實則齲聾瀉之。虛則齒寒痺隔補之。

手少陽之別名。曰外關。

實則肘攣瀉之。虛則不收補之。

足太陽之別名。曰飛陽。

實則鼽窒頭背痛瀉之。虛則鼽衂補之。

足少陽之別名。曰光明。

實則厥瀉之。虛則痿躄。坐不能起補之。

足陽明之別名。曰豐隆。

其病氣逆則喉痺卒瘖。實則顚狂瀉之。虛則足不收脛枯補之。

足太陰之別名。曰公孫。

厥氣上逆則霍亂。實則腸中切痛瀉之。虛則鼓脹補之。

足少陰之別名。曰大鐘。

其病氣逆則煩悶。實則閉癃瀉之。虛則腰痛補之。

足厥陰之別名。曰蠡溝。

其病氣逆則睾腫卒疝。實則挺長瀉之。虛則暴癢補之。

任脈之別名。曰尾翳。

實則腹皮痛瀉之。虛則癢搔補之。

督脈之別名。曰長強。

實則脊強瀉之。虛則頭重補之。

脾大絡之別名。曰大包。

實則身盡痛瀉之。虛則百節盡皆縱補之。

凡此十五絡脈者。實則必見。虛則必下。視之不見。求之上下。人經不同。絡脈所以別異也。

卷下

十四經穴並分寸

手太陰肺經十一穴。中府。雲門。天府。俠白。尺澤。孔最。列缺。經渠。大淵。魚際。少商。

中府。雲門下一寸。雲門。璇璣之旁六寸。天府。腋下三寸。俠白。肘上五寸。尺澤。肘中約文陷中。孔最。腕上七寸。列缺。腕後一寸五分。交手食指端所屈骨間陷中。經渠。寸口陷中。大淵。掌後約文陷中。魚際。大指本節後。少商。手大指端内側。去爪甲如韮葉。

手陽明太陽經二十穴。商陽。二間。三間。合谷。陽谿。偏歷。溫溜。下廉。上廉。三里。曲池。肘髎。五里。臂臑。肩髃。巨骨。天鼎。扶突。禾髎。迎香。

商陽手大指次指端內側。去爪甲如韭葉二間。大指次指本節前內側。三間。次指本節後內側。合谷。大指次指岐骨間。陽谿。腕上陷中。偏歷。腕後三寸。溫溜。腕後五寸間。下廉。曲池下四寸。上廉。三里下一寸。三里。曲池下二寸。曲池。肘屈約文頭。肘髎。肘大骨外廉陷中。五里。肘上三寸。臂臑。肘上七寸。肩髃。肩端陷中。巨骨。肩上骨尖旁。天鼎。缺盆上。扶突之下一寸。扶突。曲頰下一寸。禾髎。水溝之旁五分。迎香。鼻孔之旁五分。

足陽明胃經四十五穴。承泣。四白。巨髎。地倉。大迎。頰車。下關。頭維。人迎。水突。氣舍。缺盆。氣戶。庫房。屋翳。膺窗。乳中。乳根。不容。承滿。梁門。關門。太乙。滑肉門。天樞。外陵。大巨。水道。期來。氣衝。髀關。伏兔。陰市。梁丘。犢鼻。足三里。上巨虛。條口。下巨虛。豐隆。解谿。衝陽。陷谷。內庭。厲兌。

承泣。目下七分。四白。目下一寸。巨髎。鼻孔旁八分。地倉。夾口吻四分近。大迎。曲頷前一寸三分。頰車。耳下八分陷中。下關。耳前動脈。頭維。神庭之旁四寸半。人迎。夾結喉之旁各一寸五分。水突。人迎下陷中。氣舍。水突下陷中。缺盆。氣舍後大骨陷中。氣戶。璇璣旁開中行各四寸。庫房。氣戶下一寸六分。屋翳。膺窗。乳中。乳根。各開去一寸六分。開中行四寸。不容。巨闕之旁二寸。承滿。梁門。關門。太乙。滑肉門。各開去一寸。開中行二寸。天樞。臍旁二寸。外陵。天樞下一寸。大巨二寸。水道。

大巨下三寸。期來。大巨下五寸。氣衝。期來下鼠谿上一寸。髀關。膝上一尺二寸。伏兔。膝上六寸。陰市。膝上三寸。梁丘。膝上二寸兩筋間。犢鼻。膝之間中。三里。膝眼下三寸。上巨虛。三里下三寸。條口。三里下五寸。下巨虛。三里下六寸。豐隆。外踝上八寸。解谿。外踝前衝陽後一寸五分。衝陽。去陷谷二寸。陷谷。去內庭二寸。內庭。大指次指外骨間。厲兌。足大指次指端外側。去爪甲如韭葉。

足太陰脾經二十一穴。隱白。大都。大白。公孫。商丘。三陰交。漏谷。地機。陰陵泉。血海。箕門。衝門。府舍。腹結。大横。腹哀。食竇。天谿。胸鄉。周榮。大包。

隱白。足大指端內側。去爪甲如韭葉。大都。大指本節前內側。大白。大指本節後核骨下陷中。公孫。大指本節後一寸陷中。商丘。內踝之前微下陷中。三陰交。內踝上三寸。漏谷。內踝上六寸。地機。膝下五寸。陰陵泉。膝下內廉陷中。血海。膝上二寸。箕門。魚腹上越筋間陰股內有動脈。衝門。大横下五寸。府舍。腹結下三寸。腹結。大横下一寸三分。大横。腹哀下三寸五分平臍。腹哀。日月下一寸五分共開中行三寸半。食竇。天谿下一寸六分。天谿。胸鄉。周榮。各間去一寸六分開中行六寸。大包。腋下淵腋下三寸。終。

手少陰心經九穴。極泉。青靈。少海。靈道。通里。陰郄。神門。少府。少衝。

極泉。腋下筋間動脈。入胸中。青靈。肘上三寸。少海。肘內廉大骨下五分。靈道。腕後一寸五分。通里。腕後一寸。陰郄。掌後脈中去腕五分。神門。掌後銳骨端。少府。握手約文頭。少衝。手小指端內側。去爪甲如韭葉。

手太陽小腸經十九穴、少澤、前谷、後谿、腕骨、陽谷、養老、支正、小海、肩貞、臑俞。天宗。秉風。曲垣。肩外。肩中。天窗。天容。顴髎。聽宮。

小澤。手小指端外側。去爪甲如韭葉。前谷。小指外側、本節前。後谿。外側本節後。腕骨。小指後岐骨留。陽谷。掌後銳骨下。求腕上一寸。養老。支正。腕後有五寸。小海。肘外側大骨外廉去肘端五分。肩貞。肩曲胛下。臑俞。肩髎後大骨下陷中。天宗。秉風後大骨下陷中。秉風。肩上舉臂有空。曲垣。肩中央陷中。肩外。與大抒平去脊骨三寸。肩中。俞大椎之旁二寸。天窗。缺盆上扶突後動脈陷中、天容。耳下曲頰後。顴髎。面鳩骨下廉陷中。聽宮。耳前如赤小豆。

足太陽膀胱經六十三穴、睛明、攢竹、曲差。五處。承光。通天、絡卻。玉枕。天柱。大抒。風門。肺俞。厥陰。心俞。膈俞。肝俞。膽俞。脾俞。胃俞。三焦。腎俞。大腸。小腸。膀胱俞。中膂。內俞。白環俞。上髎。次髎。中髎。下髎。會陽。附分。魄戶。膏肓。神堂。譩譆。膈關。魂門。陽綱。意舍。胃倉。肓門。志室。胞肓。秩邊。承扶。段門。浮郄。委陽。委中。合陽。承筋。承山。飛陽。跗陽。崑崙。僕參。申脈。金門。京骨。束骨。通谷。至陰。

睛明。目內眥外一分。攢竹。眉頭陷中。曲差。神庭旁一寸五分。五處。曲差之後五分。承光。五處後一寸五分。通天。承光後一寸五分。絡卻。通天後一寸五分。玉枕。絡卻後一寸五分。天柱。頸大筋外廉。髮際陷中。

大杼。第一椎下。開中行各一寸五分。風門。第二椎下。肺俞。第三椎下。厥陰俞。第四椎下。心俞。五膈俞。七肝俞。九膽俞。十脾俞。十一胃俞。十二三焦俞。十三十四者腎俞。十六者大腸。十八者小腸。十九者膀胱。二十者中膂內俞。第二十一椎下有白環。上髎。第十七椎下。次髎。中髎。下髎。各夾脊會陽。二穴。座收之口傳。又上第二椎下。有附分。開中行各三寸。第三魄戶。四膏肓。神堂。五譩譆。六膈關。七魂門。九陽綱。十意舍。十一胃倉。十二肓門。十三十四者志室。十九者胞肓。二十者秩邊。承扶。尻下約文中央陷中。殷門。承扶下六寸。浮郄。一寸外方上。委陽。郄與殷門並。委中。膝下約文陷中。有動脈。此下三寸。合陽。承筋。合陽與承山中央。承山。腨分跟之上七寸。承筋通。飛陽。外踝上七寸。承山並。跗陽。外踝上三寸。崑崙。外踝後陷中。僕參。跟骨下陷中。申脈。外踝下五分。金門。外踝下一寸。京骨。外踝前大骨下陷中。束骨。小指外側本節後。通谷。外側本節前。至陰。足小指端外側。去爪甲如韮葉。

足少陰腎經二十七穴。湧泉。然谷。大谿。大鐘。照海。水泉。復溜。交信。築賓。陰谷。横骨。大赫。氣穴。四滿。中注。肓俞。商曲。石關。陰都。通谷。幽門。步廊。神封。靈墟。神藏。或中。俞府。

湧泉。足心陷中。然谷。內踝前大骨下陷中。大谿。內踝後有動脈。大鐘。足跟前外兩筋間。大谿下五分。照海。內踝下一寸。水泉。大谿下一寸。復溜。內踝後上二寸。交信。內踝上二寸。右二穴有前後隔筋。太陰之後。小陰前。築賓。內踝上五寸。陰谷。膝下約文陷中。橫骨。肓俞下五寸曲骨旁五分。大赫。氣穴。四滿。中注。各間去一寸。開中行五分。肓俞。臍旁五分。商曲。肓俞之上二寸。石關。陰都。通谷。幽門。各間去一寸。開中行五分。步廊。神封下一寸六分。神封。靈墟。神藏。彧中。各間去一寸六分。開中行二寸。俞府。璇璣之旁。當二寸。

手厥陰心包經九穴。天池。天泉。曲澤。郄門。間使。內關。大陵。勞宮。中衝。

天池。乳後一寸。天泉。腋下二寸。曲澤。肘橫文陷中。郄門。腕後五寸。間使。腕後三寸。內關。腕後二寸。兩筋間。大陵。掌後兩筋間。勞宮。中指無名指屈頭所當中。中衝。手中指端內側。去爪甲如韭葉。

手少陽三焦經二十三穴。關衝。液門。中渚。陽池。外關。支溝。會宗。三陽絡。四瀆。天井。清冷淵。消濼。臑會。肩髎。天髎。天牖。翳風。瘈脈。顱息。角孫。耳門。和髎。絲竹空。

關衝。手無名指端外側。去爪甲如韭葉。液門。小指次指本節前。中渚。液門後一寸。陽池。腕上陷中。外關。腕後二寸。支溝。腕後三寸。兩骨間。會宗。腕後三寸外旁。三陽絡。腕後四寸內方。四瀆。肘前五寸。天井。肘後上一寸。清冷淵。肘上二寸。消濼。對腋臂外。臑會。去肩頭三寸。肩髎。肩巨骨後陷中。天髎。肩井後一寸。天牖。缺盆上。天容後。天容隔筋天柱前。翳風。耳後尖角陷中。瘈脈。耳後鷄足逢。顱息。耳後有青絡脈。角孫。耳上中央有穴。耳門。耳珠當耳缺。和髎。耳前兑髮橫動脈。絲竹空。

眉後陷中終。

足少陽膽經四十三穴。瞳子髎。聽會。客主人。頷厭。懸顱。懸釐。曲鬢。率谷。天衝。浮白。竅陰。完骨。本神。陽白。臨泣。目窻。正營。承靈。腦空。風池。肩井。淵液。輙筋。日月。京門。帶脉。五樞。維道。居髎。環跳。中瀆。陽關。陽陵泉。陽光。外丘。光明。陽輔。懸鐘。丘墟。臨泣。地五會。俠谿。竅陰。

瞳子髎。目外去眥五分。聽會。耳前動脈陷中。容主人。耳前起骨上開口有空。頷厭。腦空上廉曲角下。懸顱。頷厭下曲角端。懸釐。耳上髮際陷中。曲鬢。耳上髮際角。率谷。耳上髮際入髮一寸五分陷者宛宛中有。天衝。耳後入髮際二寸。浮白。耳後入髮際一寸。竅陰。完骨上枕骨下動搖有空。完骨。耳後入髮際四分。本神。曲差旁一寸五分。陽白。眉上一寸。臨泣。目上直入髮際五分。目窻。臨泣後一寸。正營。目窻後一寸。承靈。正營後一寸五分。腦空。承靈後一寸五分。風池。耳後顳顬後髮際陷中。肩井。肩上陷中大骨前一寸半。淵液。腋下三寸。輙筋。淵液前一寸。日月。期門下五分。京門。章門後監骨端。帶脉。章門下一寸八分。五樞。帶脉下三寸。維道。章門下五寸三分。居髎。章門下八寸三分。環跳。髀樞中横臥伸下足屈上足取之。中瀆。膝上五寸分肉間陷中。陽關。陽陵泉上三寸。陽陵泉。膝下一寸外廉。陽光。外踝上七寸。外丘。外踝上七寸如前三分。光明。外踝上五寸。陽輔。外踝上四寸。懸鍾。外踝上三寸。丘墟。外踝下如前去臨泣三寸。臨泣。小指次指本節後間去俠谿一寸五分。地五會去俠谿一寸。俠谿小指次指岐骨間。竅陰。足無名指端外側。去爪甲如韭葉。

足厥陰肝經十四穴。大敦。行間。大衝。中封。蠡溝。中都。膝關。曲泉。陰包。五里。陰廉。急脈。章門。期門。

大敦足大指端外側。去爪甲如韭葉。行間大指次指岐骨間。太衝大指本節後二寸。中封內踝前一寸。蠡溝內踝上五寸。中都內踝上七寸。膝關犢鼻下二寸。曲泉膝內輔骨後大筋上小筋下。陰包膝上四寸。股內廉兩筋間。五里氣衝下三寸。陰股中有動脈。陰廉羊矢下去氣衝二寸。斜裏三分。急脈陰莖兩旁相去二寸半。章門下脘旁九寸。臂盡處。期門不容旁一寸五分。

任脈經二十四穴。會陰。曲骨。中極。關元。石門。氣海。陰交。神闕。水分。下脘。建里。中脘。上脘。巨闕。鳩尾。中庭。膻中。玉道。紫宮。華蓋。璇璣。天突。廉泉。承漿。

會陰兩陰間。曲骨臍下五寸。中極。關元。石門。各一寸。氣海臍下一寸五分。陰交臍下一寸。神闕臍中。水分臍上一寸。下脘下一寸。下脘建里。中脘。上脘。各一寸。巨闕上脘上一寸五分。鳩尾蔽骨下五分。中庭膻中下一寸六分。膻中玉道下一寸六分。直兩乳間陷中。玉道。紫宮。華蓋各間去一寸六分。華蓋璇璣下一寸。璇璣天突下一寸。天突結喉下三寸。廉泉結喉上頷下陷中。承漿下唇之下陷中終。

督脈經二十八穴。長強。腰俞。陽關。命門。懸樞。脊中。中樞。筋縮。至陽。靈臺。神道、身柱。陶道、大椎。瘂門。風府、腦戶。強間。後頂、百會、前頂、顖會、上星、神庭、素髎、水溝、兌端。斷交。

長強。髀骨下陷中、腰俞、第二十一椎下。陽關。十六椎下。命門。十四椎下、懸樞。十三椎下。脊中、十一椎下。中樞。十。筋縮。九至陽七靈臺六。神道五、身柱三、陶道。第一椎下、大椎。第一椎上、瘂門。入髮際五分。風府。入髮際一寸。腦戶。強間後一寸五分。強間。後頂後一寸五分。後頂。百會後一寸五分。百會、前頂後一寸五分。前頂。顖會後一寸五分。顖會。上星後一寸。上星。入前髮一寸。神庭。入髮際五分。素髎。鼻端准頭。水溝。鼻下陷中。兌端。上唇端。斷交。唇內上齒縫中。終。

鍼灸要穴論

夫欲用鍼灸者。當主於要穴。灸者散寒邪。鍼開鬱滯。無千患不愈也。然世業鍼者。刺要穴。謂不愈。何有此理乎。尋嘗思主腹。不知要穴。或左右不分補瀉。或失穴處不取鍼。嗚呼。不思甚哉。故明要穴分寸論。鍼灸諸家。所當察也。

傷寒頭疼身熱

二間　合谷　神道　風池　期門　足三里

汗不出

合谷　腕骨　期門

陰症

期門　氣海　關元

腹脹

太白　復溜　足三里

舌捲囊縮

天突　廉泉　血海　腎俞　然谷

中風　不省人事

百會　風池　大椎　肩井　曲池　足三里

半身不遂

肩髃　百會　肩井　客主人　列缺　手三里　曲池　崑崙
陽陵泉

口眼喎斜

頰車　地倉　水溝　承漿　合谷

口噤不開

合谷　頰車

瘖瘂

天突　靈道　然谷　豐隆　陰谷

癱瘓

肩井　肩髃　曲池　合谷　足三里　崑崙

虛癆

可主四花最鍼。有神妙。可主腹。

盗汗

肺俞　腹溜　噫譆

血症　吐血

肺俞　心俞　肝　脾　腎　中脘　天樞　太淵　間使　大陵

衄血

顖會　上星　風門　湧泉　合谷

便血

中脘　氣海

尿血

膈俞　脾俞　三焦俞　腎俞　列缺

水腫

水溝　水分　神闕三壯　肝　脾　胃　腎　中脘　氣海　陰交

公孫　石門　中極　陰陵泉

脹滿

中脘　水分　不容　氣海　肓俞　天樞　肝俞　脾　三焦俞

公孫　大敦

虚癆浮腫

大衝

積聚痞塊

灸以命門可主

上脘　中脘　幽門　通谷　梁門　天樞　期門　章門　氣海

關元

肺積名息奔。在右脇下。

尺澤　章門　足三里

心積名伏梁。起臍上至心下。

神門　後谿　巨闕　足三里

脾積名痞氣。橫在臍上二寸。

脾俞　胃俞　腎俞　通谷　章門　足三里

肝積名肥氣。在左脇下。

肝俞　章門　行間

腎積名奔豚。起臍下。或上下無時

腎俞　關元　中極　湧泉

氣塊

脾俞　胃俞　腎俞　梁門　天樞

膈

心俞　膈俞　膏肓　脾俞　中脘　氣海　天府　足三里

咳嗽

風門　肺俞　身柱
寒痰
肺俞　膏肓　靈臺
熱痰
肺俞　膻中　大谿
諸喘息
天突　璇璣　華蓋　膻中　乳根　期門　氣海
嘔吐　氣逆
中脘　氣海　三焦俞　巨闕　尺澤　章門　大陵
霍亂
巨闕　中脘　建里　水分　承筋　承山　三陰交　照海　大都
湧泉
乾霍亂
以鹽湯探吐。臍中灸。
喜大息
中封　商丘　公孫
喜悲
心俞　大陵　大敦　玉英　膻中
氣短

大椎肺俞　肝俞　天突　肩井

瘧疾

大椎　肺俞　肝俞　天樞　三椎　譩譆　章門間使　後谿　承山飛陽　崑崙　大谿　公孫　至陰　合谷

久瘧不愈

脾俞　七十壯灸

黄疸

公孫

消渴

腎俞　小腸俞

瀉痢

百會　脾俞　腎俞　命門　長強　承滿　梁門　中脘　神闕　天樞　氣海　石門　關元　三陰交

脾泄　脾俞　胃泄　胃俞　大腸泄　大腸俞

癲癇

百會　天窗　身柱　神道　心俞　筋縮　章門　天樞　勞宫　神門　三里　下巨虚　豐隆　大衝　少海　厲兑

眼目疼痛

合谷　外關　後谿

耳聾

上星 翳風 腎俞 外關

鼻塞不唎香臭

顖會 上星 迎香 天柱 風門

齒牙痛

承漿 頰車 合谷 列缺 大淵 魚際 合陽 三門 大迎

足三里 內庭

喉痺

天柱 廉泉 合谷 後谿 三間 三陰交 行間 關衝

手痛不舉

曲池 肩井

脚氣

肩井 足三里 崑崙 照海 大衝 陽陵泉

轉筋

照海

脫肛

百會

五淋

膈肝 脾腎 氣海 石門 關元 間使 三陰交 腹溜 然谷

大敦

小便不利

三焦俞　小腸俞　陰交　中極　中封　大衝　至陰

小便不禁

氣海　關元　陰陵泉　大敦

大便祕結

章門　陰交　氣海　石門　足三里　三陰交　照海　太白　大敦

大都

疝氣

章門　期來　氣海　關元　三陰交　大敦　隱白　大谿　大衝

痔

腎俞　命門　長強　承山

類經曰。凡犯屍鬼暴厥。不省人事。若四肢雖冷無氣。但覺目中神采不變。心腹尚溫。口中無涎。舌不捲。囊不縮。及未出一時者。尚可刺之復醒。

謹按素問遺篇。分五邪刺法。

肺虛者見赤屍鬼　肺俞 一分半 合谷 三分

心虛者見黑屍鬼　心俞　陽池

肝虛者見白屍鬼　肝俞　丘墟

脾虛者見青屍鬼　脾俞　衝陽

腎虚者見黄屍鬼　腎俞　京骨

以上刺法。必先以口含鍼令溫而刺之。

婦人病　血結月事不調

氣海　中極　照海

血崩不止

膈俞　肝腎　命門　氣海　中極　間使　血海　腹溜　行間

痢帶赤白

命門　神闕　中極

癥瘕

三焦俞　腎　中極　會陰

不成孕

命門　腎俞　氣海　中極　關元百壯　然谷

產難橫生

合谷　三陰交

胞衣不下

三陰交　崑崙

下死胎　合谷妙也

欲取胎

肩井　合谷　三陰交

小兒病　急慢驚風

百會七壯　顖會　上星　率谷三壯　水溝　尺澤

慢驚

間使　合谷　大衝五壯

臍風撮口

承漿　然谷

泄瀉

胃俞　天樞

霍亂

外踝尖三壯灸立地有効

夜啼　中衝

痞眼　合谷五壯灸

要穴終

禁鍼穴歌共三十一穴

禁鍼穴道要先明　腦戶顖會及神庭
絡卻玉枕角孫穴　顱顖承泣隨承靈
神道靈臺膻中忌　水分神闕並會陰
横骨氣衝手五里　箕門承筋及青靈
乳中上臂三陽絡　二十三穴不可鍼

孕婦不宜鍼合谷　三陰交内亦通論
石門鍼灸應須忌　女子終身無姙娠
外有雲門並鳩尾　缺盆客主人莫深
肩井深時人悶倒　三里急補人還平

禁灸穴歌四十七穴

禁灸之穴四十七　承光瘂門風府逆
晴明攢竹下迎香　天柱素髎上臨泣
腦戶耳門瘈脈通　禾髎顴髎絲竹空
頭維下關人迎等　肩貞天牖心俞同
乳中脊中白環俞　鳩尾淵液如周榮
腹哀少商並魚際　經渠天府及中衝
陽池陽關地五會　漏谷陰陵條口逢
殷門申脈承扶忌　髀關伏兔連委中
陰市下行尋犢鼻　諸穴無將艾火攻

跋

易曰。夫天行健也。君子以自彊不息。但言天行。則見其一日一周。而明日一周。若重復之象。非至健不能也。君子法之不以人欲害其天德之剛。則自彊而不息矣。夫鍼者。雖爲所作初于伏羲。醫道之一也。明于此者。其道之君子也。以是毋懈怠焉。予少年之時。有病以鍼治之。又中年有病時。師入江先生。傳鍼三年而自治。其後刺人治病數多也。及壯年。聞靈樞其理深。而事廣矣。今所刺本朝之流者。捨經絡而尋病而已。聖人之所傳道廢矣。以是按學者不鍼。鍼者不學。世末而世人之氣短如何起。是僅作書與不學。譬雖如管中見天。然龍以一滴水潤世界。人以石火之微爲大火。是皆有所得故也。此書短得其人。則廣天下亦可成也。動靜其本一氣也。一生二。二生三。三十又歸一。從是至百千萬而病發七情。喜則傷心氣散。怒則傷肝氣逆。憂則傷肺氣聚。思則傷脾氣結。悲則傷心包絡氣凝。驚則傷膽氣亂。恐則傷腎氣怯。是皆內生病也。又有五傷。久行則傷筋。久立則傷骨。久坐則傷肉。久臥則傷氣。久視則傷血。是皆所爲之害也。風寒暑濕燥熱從外來。病也。氣血痰之三是本發百病。治其本則末無不治。是能辨者。要穴可刺鍼。且又心肝要也。有手刺心不刺者。小人閒居作不善無所不至。又曰。履霜堅冰至。善亦然。故積善之家。必有餘慶。積不善之家。必有餘殃。以是故其心愼可刺鍼。且此書教不學者。且爲使盲人諳也。

陳存仁編校

皇漢醫學叢書

藥治通義

丹波元堅著

藥治通義

提要

湯液之所以治病。斷賴乎藥性。藥治之所以能效。又賴乎辨證。證有陰陽虛實。藥有寒熱温涼。偏執己見而施者。則鮮有不僨事也。況藥物治病。無非以偏救弊。投機則應驗。反之必有害。此丹波元堅氏之所以有本書之作。垂訓後世也。全帙十二卷。文凡百餘篇。其名通義者。貴乎變通其義之謂耳。采集俞守約、張隱庵、繆仲淳、孫真人、徐洄溪、寇宗奭、李念莪、馮楚瞻、吳又可、朱丹溪、劉松峯、張景岳、喻嘉言、王海藏、趙以德諸家之説。分述用藥標本。治理大綱。藥物氣味。泡製法度。君臣佐使之原理。方劑古今之加減。詳備無遺。頗堪適從。其書體例。首述先輩論說。次附己所甄辨。精到無比。世之偏守成法而泥古者。可以鑑矣。

藥治通義目錄

卷一

卷二

卷三

卷九

卷十

卷十一

卷十二

藥治通義卷一

丹波元堅亦柔撰

用藥勿偏執

俞守約曰。近時醫者。偏執己見。或好用熱藥。或好用涼藥。然素問有異法方宜論。抑何嘗偏執耶。古之良醫。必量人之虛實。察病之陰陽。而後投以湯劑。或補或瀉。各隨其證。若的是陽虛失血。治以乾薑附子。諸虛百損。補以人參黃耆。痰熱壅嗽。清以芩連。大便結熱。利以消黃。其法豈盡廢乎。許叔微有云。形有寒邪。雖嬰孩亦可服金液。藏有熱毒。雖老羸亦可服大黃。至哉通變之說也。續醫說〇按許語未審出典。

張隱菴曰。中者不偏。庸者不易。醫者以中庸之道存乎衷。則虛者補。實者瀉。寒者溫。熱者涼。自有一定之至理。若偏于溫補。偏于涼瀉。是非中非庸矣。夫醫道上通天之四時六氣。地之五方五行。寒熱溫涼。信手拈來。急者急治。緩者緩治。若僅守平和之橘皮湯者。又執中無權也。遡觀古今。多有偏心。偏于溫補者。惟用溫補。偏于清涼者。慣用清涼。使病人之宜于溫補者。遇溫補則生。宜于涼瀉者。遇清涼則愈。是病者之僥倖以就醫。非醫之因證以治病也。豈可語于不偏不易之至道哉。侶山堂類辨。

按天下之事。莫不患偏。而醫爲甚焉。蓋時有寒暑。地有燥濕。貴賤貧富。虛實有別。老壯婦兒。強弱各異。況人之素稟。有陰陽之偏勝。病之流布。有今古之不均。或一人之身。而寒熱異位。病之傳化。又首末殊情。疾證之所以萬變而不可窮極也。是以藥之補瀉溫涼。治之擒縱緩急。倘舉一而廢百。其貽害含靈。不可勝道。奈何古今醫家。往往堅持一說。膠柱不移。宋人既有斗火盤冰之誚。而如劉張李朱四家。斷斷然務立門戶。最不能無偏。故元儒許魯齋論梁寬甫病證書。既辨其失曰。近世論醫。有主河間劉氏者。有主易州張氏者。張氏用藥。依准四時陰陽升降。而增損之。正內經四氣調神之義。醫而不知此。妄行也。劉氏用藥。務在推陳致新。不使少有怫鬱。正造化新新不停之義。醫而不知此。無術也。然而主張氏者。或未盡張氏之妙。則瞑眩之劑。終莫敢投。至失幾後時。而不救者多矣。主劉氏者。或未悉劉氏之蘊。則劫效目前。陰損正氣。遺禍於後日者多矣。能用二家之長。而無二家之弊。則殆庶幾乎。真達者之見。後學之炯戒矣。若繆仲淳李念莪諸人。又謂後世元氣轉薄。治當以補養爲主。出神農本草經疏。醫宗必讀。而其弊失之長慝。又此間有藉口古方者。謂病皆有毒。治當以攻伐爲主。而其弊失之疎暴。故祖考藍溪府君。嘗著平言一篇。以糺駁之。大旨謂素問之敘年壽。與今時不異。明是人之稟賦。固無今古之差。則不可言後世專宜補藥。唐笠山吳醫彙講。有管凝齋古今元氣不甚相遠說。其意與祖考符。軒岐之書。間及調養。仲景之方。不乏救陽。而病之屬虛者。非填補不能愈。則不可言治病專在攻伐。可謂持正之言矣。大抵醫者先入爲主。偶有屢次得效之藥。則僻意傾倒。濫用而不顧。或張皇其說。訛以傳世。則自誤誤人。其爲害又豈可勝道哉。學者深懲前轍。潛研軒岐仲景之法。旁及諸家之所長。反覆尋討。裒以爲我用。平心靜氣。務消除門戶之見。每對病者。精加甄辨。假令一時之權。專主一格。亦曉然洞悉於病之情機。必歸之於至當。庶幾措施無謬。是謂之純醫矣。如所謂僅守平和。執中無權者。亦猶偏心之徒也。蓋醫家之弊。莫甚於偏執。故首表其害。使學者有所省悟云。

用藥有四時之辨

繆仲淳曰。夫四時之氣。行乎天地之間。人處氣交之中。亦必因之而感者。其常也。春氣生而升。夏氣長而散。長夏之氣化而耎。秋氣收而斂。冬氣藏而沈。人身之氣。自然流通。是故生者順之。長者敷之。化者堅之。收者肅之。藏者固之。此藥之順乎天者也。春溫夏熱。元氣外泄。陰精不足。藥宜養陰。秋涼冬寒。陽氣潛藏。勿輕開通。藥宜養陽。此藥之因時制用。補不足以和其氣者也。然而一氣之中。初中末異。一日之內。寒燠或殊。假令大熱之候。人多感暑。忽發冰雹。亦復感寒。由先而感。則爲暑病。由後而感。則爲寒病。病暑者投以暑藥。病寒者投以寒藥。此藥之因時制宜。以合乎權。乃變中之常也。此時令不齊之所宜審也。假令陰虛之人。雖當隆冬。陰精虧竭。水既不足。不能制火。則陽無所依。外泄爲熱。或反汗出。藥宜養陰。地黃五味鼈甲枸杞之屬是已。設從時令。誤用辛溫。勢必立斃。假令陽虛之人。雖當盛夏。陽氣不足。不能外衛其表。表虛不任風寒。洒淅戰慄。思得熱食。及御重裘。是雖天令之熱。亦不足以敵其眞陽之虛。病屬虛寒。藥宜溫補。參耆桂附之屬是已。設從時令。誤用苦寒。亦必立斃。此藥之舍時從證者也。假令素病血虛之人。不利苦寒。恐其損胃傷血。一旦中暑。暴注霍亂。須用黃連滑石以泄之。本不利升。須用葛根以散之。此藥之舍證從時者也。從違之際。權其輕重耳。至四時所傷。因而致病。則各從所由。神農本草經疏。

按四時用藥諸說頗繁。繆氏之論。特得窾要。故餘不具錄。

用藥有方土之宜

孫眞人曰。凡用藥皆隨土地所宜。江南嶺表。其地暑溼熱。肌膚薄脆。腠理開疎。用藥輕省。關中河北。土地剛燥。其人皮膚堅硬。腠理閉實。用藥重複。千金方。

俞守約曰。昔聞老醫云。治北方之疾。宜以攻伐外邪爲先。治南方之疾。宜以保養內氣爲本。蓋北方風氣渾厚。稟賦雄壯。兼之飲食倍常。居室儉素。殊少戕賊元氣之患。一有疾病。輒以苦寒疏利之。其病如脫。而快意通神矣。若夫東南之人。體質柔脆。腠理不密。而飲食色慾之過侈。與西北之人迥異。概以苦寒之劑攻之。不幾於操刃而殺人乎。余因其言而推廣之曰。北人稟氣固厚。安能人人皆實。南人稟氣雖薄。安能人人皆虛。學者當以權變處治。因其虛實而藥之。斯無一偏之弊矣。續醫說。○按此說。古今醫統。引丹溪。當攷。

徐洄溪曰。人稟天地之氣以生。故其氣體隨地不同。西北之人。氣深而厚。凡受風寒。難于透出。宜用疎通重劑。東南之人。氣浮而薄。凡遇風寒。易于疎泄。宜用疎通輕劑。又西北氣寒。當用溫熱之藥。然或有邪蘊于中。而內反甚熱則用辛寒爲宜。東南地溫。當用清涼之品。然或有氣隨邪散。則易于亡陽。又當用辛溫爲宜。至交廣之地。則汗出無度亡陽尤易。附桂爲常用之品。若中州之卑溼。山陝之高燥。皆當隨地制宜。故入其境必問水土風俗。而細調之。不但各府各別。卽一縣之中。風氣亦有迥殊者。并有所產之物。所出之泉。皆能致病。土人皆有極效之方。皆宜詳審旁察。若恃己之能。執己之見。治竟無功。反爲土人所笑矣。醫學源流論。

按岐伯有異法方宜論。而五常政大論。辨高下溫涼之異。自來諸家所說。其意大約相同。仍不繁引。夫皇國六千餘里之幅員。西海北陸。其藥猶不無斟量。而今之醫有篤信號爲絕域之術。以欲療此地之人者。惑矣哉。往年琉球信使來朝。時方寒凍。從者頻病。彼醫守其國套法。專施辛溫。斃者甚多。然則人入他鄉。必爲風土所移。亦不可不知也。

用藥有貴賤之別

寇宗奭曰。貴豪之家。所養既與貧下異。憂樂思慮不同。當各遂其人而治之。後世醫者。直委此節閉不行。所失甚矣。嘗有一醫官。暑月與貴人飲。貴人曰。我昨日飲食所傷。今日食減。醫曰。可餌消化藥。佗人當服十丸。公當減其半。下嚥未久。疎逐不已。幾致斃。以此較之。虛實相遼。不可不察。本草衍義。

李念莪曰。大抵富貴之人多勞心。貧賤之人多勞力。富貴者膏粱自奉。貧賤者藜藿苟充。富貴者曲房廣廈。貧賤者陋巷茅茨。勞心則中虛而筋柔骨脆。勞力則中實。而骨勁筋強。膏粱自奉者。藏府恒嬌。藜藿苟充者。藏府恒固。曲房廣廈者。玄府疎而六淫易客。茅茨陋巷者。腠理密而外邪難干。故富貴之疾。宜于補正。貧賤之疾。利于攻邪。易而爲治。比之操刃。雖然貧賤之家。亦有宜補。但攻多而補少。富貴之家。亦有宜攻。但攻少而補多。是又當以方宜爲辨。稟受爲別。老壯爲衡。虛實爲度。不得膠于居養一途。而概爲施治也。（醫宗必讀。）

馮楚瞻曰。富貴者。縱情極慾。慮遠思多。銷鑠無非心腎之脂膏。貧賤者。少怒寡慾。願淺易足。所傷無非日生之氣血。故富貴之病多從本。貧賤之病每從標。實有異耳。（錦囊秘錄。）

張石頑曰。膏粱之治多難愈。以其豢養柔脆。痰涎膠固乎上。精神凋喪乎下。即有客邪。非參無以助諸藥之力。藜藿之患都易除。以其具體堅韌。表邪可以恣發。裏邪可以峻攻。縱有勞傷。一朮足以資百補之功。（醫通）

按後漢書郭玉對和帝。論療貴者有四難。其一爲骨節不強。不能使藥。諸家所論皆此意也。又陳藏器本草拾遺曰。衆味則貴要。單行乃貧下。（證類本草序例引。）葉石林避暑錄話曰。古方施之富貴人多驗。貧下人多不驗。俗方施之貧下人多驗。富貴人多不驗。吾始疑之。乃卒然而悟曰。富貴人。平日自護持甚謹。其疾致之必有漸。發于中而見于外。非以古方術求之。不能盡得。貧下人。驟得于寒暑燥濕饑飽勞逸之間者。未必皆真疾。不待深求其故。苟一物相對。皆可爲也。而古方節度。或與之不契云云。二家之言。或有其理。仍錄備攷。

又按人之稟賦強弱。固有不拘貴賤貧富者。更有上下之虛實不同者。與中外之寒熱不侔者。及宿疾有無。

皆施治之際。所宜加意也。且強人陽勝。弱人陰勝。此自然之勢。不待辨而知也。然又有體氣雖弱。陽氣素亢者、有體氣雖強。陰寒內伏者。古人所謂陽臟人陰臟人者。即此謂也、蘇老泉幾策審勢曰。譬之一人之身。將欲飲藥餌石。以養其生。必先審觀其性之爲陰。其性之爲陽。而投之以藥石。藥石之陽。而投之以陰。藥石之陰、而投之以陽。故陰不至於涸。而陽不至於亢。苟不能先審觀己之爲陰。與己之爲陽。而以陰攻陰。以陽攻陽。則陰者固死於陰。而陽者固死於陽。不可救也。此言本出譬喻。而真理到之言矣。又前輩有謂治平擾攘、用藥有分者、然從未見精論、仍不登載。

老人用藥法

陳令尹曰。常見世人。治高年之人疾患、將同年小。亂投湯藥。妄行鍼灸。以攻其疾。務欲速愈。殊不知上壽之人、血氣已衰。精神減耗。危若風燭。百疾易攻。至于視聽不至聰明。手足舉動。不隨其志。身體勞倦。頭目昏眩。風氣不順。宿疾時發。或祕或泄。或冷或熱。此皆老人之常態也。不順治之。緊用湯藥。按醫說引。作不須緊用湯藥。務求痊瘥。往往因此。別致危殆。且攻病之藥。或汗或吐。或解或利。緣衰老之人。不同年少真氣壯盛。雖汗吐轉利。未至危困。其老弱之人。若汗之則陽氣泄。吐之則胃氣逆。下之則元氣脫。立致不虞。此養老之大忌也。大體老人藥餌。止是扶持之法。只可溫平順氣。進食補虛中和之劑治之。不可用市肆贖賣。他人惠送。不知方味。及狠虎之藥。與之服餌。切須審詳。若身有宿疾。或時發動。則隨其疾狀。用中和湯藥調順。三朝五日。自然無事。然後惟是調停飲食。依食醫之法。隨食性變饌治之。此最爲良也。（奉親養老書。）

吳又可曰。三春旱草。得雨滋榮。殘臘枯枝。雖灌弗澤。凡年高之人。最忌剝削。設投承氣。以一當十。設用參朮。十不抵一。蓋老年營衞枯澀。幾微之元氣。易耗而難復也。不比少年氣血生機甚捷。其勢浡然。但得邪氣一除。正氣隨復。所以老年慎瀉。少年慎補。何況誤用耶。萬有年高稟厚。年少賦薄者。又當從權。勿以常論。（溫疫論。）

按朱丹溪格致餘論。論老人血少。不宜烏附燥藥。

又按寇宗奭本草衍義曰。凡人少長老。其氣血有盛壯衰三等。故治法亦當分三等。其少日服餌之藥。於壯老之時。皆須別處之。決不可忽也。世有不留心於此者。往往不信。遂致困危。哀哉。斯說爲當。而劉河閒保命集。載珞琭子說。辨人之幼壯老有四等。其治各不同。文繁不錄也。

小兒用藥法

曾省翁曰。凡療小兒。非以一體之謂。不可同常之見。所言投藥者。或用投之于簡。（徑也。）投之于端。（的也。）投之久練。（純熟也。）投之窮研。（精研也。）投之益後。投之勝前。良工用心之至。是謂投藥之專。若以重劑投于雛。（小乳也。）或以峻藥投于貴。（峻。謂嚴緊藥也。）直不可混淆而設。造次而施。合以通利者。審問扶而下之。當用益補者。察詳按而調之。孰謂恣妄之有耶。所謂不可攻擊者。曰虛。曰幼。曰嬌。

曰重。不宜冒致者。曰久。曰閑。[不言所受。]曰宂。[用藥衆多。]曰競。[爭與攻擊。]復加以母之情僻。[執滯也。]父之性急。[愚憨也。]子之意頑。[不服藥也。]病之候難。[傳過壞證。]母之嬬神。父之執祟。如此人事。曷可勉強而與勞心枉究哉。[活幼口議。]

劉通眞曰。經言六歲已下爲小兒。然小兒與大人異療者。以有撮口急慢驚忤痞癇等候。當須別爲方論。餘病與大人不殊。[如吐瀉傷風傷寒之類。一同大人。兼取同用之。受病]然小兒純陽。病則熱多冷少。其藥宜少冷於大人爲得。其有用溫藥處。當以意減損之。[如水瀉白痢胃冷之類。亦用溫藥也。]若丸散用之。亦在醫者裁酌。[劉方明幼幼新書。引萬全方。]

張戴人曰。夫乳者。血從金化而大寒。小兒食之。肌肉充實。然其體爲水。故傷乳過多。反從溼化。溼熱相兼。吐痢之病作矣。醫者不明其本。輒以紫霜進食比金白餅之屬。其中皆巴豆杏人。其巴豆大熱有大毒。杏人小熱有小毒。小兒陽熱。復以熱毒之藥。留毒在內。久必變生。故劉河閒先生以通聖涼膈神芎益元治之。皆無毒之藥。或曰。此大人所服之藥。非小兒所宜也。余聞笑曰。大人小兒。雖年壯不同。其五藏六府豈復殊耶。大人服多。小兒服少。其實一也。[儒門事親。]

梁逢堯曰。調治小兒之法。當須愼護腎胃氣也。緣小兒未有天癸之旺。而常依四時胃氣爲本。故不病之治。不可容易損其胃氣也。胃氣一虛。病皆滋長。輕者至重。重者必死。此決然之理也。觀今醫者。不深念慮。而云小兒純陽之氣。凡有疾病。須當疎下。是以世之爲醫者。執此而妄恣疎泄。因此而死斃者。不可勝紀。良可嘆也。雖然疎下在乎審諦。而不可過。調理小兒之要也。幼幼新書。引惠眼觀證。

張景岳曰。有謂小兒爲純陽之體。故多宜清涼之治者。此說尤爲誤人。按上古天眞論曰。女子二七。男子二八。而後天癸至。夫天癸者。陰氣也。小兒之陰氣未至。故曰純陽。原非陽氣有餘之謂。特稚陽耳。稚陽之陽。其陽幾何。使陽本非實。而誤認爲火。則必用寒涼。妄攻其熱。陰既不足。又伐其陽。多致陰陽俱敗。脾腎俱傷。又將何所藉賴。而望其生乎。又王節齋曰。小兒無補腎法。謂男至十六。而腎始充滿。既滿之後。妄用虧損。則可用藥補之。若受胎之時。禀之不足。則無可補。禀之原足。又何待於補也。嗚呼。此何說耶。夫小兒之陰氣未成。卽腎虛也。或父母多慾。而所禀水虧。亦腎虛也。陰既不足而不知補之。陰絕則孤陽亦滅矣。何謂無可補耶。此義惟薛立齋獨得之。類經○按錢仲陽既有地黃丸方。薛氏實祖其意。非獨得之也。

馮楚瞻曰。治小兒疾病。較之男子婦人。其難尤甚。但小兒易怒傷肝。恣食傷脾。大人窮慾傷腎。多思傷心。鬱思傷脾。惱怒傷肝。悲哀傷肺。故書治小兒之法。猶浣衣之去垢者居多。以其所犯多屬標證也。治大人之法。猶植樹之培根者居多。以其所犯多屬本證也。然小兒亦有因先天怯弱致疾。

大人亦有因倍食傷胃抱痾。小兒而犯不足。大人而犯有餘。於此並可互參。況氣血有偏而成病。病則怪變百端。大人而犯小兒之病。小兒而犯大人之病。病既雷同。治何可執。錦囊秘錄。

徐洄溪曰。小兒之與成人。即病相同者。治亦迥異。如傷食之證。反有用巴豆硃砂。其餘諸證。多用金石峻厲之藥。特分兩極少耳。此古人真傳也。後世不敢用。而以草木和平之藥治之。往往遷延而死。此醫者失傳之故。醫學源流論。

按千金小兒門云。治其時行節度。故如大人法。但用藥分劑少異。藥小冷耳。此通真所本也。蓋嬌嫩之體。腸胃綿脆。虛實寒熱。皆易更變。古人所論當矣。惟稟厚壯實。其病屬熱者。苦寒剋伐。固所不妨。稟薄羸弱。其病屬寒者。辛溫補益。是其主對。金石之藥。亦或有可施。但云之多用則謬矣。要之諸家之見。俱不能無失。今姑舉之。以備學者酌中焉。又聖惠方診豆瘡論曰。凡食乳嬰孩。湯藥不可與童兒同療。則藥過劑必有損也。又曰。若用湯藥宜療於乳母也。二說俱是。如服藥多少。其說載第十二卷中。宜併參。

婦人用藥法

孫真人曰。夫婦人之別有方者。以其胎妊生產崩傷之異故也。是以婦人之病。比之男子。十倍難療。經言婦人者衆陰所集。常與溼居。十四以上。陰氣浮溢。百想經心。內傷二藏。按玉函經。作五藏。外損姿顏。月水去留。前後交互。瘀血停凝。中道斷絕。其中傷墮。不可具論。生熟按生熟。外臺秘要引。作矣然。五藏虛實交錯。

惡血內漏。氣脈損竭。或飲食無度。損傷非一。或瘡痍（按玉函。作胎瘡。）未愈。強合陰陽。或便利於懸廁之上。風從下入。便成十二痼疾。所以婦人別立方也。若是四時節氣爲病。虛實冷熱爲患者。故與丈夫同也。惟懷胎姙而挾病者。避其毒藥耳。其雜病與丈夫同。則散在諸卷中。可得而知也。然而女人嗜慾。多於丈夫。感病倍於男子。加以慈戀愛憎。嫉妬憂恚。染著堅牢。情不自抑。所以爲病根深。療之難瘥。（千金方○按婦人之病。至成十二痼疾。本出玉函經。玉函又曰。男子病者。衆陽所歸。常居于燥。陽氣游動。強力施泄。便成勞損。）葛仙翁曰。凡婦人諸病。兼治憂恚。令寬其思慮。則病無不愈。（張季明醫說引。）

按陶隱居本草序例曰。褚澄療寡婦尼僧。異乎妻妾。此是達其性懷之所致也。卽與上說同趣矣。嚴子禮濟生方云。治療之法。女子當養血抑氣。以減喜怒。釋澹寮集驗方云。治婦人之疾。當先爲抑陽助陰。兼理七情。使無鬱抑之懷。當自安養也。（按許學士本事方云。大率婦人妊娠。唯在抑陽助陰。）孫允賢醫方集成云。婦人宜耗其氣。以調其經。男子息養其氣。以全其神。蓋皆本于真人也。又按陳良甫婦人良方引產寶方序論曰。大率治病。先論其所主。男子調其氣。女子調其血。氣血人之神也。不可不謹調護。活人書亦舉此語。以謂此大略之詞。婦人傷寒。皆可於男子藥中選用。豈必調血而後行湯耶。王海藏醫壘元戎更有詳辨。當閱。

或者以姙娠母治。有傷胎破血之論。夫豈知邪氣暴戾。正氣衰微。苟執方無權。縱而勿藥。則母將羸弱。子安能保。上古聖人。謂重身毒之。有故無殞。衰其大半而止。蓋藥之性味。本以療疾。誠能處以中庸。與疾適當。且知半而止之。亦何疑於攻治哉。又況胞胎所繫。本於生氣之原。而食飲與藥。入於口而聚於胃。胃分氣味。散於五藏。苟非大毒駛劑。豈能遠達於胞胎耶。所謂母治則過矣。（聖濟經。）

王海藏曰。安胎之法有二。如母病以致動胎者。但療母則胎自安。或胎氣不固。或有觸動。以致母病者。宜安胎則母自愈。（蕭慎齋女科經綸引。）

按聖濟經。本于六元正紀大論。極爲切實。攷本草序例。舉墮胎藥數十種。孫真人亦有避毒藥之語。然仲景有桂枝茯苓丸。附子湯等方。今遇母有病。則不問何藥。對證施用。無有半產及動胎之憂。特腦麝之類。香竄利竅。實在所畏已。張茂之究原方云。僕屢醫姙婦。患傷寒結胸幷雜病。所合用藥。皆尋常孕婦之所忌者。投之病痊。至產初無所犯。（梶原性全萬安方引。）吳又可溫疫論。論妊娠時疫。用三承氣。有曰。若腹痛如錐。腰痛如折。此時未墮欲墮之候。服藥亦無及矣。雖投承氣。但可愈疾而全母。又曰。結糞瘀穢。腸胃間事也。胎附於脊。腸胃之外。子宮內事也。藥先到胃。瘀熱纔通。胎氣便得舒養。是以興利除害於頃刻之間。何慮之有。皆篤論也。如安胎之藥。則當察其人素稟與宿疾。而溫涼適宜。仲景有當歸散白朮散二方。其意可見也。諸家所說。蕭慎齋經綸一書。纖悉具載。茲不繁錄。

葉以潛曰。良方云。產後以去敗血爲先。血滯不快。乃成諸病。夫產後元氣既虧。運行失度。不免瘀血停留。治者必先逐瘀。瘀消然後方可行補。此第一義也。今人一見產後有內虛證。遽用參芪甘溫之劑。以致瘀血攻心而死。愼之。（士林餘業醫學全書。）

徐洄溪曰。至如世俗相傳之邪說。如胎前宜涼。產後宜溫等論。夫胎前宜涼，理或有之。若產後宜溫，則脫血之後，陰氣大傷，孤陽獨熾，又瘀血未淨，結爲蘊熱，乃反用薑桂等藥。我見時醫以此殺人無數。或云，產後瘀血，得寒則凝，得熱則行，此大謬也。凡瘀血凝結，因熱而凝者，得寒降而解；因寒而凝者，得熱降而解。如桃人承氣湯，非寒散而何。未聞此湯能凝血也。蓋產後瘀血，熱結爲多，熱瘀成塊，更益以熱，則煉成乾血，永無解散之日。其重者陰涸而卽死，輕者成堅痞褥勞等疾。惟實見其眞屬寒氣所結之瘀，則宜用溫散。故凡治病之法，不本于古聖，而反宗後人之邪說，皆足以害人。諸科皆然，不獨婦科也。（醫學源流論。）

按產後禁溫藥，張戴人儒門事親既有其說。前哲或曰，產後大補氣血爲主；或曰，地黃性滯，白芍酸寒伐生氣，俱非產後所宜。其他諸說不一，亦載在蕭氏書中。要之惡露未盡，切忌戀泥之品，而壞瘀行滯，實爲其主。如脫血過多，陽氣虛乏，則大劑參附，始可挽回。學者宜審諦虛實，勿拘一格焉。

傷寒雜病治法之異

尤飤鶴曰，治外感，必知邪氣之變態；治內傷，必知藏府之情性。治六淫之病，如逐外寇，攻其客，毋傷及其主，主弱則客不退矣。治七情之病，如撫亂民，暴其罪，必兼矜其情，情失則亂不正矣。（醫學讀書記。）

劉松峯曰，雜病用藥品過多，或無太害。卽如健脾者，多用白朮固也，再加山藥可也，再加扁豆亦可也，再加蓮肉棗肉，亦無不可也。再如補腎者，多用熟地固已。再加枸杞可也。再加兔絲亦可也。再加蓯蓉首烏芡實杜仲。亦無不可也。補藥固不厭多。即雜證藥品過繁。亦爲害尚淺。覺其不善。速爲減去。或可挽回。而瘟疫不能也。即如葛根。治瘟疫藥中。至和平之品。若邪在太陽。加之太早。反足以引邪入陽明矣。又如葛根與白芷。均屬陽明散劑。而白芷溫散。葛根涼散。白芷散陽明風寒之邪。葛根散陽明溫熱之邪。若溫邪之在陽明。用葛根而再加白芷。必然掣肘。恐不似他證用藥繁多之帖然無事矣。所以瘟疫用藥。按其脈證。眞知其邪在某經。或表或裏。倂病合病。單刀直入。批隙導窾。多不過五六味而止。至于分兩之重輕。則在臨時看其人之老少虛實。病之淺深進退。而酌用之。說疫。

按松峯論葛根白芷。誤據張潔古引經之說。甚失古本草之旨。然至雜病傷寒用藥之異。則其理固不可易矣。又王三陽傷寒綱目曰。治傷寒如對勁敵。治雜病如理亂絲。此言亦是。然傷寒有證候稀壞。藥難徑行者。雜病有卒爾危劇。治宜放膽者。三陽之言。互意而看。亦可也。張隱菴侶山堂類辨。亦有雜證論。附識于次卷治有不可正行條。隱菴以雜病爲見證龐雜之謂。非是。蓋雜病本對傷寒而言。詳義見于拙著察病通義中。

又按張蕆活人書序曰。古人治傷寒有法。治雜病有方。朱奉議於其第五卷中曰。古人治傷寒有法。非雜病之比。陳鶴溪三因方舉此語曰。方即義方。法即法令。外病用法令。猶奸邪外擾。非刑不除。內病用義方。猶父兄子弟。不足以禮格之而已。王海藏醫壘元戎駁之曰。吾謂治雜病亦有法。療傷寒亦有方。方即法也。法即方也。豈有異乎。要當全識部分經絡表裏藏府。豈有二哉。先兄紹翁亦有其辨。甚爲明切。曰。夫不易謂之方矣。可準謂之法矣。仲景著傷寒論。設一百一十三方。命之曰方者。蓋有此方而治此病。有此病而主此方。使後人知不可易以佗劑也。其評辨脈理。題之曰法者。使後人亦於診按之際。可準其言以裁決也。是不啻治傷寒一證。其治雜病亦然。故治傷寒之方。無不可以治雜病。而治雜病之法。亦可以準治傷寒。豈得謂彼特有方。而此反無之。此獨有法。而彼反無之耶。

藥治通義卷二

丹波元堅亦柔撰

治病求本

朱丹溪曰、將以施其療疾之法、當以窮其受疾之源、蓋疾疢之源、不離於陰陽二氣之邪也。窮此而療之、厥疾弗瘳者鮮矣。良工知其然、謂夫風熱火之病、所以屬乎陽邪之所客。病既本於陽、苟不求其本而治之、則陽邪滋蔓而難制。濕燥寒之病、所以屬乎陰邪之所客。病既本於陰、苟不求其本而治之、則陰邪滋蔓而難圖、誠能窮源療疾、各得其法。萬舉萬全之功、可坐而致也。治病必求於本、見於素問陰陽應象大論者如此。夫邪氣之基、久而傳化、其變證不勝其衆也。譬如水之有本、故能荐至、汪洋浩瀚、派而趨下、以漸大、草之有本、故能荐生、莖葉（按此脫華字。）實秀而在上、以漸蕃、若病之有本、變化難窮、苟非必求其本而治之、欲去深感之患、不可得也。（丹溪心法類集。）

徐洄溪曰、凡人之所苦、謂之病、所以致此病者、謂之因。如同一身熱也、有風、有寒、有痰、有食、有陰虛火升、有鬱怒憂思勞怯蟲疰。此謂之因、知其因、則不得專以寒涼治熱病矣。蓋熱同而所以致熱者不同、則藥亦迥異、凡病之因不同。而治各別者盡然。則一病而治法多端矣。而病又非止一證。必有兼證焉、如身熱而腹痛。則腹又爲一證。而腹痛之因、又復不同。有與身熱相合者。有與身熱各別者。如感寒而身熱。其腹亦因寒而痛。此相合者也。如身熱爲寒。其腹痛又爲傷食。則各別者也。又必審其食爲何食。則以何藥消之。其立方之法。必切中二者之病源。而後定方。則一藥而兩病俱安矣、若不問其本病之何因。及兼病之何因。而徒曰某病以某方治之。其偶中者。則投之或愈。再以治他人。則不但不愈。而反增病。必自疑曰。何以治彼效。而治此不效。并前此之何以愈。亦不知之。則倖中者甚少。而誤治者甚多。終身治病。而終身不悟。歷症愈多而愈惑矣。醫學源流論。

按丹溪本于經旨。而洄溪之言。殊爲明切。故併載之。又張景岳全書。有求本論曰。起病之因。便是病本。萬病之本。只此表裏寒熱虛實六者而已。明者獨知所因。而直取其本。則所生諸病。無不隨本皆退矣。至若六者之中。多有兼見而病者。則其中亦自有源有流。無弗可察。然惟於虛實二字。總貫乎前之四者。尤爲緊要當辨、亦是一義也。

治宜防微

徐洄溪曰。病之始生。淺則易治、久而深入則難治。內經云。聖人不治已病治未病、夫病已成而藥之。譬猶渴而穿井。鬭而鑄兵。不亦晚乎。傷寒論序云。時氣不和。便當早言。尋其邪由。及在腠理。以時治之。罕有不愈。患人忍之數日乃說邪氣入藏則難可制。按此傷寒例文。昔扁鵲見齊桓公云病在腠理。三見之後則已入藏。不可治療而逃矣。歷聖相傳如同一轍。蓋病之始入風寒既淺。氣血藏府未傷。自然治之甚易。至于邪氣深入則邪氣與正氣相亂。欲攻邪則礙正。欲扶正則助邪。即使邪漸去而正氣已不支矣。若夫得病之後更或勞動感風。傷氣傷食。謂之病後加病。尤極危殆。所以人之患病在客館道途得者。往往難治。非所得之病獨重也。乃既病之後不能如在家之安適。而及早治之。又復勞動感冒。致病深入而難治也。故凡人少有不適。必當即時調治。斷不可忽為小病。以致漸深。更不可勉強支持。使病更增。以貽無窮之害。此則凡人所當深省。而醫者亦必詢明其得病之故更加意體察也。醫學源流論。

按治病救于未成。誠是醫家之吃緊要訣。而歷聖相傳之心法。必無不以此為第一義。內經曰。邪風之至。疾如風雨。次注云。至。謂至於身形。故善治者治皮毛。止於萌也。其次治肌膚。救其已生。其次治筋脈。攻其已病。其次治六府。治其已甚。其次治五藏。治五藏者。半死半生也。治其已成。又曰。見微得過。用之不殆。又曰。凡治病。察其形氣色澤。脈之盛衰。病之新故。乃治之無後其時。本草經曰。欲療病。先察其源。先候病機。五藏未虛。六府未竭。血脈未亂。精神未散。服藥必活。若病已成。可得半愈。病勢已過。命將難全。扁鵲傳曰。使聖人預知微。能使良醫得蚤從事。則疾可已。身可活也。仲景曰。適中經絡。未流傳府藏。即醫治之。四肢才覺重滯。即導引吐納。鍼灸膏摩。勿令九竅閉塞。玉函經云。主候長存。形色未病。未入腠理。鍼藥及時。服將調節。委以良醫。病無不愈。皆可以見已、蓋臨病之際。精診熟察。於其緩急輕重進退之勢。與邪正推盪之機。反復思索、痛著眼力。倘遇脈證不合者。審情辨奸。必認得日後如何。而處置對方。無敢後時。則重者能輕。進者能退。假令一時變生。我心預有所期。則操縱自在。不使其至於敗壞困極。即是良工之事也。若不審其機。遷延失治。使輕者重。重者死。及異證蠭起。則錯愕失據。但躡其蹤而尾追之。或事後論變。粉澤其非者。皆粗工也。抑多事自擾。誅伐無過。而謂預爲防禦。猶是暗于機宜者。亦不可不戒也。葉香喦曰。蓋病有見證。有變證。有轉證。必灼見其初終轉變。胸有成竹。而後施之以方。否則以藥治藥。宜以人試藥也。此言是矣。葉言。見沈歸愚文集。又徐思鶴古今醫統。有慎疾說。盧紹菴一萬社草。論病宜早治。其意與洄溪相同。今不具錄。

治有標本

張景岳曰。病有標本者。本爲病之源。標爲病之變。病本惟一。隱而難明。病變甚多。顯而易見。故今之治病者。多有不知本末。而惟據目前。則最爲斯道之大病。且近聞時醫有云。急則治其標。緩則治其本。互相傳誦。奉爲格言。以爲得其要矣。予聞此說。而詳察之。則本屬不經。而亦有可取。所謂不經者。謂其以治標治本。對待爲言。則或此或彼。乃可相參爲用矣。若然。則內經曰。治病必求其本。亦何謂耶。又經曰。夫陰陽逆從。標本之爲道也。小而大。淺而博。可以言一而知百病之害也。以淺而知深。察近而知遠。言標與本。易而無及。又曰。先病而後逆者。治其本。先逆而後病者。治其本。先寒而後生病者。治其本。先病而後生寒者。治其本。先熱而後生病者。治其本。

先病而後生熱者治其本。先病而後泄者。治其本。先泄而後生他病者。治其本。先熱而後生中滿者。治其標。先病而後生中滿者。治其標。先中滿而後生煩心者。治其本。小大不利治其標。小大利治其本。先小大不利。而後生病者。治其本。由此觀之。則諸病皆當治本。而惟中滿與小大不利兩證。當治標耳。蓋中滿則上焦不通。小大不利。則下焦不通。此不得不爲治標以開通道路。而爲升降之所由。是則雖曰治標。而實亦所以治本也。自此之外。若以標本對待爲言。則治標治本。當相半矣。故予謂其爲不經者。此也。然亦謂其可取者。則在緩急二字。誠所當辨。然即中滿及小大不利二證。亦各有緩急。蓋急者不可從緩。緩者不可從急。此中亦自有標本之辨。萬不可以誤認而一概論也。景岳全書。

按經又曰。病發而有餘。本而標之。先治其本。後治其標。病發而不足。標而本之。先治其標。後治其本。謹察間甚。以意調之。王啓玄注曰。本而標之。謂有先病復有後病也。以其有餘。故先治其本。後治其標也。標而本之。謂先發輕微緩者。後發重大急者。以其不足。故先治其標。後治其本也。急則治其標之言。蓋本于此。李東垣試效方曰。如先生輕病。後滋生重病。亦先治輕病。後治重病。如是則邪氣乃伏。蓋先治本故也。可謂拘矣。

繆仲淳曰。病在於表。毋攻其裏。病在於裏。毋虛其表。邪之所在。攻必從之。受邪爲本。現證爲標。五虛爲本。五實爲標。譬夫腹脹。由於濕者。其來必速。當利水除濕。則脹自止。是標急於本也。當先治其標。若因脾虛。漸成脹滿。

夜劇晝靜。病屬於陰。當補脾陰。夜靜晝劇。病屬於陽、當益脾氣、是病從本生。本急於標也。當先治其本。舉一爲例、餘可類推矣。神農本草經疏。

喻西昌曰、至於病氣之標本。病發而有餘。必累及他藏他氣。先治其本。不使得入他藏他氣爲善。病發而不足。必受他藏他氣之累、先治其標。不使累及本藏本氣爲善。醫門法律。

江含徵曰。治病當知標本矣。然猶不可不知標中之標。本中之本。如脾胃虛而生濕熱。是虛爲本。濕熱爲標也。至濕熱下流。膀胱之氣化不利。是濕熱爲標。氣化不利。爲標中之標。至氣化不利、逆而上行。嗌塞喘逆。又標中標之標也。推此而逆求之。則本中之本。亦可得矣。醫律一筏。

何西池曰。中風痰涎壅盛。不通則死。急用三生飲稀涎通關等。散去其痰。又吐衄餘血停瘀。不得不去瘀導滯。亦急則治標之義也。醫碥。

治有初中末

王海藏曰。治病之道。有三法焉。初中末也。初治之道。法當猛峻者。謂所用藥勢疾利猛峻也。緣病得之新暴。感之輕。得之重。皆當以疾利猛峻之藥急去之。中治之道。法當寬猛相濟。爲病得之非新非久。當以緩疾得中之藥。養正去邪。相兼濟而治之。養正去邪者。假令如見邪氣多。正氣少。宜以去邪藥多。正氣藥少。凡加減藥法。如此之類。更以臨時對證。消息增減用藥。仍依時令。行之無忌也。更加鍼灸。其效更速。末治之道。法當寬緩。寬者。謂藥性平善。廣服無毒。惟能養血氣安中。蓋爲病證已久。邪氣潛伏至深。而正氣微弱。故以善藥廣服。養正多而邪氣自去。更加以鍼灸。其效尤速。此事難知。

按此說不必拘執。然不能無其理。要在活看耳。攷劉河間保命集云。五泄傷寒。乃分三節。初說暴。次說中。後說久泄。又云是三節內包十五法。初以暴藥。中以的對證藥。緩疾得中也。末治久泄法。仲景論厥陰經治法。是也。羅謙甫撰李東垣脾胃論後序曰。病之所起。初受熱中。心火乘脾。末傳寒中。腎水反來侮土。乃立初中末三法。然則三法之說。出於河間。而海藏則擴充東垣者也。海藏又本于王啓玄。有和取從折屬五治論。茲不採入。

治有緩急

王中陽曰。大抵暴病不可荏苒。沈痾不可速瘳。欲速則更醫必驟。醫衆其論必繁。荏苒則邪氣入深。用藥未必即差。泰定養生主論。

徐洄溪曰。病有當急治者。有不當急治者。外感之邪。猛悍慓疾。內犯藏府。則元氣受傷。無以託疾于外。必乘其方起之時。邪入尚淺。與氣血不相亂。急驅而出之於外。則易而且速。若俟邪氣已深。與氣血相亂。然後施治。則元氣大傷。此當急治者也。若夫病機未定。無所歸著。急用峻攻。則邪氣益橫。如人之傷食。方在胃中。則必先用化食之藥。使其食漸消。由中焦而達下焦。變成渣穢而出。自然漸愈。若卽以消黃峻藥下之。則食尚在上焦。卽使隨藥而下。乃皆未化之物。腸胃中脂膜與之同下。而人已大疲。病已生變。此不當急治者也。按傷食證不一。其危劇者。必須急下。此殊就緩證而言。宜勿拘泥。以此類推。餘病可知。至于虛人與老少之疾。尤宜分別調護。使其元氣漸轉。則正復而邪退。醫者不明此理而求速效。則補其所不當補。攻其所不當攻。所服之藥不驗。又轉求他法。無非誅伐無過。至當愈之時。其人已爲藥所傷。而不能與天地之生氣相應矣。故雖有良劑。用之非時。反能致害。緩急之理。可不講哉。醫學源流論。

張景岳曰。治病用藥。本貴精專。尤宜勇敢。凡久遠之病。則當要其終始。治從乎緩。此宜然也。若新暴之病。虛實既得其眞。卽當以峻劑。直攻其本。拔之甚易。若逗留畏縮。養成深固之勢。則死生係之。誰其罪也。故凡眞見裏實。則以涼膈承氣。眞見裏虛。則以理中十全。表虛則耆朮建中。表實則麻黃柴桂之類。但用一味爲君。二三味爲佐使。大劑進之。多多益善。夫用多之道何在。在乎必賴其力。而料無害者。卽放膽用之。性緩者可用數兩。性急者亦可數錢。若三五七分之說。亦不過點名具數兒戲而已。解紛治劇之才。舉動固如是乎。景岳全書。

盧紹菴曰。病淺效速。病深效遲。必然之理也。試觀往哲醫案。其療深重之病。用藥或至數十百劑。經年累月。方能奏效。水到渠成。藥到病退。譬如口湯覓茶，必須引滿鯨吸，纔堪滋潤喉吻，是以吾家玉川翁有七碗之喻。一碗二碗曷克有濟。今人以沈久之疾，而求旦夕之效，是杯水灰輿薪，多見其不知量矣。一萬社草。

按劉河間保命集曰：經曰：治主以緩，治客以急。蓋言客邪宜急逐，正虛宜緩救之義。但其語經無所見，當攷。

又暴病有漸而發者，或有不可必急治，永疾觸事而動者，亦有不可必緩治，並宜別論矣。

又按景岳諸輩論久病，多言調補，不及轉刷。然久病不止虛弱宜補者。凡沈滯之病，內有痼結者，非藉攻下則不能拔除，豈可一概而論乎。景岳之術，偏於滋養，故其說亦有所偏矣。緩下之法，詳載于第五卷中，茲不縷述。

治有輕重

戴復菴曰：藥病須要適當。假如病大而湯劑小，則邪氣少屈，而藥力已乏，欲不復治，其可得乎。猶以一杯水救一車薪火，竟不得滅，是謂不及。若證小而湯劑大，則邪氣已盡，而藥力有餘，欲不得正，其可得乎。猶火熾崐岡，玉石俱焚，是謂太過。二者之論，惟中而已。過與不及，皆爲偏廢。然而太過尤甚于不及。蓋失于姑息，邪復勝正者，只是勞而無益，猶可勉而適中。或失苛暴，則邪氣被傷，因而羸瘠者有之，危殆者有之。此所謂尤甚也。可不戒哉。嘗考仲景于承氣條下則曰：若更衣止後服。于桂枝方下則曰：微汗漐漐乃佳，不可令水淋漓。其旨深矣。推求師意。

顧焉文曰。愼齋先生云。夫病重者其藥輕。病輕者其藥重。此又從七方之義。再進竿頭。通變于既窮。救民于垂絕。仁人之用心。其至矣乎。其所謂病輕者。非輕也。以其邪氣初感。元氣未虧。故病雖重。猶謂之病輕。宜亟用重劑。切而奪之。所謂病重者。久病元氣微弱。如小草將枯。若大加浸灌。速其斃耳。須用小水。漸沾潤之。庶有回生之機。（本草彙箋。）

程若水曰。用藥又不可過與驟。假如人之病。利用溫藥。即以溫藥治之。藥非不對證也。苟愈而過用溫劑。則祛一病。又生一病矣。諸證用藥皆然。又如人久病血氣極虛。當補以溫。尤宜徐徐進藥。以俟血氣之復。倘驟用溫藥亟補。則將敗之血氣。不能勝其藥力。即所用之藥。極與證合。亦將歸于敝而已。（醫彀。）

按孫眞人曰。病輕用藥須少。痾重用藥即多。此則醫之一隅。何足怪也。蓋復菴本于此意。而論服藥多少。亦可該施治之理。焉文別發一義。若水辨過驟之害。皆不外于輕重適中之謂。故併載之。張子剛雞峯普濟方曰。凡人三部脈。大小沈浮遲疾。同等不越。至數勻和者。雖病有寒熱不解。此爲陰陽和平之脈。縱病必愈。此乃感小邪之氣。故不可深治大攻。吐瀉發汗。若藥勢過多。反致危損。切切禁之。又方仁聲泊宅編。載一老醫論小病不須深治。但服溫平劑。正氣逐濕痺。可延歲月。並言小病深治。誅罰無過之弊。又證治要訣。有舉傷寒治驗。以爲用藥太過之戒。而徐洄溪醫學源流論。病深非淺藥能治論中所言。其意相發。曰。世又有極重極久之病。諸藥罔效。忽服極輕淡之方而愈。此乃其病本非專治之方。從前皆係誤治。忽遇對證之藥。自然應手而痊也。

治有先後

沈目南曰。病在表。而醫反下之。誅伐無過。致傷脾胃之氣。所以下利清穀不止。然雖身疼表證未解。當救誤下之逆爲急。不可顧慮表邪。以致內陽下脫。必俟元陽恢復。清便自調之後。急當救表。然表當急救何也。蓋恐內陽初復未充。外邪陷入。又變結胸痞滿耳。金匱編註。

趙以德曰。痼疾。病已沈痼。非旦夕可取效者。卒病。謂卒然而來。新感之病。可取效於旦夕者。乘其所入未深。急去其邪。不使稽留而爲患也。且痼疾之人。正氣素虛。邪尤易傳。設多瞻顧。致令兩邪相合。爲患不淺。故仲景立言於此。使後學者知所先後也。醫宗金鑑引○按朱二然校印金匱二注。此條周禹載補注。

按金匱首篇第十四十五兩條。以示治有緩急先後之序。不可逆施之義。沈趙所釋。於諸家注中。最爲約覈。故櫟蔭府君撰金匱輯義。既所援據。今又揭出。以備楷式。但前條所論。就表熱裏虛而言。攷之經旨。如表熱裏實者。則其法相反。蓋表熱裏虛。則必先裏而後表。何也。先實裏者。恐脫候倏至。邪亦從陷也。裏既實。而從事于表。亦不爲遲。設先救表。則虛耗之陽。隨汗益奪。豈望邪氣外散耶。表熱裏實。則必先表而後裏。何也。先攻表者。恐表邪併入裏熱壅重也。表既解。而從事于裏。亦不爲遲。設先攻裏。則胃空邪乘。遂爲壞病。豈望邪氣內解耶。乃是仲景之明律。不可不知也。楊仁齋直指方曰。治病如奕碁。當先救急。急者何。救其重而略其輕也。亦先後之謂也。金匱水氣病第二十二條。亦是先後之例。然彼條言急則治其標之意。而與卒病痼疾。稍有不同。

又按朱丹溪引絜矩新書。謂有雜合邪者。當以雜合法活之。譬如感冒外邪。兼爲食所傷。而平昔多怒。又平時房勞者。且補中化食行滯。清涼胃火。而以薑辣行之。則中氣稍回。外感自解。（見局方發揮。而戴復菴推求師意。樓仙巖醫學綱目。所載爲詳。）此不知仲景先後之例者。而此等許多證候。固非一方之所能籠罩。其駁雜無統。一至如此。則互相牽制。功力迂慢。豈得奏奇功乎。可謂陋矣。

又按蔣孝琬曰。或病先患冷。而卒得熱者。治熱不愈。尋加進平温之藥而調之。不然冷方轉增。或冷患熱時治之不可一用熱藥攻之。反得熱蒸。又曰。病力弱者。形肉多消。欲治之法。先以平和湯一兩劑少服。通調血氣。令病人力漸漸強生。然可服當病大藥耳。（並家宿禰公醫心方引。）此一言冷熱混淆。一言先虛後實。俱係施治先後之例。仍附存之。（雞峯普濟方。有本病中別生滯礙條。宜參。）

治貴應變

趙嗣眞曰。厥爲亡陽。不能與陰相順接。咽乾爲津液寡。煩躁吐逆爲寒格而上也。故宜甘草乾薑。以溫裏復陽。甘草芍藥。益其汗奪之血。然後可以復陰陽不足之氣。得脚伸後。或讝語者。由自汗小便數。胃家先自津液乾少。又服乾薑性燥之藥。以致陽明內結讝語。雖然非邪實大滿。故但用調胃承氣以調之。仍少與之也。原其芍藥甘草湯。乃是厥愈足溫後。專治兩脛攣急之藥。非正治脈浮自汗出小便數之藥也。自常人觀之。豈不曰自汗小便數證。又無自利。遽用乾薑溫之。因而以致結燥讝語。後却用芒消大黃寒藥。以解其熱。似若失次。使病家遇此。必歸咎醫人。以爲誤用乾薑熱燥之失。後藥解先之差矣。殊不知仲景之意。不患乎乾薑之熱。惟患乎正氣之虛。正氣之長。邪氣之所由消也。且自汗小便數等證。爲表裏俱虛。治法必先復其陰陽不足之正氣。然非乾薑芍藥甘草不可。至於正氣陰陽已復。而內有所主。則雖胃燥讝語。不過大便內結。大黃芒消。潤滑而去之。而正氣內強。不至下脫。結燥□而正氣安矣。以上用藥次第。先熱後寒。先補後瀉。似逆而實順。非仲景之妙。孰能至是哉。後之學者。可不以此爲法。推廣而應變。吾何暇辨病家之繆謗也耶。汪石山傷寒選錄引。

按治病之法。所要在應變。所難亦在應變。蓋病之情機。固不可窮。陰陽之進退。邪正之消長。千狀萬態。變化不一。或一證愈。而更生一證。或彼候未去。而又發此候。有可必其變者。有不可必其變者。要之其人情思之感動。飲食之失節。起居之違度。及節氣之交錯。藥劑之誤謬。皆能爲變。醫者審諦脈證。隨權制宜。圓機活法。方稱合轍。是治之要于應變也。是以昨日所處。今日換之。今日所易。明日或轉。雖殆似無特操。而理或有不得不爾者。然必也處靜觀動。反覆熟察。不敢苟且鹵莽之可也。是治之難于應變也。仲景之於甘草乾薑湯諸變。正是所以示活通之妙。故茲表趙氏之注。以爲例焉。欬嗽中小青龍湯下已續後五章。亦同其趣。如前所敘標本先後諸義。並可互發矣。且有其證變而治不須變者。如桂枝證服之反煩。猶用桂枝者是也。有證不變而治宜變者。如赤石脂禹餘糧湯證。復利其小便者是也。俱不可不審。如夫見頭治頭。數數換方。而藉口達變者。與固執不移。莫敢顧慮。而自矜卓見者。其陋則一也。頃檢永富獨嘯漫遊雜記。有一條。曰。治療之道二端。曰持重。曰逐機。所謂持重者。病深則治一。非迂慢而過日也。所謂逐機者。證移則輒隨。非迷惑而轉方也。持重者常也。逐機者變也。勿能逐機。而失於持重焉。勿務持重。而忽於逐機焉。此言明覈。先得吾意矣。但逐機字有病。當作應機爲穩。

又按無名氏史載之方跋。稱載之之術曰。蓋其審證精切。不過三四服立愈。喻當諭。是而不效。乃察病按方之不審。便當改轍。不可泥也。此言證不變而治須變者。然其云決效否於三四服者。殆不免夸大也。王中陽養生主論曰。閭閻之家。不諳服餌。投藥未幾。或證當轉變。或藥病相攻。便言有隔。卽從事乎異端不根之說。而中道而廢。明明易治之病。翻成不救之危。此言證變而治不宜變者。實仲景桂枝湯服法之遺意也。又程若水醫彀。治發斑案。張景岳全書。治戰汗案。並言治宜持重者。亦後學模範耳。若水按云。癸未年。崇梵僧規大患發熱頭疼。疲倦之極。診其脈。氣口大於人迎三倍。虛浮無力。予用補中益氣湯。去升麻。加附子一片。冰冷服之。越三兩時。遍體發紅斑。時醫謂爲熱藥所誤。予曰、不然。此非彼所識。蓋因正氣未復。虛火遊行於外。故發斑耳。仍將前藥。再加附子一片。服一貼。其病悉除。景岳按。拈于拙著傷寒廣要少陰篇。今不復贅。

虛實治要

張景岳曰。通評虛實論曰。邪氣盛則實。精氣奪則虛。此虛實之大法也。設有人焉。正已奪。而邪方盛者。將顧其虛而補之乎。抑先其邪而攻之乎。見有不的。則死生係之。此其所以宜愼也。夫正者本也。邪者標也。若正氣既虛。則邪氣雖盛。亦不可攻。蓋恐邪未去而正先脫。呼吸變生。則措手無及。故治虛邪者。當先顧正氣。正氣存則不致於害。且補中自有攻意。蓋補陰卽所以攻熱。補陽卽所以攻寒。世未有正氣復而邪不退者。亦未有正氣竭而命不傾者。如必不得已。亦當酌量緩急。暫從權宜。從少從多。寓戰於守。斯可矣。此治虛之道也。若正氣無損者。邪氣雖微。自不宜補。蓋補之則正無與。而邪反盛。適足以藉寇兵。而資盜糧。故治實證者。當直攻其邪。邪去則身安。但法貴精專。便臻速效。此治實之道也。要之能勝攻者。方是實證。實者可攻。何慮之有。不能勝攻者。便是虛證。氣去不返。可不寒心。此邪正之本末。不可不知也。類經

又曰。邪氣盛則實。精氣奪則虛二句。爲病治之大綱。其辭似顯。其義甚微。最當詳辨。而辨之有最難者。何也。蓋實言邪氣。實宜寫也。虛言正氣。虛宜補也。凡邪正相薄而爲病。則邪實正虛。皆可言也。故主寫者則曰。邪盛則實。當寫也。主補者則曰。精奪則虛。當補也。各執一句。茫無確見。藉口文飾。孰得言非。是以至精之訓。反釀莫大之害。不知理之所在。有必不可移易者。奈時醫不能察耳。余請析此爲四。曰孰緩孰急。其有其無也。所謂緩急者。察虛實之緩急也。無虛者。急在邪氣。去之不速。留則生變也。多虛者。急在正氣。培之不早。臨期無濟也。微虛微實者。亦治其實。可一掃而除也。甚虛甚實者。所畏在虛。但固守根本。以先爲己之不可勝。則邪無不退也。二虛一實者。兼其實。開其一面也。二實一虛者。兼其虛。防生不測也。總之實而誤補。固必增邪。猶可解救。其禍小。虛而誤攻。眞氣忽去。莫可挽回。其禍大。此虛實之緩急。不可不察也。所謂有無者。察邪氣之有無也。凡風寒暑濕火燥。皆能爲邪。邪之在表在裏。在府在藏。必有所居。求得其本。則直取

之。此所謂有。有則邪之實也。若無六氣之邪。而病出三陰。則惟情慾以傷內。勞倦以傷外。非邪似邪。非實似實。此所謂無。無則病在元氣也。不明虛實有無之義。必至以逆爲從。以標作本。絕人長命。損德多矣。可不懼且愼哉。同上

何西池曰。虛者。正虛也。謂其人氣血虛衰也。實者。邪實也。一切內外寒熱諸邪。不論有形無形。但著滯爲患。亟宜消散者。皆爲實邪。非謂其人氣血壯實也。故曰虛中有實。實中有虛。所謂正自虛。而邪自實也。虛而不實者。止用補。虛而實者。必攻補兼施。若實而不虛。則直攻之而已。如虛人傷食。輕則於補劑中加消導之品。重則加下利之藥。頃刻收功矣。庸醫乃謂須與純補。俟其氣旺。則食自運行。遷延時日。坐失事機。往往變生他證。即幸而奏效。病者受苦久矣。未有久苦於病而元氣不傷者也。名曰補之。實以傷之。亦何爲哉。有虛寒。有實寒。如多食生冷。及寒痰停滯之類。有虛熱。有實熱。知實熱而不知虛熱。與知虛寒而不知實寒。皆庸醫也。醫碥

吳又可曰。病有先虛後實者。宜先補而後瀉。先實而後虛者。宜先瀉而後補。假令先虛後實者。或因他病先虧。或因年高血弱。或因先有內傷勞倦。或因新產下血過多。或舊有吐血。及崩漏之證。時疫將發。即觸動舊疾。或吐血。或崩漏。以致亡血過多。然後疫氣漸漸加重。以上並宜先補而後瀉。瀉者。謂疏導之劑。并承氣下藥。概而言之也。凡遇先虛後實者。此萬不得

已。而投補劑一二貼。後虛證少退。便宜治疫。若補劑連進。必助疫邪。禍害隨至。假令先實而後虛者。疫邪應下失下。血液爲熱搏盡。原邪尚在。宜急下之。按劉松峯類編曰。此虛。乃因失下。血液搏盡之虛。非同平日虛怯之虛。邪退六七。宜急補之。虛回五六。慎勿再服。多服則前邪復起。下後畢竟加添虛證者方補。若以意揣度其虛。不加虛證。誤用補劑。貽害不淺。溫疫論。

又曰。病有純虛純實。非補即瀉。設遇既虛且實者。補瀉間用。當詳孰先孰後。從少從多。可急隨其證而調之。同上

按虛實猶病之質。寒熱猶病之性。凡物有質必有性。是病所以有虛寒虛熱實熱實寒之辨也。人身氣血。一莫不稟於胃脘之陽。是以病之虛實寒熱。亦莫不本於胃陽之強弱。深尋此理。則處治之法。自躍如心目矣。蓋論虛實而不及寒熱。則遂無得乎百法之真的。故景岳之論雖精。猶有遺恨焉。朱丹溪格知餘論。有病邪雖實胃氣傷者勿使攻擊論。何柏齋醫學管見。有元氣大虛病邪大盛當使攻擊說。均是不達虛實寒熱互參之義。難以爲章程矣。元堅嘗著有論一篇。今不自揣。揭出于此。曰。爲醫之要。不過辨病之虛實也已。虛實之不明。妄下湯藥。則冰炭相反。坐誤性命。是以臨處之際。不容毫有率略矣。蓋嘗攷之。厥冷下利。人皆知大虛宜補。潮熱譫語。人皆知大實宜瀉。此則其病雖重。而診療之法。莫甚難者矣。如夫至虛有盛候。大實有羸狀者。誠醫之所難也。雖然此猶難乎辨證。而不難乎處治。何者。假證發露。抑遏真情。自非至心體察。則不能辨其疑似。而認其真。然既認其真也。純補純瀉。一意直到。而病可愈矣。豈有他策耶。唯醫之所最難者。在真實真虛。混淆糅雜者而已。何者。其病視爲虛乎。挾有實證。視爲實乎。兼有虛候。必也精慮熟思。能析毫釐。而

其情其機。始可辨認。及其施治。欲以補之。則恐妨其實。欲以瀉之。則恐妨其虛。補瀉掣肘。不易下手。必也審之又審。奇正攻守。著著中法。而後病可起矣。此豈非辨認難。而處治亦難者乎。岐伯有五有餘二不足之說。而仲景之經、所云難治者。概此之謂也。蓋虛實之相錯。其證不能一定。其治不能各無其別也。區而論之。有虛實相兼者焉。病本邪實。當汗如下。而醫失其法。或用藥過劑。以傷真氣。病實未除。又見虛候者。此實中兼虛也。治之之法。宜瀉中兼補。倘虛甚者。或不得已。姑從于補。虛復而後宜議瀉矣。其人素虛。陰衰陽盛。一旦感邪。兩陽相搏。遂變爲實者。此虛中兼實也。治之之法。不清涼無由解熱。不轉刷無由逐結、然從前之虛、不得不顧。故或從緩下。或一下止服。前哲於此證。以爲須先治其虛。後治其實。此殆未是也。大抵邪不解。則不受補。有邪而補。徒增壅住。且積日之虛。豈暫補所能挽回乎。攷之經文。如附子瀉心。調胃承氣。即瀉中兼補之治也。陽明病。至循衣摸床。微喘直視。則既屬虛憊。而猶用承氣者。以實去而陰可回。縱下後頓見虛候、其實既去。則非調養叵治也。擴充觸長。無適而不可矣。此虛實之相兼。大較如此。如夫虛實之相因而生。是亦不可不辨也。有人于此焉。脾氣虧損。或久吐。或久利。中氣不行。馴至腹滿溺閉。此自虛而生實也。至其滿極。則姑治其標。主以疎導。然不以扶陽爲念。則土崩可待也。又有人焉。腎陰不足。下虧上盈。或潮熱心煩。或血溢痰湧。亦是虛生實者也。至其火亢、則姑治其標。專主清涼。然不以潤養爲念、則真元竭絕矣、有人于此焉。腸澼赤滯。腸痛後重。如其失下。則病積依然。而津液日泄。羸劣日加。此自實而生虛也。治法或姑從扶陽、然不以磨積爲先。則邪勝其正。立見危殆。又有人焉。肝氣壅實。妄言妄怒。既而脾氣受制。飲食減損。日就委頓。亦是實生虛者也。治法或姑從補中。然不兼以清膈。則必格拒不納矣。在仲景法。則汗後脹滿、是自虛而實。故用且疎且補之劑。五勞虛極、因內有乾血。是自實而虛。宿食脈澁。亦自實而虛。故一用大黃䗪蟲丸、一用大承氣湯。蓋乾血下而虛自復。宿食去而胃必和也。此虛實相因而生之大略也。要之。相兼者。與相因者。病之新久。胃之強弱。尤宜參伍加思。亦是診處之大關鑰也。更論虛實之兼挾。則表裏上下之分。又不可不知也。實在表而裏虛者。補其中而病自愈。以病之在外。胃氣充盛。則宜托出。且裏弱可以受補。如發背痘瘡之類。是也。實在裏而兼虛者。除其實而病自愈。以病之屬熱。倘攔補之。必助其壅。如彼虛人得胃實。與瘀血宿食之類。是也。病上實。素下寒者。必揣其臍腹。而後吐下可用。病下虛。素上熱者。必察其心胸。而後滋補可施。此表裏上下之例也。雖然今此所論。大概就病之屬熱者而立言已。如病寒之證。亦不可不辨焉。經云。氣實者熱也。氣虛者寒也。蓋胃強則熱。胃弱則寒。此必然之理也。故寒病多屬虛者。然有者厥陰病之上熱下寒。此其上熱雖未必為實。而未得不言之猶有陽存。故涼溫併用。方為合轍矣。寒病又有陽雖虛。而病則實者。顧是胃氣本弱。然關門猶有權。而痼寒宿冷。僻在一處。或與邪相併。或觸時氣而動。以為內實也。倘其初起。滿閉未甚者。須溫利之。滿閉殊劇者。攻下反在所禁。唯當溫散之。蓋以寒固胃之所畏。其實之極。必傷胃氣。遂變純虛耳。觀仲景太陰病及腹滿寒疝之治。而其理可見也。然則病寒之實。必要溫補。固不可與病熱之虛。猶宜清滌者。一例而論矣。玉函經曰。寒則散之。熱則去之。可謂一言蔽之已。是寒熱之分。誠虛實證治之最吃緊也。病之虛實。藥之補瀉。各有條例。其略如此。而微甚多少之際。猶有不可不計較者。實如張景岳氏之言焉。夫虛實之不明。補瀉之不當。而栩栩然欲療極重極險之病者。豈足與語醫哉。（玉函經云。虛實淨者。瀉勿太泄。蓋所謂微虛微實之治例也。）

又按吳氏於熱證兼虛者。分為二等。其義更精。劉方明幼幼新書。引孫真人玉函要訣曰。或虛中有積熱。先與利熱。後與治虛。又曰。熱裏有虛。先與補虛。然後退熱。次調胃氣。即無誤矣。是其意與吳氏似異而同。又徐洄溪醫學源流論曰。或云。邪之所湊。其氣必虛。故補正即所以驅邪。此大繆也。惟其正虛而邪湊。尤當急驅其邪。以衛其正。若更補其邪氣。則正氣益不能支矣。又曰。或云補藥託邪。猶之增家人以禦盜也。是又不然。蓋服純補之藥。斷無專補正不補邪之理。非若家人之專於禦盜賊也。是不但不驅盜。并助盜矣。是言暗中景岳之病矣。又繆仲淳神農本草經疏曰。病屬於虛。宜治以緩。若屬沈痼。亦必從緩治。虛無速法。亦無巧法。蓋病已沈痼。凡欲施治。宜有次第。故亦無速法。病屬於實。宜治以急。邪不速逐。則爲害滋蔓。故治實無遲法。亦有巧法。此說似有理。然病有暴虛。又有久實。不可概論。

治當保護胃氣

繆仲淳曰。夫胃氣者。即後天元氣也。以穀氣爲本。是故經曰。脈有胃氣曰生。無胃氣曰死。又曰。安穀則昌。絕穀則亡。可見先天之氣。縱猶未盡。而他藏不至盡傷。獨胃氣偶有傷敗。以至於絕則速死矣。穀氣者。譬國家之餉道也。餉道一絕。則萬衆立散。胃氣一散。則百藥難施。若陰虛。若陽虛。或中風。或中暑。乃至瀉利滯下。胎前產後。丁腫癰疽。痘瘡痧疹驚疳。靡不以保護胃氣。補養脾氣爲先務。本所當急也。故益陰宜遠苦寒。益陽宜防泄氣。祛風勿過燥散。消暑毋輕下通。瀉利勿加消導。滯下之忌芒消巴豆牽牛。胎前泄瀉之忌當歸。產後寒熱之忌芩連梔子。丁腫癰疽未潰之忌當歸。痘疹之不可妄下。（按瀉利以下六句不確。勿必拘。）其他內外諸病。應設藥物之中。凡與胃氣相違者。概勿施用。投藥之頃。宜加三思。（神農本草經疏。）

張叔承曰。曰氣。曰血。曰精。曰津液。一或不足。當先理脾胃。若脾胃不和。食少不能生化精血。縱加峻補。不能成功。昧者但知四物養血。謂參朮不可用。庸之甚矣。大抵邪之所凑。其氣必虛。木必先腐。而後蟲生。墻壁堅固。賊自難入。醫家若不審脾胃元氣精血。妄加攻伐。涉虛之人。鮮有不致于危者。余家世業醫。目擊其弊。特爲拈出。明哲幸諒之。醫學六要。

按仲景諄諄致意于胃氣。即是內經之本旨。蓋以生生之源。實在于胃。故實證猶不得不顧。況於虛者乎。成聊攝明理論云。藥之所以能勝邪者。必待胃氣施布藥力。始能温汗吐下之。以逐其邪氣。邪氣勝胃氣絕者。湯藥縱下。胃氣不能施布。雖神丹其能爲效乎。觀此則益可以知胃氣之不可不保護矣。補脾諸說。詳在後卷。當相參看。

治不必顧忌

孫台石曰。凡治法。用藥有奇險駭俗者。只要見得病真。便可施用。不必顧忌。即如病有臨危。原屬有餘。失於攻下所致。雖至幾微欲絕。猶當攻下取效。若久瀉久痢。至於滑脫不禁。則宜切止而後調之。如國家以刑治姦盜。以兵却虜寇。不得已而用權。權不離經。非霸術也。王道也。乃有醫謬稱王道。一味平補調停。此可施與不足。不可施于有餘。施于有餘。則邪氣得補而愈盛。是速其斃也。又有遇危難證。如大黄附子。迥若霄壤。恐致殺人。而惟用中和之方。無大熱大寒。救療而死。其殺人一也。簡明醫彀。

徐洄溪曰。凡病人或體虛。而患實邪。或舊有他病。與新病相反。或一人兼患二病。其因又相反。或內外上下。各有所病。醫者躊躇束手。不敢下藥。此乃不知古人制方之道者也。古人用藥。惟病是求。藥所以制病。有一病則有一藥以制之。其人有是藥。則其藥耑至于病所。而驅其邪。決不反至無病之處。以爲禍也。若留其病不使去。雖強壯之人。遷延日久。亦必精神耗竭而死。此理甚易明也。如怯弱之人。本無攻伐之理。若或傷寒。而邪入陽明。則仍用消黃下藥。邪去而精氣自復。如或懷妊之婦。忽患癥瘕。必用桃人大黃。以下其瘕。瘀去而胎自安。或老年及久病之人。或宜發散。或宜攻伐。皆不可因其血氣之衰。而兼用補益。如傷寒之後。食復女勞復。仲景皆治其食清其火。並不因病後而用溫補。惟視病之所在而攻之。中病即止。不復有所顧慮。故天下無棘手之病。惟不能中病。或偏或誤。或太過。則不病之處亦傷。而人危矣。俗所謂有病病當之。此歷古相傳之法也。故醫者當疑難之際。多所顧忌。不敢對證用藥者。皆視病不明。辨證不的。審方不眞。不知古聖之精義者也。醫學源流論。

按此二論。與上節意似相反。而俱有深味。世醫有止知逐邪。而不知養正者。有止知養正。而不知逐邪者。倘以此兩節。與前虛實條。參互玩繹。則必自有所會矣。蓋置之死地而後生者。呂滄州評子和。用此語。殆是醫者之極效。而膽欲大者。實不可顧忌之謂也。楊仁齋直指方曰。療病如濯衣。必去其垢汚。而後可以加裝飾。亦此義耳。

治有隨所得而攻

尤飲鶴曰。無形之邪。入結於藏。必有所據。水血痰食。皆邪藪也。如渴者。水與熱得。而熱結在水。故與猪苓湯利其水。而熱亦除。若有食者。食與熱得。而熱結在食。則宜承氣湯下其食。而熱亦去。若無所得。則無形之邪。豈攻法所能去哉。金匱心典。

按此係于解金匱首篇末條。而亦處治之模範耳。庸工不諳此理。或熱未結實。而強用攻下。或州都虛燥。而迫與滲利。其害匪輕。宜知戒也。

治有不可正行

戴復菴曰。有傷寒雜病。有傷寒正病。傷寒雜病者。難以正病治。如病人證狀不一。有冷有熱。陰陽顯在目前。當就其中大節先治。其餘證則徐治。然亦不可用獨熱獨寒之劑。又如嘔渴煩熱。進小柴胡湯。嘔渴煩熱止矣。而下利不休。以小柴胡湯爲非。則嘔渴煩熱不應止。以爲是。則下利不應見。吐利厥逆。進薑附湯。吐利厥逆止矣。而熱渴讝語。昏不知人。以薑附爲非。則吐利厥逆不應去。以爲是。則熱渴讝語不應見。此亦傷寒雜病。雖無前項冷熱二證。顯然並見之跡。而陰中有陽。陽中有陰。潛伏其閒。未卽發見。用藥一偏。此衰彼盛。醫者當於有可疑之處。能反覆辨認。無致舉一廢一。則盡善矣。證治要訣。

按盧砥鏡續易簡方後集曰。凡爲良工臨診。值病證之純者。治藥當如童蒙之屬小對。字字清切。證之駁者。處方當如才子之破合題。字字包盡。復菴所謂雜病。即證之駁者。顧不啻傷寒有之。而衆病皆有之矣。施治之法。貴在純專。然病情百端。不可執一而論。攷之經文。病之寒熱相錯者。固不爲尠。治方亦多涼溫倂行者。詳見于次卷攻補寒熱并用條。此與甘草乾薑湯應變之例。稍有不同。蓋如柴胡加龍骨牡蠣湯證。尤其駁者也。如厥熱進退。亦證之不純者。至其治法。則似隨其變態。各自措施焉。自他反治之法。冷熱合行。後世醫書。又有間服夾用之方。見幼幼新書。引惠眼觀證。茅先生。漢東王先生等。又要訣中。尤多其例。而或有朝用附子。暮用大黃之説。見醫經會解。未審所本。當攷。又程若水醫彀曰。凡人上實下虛者。眞陰虧損者。寒涼固不宜。而溫熱亦難進。則當平以補之。或早以丸藥補下。晚以丸藥清上。午以丸藥和中。然此種治例。倘麤心效顰。則必落于丹溪雜合治之窠臼。不能無亂藥失機之弊。是以醫者。值證之駁者。則必精察標本虛實之宜孰急表裏新久之宜孰先。苟無一于此。而情機殽糅。藥難徑行。則適擇古人成方中攻補相兼者。藥性平和者。以處置之。或不得已。則二方更替夾用。要當不悖于仲景之律爲期矣。如今之醫。雖證之純者。往往二方互擬。稱云本方別煎。況至駁者。則數方兼施。謂爲能盡事術。病家亦甘受習以爲俗。徒寘人于不生不死之間。可勝歎哉。張隱菴侶山堂類辨曰。雜證者。謂一人之病。見證龐雜。當知始病則一。久久不去。漸至蔓延。故治雜病。如理亂繩。得其頭緒。一路理清。不則愈理愈亂矣。所治之藥。亦專取其要。多則雜。雜無功。此說。即前論不可顧忌之意。而亦以可矯輓近雜治之偏。故附于斯。

又按標本病傳論曰。謹察間甚。以意調之。間者并行。甚者獨行。張景岳曰。間者。言病之淺。甚者。言病之重也。病淺者。可以兼治。故曰并行。病甚者。難容雜亂。故曰獨行。類經此説爲是。張隱菴集注高士宗直解以間者。爲相兼之義。却失經旨矣。朱永年曰。間甚之中。又分緩急。引集注亦是。

反治

王啓玄曰。夫病之微小者。猶人火也。遇草而焫。得木而燔。可以濕伏。可以水滅。故逆其性氣。以折之攻之。病之太甚者。猶龍火也。得濕而焫。遇水而燔。不知其性。以水濕折之。適足以光焰詣天。物窮方止矣。識其性者。反常之理。以火逐之。則燔灼自消。焰光撲滅。然逆之。謂以寒攻熱。以熱攻寒。從之。謂攻以寒熱。雖從其性用。不必皆同。是以下文曰。逆者正治。從者反治。從多從少。觀其事也。此之謂乎。素問次注。

又曰。夫大寒内結。稸聚疝瘕。以熱攻除。除寒格熱反縱。反縱之則痛發尤甚。攻之則熱□□□不得前。方以蜜煎烏頭。佐之以熱蜜。多其藥。服已便消。是則張公從此。而以熱因寒用也。有火氣動。服冷已過。熱爲寒格。而身冷嘔噦。嗌乾口苦。惡熱好寒。衆議攸同。咸呼爲熱。冷治則甚。其如之何。逆其好則拒治。順其心則加病。若調寒熱逆。冷熱必行。則熱物冷服。下嗌之後。冷體既消。熱性便發。由是病氣隨愈。嘔噦皆除。情且不違。而致大益。醇酒冷飲。則其類矣。是則以熱因寒用也。所謂惡熱者。凡諸食餘氣主於生者。新校正云。主字疑誤。上見之已嘔也。又病熱者。寒攻不入。惡其寒勝。熱乃消除。從其氣則熱增。寒攻之則不入。以豉豆諸冷藥酒漬。或溫而服之。酒熱氣同。固無違忤。酒熱既盡。寒熱已行。從其服食。熱便隨散。此則寒因熱用也。或以諸冷物。熱劑和之。服之食之。熱復團解。是亦寒因熱用也。又熱食豬肉。及粉糞乳。以椒薑橘熱劑和之。亦其類也。又熱在下焦。治亦然。假如下氣虛乏。中焦氣擁。胠脇滿甚。食已轉增。粗工之見。無能斷也。欲散滿則恐虛其下。補下則滿甚於中。散氣則下焦轉虛。補虛則中滿滋甚。醫病參議。言意皆同。不救其虛。且攻其滿。藥入則減。藥過依然。故中滿下虛。其病常在。乃不知疎啓其中。峻補於下。少服則資壅。多服則宣通。由是而療。中滿自除。下虛斯實。此則塞因塞用也。又大熱內結。注泄不止。熱宜寒療。結復須除。以寒下之。結散利止。此則通因通用也。又大寒凝內。久利溏泄。愈而復發。綿歷歲年。以熱下之。寒去利止。亦其類也。投寒以熱。涼而行之。投熱以寒。溫而行之。始同終異。斯之謂也。斯如此等。其徒實繁。略舉宗兆。猶是反治之道。斯其類也。同上

又曰。要格曰。寒盛格陽。治熱以熱。愼不可寒格陽。而治以寒。外似順。而中氣乃逆。熱盛拒陰。治寒以寒。愼不可熱拒陰。而治以熱。外似順。而中氣乃逆。○元和紀用經。

何西池曰。有眞反假反之分。假反者。如熱邪內陷。陽氣不達于外。故身冷肢厥。戰慄惡寒。以大承氣湯下之而愈。不識者。見其外證似寒。用寒討其相反。識者謂其內證眞熱。用寒實爲正治。乃假反。而非眞反也。眞反者。如風火暴盛。痰涎上湧。閉塞咽喉。非辛熱之品。不能開散。不得已。暫用星半

烏附巴豆等熱藥。是則眞反也。又有寒熱並用者。因其人寒熱之邪。夾雜于內。不得不用寒熱夾雜之劑。古人每多如此。昧者訾為雜亂。乃無識也。然亦有純寒。而于熱劑中少加寒品。純熱。而於寒劑中少加熱藥者。此則名為反佐。以純熱證。雖宜用純寒。然慮火因寒鬱。則不得不于寒劑中。少佐辛熱之品。以行散之。庶免凝閉鬱遏之患。寒藥熱服。亦此意也。純寒證。雖宜用純熱。然慮熱性上升。不肯下降。則不得不于熱劑中。少佐沉寒之品。以引熱藥下行。如加膽汁童便。入熱藥中。引入肝腎之類。又熱藥寒服。亦此意也。此反佐之義也。知此諸病。則上病取下。如心火上炎。由腎水下虛。滋陰則火自降。下病取上。如小便不攝。由肺氣虛者。則益肺氣。左病取右。右病取左。如左半身痰凝不遂。由右半身火氣逼注使然。則瀉右之火氣。而左自寬。欲升先降。濁降。而後清可得而升。如水停氣不化津而渴。用五苓去水升清。則津生渴止。是也。欲降先升。如小便不通。用吐法。欲行先止。如氣虛散漫。不能運行。須先收斂其氣。凝聚不散。盛則自運。所謂塞因塞用也。欲止先行。如食積瀉。用承氣去積則已。所謂通因通用也。等法。皆觸類貫通矣。醫碥

按至真要大論曰。偶之不去。則反佐以取之。所謂寒熱溫涼。反從其病也。是反佐反治。其目雖異。其實一義。故啓玄論寒與熱。以寒溫併施。論通與塞。以通塞特用。如西池所說。稍不相協。然亦足相發。故附之。又成聊攝注白通加猪膽湯曰。此加人尿猪膽汁鹹苦寒物。於白通湯熱劑中。要其氣相從。可去格拒之寒也。又生薑半夏湯。小冷分服。前注以熱因寒用釋之。蓋反治之法。實理之權。而後世名流。亦多施用。如張子剛治妊婦下泄而喉閉。用附子理中丸。裹以紫雪。尤其巧者也。見張季明醫說。引夷堅志。又呂滄洲治內子王傷寒。亦用此法。並有治驗。載在拙著傷寒廣要中。茲不復贅。又韓飛霞妻。病上熱下冷證。其弟急於溫藥內。加清上之品。水煎冷服而愈。曰。方書有之。假對假。眞對眞爾。上乃假熱。故以假冷藥從之。下乃眞冷。故以眞熱之藥反

之、斯上下和而病解矣。事載在醫壘中。張呂二氏之術。蓋此理也。凡此之類。皆當精思而意會焉。

又按張景岳以假寒證用熱藥。假熱證用寒藥。謂爲反治。不知是假反。而非真反矣。喻西昌亦襲景岳之謬。江含徵醫津一筏云。陰陽格拒。藥用反佐。謂之反治。可也。至於真寒而見假熱。真熱而見假寒。藥用反佐。其實正治也。豈是西池之所本乎。又陶節菴傷寒六書曰。反攻之法。如寒病服寒藥而愈者。此陽極變陰。熱極反得水化也。熱病服熱藥而愈者。此陰極變陽。寒極反得火化也。亦與啓玄之旨相畔矣。

又按千金治凡所食不消方。取其餘類。燒作末。酒服方寸匕。便吐去宿食。卽瘥。有食桃不消作病者。以時無桃。就樹間得槁桃。燒服之。登時吐病出。甚良。又醫說。引瑣碎錄。載微廟食冰太過。遂苦脾疾。楊吉老路進冰煎大理中丸曰。欲已受病之源。果一二服而愈。此二法。卽同氣相感之理。豈亦反治之類歟。

探試

張景岳曰。探病之法。不可不知。如當局臨證。或虛實有難明。寒熱有難辨。病在疑似之間。補瀉之意未定者。卽當先用此法。若疑其爲虛。意欲用補而未決。則以輕淺消導之劑。純用數味。先以探之。消而不投。卽知爲眞虛矣。疑其爲實。意欲用攻而未決。則以甘溫純補之劑。輕用數味。先以探之。補而覺滯。卽知有實邪也。假寒者略溫之。必見躁煩。假熱者略寒之。必加嘔惡。探得其情。意自定矣。經曰。有者求之。無者求之。又曰。假者反之。此之謂也。但用探之法。極宜精簡。不可雜亂。精簡則眞僞立辨。雜亂則是非難憑。此疑似中之活法。必不得已而用之可也。景岳全書。

王三陽曰。眞陰證者。不必用消息法。眞陽證者。不必用消息法。凡遇陰證似陽者。先以冷水與之。得水反劇者。陰證也。後以熱湯與之。得湯少解。次以薑湯與之。勢又稍緩。然後以理中四逆桂枝麻黄附子乾薑等投之。何至有九竅流血之禍乎。遇陽證似陰者。先以熱湯與之。得湯反躁者。陽證也。後以冷水與之。得水少解。次以芩連與之。勢又稍緩。然後以大黄芒消承氣等投之。何至有滑脱不禁之慘乎。傷寒綱目○按據盧紹菴一萬社草。此說祖陶節菴。然陶語今無攷。

按王損菴傷寒準繩曰。屠鵬四時治要云。如仲景活人書下證俱備。當行大承氣。必先以小承氣試之。合用大柴胡。必先以小柴胡試之。及陰證曉然。合用四逆湯。必先以理中湯眞武湯之屬試之。此皆大賢得重敵之要。學者其可不審乎。按湯劑丸散。生靈之司命也。死生壽夭。傷寒之瞬息也。豈可試爲言哉。蓋與其躁暴而多虞。寧若重敵而無失。雞峯張鋭者。宋之神醫也。療一傷寒。診脈察色。皆爲熱極。責承氣湯。欲飲復疑。至于再三。如有掣其肘者。姑持藥以待。病者忽發戰悸。覆緜衾四五重始稍定。有汗如洗。明日脱然。使其藥入口。則人已斃矣。由是觀之。則屠氏之探試。雖非仲景本旨。得非麤工之龜鑑歟。以上王說。攷仲景之用試。嘗陽明篇第三十一章。成聊攝注云。若不大便六七日。恐有燥屎。當以小承氣蹟之。一本作探之。是已。蓋疑似之際。不得已而姑用之。如專施此法。則必後其時。噬臍無及。屠氏之論。不宜拘也。

外患當以意治

張子剛曰。人之疾病。無不自虛實冷熱而作。各有形證可以對治。其用藥不過補瀉寒溫而已。然亦有不由虛實冷熱而致者。或有諸蟲入耳。喉中諸梗。蠼螋溺人影而生瘡。目中生眯之類。皆非虛實冷熱之病。法當以意治之。如懽牛乳炙猪肉。掩耳上。以治諸蟲。默念鸕鷀。及戴魚網。以治魚鯁。以象牙末。狐狸骨。以治骨鯁。地上畫蠼螋形。取其腹中土。以治溺影瘡。以膽汁雞肝血。及視水中豆。以治目中眯之類。竹蟉牙以治竹刺。此皆以意治之法也。雞峯普濟方。

按聖濟總錄曰。用藥之法。有不取於氣味。特以意爲用者。若魚網虎骨之治骨鯁是也。然網能制魚。乃魚之所畏。虎能伏獸。乃獸之所畏。其所制伏既不同。則用之亦異矣。此說與張氏互相發。蓋此等治法。往往有神驗。間或出于常理之外。醫者不可忽也。

又按治病之法。有正有權。正與權者。醫之要道也。蓋前款所列諸說。皆不外乎二者之理。而二者之大義。則皆備于前款諸說中。讀者宜玩而知焉。尤飤鶴傷寒論貫珠集。分正治權變斡旋等法。然斡旋。亦權變中之一法已。

藥治通義卷二

丹波元堅亦柔撰

程曾明曰。論病之原。以內傷外感四字括之。論病之情。則以寒熱虛實表裏陰陽八字統之。而論治病之方。則又以汗和下消吐清溫補八法盡之。蓋一法之中。八法備焉。八法之中。百法備焉。病變雖多。而法歸于一。此予數十年來。心領神會。歷試而不謬者。盡見於八篇中矣。學者誠熟讀而精思之。於以救濟蒼生。亦未必無小補云。（醫學心悟。）

方法大綱

按方法分類。諸說紛糅。但程氏析爲八法。雖未能無疵。然稍屬約確。故茲舉其敍辭。以存梗概。如其詳義。具列在後。蓋陳藏器以藥之大體。定爲十種。而後世目以十劑。或更蛇足數劑。（詳第十一卷中。宜參。）至徐思鶴醫學全書。則又添調和解利寒溫暑火平奪安緩淡清。併爲二十四方。煩雜最甚。此佗。劉河閒立有輕清暑火解甘淡緩寒調奪濕補平榮澀和溫十八劑。（出朱好謙心印紺珠經。又王損菴證治準繩。李建齋醫學入門。並引之。）張戴人謂汗吐下三法。能兼衆法。二家之見。繁省失當者也。吳雪窗醫學權衡。以戴人三法。而補之以利溫和方。（見徐思鶴古今醫統。）亦未爲盡。張景岳八陣。列爲補和攻散寒熱固因。尤失新奇。而張石頑增有兼方。亦爲冗設焉。又汪訒菴撰醫方集解。其部分頗佳。今括例言于左。曰。蓋以治病之道。當治于未病。故先補養。及旣受病。則有汗吐下三法。故次發表。湧吐。攻裏。若表症未除。裏證復急者。當表裏交治。故次發表攻裏。（按此說甚謬。辨見于次卷。）又有病在半表半裏。

及在表而不宜汗。在裏而不宜下者。法當和解。故次和解。然人之一身。以氣血爲主。故次理氣。理血。若受病之因。多本于六淫。故次風寒暑濕燥火。古云。百病皆從痰起。故次除痰。若飲食不節。能致積滯。故次消導。又滑則氣脱。故次收濇。蟲能作病。故次殺蟲。至于眼目癰瘍婦人。各有專科。每科略取數方。以備採擇。末附救急良方。以應倉卒。

又按仲景治傷寒。大要亦不過八法。曰汗。曰清。曰下。曰温。此爲六病正證之治。曰吐。曰消。曰補。曰澀。此爲兼變諸證之治。汗清下温。兼變亦施。而吐消補澀。在正證所不須矣。如雜病之治。究竟亦不出于此八者範圍之外耳。但八法中。細目頗多。今論列于各款云。又嘗攷前輩所辨析。有曰其治有四。因其輕而揚之。下者因而竭之。中滿者泄之。高者因而越之者。劉河間保命集。　有曰大要無越乎汗吐下温四法者。戴九靈撰呂滄洲傳。　有分爲汗吐下温和解調六類者。陸彦功傷寒類證便覽。　有曰不過汗吐下温和解五法者。王心春傷寒證治明條。　有分爲汗吐下滲和解温補六類者。李建齋醫學入門。　有分爲汗吐下温清補六法者。張景岳類經。全書。每法有子目。　又景岳　有分爲發表解肌和解攻裏救裏五法者。陳長卿傷寒五法。　有分爲發汗涌吐和解清熱攻血攻下者。汪苓友傷寒辨注。引張憲公傷寒論類疏。　有分爲汗吐下和寒温六方者。柯韻伯傷寒論翼。王晉三古方選注。　有分爲發解和清救五略者。汪春圃孝慈備覽。　蓋此諸説。均皆有礙。所以不敢從也。

補瀉要領

孫眞人曰。素問曰。實即瀉之。虚即補之。不虚不實。以經調之。此其大經也。凡有藏府積聚。則問少長。須瀉則瀉。凡有虚損。無問少長。須補即補。以意量度而用之。千金方。

陳延之曰。自有少盛之人。不避風涼。觸犯禁忌。暴竭津液。雖得微疾。皆不可輕以利藥下之。一利便竭其津液。因滯著床席。（按千金。因。作困。無席字。）動經年歲也。初始皆宜與平藥治也。宜利者。乃轉就下之耳。唯小兒不在此例。大法宜知如此也。

夫長宿人病。宜服利湯藥者。未必頓盡一劑也。皆視其利多少。且消息之。於一日之寬也。（千金。作候利之足則止。）病源未除者。明後更合一劑。（千金。明。作於。）不必服盡。但以前後利勢相成耳。氣力堪劑者。不制也。（千金。制。作論。）病源宜服利藥。治取除者。服湯之後。宜將丸散也。時時服湯。助丸散耳。

夫病是服利湯得差者。從此以後。慎不中服補湯也。得補。病勢則還復成也。重就利之。其人則重弊也。若初差氣力未展平復者。（千金。展。作甚。）當消息之。宜服藥者。當以平和藥。逐和之也。若垂平復。欲將補益丸散者。自可以意斟量耳。

夫有常患之人。不妨行走。氣力未衰。欲將補益。冷熱隨宜。丸散者。乃可先服利湯下。便除胸腹中瘀積痰實。然後可將補藥。

復有虛人積服補藥。或中實食爲害者。可止服利藥除之。復有平實之人。暴虛空竭者。亦宜以微補藥。止以和之。而不可頓補也。暴虛微補則易平也。過補。喜否結爲害也。

夫極虛極勞病。應服補湯者。（千金。此下。有不過三劑即止。若治八字。非是。）風病。應服治風湯者。此皆非三五劑可治也。自有滯風洞虛。積服數十劑。及至百餘劑。乃可差者也。然應隨宜增損之。以逐其體。寒溫澀利耳。（家宿禰公醫心方。引小品方。）

按陳氏去仲景甚近。此說精邃剴切。非後世膚識之徒。所能道及。真醫家之典型。豈可不三復乎。

張景岳曰。治病之則。當知邪正。當權重輕。凡治實者。譬如耘禾。禾中生稗。禾之賊也。有一去一。有二去二。耘之善者也。若有一去二。傷一禾矣。有二去四。傷二禾矣。若識禾不的。俱認爲稗。而計圖盡之。則無禾矣。此用攻之法。貴乎察得其真。不可過也。凡治虛者。譬之給餉。一人一升。十人一斗。日餉足矣。若百人一斗。千人一斛。而三軍之衆。又豈擔石之糧。所能活哉。一餉不繼。將并前餉而棄之。而況於從中尅減乎。此用補之法。貴乎輕重有度。難從簡也。（景岳全書。）

按景岳又曰。攻但可用於暫。不可以收緩功。補乃可用於常。不可以求速效。此概論也。（前卷既有詳辨。宜參。）又曰。凡臨證治病。不必論其有虛證無虛證。但無實證可據。而爲病者。便當兼補以調營衞精血之氣。亦不必論其有火證無火證。但無熱證可據。而爲病者。便當兼溫以培命門脾胃之氣。斯說似精。然病有雖無實不受補者。有雖無熱不必溫者。則亦是不免拘墟之見矣。李念莪本草通玄曰。凡用滋補藥。病不增。卽是減。內已受補故也。用尅伐藥。病不減。卽是增。內已受伐故也。馮楚瞻錦囊祕錄曰。邪重於本。則以瀉爲補。本重於邪。則以補爲瀉。並是。

攻補寒熱同用

楊仁齋曰。黃連湯用乾薑黃連。柴胡桂薑湯用黃芩乾薑。麻黃升麻湯用桂枝石膏。返陰丹。用附子膩粉。陰旦湯。用乾薑黃芩。與夫桂枝石膏湯。桂枝大黄湯。乾薑黄連黄芩人參湯。某藥性寒。某藥性溫。溫以調陰。寒以調陽。蓋使陰陽調。而得其正。其有陽證當下。而表怯者。陰證當溫。而帶熱者。皆可以前例推之。亦當權其冷熱重輕。爲之增減。斯可矣。活人總括。

張隱菴曰。夫治病。有專宜于寒者。熱者。補者。瀉者。又宜寒熱補瀉之兼用者。如傷寒。有附子瀉心湯。用大黄芩連附子。寒熱之並用者。有柴胡加龍骨牡蠣湯。以人參大黄黄芩薑桂。補瀉寒熱之並用者。金匱有大黄附子細辛湯。有大黄乾薑巴豆之備急丸。此皆先聖賢切中肯綮之妙用。當參究其所用之因而取法之。今時有用涼藥而恐其太涼。用熱藥而恐其太熱。是止知藥之寒熱。而不知病之邪正虛實也。然亦有並用寒熱補瀉。而切當者。反爲不在道者笑之。　開之曰。寒熱補瀉兼用。在邪正虛實中求之。則得矣。侶山堂類辨。

徐洄溪曰。虛證宜補。實證宜瀉。盡人而知之者。然或人虛而證實。以弱體之人。冒風傷食之類。或人實而證虛。如強壯之人。勞倦亡陽之類。或有人本不虛。而邪深難出。又有人已極虛。而外邪尚伏。種種不同。若純用補。則邪氣益固。純用攻。則正氣隨脱。此證未愈。彼病益深。古方所以有攻補同用之法。疑之者曰。兩藥異性。一水同煎。使其相制。則攻者不攻。補者不補。不如勿服。若或兩藥不相制。分途而往。則或反補其所當攻。攻其所當補。

則不惟無益。而反有害。是不可不虞也。此正不然。蓋藥之性。各盡其能。攻者必攻強。補者必補弱。猶掘坎於地。水從高處流下。必先盈坎而後進。必不反向高處流也。如大黃與人參同用。大黃必能逐去堅積。決不反傷正氣。人參自能充盈正氣。決不反補邪氣。蓋古人製方之法。分經別藏。有神明之道焉。如瘧疾之小柴胡湯。瘧之寒熱往來。乃邪在少陽。木邪侮土。中宮無主。故寒熱無定。於是用柴胡以驅少陽之邪。柴胡必不犯脾胃。用人參以健中宮之氣。人參必不入肝膽。則少陽之邪自去。而中土之氣自旺。二藥各歸本經也。如桂枝湯。桂枝走衞以祛風。白芍走營以止汗。亦各歸本經也。以是而推。無不盡然。試以神農本草諸藥主治之說。細求之。自無不得矣。凡寒熱兼用之法。亦同此義。故天下無難治之症。後世醫者。不明此理。藥惟一途。若遇病情稍異。非顧此失彼。即游移浮泛。無往而非棘手之病矣。但此必本於古人製方成法。而神明之。若竟私心自用。攻補寒熱。雜亂不倫。是又殺人之術也。醫學源流論。

按白虎加人參湯。治熱結津乏。調胃承氣湯。治燥實液虧。柴胡加龍骨牡蠣湯。治誤下壞證。附子瀉心湯。治裏熱表虛之類。是攻補同用也。半夏生薑甘草三瀉心湯。治中焦冷熱不調。梔子乾薑湯。黃連湯。烏梅丸。乾薑黃芩黃連人參湯。治上熱下冷。柴胡桂枝乾薑湯。治水熱相併之類。是寒熱同用也。此皆所病之證。本屬錯雜。故藥之攻補寒熱。各有相對者也。前卷。治辨虛實。治有不可正行。反治等條。並宜參看。又有病但寒但熱而寒熱並行者。

如大青龍湯。桂枝加大黃湯。大黃附子湯。備急丸之類。是其藥一取其性。一取其用。性用相藉。自作一種方劑矣。詳論于第十卷。又如白虎湯之粳米。十棗湯之大棗之類。是取回護胃氣矣。並與攻補同用之意不同也。

五藏苦欲補瀉

繆仲淳曰。五藏苦欲補瀉。乃用藥第一義。苦欲者。猶言好惡也。違其性故苦。遂其性故欲。欲者。是本藏之神之所好也。卽補也。苦者。是本藏之神之所惡也。卽瀉也。肝苦急。急食甘以緩之。肝爲將軍之官。其性猛銳。急則有摧折之意。用甘草以緩之。卽寬解慰安之義也。肝欲散。急食辛以散之。扶蘇條達。木之象也。用川芎之辛以散之。解其束縛也。以辛補之。辛雖主散。遂其所欲。卽名爲補。以酸瀉之。如太過則制之。毋使踰分。酸可以收。芍藥之屬。虛則補之。陳皮生薑之屬。心苦緩。急食酸以收之。心爲形君。神明之性。惡散緩而喜收斂。散緩違其性。斂則寧靜清明。故宜五味子之酸。以收其緩也。心欲耎。急食鹹以耎之。軟者。和調之義。心君本和。熱邪干之。則躁急。故須芒消之鹹寒。除其邪熱。軟其躁急也。以鹹補之。澤瀉導心氣。以入腎。以甘瀉之。煩勞則虛而心熱。參耆之甘溫。益元氣。而虛熱自退。故名爲瀉。虛則補之。心以下交于腎爲補。炒鹽之鹹以潤下。使下交于腎。旣濟之道也。脾苦濕。急食苦以燥之。脾爲倉廩之官。屬土。喜燥。溼則不能健運。白朮之燥。遂其性之所喜也。脾欲緩。急食甘以緩之。稼穡之甘。甘生緩。是其本性也。以甘補之。脾喜健運。氣旺則行。人參是也。以苦瀉之。溼土主長夏之令。溼熱太過。脾斯困矣。急以黃連之苦瀉之。虛則補之。甘草益氣。大棗益血。俱甘入脾。肺苦氣上逆。急食苦以泄之。肺爲華蓋之藏。相傅之官。藏魄而主氣者也。氣常則順。氣變則逆。逆則違其性矣。宜黃芩苦以泄之。肺欲收。急食酸以收之。肺主上焦。其政斂肅。故喜收。宜白芍藥之酸以收之。以辛瀉之。金受火制。急食辛以瀉之。桑白皮。是也。以酸補之。不斂。則氣無管束。肺失其職矣。宜五味子補之。酸味。遂其收斂。以清肅乎上焦。虛則補之。義見上句。腎苦燥。急食辛以潤之。腎爲作強之官。藏精。爲水藏。主五液。其性本潤。是故惡燥。宜知母之辛以潤之。腎欲堅。急食苦以堅之。腎非堅無以稱作強之職。四氣遇溼熱卽軟。遇寒冷則堅。五味得鹹卽軟。得苦卽堅。故宜黃蘗。以苦補之。堅。卽補也。宜地黃之微苦。以鹹瀉之。鹹能軟堅。軟。卽瀉也。澤瀉是已。虛則補之。藏精之藏。苦固能堅。然非益精無以爲補。故宜熟地黃山茱萸。〇神農本草經疏〇按原文稍繁。今節其要。且肝苦急以下。據李念莪醫宗必讀刪訂錄。

又曰。經曰。五藏者。藏精氣而不瀉者也。故曰滿而不能實。是有補而無瀉者。其常也。藏偶受邪。則瀉其邪。邪盡卽止。是瀉其邪。非瀉藏也。藏不受邪。毋輕犯也。世謂肝無補法。知其謬也。六府者。傳導化物糟粕者也。故曰實而不能滿。邪客之而爲病。乃可攻也。中病乃已。毋盡劑也。病在於經。則治其經。病流於絡。則及其絡。經直絡橫。相維輔也。同上

按五藏苦欲補瀉。見藏氣法時論。而王海藏隸以各藥。殆不免牽執。見湯液本草。今繆氏就其意。敷演爲說。亦似不確協。姑錄以備參酌焉。蓋雜病論。首辨藏府虛實之例。以示施治之法。必本于藏府之理。是以古經方。必論藏府虛實。而宋代官撰。聖惠濟衆聖濟等書。其方藥尤備。皆深達經旨者矣。逮易水師弟。舩報使之說。而丹溪以來。專主張之。古義蕩然。庋而不講。唯滑攖寧著有五藏補瀉心要。豈有見于此歟。

又按十四難曰。損其肺者。益其氣。損其心者。調其營衛。損其脾者。調其飲食。適其寒溫。損其肝者。緩其中。損其腎者。益其精。蓋是與法時論。別發一義。而所謂益氣緩中者。猶足補脾一途。補彼以及此者也。滑攖寧經本義曰。緩者。和也。又金匱。肝之病。補用酸。助用焦苦。達用甘味之藥調之。尤飤鶴金匱心典。引難經爲解。　至如瀉法。則繆氏以爲藏偶受邪。則瀉其邪。此說誠是。蓋五藏無自實爲病者。其所謂實者。客熱壅實已。故心脾肺之於瀉。皆不過清解其熱。但肝主條達。偶有抑怒憤鬱。亦亢實爲病。故清肝之外。更有疏肝伐肝之法。腎之於瀉。亦僅瀉其外府。錢仲陽曰。腎主虛。不受瀉。可謂確言矣。此語。見小兒直訣睦親宅一大王瘡疹黑陷條中。又本草綱目大戟條。有說。宜相參。又宋學士文集。贈醫師賈某序。稱仲陽之術曰。建爲五藏之方。各

隨所宜。肝有相火。則有瀉而無補。腎爲眞水。則有補而無瀉。皆啓內經之秘。尤知者之所取法。故肝無補法。錢氏本無其說。且與經旨相戾。繆氏之辨爲當。補脾補腎之辨。載在後卷云。

氣血調治

繆仲淳曰。一補氣。氣虛宜補之。如人參黃耆羊肉小麥糯米之屬是也。二降氣調氣。降氣者。卽下氣也。虛則氣升。故法宜降。其藥之輕者。如紫蘇子橘皮麥門冬枇杷葉蘆根汁甘蔗。其重者。如番降香鬱金檳榔之屬。調者。和也。逆則宜和。和則調也。其藥。如木香沈水香白豆蔻縮砂蜜烏藥之類。　三破氣。破者。損也。實則宜破。如少壯人暴怒氣壅之類。然亦可暫不可久。其藥。如枳實青皮枳殼牽牛之屬。蓋氣分之病。不出三端。治之之法。及所主之藥。皆不可混濫者也。誤則使病轉劇。世多不察。故表而出之。血虛宜補之。虛則發熱內熱。法宜甘寒甘平酸寒酸溫。以益營血。其藥。爲熟地黃白芍藥牛膝炙甘草酸棗人龍眼肉鹿角膠肉蓯蓉甘枸杞子甘菊花人乳之屬。　血熱宜清之涼之。熱則爲癰腫瘡癤。爲鼻衄。爲齒衄。爲牙齦腫。爲舌上出血。爲舌腫。爲血崩。爲赤淋。爲月事先期。爲熱入血室。爲赤遊丹。爲眼暴赤痛。法宜酸寒苦寒鹹寒辛涼。以除實熱。其藥。爲童便牡丹皮赤芍藥生地黃黃芩犀角地榆茜草大小薊黃連山梔大黃青黛天門冬玄參荆芥之屬。　血瘀宜通之。瘀必發熱發黃。作痛作腫。及作結塊癖積。法宜辛溫辛熱辛平辛寒甘溫。以入血通行。佐以鹹寒。乃可軟堅。其藥。爲當歸紅花桃人蘇木桂五靈脂蒲黄薑黄鬱金京三稜延胡索花蕊石没藥䗪蟲乾漆自然銅韭汁鼈甲童便牡蠣芒消之屬。蓋血爲營。陰也。有形可見。有聲可察。有證可審者也。病既不同。藥亦各異。治之之法。要在合宜。倘失其宜。爲厲不淺。差劇之門。可不謹乎。本草經疏。

按朱丹溪格致餘論云。氣無補法。世俗之言也。以氣之爲病。痞悶壅塞。似難於補。恐增病勢。不思正氣虚者。不能運行。邪滯所著而不出。所以爲病。經曰。壯者。氣行則愈。怯者。著而成病。苟或氣怯。不用補法。氣何由行。此說蓋爲假實證而發也。又按滑攖寧曰。血隧熱壅。須用消黄。氣隧寒壅。須用桂附。陰陽之用不同者。無形有形之異也。出朱天台撰攖寧生傳。又曰。血溢血泄。諸蓄妄證。其始也。予率以桃人大黄行血壞瘀之劑。折其銳氣。而後區別治之。雖往往獲中。猶不得其所以然也。後來四明。遇故人蘇伊舉問論諸家之術。伊舉曰。吾鄉有善醫者。每治失血畜妄。必先以快藥下之。或問。失血復下。虚何以當。則曰。血既妄行。迷失故道。不去畜利瘀。則以妄爲常。曷以禦之。且去者自去。生者自生。何虚之有。予聞之愕然曰。名言也。昔者之疑。今釋然矣。王損菴證治準繩卮言。引二說可謂至當矣。又前輩云。血得熱則行。得寒則凝。此未審所出。然内經既有其意。宜參察病通義。觀桃核承氣湯桂枝茯苓丸。則其說可信矣。然俞守約續醫說曰。玄珠經十劑條内有云。氣温則血滑。氣寒則血凝。雖然。亦有中寒氣虚。陰陽不相守者。血乃妄行。經所謂陽虚陰必走者。是也。法當用辛温之藥。加官桂細辛。中温則血自歸經矣。此亦一說。又繆氏有吐血三法。曰。宜降氣不宜降火。宜行血不宜止血。宜補脾不宜伐肝。又黄錦芳本草求真曰。血有盛於氣。則血泣而不流。故有必用温煖之藥以行之。氣勝於血。則血燥而不通。故有必賴清涼之藥以行之。

楊仁齋曰。蓋氣者。血之帥也。氣行則血行。氣止則血止。氣溫則血滑。氣寒則血凝。氣有一息之不運。則血有一息之不行。病出於血。調其氣。猶可以導達。病原於氣。區區調血。何加焉。故人之一身。調氣爲上。調血次之。是又先陽後陰之意也。若失血有敗瘀滯泥于諸經。則氣之道路。未免有壅遏。又當審所先而決去之。經所謂先去其血。而後調之。又不可不通其變矣。然而調氣之劑。以之調血而兩得。調血之劑。以之調氣而乖張。如木香。如官桂。如細辛。如厚朴。以至烏藥香附莪茂三稜之類。治氣可也。治血亦可也。若以當歸地黃輩論之。施之血證。無以逾此。然其性纏滯。每於胃氣有虧焉。胃氣既虧。則五藏六府之氣亦餒矣。其間劑量而佐助之。雖然。心爲血之主。肝爲血之藏。肺爲氣之主。腎爲氣之藏。誠哉是言也。學者苟知血之出於心。而不知血之納於肝。知氣之出於肺。而不知氣之納於腎。用藥摸稜。往往南轅而北轍矣。假如血痢作急。以五味門冬等劑行其心。以巴豆大黃等劑逐其積。而其痛獨存者。血之所藏。無以養也。必佐以川芎。或芎歸湯輩。則其痛止。假如喘嗽氣鳴。以薑橘枳梗蘇桂調其氣。以南星半夏細辛豁其痰。而終不下降者。氣之所藏。無以收也。必佐以補骨脂。或安腎圓輩。則其氣歸元。病有標本。治有後先。綱舉而目斯張矣。噫。此傳心喫繫之法也。直指方。

按易思蘭醫案曰。有云氣如槖籥。血如波瀾。決之東流之東。決之西流之西。氣有一息不運。則血有一息不行。欲治其血。先調其氣。或曰。血病治氣。理固明矣。嘗見有調氣而血疾不愈者。有不調氣而治血亦愈者。又何也。予曰。所因有不同耳。有因血而病氣者。有因氣而病血者。能以脈證辨之。而治法之先後定矣。繆氏又曰。因氣病而及血者。先治其氣。因血病而及氣者。先治其血。因證互異。宜精別之。並本于仁齋也。如氣血補法之詳。後自有條。茲不具錄。

藥治通義卷四

丹波元堅亦柔撰

汗吐下總說

張戴人曰。夫病之一物。非人身素有之也。或自外而入。或由内而生。皆邪氣也。邪氣加諸身。速攻之可也。速去之可也。攬而留之可乎。雖愚夫愚婦。皆知其不可也。及其聞攻則不悦。聞補則樂之。今之醫者曰。當先固其元氣。元氣實邪自去。世間如此妄人。何其多也。夫邪之中人。輕則傳久而自盡。頗甚則傳久而難已。更甚則暴死。若先論固其元氣。以補劑補之。眞氣未勝。而邪已交馳横鶩。而不可制矣。惟脈脱下虚。無邪無積之人。始可議補。其餘有邪積之人。而議補者。皆鯀湮洪水之徒也。今予論汗吐下三法。先論攻其邪。邪去而元氣自復也。況予所論之法。諳練日久。至精至熟。有得無失。所以敢爲來者言也。天之六氣。風暑火濕燥寒。地之六氣。霧露雨雹冰泥。人之六味。酸苦甘辛鹹淡。故天邪發病。多在乎上。地邪發病。多在乎下。人邪發病。多在乎中。此爲發病之三也。處之者三。出之者亦三也。諸風寒之邪。結搏皮膚之閒。藏于經絡之内。留而不去。或發疼痛走注。麻痺不仁。及四肢腫痒拘攣。可汗而出之。風痰宿食。在膈或上脘。可湧而出之。

寒濕固冷。熱客下焦。在下之病。可泄而出之。內經散論諸病。非一狀也。況言治法。非一階也。至眞要大論等數篇。言運氣所生諸病。各斷以酸苦甘辛鹹淡。以總括之。其言補。時見一二。然其補非今之所謂補也。文具于補論條下。如辛補肝。鹹補心。甘補腎。酸補脾。苦補肺。若此之補。乃所以發腠理致津液通血氣。至其統論諸藥。則辛甘淡三味爲陽。酸苦鹹三味爲陰。辛甘發散。淡滲泄。酸苦鹹涌泄。發散者歸于汗。涌者歸于吐。泄者歸于下。滲爲解表歸于汗。泄爲利小溲歸于下。殊不言補。乃知聖人止有三法。無第四法也。然則聖人不言補乎。曰蓋汗下吐。以若草木治病者也。（按若字。可疑。）補者。以穀肉果菜養口體者也。夫穀肉果菜之屬。猶君之德教也。汗下吐之屬。猶君之刑罰也。故曰。德教。升平之粱肉。刑罰。治亂之藥石。若人無病。粱肉而已。及其有病。當先誅伐有過。病之去也。粱肉補之。如世已治矣。刑措而不用。豈可以藥石爲補哉。必欲去大病大瘵。非吐汗下。未由也已。然今之醫者。不得盡汗下吐法。各立門墻。誰肯屈己之高而一問哉。且予之三法。能兼衆法。用藥之時。有按有蹻。有揃有導。有減有續有止。今之醫者。不得予之法。皆仰面傲笑曰。吐者。瓜蔕而已矣。汗者。麻黄升麻而已矣。下者。巴豆牽牛朴硝大黄甘遂芫花而已矣。既不得其術。從而誣之。予固難與之苦辯。故作此詮。所謂三法可以兼衆法者。如引涎漉涎。嚏氣追淚。凡上行者皆吐法也。炙蒸熏渫洗熨烙。針刺砭射導引按摩。凡解表者皆汗法也。催生下乳磨積逐水破經泄氣。凡下行者皆下法也。以余之法。所以該衆法也。然予亦未嘗以此三法遂棄衆法。各相其病之所宜而用之。以十分率之。此三法居其八九。而衆所當纔一二也。（儒門事親。）

孫台石曰。張子和治病。不離汗吐下三法。本療暴病。而久病亦可用以奏捷。暴病者。如傷寒冒邪者汗之。及大頭瘟頭面腫脹。并熱爲寒包。喘急難眠。諸風濕證。一汗可安。癰毒初起。經曰。汗之則瘡已。此皆邪隨汗解也。如食積痰滯者吐之。及喉風乳蛾。而頭面頸項大腫。點水不入。音聲不出。命懸須臾。愼勿刺破。破者立斃。惟一吐則腫消索食。并乾霍亂。絞腸痧類。皆賴吐全。如裏邪實熱者下之。及頭面周身火熱熾盛。皆可下之。痢疾腹痛等證。下之即暢。經曰。痛隨利減。脹以利寬。是也。久病者。如風寒久伏肌髓。微熱惡風。或累月痎瘧。諸寒濕腫脹。皆可汗之。年遠厲風。大汗驅之。如積月關格。或小便癃閉等患。或伏痰滯氣。時痛時脹。懨懨數年。不能發越。百藥無功。一吐可愈。如痢疾始初失下。大痛口渴。肛門腫閉。小便不通。粒米不進。氣息機微。一下霍然。至于氣結痰凝。蓄血留積。必以攻下。推陳致新。是也。可見此三法之妙。毋論暴病。即久病亦甚神。又毋論少壯。即衰老亦多奏功。今人能以此治暴病。而不敢用諸久病。又併遇暴病。而謬慮虛弱。

疑畏不用。以致病邪深入。漸不可救。雖然病屬有餘。極至困篤。用可立起。病屬不足。亦難行之。最宜詳審。簡明醫彀。

翟玉華曰。吐下汗三法。張子和用之。取效甚捷。但施於壯健之人則可。若虛弱者。則不可輕用也。雖不可輕用。然攻病之法。亦不出此。其升之舉之提之。皆吐之意也。其降之抑之行之。皆下之意也。其清之散之疏之。皆汗之意也。至於當補者。又非專主於增補收攝。凡調之養之溫之。皆補也。去其所害。而氣血自生。借攻爲補。亦是一法。學者不可不知。醫學啓蒙彙編。

何西池曰。子和治病。不論何證。皆以汗吐下三法取效。此有至理存焉。蓋萬病非熱則寒。寒者。氣不運而滯。熱者。氣亦壅而不運。氣不運則熱鬱痰生。血停食積。種種阻塞於中矣。人身氣血。貴通而不貴塞。非三法何由通乎。又去邪卽所以補正。邪去則正復。但以平淡之飲食調之。不數日而精神勃發矣。故婦人不孕者。此法行後卽孕。陽道和暢也。男子亦陽道驟發。非其明驗乎。丹溪倒倉法。實於此得悟。後人不明其理。而不敢用。但以溫補爲穩。殺人如麻。可歎也。醫碥○按吐後陽舉。宜攷第六卷。又倒倉法。本屬不經。前輩有辨駁。甚是。

按內經明言藥補。詳開于後卷。戴人之議補。雖或時勢所然。要是一偏之見。殊失古聖之意。然其用三法。變化自在。所謂如身之使臂。臂之使手者。信覺不虛誣。其所論說。辨覈精詣。闖仲景之堂奧。學者棄其瑕。而取其瑜。庶爲得矣。

汗下寒熱

張景岳曰。發表不遠熱。攻裏不遠寒。此二句大意全在發攻二字。發者。逐之外也。攻者。逐之內也。寒邪在表。非溫熱之氣不能散。故發表不遠熱。熱鬱在內。非沈寒之物不能除。故攻裏者不遠寒。然亦有用小柴胡白虎益元之類。而取汗愈病者。此因表裏俱熱。故當凉解。非發之謂也。又有用四逆理中回陽之類。而除痛去積者。何也。此因陰寒留滯。故當溫中。非攻之謂也。所謂發者。開其外之固。攻者。攻其內之實。今昧者但見外感發熱等病。不能察人傷于寒。而傳爲熱者。有本寒標熱之義。輒用芩連等藥以清其標。豈知邪寒在表。藥寒在裏。以寒得寒。使內外合邪。遂不可解。此發表用寒之害也。故凡寒邪在表未散。外雖熾熱。內無寒證。正以火不在裏。最忌寒凉。此而誤人。是不知當表者不可遠熱也。又如內傷喘痛脹滿等證。多有三陰虧損。今人但見此證。不辨虛寒。遽用硝黄攻裏。焉知有假實眞虛之病。而復伐之。則病未去。而元氣傷。此而誤人。是不知當攻者不可遠寒也。按此證既非內實。不可引爲攻裏之例。二者之害頗多。不得不表出之以爲戒。實疑錄。

柯韻伯曰。發表攻裏。乃禦邪之長技。蓋表證皆因風寒。如表藥用寒凉。則表熱未退。而中寒又起。所以表藥必用桂枝。發表不遠熱也。然此爲太陽表熱言耳。如陽明少陽之發熱。則當用柴芩梔豉之類主之。按此言之解熱則可。不可引爲發表之例。裏證皆由鬱熱。下藥不用苦寒。則瘀熱不除。而邪無出路。所以攻劑必用大黃。攻裏不遠寒也。然此謂陽明胃熱言耳。如惡寒痞鞕陽虛陰結者。又當以薑附巴豆之類兼之矣。傷寒論翼。

按發表不遠熱。攻裏不遠寒。出六元正紀大論。而張戴人演之有攻裏發表寒熱殊途箋。蓋此二句。僅言其常。至表熱鬱極。則有如大青龍湯涼解之法。裏寒壅實。則有如桂枝加大黃湯及巴豆溫利之法。不宜一概而論矣。

又按戴人箋曰。表裏俱病者。雖可以熱解表。亦可以寒攻裏。此仲景之大小柴胡湯。雖解表亦兼攻裏。最爲得體。今之用藥者。只知用熱藥解表。不察裏之已病。故前所言熱證皆作矣。醫者不知罪由已作。反謂傷寒變證。以誣病人。非一日也。故劉河間自製通聖散。加益元散。名爲雙解。千古之下。得仲景之旨者。劉河間一人而已。此說非是。蓋大小柴胡。固非兼解表之劑。而裏熱兼表。必先發表。乃是仲景之律。詳于第二卷治有先後條。如通聖雙解之類。則大頭時毒等。毒熱壅鬱證。特有相適者。倘施之傷寒。則左右牽制。反招其害。汪訒菴醫方集解。立表裏一門。不啻背仲景之法。其所舉諸方。不必涉表裏。強合爲類。可謂謬矣。又戴人治驗中有汗吐下并行者。此等手段。自存其人。非後輩所效顰也。

汗下遲早

張兼善曰。或問。有言汗不厭早。下不厭遲。斯言何如。予曰。凡汗證固宜早。仲景謂不避晨夜者。此也。按此傷寒例語。夫下證須從宜定奪。當急則急。當緩則緩。安可一概而治。假如陽明病。已有可下之理。但爲面合赤色。其在經之熱猶未斂，又如嘔多，雖有陽明證，謂熱在上焦，未全入府，皆言不可攻。凡此之類，固宜遲也。若陽明篇中，言急下者，事不可緩，其可遲乎？所言從宜定奪，是也。（傷寒選錄引。）

劉松峯曰：凡人初感寒邪，一覺憎寒頭痛，身痛身熱脊強，便宜用溫散之劑，速發其汗，斷無不愈之理。雖年老及平素虛怯之人，不易作汗者，覺病即服汗劑，其邪亦無不即當時解散者。此余屢用而屢效者也。遲則寒邪稽留，傳變百出，而斑黃狂躁等證生矣。所以一覺感寒，便宜速治。若必如難知所說，或日午以後感寒，必遲至明朝午前服汗劑，不亦晚乎？假如午後感寒，此時雖屬陰分，亦宜速治散劑，且服之多，未有當時即汗者，必俟次早，藥力既行，又逢陽分，出汗更易易耳。所謂汗無太早者，明係預早之早，豈早晚之早乎？至所謂太晚之說，分明解作遲下，非早辰夜晚。第此言為庸醫不應下而妄下之者說法耳。然其言不能無弊也。若遇宜急下之證，而必執下無太晚之說，則陽明胃府，勢必被邪火燒，至燥裂而不可救矣。下劑若必拘以時，不亦謬哉？早晚二字，當易以遲速，云汗無太速，下無太遲，則不煩言而解矣。（說疫。）

按韓祗和傷寒微旨，其可下篇，不立湯液，惟以早下為太戒。（見乾隆四庫總目。清臣曰：蓋為氣質羸弱者言。恐非。）蓋為麤工妄下而發。如王海藏此事難知，以日候早晚，言汗下之例，迂拘極甚。故戴復菴證治要訣，既謂為大綱之論，而張景岳質疑錄。亦辨其陋。皆確論也。又按玉函經仲景曰。不須汗。而強與汗之者。奪其津液。令人枯竭而死。又須汗而不與汗之者。使諸毛孔閉塞。令人悶絕而死。又不須下。而強與下之者。令人開腸洞泄。便溺不禁而死。又須下而不與下之者。令人心內懊憹。脹滿煩亂。浮腫而死。蓋是汗下之嚴戒也。江含徵醫津一筏曰。醫者曉得當汗而汗。當下而下。不難。曉得當汗而不能汗。當下而不能下。爲難。仲景之可與不可。宜詳玩。此語爲是。又羅謙甫衛生寶鑑。有汗多亡陽。下多亡陰二按。張隱菴侶山堂類辨曰。一薰一蕕。十年還臭。故去邪莫如速也。曰汗多亡陽。如表邪盛者。汗之而解。以養陽也。曰下多亡陰。如裏邪實者。下之而解。以養陰也。多者。謂其太過也。太過不可。而況妄行乎。

汗法大旨

程會明曰。汗者。散法也。經云。邪在皮毛者。汗而發之。是也。又云。體若燔炭。汗出而散。是也。然有當汗不汗誤人者。有不當汗而汗誤人者。有當汗不可汗。而妄汗之誤人者。有當汗不可汗。而又不可以不汗。汗之不得其道。以誤人者。有當汗而汗之。不中其經。不辨其藥。知發而不知斂。以誤人者。是不可以不審也。何則。風寒初客於人也。頭痛發熱而惡寒。鼻塞聲重而體痛。此皮毛受病。法當汗之。若失時不汗。或汗不如法。以致腠理閉塞。營衛不通。病邪深入。流傳經絡者有之。按皮毛經絡。當改表裏字。此當汗不汗之過也。亦有頭痛發熱。與傷寒同。而其人倦怠無力。鼻不塞聲不重。脈來虛弱。此內傷元氣不足之證。又有勞心好色。眞陰虧損。內熱晡熱。脈細數而無力者。又有傷食病。胸膈滿悶。吞酸噯腐。日晡潮熱。氣口脈緊者。又有寒痰厥逆。濕淫脚氣。（按脚氣。有宜發表者。不可槪言。）內癰外癰。瘀血凝積。以及風溫濕溫。中暑自汗諸證。皆有寒熱。與外感風寒。似同而實異。若誤汗之。變證百出矣。所謂不當汗而汗者。此也。若夫證在外感。應汗之例。而其人臍之左右上下。或有動氣。則不可以汗。經云。動氣在右。不可發汗。汗則衄而渴。心煩飲水卽吐。動氣在左。不可發汗。汗則頭眩。汗不止。筋惕肉瞤。動氣在上。不可發汗。汗則氣上衝。正在心中。動氣在下。不可發汗。汗則無汗。心大煩。骨節痛。目運。食入則吐。舌不得前。又脈沈咽燥。病已入裏。汗之則津液越出。大便難而譫語。又少陰證。但厥無汗。而強發之。則動血。未知從何道出。或從耳目。或從口鼻出者。此爲下厥上竭。爲難治。又少陰中寒。不可發汗。汗則厥逆踡臥。不能自溫也。又寸脈弱者。不可發汗。汗則亡陽。尺脈弱者。不可發汗。汗則亡陰也。又諸亡血家不可汗。汗則直視額上陷。淋家不可汗。汗則便血。瘡家不可汗。汗則痓。又傷寒病在少陽。不可汗。汗則譫妄。又壞病虛人及女人經水適來者。皆不可汗。若妄汗之。變證百出矣。所謂當汗不可汗。而妄汗誤人者。此也。（按此段援經文。肆加刪改。且經中禁汗之例。漏載不少。並不知何意。）夫病不可汗。而又不可以不汗。則將聽之乎。是有道焉。傷寒賦云。動氣。理中去白朮。（按此不引理中丸加減法者。何。）卽於理中湯去朮。而加汗藥。保元氣而除病氣也。又熱邪入裏。而表未解者。仲景有麻黃石膏之例。按此語欠當。有葛根黃芩黃連之例。是清涼解表法也。又太陽證脈沈細。按經無所徵。少陰證反發熱者。有麻黃附子細辛之例。是溫中解表法也。按此說誤。又少陽中風。用柴胡湯加桂枝。按宜云太陽少陽併病。用柴胡桂枝湯。是和解中兼表法也。又陽虛者。東垣用補中湯加表藥。陰虛者。丹溪用芎歸湯加表藥。其法精且密矣。按益氣加表藥。猶有相適。如芎歸加表藥。恐迂慢無效。總而言之。凡一切陽虛者。皆宜補中發汗。一切陰虛者。皆宜養陰發汗。挾熱者。皆宜清涼發汗。挾寒者。皆宜溫經發汗。傷食者。則宜消導發汗。感重而體實者。汗之宜重。麻黃湯。感輕而體虛者。汗之宜輕。香蘇散。又東南之地。不比西北。隆冬開花。少霜雪。人稟常弱。腠理空疏。凡用汗藥。只須對證。不必過重。予嘗治傷寒初起。專用香蘇散。加荊防川芎秦艽蔓荊等藥。一劑愈。甚則兩服。無有不安。而麻黃峻劑。數十年來。不上兩餘。可見地土不同。用藥迥別。其有陰虛陽虛。挾寒挾熱兼食而爲病者。卽按前法治之。但師古人用藥之意。而未嘗盡泥其方。隨時隨證。酌量處治。往往有驗。此皆已試之成法。而與斯世共白之。所以拯災救患者。莫切乎此。此汗之之道也。且三陽之病。淺深不同。治有次第。假如證在太陽。而發散陽明。已隔一層。病在太陽陽明。而和解少陽。則引賊入門矣。假如病在二經。而專治一經。已遺一經。病在三經。而偏治一經。

卽遺二經矣。假如病在一經。而兼治二經。或兼治三經。則邪過經矣。按觀此論。則曾明蓋不達仲景之旨者矣。況太陽無汗。麻黃爲最。太陽有汗。桂枝可先。葛根專主陽明。按亦失仲景之旨。柴胡專主少陽。皆的當不易之藥。至於九味羌活。乃兩感熱證三陽三陰并治之法。初非爲太陽一經設也。按此方創於張潔古。而陶節菴表章之。蓋其去古法遠矣。又柴葛解肌湯。乃治春溫夏熱之證。自裏達表。其證不惡寒而口渴。若新感風寒。惡寒而口不渴者。非所宜也。按此說不必。又傷風自汗。用桂枝湯。傷暑自汗。則不可用。若誤用之。熱邪愈盛。而病必增劇。若于暑證。而妄行發散。復傷津液。名曰重暍。多致不救。古人設爲白朮防風例以治風。設益元散香薷飲以治暑。俾不犯三陽禁忌者。良有以也。又人知發汗退熱之法。而不知斂汗退熱之法。汗不出則散之。汗出多則斂之。斂也者。非五味酸棗之謂。其謂致病有因。出汗有由。治得其宜。汗自斂耳。譬如風傷衞。自汗出者。以桂枝湯和營衞。祛風邪。而汗自止。若熱邪傳裏。令人汗出者。乃熱氣薰蒸。如釜中吹煮。水氣旁流。非虛也。急用白虎湯清之。若邪已結聚。不大便者。則用承氣湯下之。熱氣退。而汗自收矣。此與傷暑自汗略同。但暑傷氣。爲虛邪。只有清補并行之一法。寒傷形。爲實邪。則清熱之外。更有攻下止汗之法也。復有發散太過。遂至汗多亡陽。身瞤動欲擗地者。宜用眞武湯。此救逆之良藥。與中寒冷汗自出者。同類并稱。又與熱證汗出者。大相徑庭矣。其他少陽證頭微汗。或盜汗者。小柴胡湯。水氣證頭汗出者。小半夏加茯苓湯。按此亦失經旨。至於虛人自汗盜汗等證。則歸脾補中。八珍十全。按法而用。委曲尋繹。各盡其妙。而後即安。所謂汗之必中其經。必得其藥。知發而知斂者。此也。嗟嗟。百病起于風寒。風寒必先客表。汗得其法。何病不除。汗法一差。夭枉隨之矣。吁。汗豈易言哉。醫學心悟。

按內經曰。因其輕而揚之。又曰。其有邪者。漬形以為汗。其在皮者。汗而發之。又曰。開鬼門。又曰。今風寒客於人。使人毫毛畢直。皮膚閉而為熱。當是之時。可汗而發也。又曰。三陽經絡。皆受其病。而未入於藏者。故可汗而已。此軒岐之論汗也。仲景發表之法。不過二端。曰桂枝湯。諧和營衛。以治其表虛。邪在肌肉者。曰麻黃湯。發泄鬱陽。以治其表實。邪迫骨節者。就中更有節目。桂枝加葛根湯。治表虛而邪著筋脈者。葛根湯。治表實而邪著筋脈者。大青龍湯。涼發壅實。以治表實勢劇者。桂枝麻黃各半湯。桂枝二麻黃一湯。桂枝二越婢一湯。並治表虛失汗。纏滯引日者。此太陽病之治例也。更有直中表寒證。而附子湯。治其病重陽虛者。亦猶桂枝湯之例。麻黃附子二湯。治其病輕表閉者。亦猶麻黃湯之例。此少陰病之治例也。此諸方主證。及制立之旨。拙著傷寒論述義。既詳辨之。今不再贅。蓋發汗之法。無出於此範圍。擴而充之。則凡病之係表者。皆無不可療。仲景治濕家。猶於桂麻方中。加驅濕之品。其義可見已。

又按晉唐汗方。有仲景所不有者。皆難適用。降至宋人。則韓祗和禁用桂枝。殆一時之權乎。醫壘元戎。醫學綱目。並有辨。宜參。南渡以來。專用香蘇散。正氣散等。芳香輕平之藥。以治四時傷寒。蓋亦係當日之宜。施之後世。則僅不過發感冒微邪已。如陶節菴。主張九味羌活湯。則一偏之見也。又張戴人可汗式。論吐法兼汗。吐之發汗。

固屬強責。不易輕試焉。更有蒸汗法。載在第九卷中。

發汗不用燥藥

徐洄溪曰。驅邪之法。惟發表攻裏二端而已。發表所以開其毛孔。令邪從汗出也。當用至輕至淡。芳香清冽之品。使邪氣緩緩從皮毛透出。無犯中焦。無傷津液。仲景麻黃桂枝等湯是也。然猶恐其營中陰氣。爲風火所爍。而銷耗於內。不能滋潤和澤。以託邪於外。於是又啜薄粥。以助胃氣。以益津液。此服桂枝湯之良法。凡發汗之方。皆可類推。汗之必資於津液如此。後世不知。凡用發汗之方。每每用厚朴葛根。（按葛根。主痙病。而本草亦云。治消渴。實爲汗藥中之潤品。以爲燥藥者。誤矣。）羌活白芷蒼朮豆蔻等。溫燥之藥。卽使其人津液不虧。內既爲風火所熬。又復爲燥藥所爍。則汗從何生。汗不能生。則邪無所附而出。不但不出邪氣。反爲燥藥鼓動。益復橫肆。與正氣相亂。邪火四布。津液益傷。而舌焦脣乾。便閉目赤。種種火象自生。則身愈熱。神愈昏。惡證百出。若再發汗。則陽火盛極。動其眞陰。腎水來救。元陽從之。大汗上泄。亡陽之危證生矣。輕者亦成痙證。遂屬壞證難治。故用燥藥發汗。而殺人者。不知凡幾也。此其端開於李東垣。其所著書立方。皆治濕邪之法。與傷寒雜感無涉。而後人宗其說。以治一切外感之證。其害至今益甚。不但非古聖之法。幷誤用東垣之法。醫道失傳。只此淺近之理。尚不知。何況深微者乎。（醫學源流論。）

按岐伯曰。人所以汗出者。皆生於穀。穀生於精。觀此則汗之必資於津液。益可信矣。

發汗不可太過

徐洄溪曰。治病之法。不外汗下二端而已。下之害人。其危立見。故醫者病者。皆不敢輕投。至于汗多亡陽而死者。十有二三。雖死而人不覺也。何則。凡人患風寒之疾。必相戒以爲寧煖無凉。病者亦重加覆護。醫者亦云服藥必須汗出而解。故病人之求得汗。人人以爲當然也。秋冬之時過煖。尚無大害。至于盛夏初秋。天時暴燥。衛氣開而易泄。更加閉戶重衾。復投發散之劑。必至大汗不止而陽亡矣。又外感之疾。汗未出之時。必煩悶惡熱。及汗大出之後。衛氣盡泄。必陽衰而畏寒。始之煖覆。猶屬勉强。至此時雖欲不覆而不能。愈覆愈汗。愈汗愈寒。直至汗出如油。手足厥冷。而病不可爲矣。其死也。神氣甚清。亦無病苦。病者醫者。及旁觀之人。皆不解其何故而忽死。惟有相顧噩然而已。我見甚多。不可不察也。總之有病之人。不可過凉。亦不宜太煖。無事不可令汗出。惟服藥之時。宜令小汗。仲景服桂枝湯法云。服湯已。溫覆令微似汗。不可如水淋漓。此其法也。至于亡陽未劇。尤可挽回。傷寒論中。眞武理中四逆等法可考。若已脫盡。無可補救矣。又盛暑之時。病者或居樓上。或臥近竈之所。無病之人。一立其處。汗出如雨。患病者必至時時出汗。卽不亡陽。亦必陰竭而死。雖無移徙之處。必擇一席稍涼之地而處之。否則神丹不救也。（醫學源流論。）

張景岳曰。取汗之法。當取於自然。不宜急暴。但服以湯劑。蓋令溫煖。使得津津微汗。稍令久之。則手足稍周。徧身通達。邪無不散矣。若一時逼之。致使如淋如洗。則急遽間。衞氣已達。而營氣未周。反有不到之處。且恐大傷元氣。非善法也。余嘗見有子病者。其父母愛惜之甚。欲其速愈。且當溫煖之。令覆以重被。猶恐不足。而以身壓其上。子因熱極叫呼。其父母曰。猶未也。須再出些方好。及許久放起。竟致亡陽而斃之。是但知汗出何妨。而不知汗之殺人。此強發之鑑也。　又有邪本不甚。或挾虛年衰感邪等證。醫不能察。但知表證宜解。而發散太過。或誤散無效。而屢散不已。因而卽被其害者。有之。或邪氣雖去。遂致胃氣大傷。不能飲食。而羸憊不振者。有之。此過汗之戒也。　凡發汗太過。一時將至亡陽。或身寒而慄。或氣脫昏沉等候。速宜煎獨參湯一兩許飲之。或甚者。以四味回陽飲。速爲挽回。庶可保全。否則恐致不救。（景岳全書。）

取汗。在不緩不急。不多不少。緩則邪必留連。急則邪反不盡。汗多則亡其陽。汗少則病必不除。（醫宗金鑑。）

按汗不可過。仲景諄諄戒之。蓋不啻亡陽。其變或不能一定。故方中止用桂枝。則啜熱稀粥。以助藥力。有麻黃葛根。則不須啜粥。其意可見矣。且其病重者。一日一夜服云云者。照之傷寒例。則此言其人本有宿癖。或血脈燥澀。而藥與之相格。因致煩鬱。使其覺病勢加重者。須從容施劑。以視其安。倘誤爲藥力不及。而匆遽連進。則貽戚不尠矣。蓋不止桂枝爲然。用藥之理。往往有如此者。不可不察。汗藥服法。第十二卷中。互見 又按孫真人千金月令云。凡發汗。汗徧即止。不可令靋霂。得汗後。以粉摩之。不可令自乾。攷之經旨。汗出太多者。方用粉法。今云之不可令自乾。則拘矣。溫粉方。見先君子傷寒論輯義。拙著述義。及傷寒廣要中。今不繁載。 又傷寒總病論云。凡發汗須如常覆腰以上。厚衣覆腰以下。以腰足難取汗故也。半身無汗。病終不解。凡發汗後。病證仍存於三日內。可二三發汗。令腰脚周遍爲度。龐氏之用心切矣。如發汗不徹者。其變亦夥。治之節度。豈可失乎。

虛家不可大汗

孫真人曰。諸病發熱惡寒。脈浮洪者。便宜發汗。溫粉粉之。勿令遇風。當發汗。而其人適失血。及下大利。則不可大汗也。數少與桂枝湯。使體潤漐漐汗出。連日當自解也。千金方○按外臺秘要。引范汪。下大字錯。 戴復菴曰。失血家不可發汗。淋家不可發汗。如此等類。豈宜遽用表劑。當徐徐解散。證治要訣。

按經中有麻黃證兼虛。姑用桂枝者。蓋如亡血家淋家等禁汗諸證。或有宜於表劑中更設關防者。其挾虛寒者。如桂枝加附子湯。桂枝加芍藥生薑人參湯之類。其挾裏熱及血分虛燥者。如葛根黃芩黃連湯。栝樓桂枝湯及陽旦湯。葛根解肌湯之類。兼補兼清。皆宜酌用矣。

張景岳曰。凡治傷寒。但見脈息微弱。及沈細無力者。皆不可任意發汗。然欲去外邪。非汗不可。而仲景云。脈微弱者。不可發汗。夫脈弱非陽。既不可用寒涼。而寒邪在表。又不可用攻下。然則舍此之外。又將何法以治此表邪乎。不知溫中卽可以散寒。而強主卽可以逐寇。此仲景之意。豈不盡露於言表。而明悟之者。當心會之矣。且凡病外感。而脈見微弱者。其汗最不易出。其邪最不易解。何也。凡以元氣不能託送。卽發亦無汗。邪不易解。則愈發愈虛。而危亡立至矣。夫汗本乎血。由乎營也。營本乎氣。由乎中也。未有中氣虛。而營能盛者。未有營氣虛。而汗能達者。脈卽營之外候。脈既微弱。元氣可知。元氣愈虛。邪愈不解。所以陽證最嫌陰脈。正爲此也。故治此者。但遇脈息微弱。正不勝邪等證。必須速固根本。以杜深入。專助中氣。以託外邪。必使眞元漸充。則脈必漸盛。自微細而至滑大。自無力而至有神。務令陰脈轉爲陽脈。陰證轉爲陽證。斯時也。元氣漸充。方是正復邪退。將汗將解之佳兆。景岳全書。

又曰。夫補者。所以補中。何以亦能散表。蓋陽虛者。卽氣虛也。氣虛於中。安能達表。非補其氣。肌能解乎。凡脈之微弱無力。或兩寸短小。而多寒者。卽其證也。此陽虛傷寒也。陰虛者。卽血虛也。血虛於裏。安能化液。非補其精。汗能生乎。凡脈之浮芤不實。或兩尺無根。而多熱者。卽其證也。此陰虛傷寒也。然補則補矣。仍當酌其劑量。譬之飲酒者。能飲一勺。而與以一升。宜乎其至於困也。使能飲一斗。而與以一合。其眞蚍蜉之撼大樹耳。 夫寒中者。所以清火。何以亦能散表。蓋陽亢陰衰者。卽本虧火盛也。水涸於經。

安能作汗。譬之乾鍋赤裂。潤自何來。但加以水。則鬱蒸沛然。而氣化四達。夫汗自水生。亦猶是也。如前論言補陽補陰者。宜助精氣也。此論言以水濟火者。宜用寒涼也。蓋補者。補中之不足。濟者。制火之有餘。凡此者。均能解表。其功若一。而宜寒宜煖。其用不侔。是有不可不辨。同上

按經有尺中脈微。尺中遲。不可發汗之戒。而心中悸而煩。用小建中湯。脈結代。用炙甘草湯。則景岳所論。不爲無理。然其單從寒中。亦以散邪者。殆爲難信矣。景岳又分汗法爲三。曰温散。曰涼散。曰平散。見類經。又立三表法。見全書。並言假他治以托邪者。不是發汗法。故不繁引云。

藥治通義卷五

丹波元堅亦柔撰

下法大旨

張戴人曰。下之攻病。人亦所惡聞也。然積聚陳莝于中。留結寒熱於內。留之則是耶。攻之則是耶。內經一書。惟以氣血通流爲貴。世俗庸工。惟以閉塞爲貴。又止知下之爲瀉。又豈知內經之所謂下者。乃所謂補也。陳莝去而腸胃潔。癥瘕盡而營衞昌。不補之中。有眞補者存焉。然俗不信下之爲補者。蓋庸工妄投下藥。當寒反熱。當熱反寒。未見微功。轉成大害。使聰明之士。亦復不信者。此也。所以謂寒藥下者。調胃承氣湯。泄熱之上藥也。大小桃仁承氣。次也。陷胸湯。又其次也。大柴胡。又其次也。按此諸方。各有所宜。今立差等。未審何意。以涼藥下者。八正散。泄熱兼利小便。洗心散。抽熱兼治頭目。黃連解毒散。治內外上下畜熱。而不泄者。四物湯。涼血而行經者也。神芎丸。解上下畜熱而泄者也。以溫藥而下者。無憂散。下諸積之上藥也。十棗湯。下諸水之上藥也。以熱藥下者。煮黃丸。纏金丸之類也。急則用湯。緩則用丸。或以湯送丸。量病之微甚。中病卽止。不必盡劑。過而生愆。仲景曰。大法秋宜瀉。謂秋則陽氣在下。人氣與邪氣亦在下。故宜下。此仲景言其大概耳。設若春夏有可下之疾。當不下乎。按此下。原論承氣湯。義不了。今删却。或言男子不可久瀉。婦人不可久吐。何妄論之甚也。可吐則吐。可下則下。豈問男女乎。大人小兒所傷之物在胃脘。如兩手脈遲而滑者。內實也。宜下之。何以別乎。蓋傷宿食者惡食。傷風者惡風。傷寒者惡寒。傷酒者惡酒。至易辨也。故凡宿食在胃脘者。可下之。則三部脈平。若心下按之而硬滿者。猶宜再下之。如傷寒大汗之後。重復勞發。而爲病者。蓋下之後。熱氣不盡故也。當再下之。若雜病腹中滿痛不止者。此爲內實也。金匱要略曰。痛而腹滿。按之不痛。爲虛。痛者爲實。難經曰。痛者爲實。腹中滿痛。裏壅爲實。故可下之。不計難病傷寒。皆宜急下之。宜大承氣湯。或導水丸。或泄水丸等藥。過十餘行。如痛不已。亦可再服。痛已則止。至如傷寒大汗之後。發熱脈沉實。及寒熱往來。時時有涎嗽者。宜大柴胡加當歸煎服之。下三五行立愈。產後慎不可作諸虛不足治之。必變作骨蒸寒熱。飲食不入。肌膚瘦削。經水不行。經曰。寒則衰飲食。熱則消肌肉。人病瘦削。皆粗工以藥消爍之故也。嗚呼。人之死者。豈爲命乎。難經曰。實實虛虛。損不足而益有餘。如此死者。醫殺之耳。至如目黃九疸食勞。皆屬脾土。可下之。宜茵蔯蒿湯。或用導水丸禹攻散。瀉十餘行。次以五苓散。桂苓甘露散。白朮丸等藥。服之則愈矣。或腰腳胯痛。可用甘遂粉二三錢。以豶猪腰子。薄批七八片。摻藥在內。以濕紙包數重。文武火燒熟。至臨臥細嚼。以溫酒或米飲湯調下。至平明。見一二十行。勿訝。意欲止瀉。則飲冰或新水。頓服之瀉立止。次服通經和氣定痛烏金丸騙馬丹之類。則愈矣。內經有不因氣動。而病生於外者。太僕以爲瘴氣賊魅。蟲毒蜚尸。鬼擊衝薄。墜墮風寒暑濕。斫射剝割撞撲之類。至如諸落馬墮井。打撲閃肭損折。湯沃火燒車碾犬傷。腫發焮痛。日夜號泣不止者。予尋常談笑之間。立獲大效。可峻瀉三二十行。痛止腫消。乃以通經散下導水丸等藥。如瀉水少。則可再加湯劑瀉之。後服和血消腫散毒之藥。病去如掃。此法得之睢陽高大明侯德和。使外傷者。不致癱殘跛躃之患。余非敢掩人之善。意在救人耳。曾有鄰人杖瘡發作腫痛。焮及上下。語言錯亂。時時嘔吐。數日不食。皆曰不救。余以通經散三四錢。下神祐丸百餘丸。相併而下。間有嘔出者。大半已下膈矣。良久大瀉數行。穢不可近。膿血涎沫瘀血。約一二斗。其病人困睡不省。一日一夜。鄰問予。予曰。喘息勻停。腫消痛減。故得睡也。來日語清食進。不數日痊。救杖瘡欲死者。四十年間二三百。余追思舉世杖瘡死者。皆枉死也。自後凡見冤人被責者。急以導水丸禹攻散。大作劑料瀉驚涎一兩盆。更無腫發痛焮之難。如導水丸禹攻散泄瀉不動。更加之通經散神祐丸瀉之。瀉訖須忌熱物。止可喫新汲水一二頓。瀉止立愈。至如沈積多年羸劣者。不可便服陡攻之藥。可服纏積丹三稜丸之類。內經曰。重者因而減之。若人年老衰弱。有虛中積聚者。止可五日一服萬病無憂散。故凡積年之患。豈可一藥而愈。即可減而去之。以本草考之。下之寒者。有戎鹽之鹹。犀角之酸鹹。滄鹽澤瀉之甘鹹。枳實之苦酸。膩粉之辛。澤漆之苦辛。杏人之苦甘。下之微寒者。有猪膽之苦。下之大寒者。有牙消之甘。大黃瓜蔕牽牛苦瓠子藍汁牛膽羊蹄根苗之苦。大戟甘遂之苦甘。朴消芒消之苦辛。下之溫者。有檳榔之辛。芫花之苦辛。石蜜之甘。皂角之辛鹹。下之熱者。有巴豆之辛。下之辛涼者。按辛字。可疑。有猪羊血之鹹。下之平者。有郁李人之酸。桃花蕚之苦。右三十味。惟牽牛大戟芫花皂角羊蹄根苦瓠子瓜蔕有小毒。巴豆甘遂膩粉杏人之有大毒。餘皆無毒。設若疫氣冒風中酒。小兒瘡疹及產後潮熱中滿敗血。勿用膩粉杏人大毒之藥。下之必死。不死即危。且如檳榔犀角皂角。皆溫平。可以殺蟲透關節。除腸中風火燥結。大黃芒消朴消等。鹹寒。可以治傷寒熱病時氣瘟毒發斑瀉血。燥熱發狂。大作湯劑。以蕩滌積熱。澤瀉羊蹄根苗牛膽藍葉汁苦瓠子。亦苦寒。可以治水腫遍身腫大如鼓。大小便不利。及目黃濕毒九疸食癆疳蟲。食土生米等物。分利水濕。通利大小便。蕩滌腸胃間宿穀相摶。又若備急丸。以巴豆乾薑大黃蜜和丸之。亦是下藥。然止可施於辛苦勞力。貧食粗辣之輩。或心腹脹滿。脇肋刺痛。暴痛不住。服五七丸。或十丸。瀉五七行。以救急。若施之富貴城郭之人則非矣。此藥用砒石。治瘧相類。止可施之於貧食之人。若備急丸。治傷寒風溫。中酒冒風。及小兒瘡疹。產後滿悶。用之下膈。不死則危。及夫城郭之人。富貴之家。用此下藥。亦不死則危矣。奈何庸人畏大黃。而不畏巴豆。粗工喜巴豆。而不喜大黃。蓋庸人以巴豆性熱而不畏。以大黃性寒而畏。粗工以巴豆劑小而喜。以大黃劑大而不喜。皆不知理而至是也。豈知諸毒中。惟巴豆爲甚。去油匱之蠟猶能下。後使人津液涸竭。留毒不去。胸熱口燥。他病轉生。故下藥以巴豆爲禁。余嘗用前十餘藥。如身之使臂。臂之使手。然諸洞泄寒中者。不可下。俗謂休息痢也。傷寒脈浮者。不可下。表裏俱虛者。不可下。內經中五痞心證不宜下。（按此一句。似有譌脫。）厥而脣青。手足冷。內熱深者。宜下。寒者不宜下。以脈別之。小兒內瀉轉生慢驚。及兩目直視。魚口出氣者。亦不宜下。若十二經敗甚。亦不宜下。止宜調養。溫以和之。如下則必誤人病耳。若其餘大積大聚。大病大祕。大涸大堅。下藥乃補藥也。余嘗曰。瀉法兼補法。良以此夫。（儒門事親。）

程曾明曰。下者。攻也。攻其邪也。病在表則汗之。在半表半裏則和之。病在裏則下之而已。然有當下不下誤人者。有不當下而下誤人者。有當下不可下。而妄下之誤人者。有當下不可下。而又不可以不下。下之不得其法。以誤人者。有當下而下之。不知淺深。不分便溺與蓄血。不論湯丸。以誤人者。又雜證中。不別寒熱積滯痰水蟲血癰膿。以誤人者。是不可不察也。何謂當下不下。仲景云。少陰病。得之二三日。口燥咽乾者。急下之。少陰病。六七日。腹滿不大便者。急下之。下利。脈滑數。不欲食。按之心下鞕者。有宿食也。急下之。陽明病。讝語不能食。胃中有燥屎也。可下之。陽明病。發熱汗多者。急下之。少陰病。下利清水。色純青。心下必痛。口乾燥者。急下之。傷寒六七日。目中不了了。睛不和。無表證。大便難者。急下之。此皆在當下之例。若失時不下。則津液枯竭。身如槁木。勢難挽回矣。然又有不當下而下者。何也。如傷寒。表證未罷。病在陽也。下之則成結胸。病邪雖已入裏。而散漫於三陰經絡之間。尚未結實。若遽下之。亦成痞氣。按此數句。蓋失經旨。宜參拙著傷寒論述義。況有陰結之證。大便反鞕。得溫則行。如開冰解凍之象。又雜證中。有高年血燥不行者。有新產血枯不行者。有病後亡津液者。有亡血者。有日久不更衣。腹無所苦。別無他證者。若誤下之。變證蜂起矣。所謂不當下而下者。此也。然又有當下不可下者。何也。病有熱邪傳裏。已成可下之證。而其人臍之上下左右。或有動氣。則不可以下。又咽中閉塞者。不可下。又脈微弱者。不可下。脈浮大。按之無力者。不可下。脈遲者。不可下。喘而胸滿者。不可下。欲吐欲嘔者。不可下。病人陽氣素微者。不可下。下之則呃。病人平素胃弱。不能食者。不可下。病人能食。胃無燥屎也。不可下。小便清者。不可下。病者腹滿。

時減復如故者。不可下。若誤下之。變證百出矣。所謂當下不可下。而妄下誤人者。此也。然有當下不可下。而又不得不下者。何也。夫以羸弱之人虛細之脈。一旦而熱邪乘之。是爲正虛邪盛。最難措手。古人有清法焉。有潤法焉。有導法焉。有少少微和之法焉。有先補後攻。先攻後補之法焉。有攻補並行之法焉。不可不講也。如三黃解毒。清之也。麻人梨汁。潤之也。蜜煎猪膽汁土瓜根。導之也。涼膈散大柴胡。少少和之也。更有脈虛體弱。不能勝任者。則先補之而後攻之。或暫攻之而隨補之。或以人參湯。送下三黃枳朮丸。又或以人參瓜蔞枳實。攻補並行。而不相悖。蓋峻劑一投。卽以參朮歸芍。維持調護於其中。俾邪氣潛消。而正氣安固。不愧爲王者之師矣。

按此段。當與第二卷虛實條相參。

又有雜證中大便不通。其用藥之法可相參者。如老人。久病人。新產婦人每多大便閉結之證。丹溪用四物湯。東垣用通幽湯。予嘗合而酌之。而加以蓯蓉枸杞柏子人芝麻松子人人乳梨汁蜂蜜之類。隨手取效。又嘗於四物。加升麻及前滋潤藥。治老人血結。數至圊而不能便者。往往有驗。此皆委曲疏通之法。若果人虛。雖傳邪熱。不妨借用。寧得猛然一往。敗壞眞元。至成洞瀉。雖曰天命。豈非人事哉。所謂下之貴得其法者。此也。然又有當下而下。而不知淺深。不分便溺與蓄血。不論湯丸。以誤人者。何也。如仲景大承氣湯。必痞滿燥實兼全者。乃可用之。若僅痞滿。

而未燥實者。仲景只用瀉心湯。痞滿兼燥。而未實者。仲景只用小承氣湯。除去芒消。恐傷下焦陰血也。燥實在下。而痞滿輕者。仲景只用調胃承氣湯。除去枳朴。恐傷上焦陽氣也。又有太陽傷風證。誤下而傳太陰。以致腹痛者。則用桂枝湯加芍藥。大實痛者。桂枝湯加大黃。是解表之中。兼攻裏也。（按此論三承氣。及加芍藥。加大黃。不覈。辨見于後。）又有邪從少陽來。寒熱未除。則用大柴胡湯。是和解之中。兼攻裏也。又結胸證。項背強。從胸至腹。鞕滿而痛。手不可近者。仲景用大陷胸湯丸。若不按不痛者。只用小陷胸湯。若寒實結胸。用三白散熱藥攻之。又水結胸。頭出汗者。用小半夏加茯苓湯。（按此據朱奉議活人書。喻西昌傷寒尙論篇。所辨當矣。）水停脇下。痛不可忍者。則用十棗湯。凡結胸陰陽二證。服藥罔效。活人俱用枳實理中丸。應手而愈。（按此方所主。實係陰結。）又河間三書云。鬱熱蓄甚。神昏厥逆。脈反滯濇。有微細欲絕之象。世俗未明造化之理。投以溫藥。則不可行。或者妄行攻下。致殘陰暴絕。勢大可危。不下亦危。宜用涼膈散。合解毒湯。養陰退陽。積熱藉以宣通。則心胸和暢。而脈漸以生。此皆用藥淺深之次第也。又如太陽證未罷。口渴。小便短濇。大便如常。此爲溺濇不通之證。治用五苓散。又太陽傳本。熱結膀胱。其人如狂。少腹硬滿而痛。小便自利者。此爲蓄血下焦。宜抵當湯丸。若蓄血輕微。但少腹急結。未至硬滿者。則用桃核承氣湯。或用生地四物湯。加酒洗大黃各半。下之尤爲穩當。蓋溺濇證。

大便如常。燥糞證。小便不利。蓄血證。小便自利。大便色黑也。此便溺蓄血之所由分也。血結膀胱。病勢最急。則用抵當湯。稍輕則抵當丸。結胸惡證悉具。則用大陷胸湯。稍輕者。大陷胸丸。其他蕩滌腸胃。推陳致新之法。則皆用湯。古人有言。凡用下藥攻邪氣。湯劑勝丸散。誠以熱淫于內。用湯液滌除之。爲清淨耳。此湯丸之別也。然又有雜證中。不別寒熱積滯。痰水蟲血癰膿。以誤人者。何也。東垣治傷食證。腹痛便閉拒按者。因於冷食。用見晛丸。因於熱食。用三黃枳朮丸。若冷熱互傷。則以二丸。酌其所食之多寡。而互用之。應手取效。按冷食熱食。以分治法。殊爲迂泥。又實熱老痰。滾痰丸。水腫實證。神祐丸。蟲積。剪紅丸。血積。花蕊丹失笑丸。腸癰。牡丹皮散。隨證立方。各有攸宜。此雜證攻下之良法也。近世庸家。不講於法。每視下藥爲畏途。病者亦視下藥爲砒鴆。致令熱證垂危。袖手旁觀。委之天數。大可悲耳。昔張子和儒門事親三法。即以下法爲補。謂下去其邪。而正氣自復。穀肉果菜。無往而非補養之物。雖其說未合時宜。而于治病攻邪之法。正未可缺。吾願學者仰而思之。平心而察之。得其要領。以施救濟之方。將以躋斯民于壽域。不難矣。醫學心悟。

按經曰。因其重而減之。又曰。其下者。引而竭之。中滿者。寫之於內。又曰。其實者。散而寫之。又曰。其未滿三日者。可汗而已。其滿三日者。可泄而已。曰。人有所墮墜。惡血留內。腹中滿脹。不得前後。先飲利藥。此軒岐之下法也。蓋攻下之道。不可以速。不可以遲。必在其中肯綮。邪將陷裏。未全實胃者。雖日數既多。倘遽下之。則邪正相擾。或熱氣上迫。或變爲虛寒。其證不一。此經文所諄諄垂戒者也。邪既實胃者。雖得病無日。必宜用疎轉。而瞻顧失下。則火邪膠固。銷血鑠液。遂至攻補兩難。此吳又可所深畏者也。是以用下之機。間不容穟。必俟外解裏實。而亟用承氣。釜底抽薪。則邪氛頓衰。而後從事清潤。病無不愈矣。大抵服湯已。更衣二三行。則譫妄止。舌潤復和。倘以其餘熖猶存。誤爲實未去。而過攻之。則必損胃氣。亦爲變證。所以有得下餘勿服之禁也。然至其人稟強。與病勢殊重者。及餘邪復聚者。則並有不可以常論。所謂下後懊憹而煩。及大下後。六七日不大便。煩不解之類。是也。又可論有因證數攻條。曰。其中有間日一下者。有應連下三四日者。有應連下二日。間一日者。其中寬緩之間。有應用柴胡清燥湯者。有應用犀角地黃湯者。至投承氣。某日應多與。某日應少與。其間不能得法。亦足以誤事。此非可以言傳。貴乎臨時斟酌。斯言精切。非空談矣。並是傷寒之理也已。如雜病之於下。則乾霍暴痛等。諸危急證。宜峻下之。固不待言。凡沈滯痼癖。如頑痰宿飲。積食老血。及狂癇癥瘕諸疾。皆有不可不下者。其負固不服。宜霎時驅除者。有如久欬之於十棗湯之類。淹久不消。宜取次潰散者。有如勞極之於大黃䗪蟲丸之類。蓋其端緒不一。臨處之際。須仔細甄辨。而勿疑殆焉。尤飫鶴醫學讀書記曰。攻除陳積之藥。可峻而不可駛。宜專而不宜泛。駛則急過病所。泛則搏擊罕中。由是堅壘如故。而破殘已多。豈徒無益而已哉。此理之所然。然破積有大藥如鱉甲煎丸之類。則非宜概言矣。外臺引崔氏。療癥瘕。有羈縻攻之方。亦緩下之謂也。

又按三承氣功用。成聊攝注解。以熱結微甚爲辨。而張雲岐保命集所論綦詳。蓋消黃均是寒下之藥。而大黃氣味峻烈。能破實結。芒消鹹潤。能軟堅凝。大黃功在氣。芒消功在質。此其所以爲異。但芒消比大黃。其力頗緩。不如大黃之獨行奏績。然病稍重者。非配用芒消。則不能蕩滌大邪。況滋以枳朴破氣。則最見其效。故大承氣爲最緊。而小承氣次之。調胃承氣又次之。蓋小承氣證。視之大承氣證。則其機相同。其實稍輕。如調胃承氣。則既無枳朴。更有甘草。是潤下之法。其用頗不同也。陶節菴傷寒六書以三焦分論之。迂拘不可信。閔涵清傷寒闡要編。既加辨訂。今不復贅。

又按吳又可曰。如人方肉食。而病適來。以致停積在胃。用大小承氣連下。惟是臭水稀糞而已。於承氣湯中。但加人參一味服之。雖三四十日所停之完穀及完肉。於是方下。蓋承氣藉人參之力。鼓舞胃氣。宿物始動也。今試有陽明病。其人素虛。雖用承氣。胃氣不能施布。仍遵此法。始得快下者。蓋不啻停食爲宜也。

用下勿拘結糞

吳又可曰。大凡客邪貴乎早逐。乘人氣血未亂。肌肉未消。津液未耗。病人不至危殆。投劑不至掣肘。愈後亦易平復。欲爲萬全之策者。不過知邪之所在。早拔去病根爲要耳。但要諒人之虛實。度邪之輕重。察病之緩急。揣邪氣離膜原之多寡。然後藥不空投。投藥無太過不及之弊。是以仲景自大柴胡以下。立三承氣。多與少與。自有輕重之殊。勿拘于下不厭遲之說。應下之證。見下無結糞。以爲下之早。或以爲不應下之證。誤投下藥。殊不知承氣本爲逐邪而設。非專爲結糞而設也。必俟其糞結。血液爲熱所摶。變證迭起。是猶養虎遺患。醫之咎也。況多有溏糞失下。但蒸作極臭。如敗醬。或如藕泥。臨死不結者。但得穢惡一去。邪毒從此而消。脈證從此而退。

豈徒孜孜糞結而後行哉。假如經枯血燥之人。或老人血液衰少。多生燥結。或病後血氣未復。亦多燥結。在經所謂不更衣十日無所苦。有何妨害。是知燥結不致損人。邪毒之爲殞命也。要知因邪熱致燥結。非燥結而致邪熱也。但有病久失下。燥結爲之壅閉。瘀邪鬱熱。益難得泄。結糞一行。氣通而邪熱乃泄。此又前後之不同。總之邪爲本。熱爲標。結糞又其標也。能早去其邪。安患燥結耶。假令滯下。本無結糞。初起質實。頻數窘急者。宜芍藥湯加大黃下之。此豈亦因結糞而然耶。乃爲逐邪而設也。或曰。得毋爲積滯而設與。余曰。非也。邪氣客於下焦。氣血壅滯。鬱而爲積。若去積以爲治。已成之積方去。未成之積後生。須用大黃。逐去其邪。是乃斷其生積之原。營衞流通。其積不治而自愈矣。更有虛痢。又非此論。　或問。脈證相同。其糞有結。有不結者。何也。曰。原其人病至。大便當即不行。續得蘊熱。益難得出。蒸而爲結也。一者。其人平素大便不實。雖胃家熱甚。但蒸作極臭。狀如粘膠。至死不結。應下之證。誤引經論初硬後必溏不可攻之句。誠爲千古之弊。溫疫論。

按仲景以後。妙用承氣者。莫如又可。而此論實爲其本領。以吾觀之。其所得固在于此。其所失亦在于此。何以言之。後世庸師。不諳醫理。遇胃家實證。清便不結者。當下不下。徒治其外。遂至轉變不一。故又可悍然立言。以破其陋。可謂卓矣。然仲景治下利。用大承氣者六條。用小承氣。用調胃承氣。用大柴胡者。各一條。皆爲熱結旁流。及滯下諸證。未有內無實物而輒用承氣者。蓋胃實之徵。在于脈證。而不在結糞。故注意胃實。而勿拘結糞。是用下之法也。倘云注意逐邪。則復開粗工下早之路。其害有不可勝言。且燥屎瘀積。正是邪藪。承氣以蕩其結。而邪從以消。謂之承氣逐邪則乖矣。所謂溏糞失下。蒸作極臭者。即是粘膩惡物。係于瘀積所致。則亦不可言之非胃實。如滯下一證。猶是宿積因邪而動。非邪之生積也。又可切畏黃連。又以白虎爲表藥。故不得不以大黃充清解。豈亦此論之所以發乎。然則學者宜通又可之意。勿泥又可之文。庶其可歟。再又可以誤引經論。爲千古之弊。然初鞕後溏。固不是可下證。但須勿以實滯下利相混看而已。

又按陽明病。熱熏內外。血液必燥。故下後調治。必與養營清燥等湯。此亦又可之卓識也。

下邪熱不宜丸

許學士曰。仲景論中。百一十三方。爲圓者有五。理中陷胸抵當麻人烏梅是已。理中陷胸抵當。皆大彈圓。煮化而服。與湯無異。至於麻人治脾約證。烏梅治濕䘌證。（按當作蚘厥證。）皆欲必達下部。故用小圓。其他皆欲入經絡。逐邪毒破堅癖。導瘀血燥屎之類。須憑湯劑。以滌除也。余見俗醫用小圓藥。以巴豆而下邪毒。致殺人者。不可勝數。蓋巴豆止導食積。而不能去熱毒。既下之後。藏氣虛。而邪毒宛然猶在。更再以大黃朴消下之。鮮不致斃。（按此數句。稍有病。）大抵下藥。欲其必中。必當一服而止也。故不可不慎歟。（傷寒發微論。）

柯韻伯曰。仲景下劑。只重在湯。故曰。醫以丸藥下之。非其治也。觀陷胸抵當二丸。仍用水煑。是丸復其湯。重兩許連滓服。則勢力更猛于湯散劑矣。

當知仲景方。以銖兩分計者。非外感方。按此語不知何謂。丸以桐子大。服十丸者。不是治外感法。傷寒論翼。

按可下篇曰。凡可下者。用湯勝丸散。更攷太陽中篇第百二十三兩條。則知凡欲下邪熱者。雖大黃丸。猶在所忌。不啻巴豆小丸也。陳九韶徽瘡秘錄云。如傷寒禁用丸藥。恐庸俗誤用巴豆丸。若用大黃丸則宜矣。此說非是。又吳又可論三承氣曰。不耐湯藥者。或嘔或畏。當爲細末。蜜丸湯下。蓋是不得已之策也。又蜜丸煑丸之別。當攷第九卷云。

溫下

張石頑曰。三承氣湯。爲寒下之柔劑。白散。備急丸。爲熱下之剛劑。附子瀉心湯。大黃附子湯。爲寒熱互結。剛柔並濟之和劑。此鼎峙三法也。獨怪近世但知寒下一途。絕不知有溫下等法。蓋暴感之熱結。可以寒下。若久積之寒結。亦可寒下乎。是以備急等法所由設也。然此僅可以治寒實之結。設其人稟質素虛。雖有實邪固結。敢用剛猛峻劑攻擊之乎。故仲景又立附子瀉心湯。用芩連佐大黃。以祛膈上之熱痞。即兼附子之溫以散之。大黃附子湯。用細辛佐附子。以攻脇下寒結。即兼大黃之寒。導而下之。此聖法昭然。不可思議者也。奈何去聖久遠。一聞此法。無論賢與不肖。莫不交相詆毀。遂至明哲束手。沉痾待斃。良可慨夫。傷寒緒論。

按石頑主張溫下。其意甚善。然此說則猶未爲盡。蓋約下藥爲三法。固涉不倫。如溫之一途。本療寒實證。而其法其緩急之别。備急丸。走馬湯。是急治之祖方也。桂枝加大黄湯。大黄附子湯。是緩治之祖方也。其藥雖寒温併用。而其性味。則融和以温利結寒。非爲熱寒互結也。（桂枝加大黄湯。前注謂爲兼表者。既辨于傷寒論述義中。大黄附子湯立方之趣。詳論于第十卷中。並不贅。）如附子瀉心湯。是寒温各奏其功。非温利之謂也。（此方。尤飲鞠傷寒論貫珠集所解甚覈。亦錄于述義中。）更有巴豆丸子。以去陳積之劑。宋人方書。其方殊夥。而有驗者不一。湯液本草巴豆條云。若急治爲水穀道路之劑。若緩治爲消堅磨積之劑。此言實是。如張戴人一概禁用巴豆者。非通論也。

虚秘不可峻利

初和甫曰。余歷觀古人用通藥。率用降氣等藥。蓋肺氣不下降。則大腸不能傳送。以杏人枳殼訶子等藥。是也。又老人虚人風人。津液少大便秘。經云。澀者滑之。故用胡麻杏人麻子人阿膠之類。是也。今人學不師古。妄意斟酌。每至大便秘燥。即以駃藥（音史）蕩滌之。既走津液氣血。大便隨手愈更秘澀。兼生他病。（梶原性全萬安方。引養生必用方。○按駃藥。古或作快藥。以爲駛藥者蓋誤。）

吳茭山曰。人病失血耗氣之餘。老人血少。多有秘結之患。人皆不知此。好用大黄朴硝重者。牽牛巴豆。隨利隨結。殊不知此輩皆血少。津液枯竭。腸胃乾燥之人。宜用麻子杏仁潤滑之劑。腸潤皆通。其病漸愈。若妄用大黄巴豆之類。損其陰血。故病愈加矣。所以局方製麻仁丸。少用大黄。凡治老人風秘血少。腸胃燥結者。此也。（諸證辨疑。）

按虚秘之治。要不過利氣潤燥二途。初氏之説是也。又蔣自了醫意商。敍下藥云。外有臨服加生蜜者。取其潤澤。加鐵鏽水者。取其重墜。加檳榔汁者。取其推下。此皆下家之助者也。予遇一老人。大便苦結。結而下。下後復結。將已垂斃。其時攻下。則元氣難堪。潤燥則力緩不應。偶以潤燥湯中。加猪油一兩。同煎服。後竟愈。蓋其腸胃乾枯已極。故用油以潤之。亦古法之未言及者也。考仲景猪膏髮煎。本爲潤腸設。而孫真人亦云。凡大便不通。皆用滑膩之物。及冷水。並通也。今蔣氏實祖其意者也。又下法之類。更有導法。揭出于第九卷中。

藥治通義卷六

丹波元堅亦柔撰

吐法

三焦爲決瀆之官。升降沖氣。而不息者也。病在胸中。上焦氣壅。必因其高而越之。所以去邪實。而導正氣也。況上脘之病。上而未下。務在速去。不湧而出之。則深入腸胃。播傳諸經。可勝治哉。故若宿食有可吐者。未入於腸胃者也。痰瘧有可吐者。停蓄於胸膈者也。食毒忤氣可吐者。恐其邪久而滋甚也。肺癰酒疸可吐者。爲其胸滿而心悶也。大抵胸中邪實。攻之不能散。達之不能通。必以酸苦之藥湧之。故得胃氣不傷。而病易以愈。（聖濟總錄。）

劉河間曰。仲景云。傷寒三四日。邪氣未傳於裏。其邪氣在上。用瓜蒂散吐而差。豈可俟其汗。又云。傷寒六七日。胸中微痞不欲言。懊憹昏眩。無下證。仲景用梔子豉湯。吐之立可。（按以上不確。辨于後。）又忽然中風。不知人事。亦不須汗。喉中呷啞之聲。用稀涎散吐之。亦可。又有小兒驚風潮搐。手足掣縮。用驗命散吐之。又云。風頭痛。經云。若不吐涎。久則瞽目而不治。用瓜蒂散吐之。三吐而差。又暴嗽風涎上壅。咽嗌不利。用茶調散吐之。又陽癎久不愈。未成痴瘵。用導涎散吐之。又陰癎。用一聖散吐之。又膏粱之人食物。多食生膽。胸中不下化。蟲伏於胸中。胸膈不快、噎食不下。用藜蘆散吐之。又久病患脇痛。諸藥莫能治、用獨聖散。加蝎梢半錢吐之。諸癇不時發作。不知人事。用半生半熟湯吐之。暗風病久不差。發過如故。用鬱金散吐之。痎瘧久不差。發寒熱無時。用常山散吐之。蛟龍瘕痛。腹脹如蟲。用毬糖散吐之。人初患傷食。或用冷。身腹悶亂。身熱。見食則惋。用赤小豆散吐之。婦人筋攣骨痛。用神應散吐之。或曰。筋病吐之何爲。答曰。木鬱達之。所謂達者。令其條達也。或又有打撲墜墮。先吐之。用金花散。後下之。用承氣湯。蓋承者。順也。偏枯證半身不遂。是也。用追風散吐之。須風後有目疾。眼有半明。可救之。用防風湯吐之。小兒上喘潮熱。先用蔚金散吐之。後用鎮庭散下之。立效。治顛狂病久不已。用三聖散吐之。後大下之。諸風掉搖強直。不知人事。便可懸豆膏。涎出立效。胸膈滿悶。背痛。或臂痛。可先用祛風湯吐之。後服烏藥散。厲風。或瘡瘍惡瘡。便用二聖散吐之。後服苦參丸。諸厥氣厥中風。不省人事。便用神聖散膏鼻內灌之。吐出涎立效。破傷風。牙關緊急。角弓反張。便與神聖散吐之。後汗之下之效。三法俱用之。吐法者。上古高醫用之。今庸下之流。止看諸方。不知治法。不識病源。即不行聖人之法。去聖遠矣。可不恐歟。保命集。

又曰。若用吐法。天氣晴明。陰晦無用。如病卒暴者。不拘於此法。吐時辰巳午前。故內經曰。平旦至日中。天之陽。陽中之陽也。論四時之氣。仲景曰。大法春宜吐。是天氣在上。人氣亦在上。一日之氣。卯辰寅候也。故宜早不宜夜也。先令病人隔夜不食。服藥不吐。再用熱虀水投之。　大要辨其虛實。實則瓜蒂散。虛則梔子豉湯。滿加厚朴。不可一概用之。吐罷可服降火利氣安神定志之劑。同上

張戴人曰。夫吐者。人之所畏。且順而下之。尚猶不樂。況逆而上之。不悅者多矣。然自胸以上大滿大實。病如膠粥。微丸微散。皆兒戲也。非吐病安能出。仲景之言曰。大法春宜吐。蓋春時陽氣在上。人氣與邪氣亦在上。故宜吐也。涌吐之藥。或丸或散。中病則止。不必盡劑。過則傷人。然則四時有急吐者。不必直待春時也。但仲景言其大法耳。今人不得此法。遂廢而不行。試以名方所記者略數之。如仲景傷寒論中。以葱根白豆豉湯。以吐頭痛。按此方。出肘後方。實係發汗。今爲吐藥者。可疑。　梔子厚朴湯。以吐懊憹。瓜蒂散。以吐傷寒六七日。因下後腹滿。無汗而喘者。按此主證似譌。　如此三方。豈有殺人者乎。何今議予好涌者多也。又如孫氏千金方風論中數方。往往皆效。近代本事方中稀涎散。治膈實中滿。痰厥失音。牙關緊閉。如喪神守。萬全方。以鬱金散。吐頭痛眩運。頭風惡心。沐浴風。近代普濟方。以吐風散。追風散。吐口噤不開。不省人事。以皂角散。吐涎潮。總錄方中。以常山散吐瘧。孫尚方。以三聖散。吐發狂。

神驗方。吐舌不正。補亡篇。以遠志去心。春分前服之。預吐瘟疫。此皆前人所用之藥也。皆有效者。何今之議予好涌者多也。惟養生必用方言。如吐其涎。令人跛躄。校正方已引風門中碧霞丹爲證。予不須辨也。按本事方。及幼幼新書。引劉氏家傳。亦並辨必用方之謬。又雜記九門云。或言。人有病不可吐。人身骨節皆有涎。若吐出骨節閒涎。令人偏枯。戴人曰。我之藥。止是吐腸胃閒食積。或膜肓閒宿沫。皆是胃膈中溢出者。天下與一理也。但病有上下。故用藥有逆順耳。但內經明言高者越之。然名醫錄中。惟見太倉公華元化徐文伯能明律用之。自餘無聞。乃知此法廢之久矣。今予驟用于千載寂寥之後。宜其驚且駭也。惜乎黃帝岐伯之書。伊摯仲景之論。棄爲閑物。縱有用者。指爲山野無韻之人。豈不謬哉。予之用此吐法。非偶然也。曾見病之在上者。諸醫盡其技而不效。余反思之。投以涌劑。少少用之。頗獲微應。既久乃廣訪多求。頗臻精妙。過則能止。少則能加。一吐之中。變態無窮。屢用屢驗。以至不疑。故凡可吐令條達者。非徒木鬱然。凡在上者。皆宜吐之。且仲景之論。胸上諸實。鬱而痛不能愈。使人按之。及有涎唾。下痢十餘行。其脈沉遲。寸口脈微滑者。此可吐之。吐之則止。仲景所謂胸上諸實。按之及有涎唾者。皆邪氣在上也。內經曰。下利脈遲而滑者。內實也。寸口脈微滑者。上實也。皆可吐之。王冰曰。上盛不已。吐而奪之。按此引經。今無所攷。仲景曰。宿食在上脘。當吐之。又如宿飲酒積在上脘者。亦當吐之。在中脘者。當下而去之。仲景曰。病人手足厥冷。兩手脈乍結。以客氣在胸中。心下滿而煩欲食不能食者。知病在胸中。當吐之。余嘗用吐方。皆是仲景方中瓜蔕散。吐傷寒頭痛。用葱根白豆豉湯。以吐雜病頭痛。或單瓜蔕名獨聖。加茶末少許。以吐痰飲食。加全蠍梢。以吐兩脇肋刺痛。濯濯水聲者。內經所謂。濕在上以苦吐之者。其是謂歟。按此語。亦經所無。今人亦有竊予之法者。然終非口授。或中或否。或涌而不能出。或出而不能止。豈知上涌之法。名曰撩痰。撩之一字。自有擒縱卷舒。頃有一工。吐陳下一婦人。半月不止。涎至數斗。命懸須臾。倉皇失計。求予解之。予使煎麝香湯。下咽立止。或問麝香何能止吐。予謂之曰。瓜苗聞麝香卽死。吐者瓜蔕也。所以立解。如藜蘆吐者。不止以葱白湯解之。以石藥吐者。不止以甘草貫衆解之。諸草木吐者。可以麝香解之。以本草考之。吐藥之苦寒者。有豆豉瓜蔕茶末梔子黃連苦參大黃黃芩。辛苦而寒者。有鬱金常山藜蘆。甘苦而寒者。有地黃汁。苦而溫者。有木香遠志厚朴。辛苦而溫者。有薄荷芫花。辛而溫者。有穀菁草葱根鬚。辛而寒者。有輕粉。辛甘而溫者。有烏頭附子尖。酸而寒者。有晉礬綠礬虀汁。酸而平者。有銅綠。甘酸而平者。有赤小豆。酸而溫者。有飯漿。酸辛而寒者。有膽礬。酸而寒者。有青鹽白米飲。辛鹹而溫者。有皂角。甘鹹而寒者。有滄鹽。甘而寒者。有牙消。甘而微溫且寒者。有參蘆頭。甘平而熱者。有蠍梢。凡此三十六味。惟常山膽礬瓜蔕有小毒。藜蘆芫花輕粉烏附尖有大毒。外二十六味。皆吐藥之無毒者。各對證擢而用之。此法宜先小服。不涌積漸加之。余之撩痰者。以釵股雞羽探引。不出以虀投之。投之不吐。再投之。且投且探。無不出者。按雜記九門云。凡用吐藥。先以虀汁一椀橫截之。藥已咽下。待少頃。其雞翎勿令離口。酸苦鹹雖能吐人。然不撩何由出也。吐至昏眩。愼勿驚疑。書曰。若藥不瞑眩。厥疾弗瘳。如發頭眩。可飲冰水立解。如無冰時。新汲水亦可。按張叔承醫學六要云。如頭眩難忍。飲童便。或自便。或涼水一口佳。強者可一吐而安。弱者可作三次吐之。庶無損也。吐之次日。有頓快者。有轉甚者。蓋引之而上未平也。俟數日。當再涌之。如覺渴者。冰水新水瓜梨柹及涼物。皆不禁。按雜記九門云。戴人常言。涌後有頓快者。有徐快者。有反悶者。病未盡也。有反熱者。不可不下也。大抵三日後。無不快者。凡下不止者。以冰水解之。凡藥熱則行。寒則止矣。惟禁貪食過飽硬物乾脯難化之物。心火既降。中脘冲和。陰道必強。大禁房勞大憂悲思。病人既不自責。衆議因而噪之。歸罪于吐法。起謗其由此也。按雜記九門云。病久否閉。忽得涌泄。氣血冲和。心腎交媾。陽事必舉。尤切戒房室。元氣新至。犯之則病再作。恐罪於涌泄。故性行剛暴。好怒喜淫之人。不可吐。左右多嘈雜之言。不可吐。病人頗讀醫書。實非深解者。不可吐。主病者。不能辨邪正之說。不可吐。病人無正性。妄言妄從。反覆不定者。不可吐。病勢巇危。老弱氣衰者。不可吐。自吐不止。亡陽血虛者。不可吐。諸吐血嘔血咯血衄血嗽血崩血失血者。皆不可吐。吐則轉生他病。侵成不救。反起謗端。雖懇切求。愼勿強從。恐有一失。愈令後世不信此法。以小不善累大善也。必標本相得。彼此相信。眞知此理。不聽浮言。審明某經某絡。某藏某府。某氣某血。某邪某病。決可吐者。然後吐之。是予之所望于後之君子也。庶幾不使此道湮微。以新傳新耳。（儒門事親。）

按仲景之於吐。啻瓜蒂散一方。前人以梔子豉湯爲吐劑者。謬矣。（張隱菴張令韶所辨甚當。錄在先君子傷寒論輯義中。又後卷清法下有論。當參。） 吐藥莫優於瓜蒂。而所治在胃脘以上。以涌有形之實。其功效之偉。固與汗下相侔。然經中所舉。不過寥寥數條。蓋其相適之證。不似汗下之多也。外臺引范汪。瓜蒂散方後曰。藥力過時不吐。服湯一升。助藥力也。吐出便可食。無復餘毒。若服藥過多者。益飲冷水解之。此戴人用冰之所本也。又元人經驗良方。苦丁香散。治風涎暴作。用甜瓜蒂一二錢。加輕粉一字。以水半合。同調勻灌之。良久涎自出。如涎未出。噙砂糖一塊下藥。涎即出不損人。又曰。凡吐能令人眼翻。吐時令閉雙目。或不省人事。令人以手密掩之。（吐藥服法。當與末卷相參。）張石頑傷寒緒論云。南人不可輕用涌吐。一吐尚可勝之。二吐便致昏困而厥。北方質實之人。三吐不昏也。石臨初傷寒五法附評云。用吐法者。亦當相人之津液矣。並是理之所然也。又古方更有用吐諸例。以其與經旨不叶。茲不繁引。且附後方。千金及翼。痰飲門中。載吐藥數首。亦不具錄。

又按皇國八九十年前。越前有奧邨南山者。甚巧吐法。其徒永富獨嘯著吐方考。狄野台州著吐方編。又有縣某。（佚其名。）亦撰有書。皆闡揚南山之術。其可取者不鮮。今摘錄于左。獨嘯曰。吐後氣逆極多。用下氣之方可也。或三黃湯。或承氣湯。 膈噎勞瘵鼓脹。吐之則促命期。 張子和吐羸。余未見其可。 初學不可吐妊娠產後。吐血咳血。黴毒血崩。亡血虛家。暨年過六十者。 吐後吐血者。直止其吐可也。吐衄血者。往往有之。雖吐可也。吐鮮血者。可大恐。 瓜蒂。越福井產爲可。它邦所出不中用。用之若五分。若一錢。二錢以上不可與。苦瓠穰。捻如大豆。若七粒。若十粒。寒鄉無瓜蒂。則可代之。其形至小。研淨無厭翳。爲佳品。 藜蘆。船上爲

可。尤多毒。用之若二分若三分。　常山。亦貴舶上。末用之。則若五分若一錢。　胸有蓄飲。外發諸證者。腹候
堅實。則可大吐之。　喘息初發。暨未發者。按其腹脈知之。腹氣堅實則吐之。後服瀉心湯。小承氣湯之類。數
十日。灸數千壯。　五十以裏偏枯。痰涎滿胸者。可吐。　腹軟者。決不可與。　月事積年不下。心下痞鞕。及淋
疾濁證。心下痞鞕。俱諸藥不驗者。吐之後。再與奪劑。　反胃諸嘔。尤可吐。　口吐大便者。吐之後。服附子瀉
心生薑瀉心半夏瀉心之類數日。　痿躄初發。暨欲發者。按其心下。痞則吐之。後論所宜服藥。　凡服吐方。
既吐之時。直視擂搦者。直可止其吐。　台州曰。瓜蔕者。湧劑之聖者也。諸湧證輕重。瓜蔕什領八九。他藥居
其二。至如常山湧瘧。鹽湯湧乾霍。杜衡湧痰血。藜蘆湧風痺之類。較之瓜蔕力之強弱。味之厚薄。不啻霄壤。
然各有相對也。　湧諸宿痾。當待邪之安靜。氣象如平人。而後下藥。若方其熾盛。不惟無益。恐生他變。內經
曰。其盛可待其衰而已。是之謂也。其法。先湧時一夜。與食温粥。令滿意饜飫。安臥於閑室。以詰旦日出。先四
下幃幌。勿使風寒透。室中設炭火兩盆。要使和氣頗氤氳。暑熱不須設火。而令病者服藥。靜息安臥二食頃。
慎勿令轉側。轉側便輒吐。頃之覺心中憒悶。懊憹將吐。宜強忍勿吐。若早涌出。則無益於疾。乃方其欲巳不
能巳。迫其咽門。使病者蹲坐。一人向前支額。一人從後擁。而緊按心下。病者自以鵝翎若指。刺摘喉中。即得
快吐。則復令偃臥定息。頃尋更吐。若欲吐不吐者。有與砂糖法。今不用之。但令微搖其體。頻與沸湯。令其強
飲。則復更吐。且吐且飲。大抵一朝涌五六回。乃覺心中洒然。是爲藥力盡也。於是却湯勿與。夫涌劑。隨涌性
力稍衰。得熱則相激更盛。猶芳蘭得酒再馨也。涌畢安臥至日晡所。乃與冷粥一杯。以和胃氣。而後隨證與
藥。除其餘孽。則宿痾悉去矣。或有法如此而不出者。病重劑輕故也。投蘐葉温湯一小合。乘其微悶。連進沸
湯則必吐。吐而不快者。更下小半之劑。未嘗不快吐也。或有涌微邪未盡者。俟後數日若一月。更涌如前法。

凡下涌劑三五回。未嘗不快復者。老弱虛家減其半。間日涌一二回。邪盡爲度。止後服。如卒病輕證。則從其緩急。須斟酌焉。其人當涌而涌。則雖令屢大涌之。亦無害也。破其堅壘而止耳。　或有涌之不出。反悶亂者。復更下小半之劑。扶持如法則吐。若仍弗吐者。令人舁之伏臥於冷室高處。倒垂其頭。以指刺喉。斯須乃吐。或有涌之不出。反大下通者。亦頗除鬱。倘有餘邪。再用小半以擿必吐。吐痰用四物瓜蔕散。方。瓜蔕一錢二分。赤小豆一錢二分。人參五分。甘草五分。各別擣羅爲末。分爲三。用其二。日大半。用其一。日小半。其大半。用虀葉一錢。豆豉五分。以水三合二勺。煮取二合六勺。以一合三勺攪。乘熱頓服。其小半。調虀豉一合三勺之湯。頓服。　按此方。本是千金撩膈散。　奧村氏云。老少不勝瓜蔕者。代以一物杜衡散。每旦涌之。邪盡爲度。今用肘後方中杜衡等三味者。爲佳。以上台州。原文。更列舉主證。今不錄。　縣某曰。凡欲行吐者。當以臍下有力爲的。　服藥後。端坐霎時。乃覆被而伏。但不許熟眠。眠則失吐故也。　凡當吐時。欲上圊者。必要沈靜。倘匆忙擧動。則必運倒矣。　凡服藥後。僅吐清水一兩次。然下利甚者。亦爲毒去之候。勿必強吐而愈。　凡病實至甚者。及上衝甚者。及胸下鞕滿倍常者。試微吐之。察其適否。而後作服。　凡吐後不要用藥。以吐盡病故也。大率以苓夏利水爲主。其與下劑。不過一日。此爲法。旣吐明日猶惡心者。大黃甘草湯或佳。　吐後間有腹痛者。多當臍痛。至明日炒鹽布裹熨之效。即日用熨。必激藥氣。反益其苦矣。　凡服藥不吐者。法當間二日而再吐。倘即日連用。則後先相合。痛物太過。　凡吐後禁舟行。　凡黴毒家勿吐之。有害。

禁吐諸證

諸四逆者。不可吐之。凡諸虛羸者。不可吐之。凡新產者。不可吐之。凡腳氣上衝心者。不宜吐之。凡病者惡寒。而不欲近衣。不可吐之。醫心方。引醫門方。

龐安常曰。虛家當吐。而不敢吐之。宜以枳實散。壓氣毒痰水。過日毒入胃。

乃可微下之也。諸四逆。脈微弱虛細。或弦遲。雖中滿悶。不可吐。宜橘皮湯枳實散之耳。不可吐而強吐之。氣築心卽死矣。傷寒總病論○按橘皮湯。卽仲景橘皮竹茹湯。枳實散。枳實。細末。米飲調二錢。日可三四服。

張叔承曰。尺中脈微弱。兩寸不滑。胸膈不悶。不可吐。脾胃素虛。面色萎黃。右寸大而無力。不可吐。中氣虛而痞脹。不能運化。不可認爲實誤吐。禍不旋踵。醫學六要。

藥治通義卷七

丹波元堅亦柔撰

補法大旨

夫人之血氣與天地周流。不能無盈虛也。有盈虛矣。不能無損益也。治療之宜。損者益之。不足者補之。隨其緩急而已。是故有平補。有峻補。或益其氣。或益其精。或益其血脈。或壯其筋骨。以至益髭髮駐顏色。其治不一。要之隨宜適無過不及之患。斯爲善矣。聖濟總錄。

張景岳曰。補方之制。補其虛也。凡氣虛者。宜補其上。人參黃耆之屬。是也。精虛者。宜補其下。熟地枸杞之屬。是也。陽虛者。宜補而兼煖。桂附乾薑之屬。是也。陰虛者。宜補而兼清。門冬芍藥生地之屬。是也。此固陰陽之治辨也。其有氣因精而虛者。自當補精以化氣。精因氣而虛者。自當補氣以生精。又有陽失陰而離者。不補陰何以收散亡之氣。水失火而敗者。不補火何以甦垂寂之陰。此又陰陽相濟之妙用也。故善補陽者。必於陰中求陽。則陽得陰助。而生化無窮。善補陰者。必於陽中求陰。則陰得陽升。而泉源不竭。余故曰。以精氣分陰陽。則陰陽不可離。以寒熱分陰陽。則陰陽不可混。此又陰陽邪正之離合也。故凡陽虛多寒者。宜補以甘溫。而清潤之品非所宜。陰虛多熱者。宜補以甘涼。而辛燥之類不可用。知宜知避。則不惟用補。而八方之制。皆可得而貫通矣。景岳全書。

又曰。用補之法。則藏有陰陽。藥有宜否。宜陽者必先於氣。宜陰者必先乎精。陽以人參爲主。而芪朮升柴之類可佐之。陰以熟地爲主。而茱萸山藥歸杞之類可佐之。然人參隨熟地。則直入三陰。熟地隨芪朮。亦上歸陽分。但用藥當如盤珠。勿若刻舟求劍。類經

程曾明曰。補者。補其虛也。經曰。不能治其虛。安問其餘。又曰。邪之所湊。其氣必虛。又曰。精氣奪則虛。又曰。虛者補之。補之爲義。大矣哉。然有當補不補誤人者。有不當補而補誤人者。亦有當補而不分氣血。不辨寒熱。不識開闔。不知緩急。不分五藏。不明根本。不深求調攝之方。以誤人者。是不可不講也。何謂當補不補。夫虛者損之漸。損者虛之積也。初時不覺。久則病成。假如陽虛不補。則氣日消。陰虛不補。則血日耗。消且耗焉。則天眞營衞之氣漸絕。而虧損成矣。雖欲補之。將何及矣。又有大虛之證。內實不足。外似有餘。脈浮大而濇。面赤火炎。身浮頭眩。煩躁不寧。此爲出汗暈脫之機。更有精神浮散。徹夜不寐者。其禍尤速。法當養營歸脾輩加斂藥。以收攝元陽。俾浮散之氣。退藏於密。庶幾可救。復有陰虛火亢。氣逆上衝。不得眠者。法當滋水以制之。切忌苦寒瀉火之藥。反傷眞氣。若誤清之。去生遠矣。

古人有言。至虛有盛候。反瀉含寃者。此也。此當補不補之誤也。然亦有不當補而補者。何也。病有脈實證實。不能任補者。固無論矣。即其人本體素虛。而客邪初至。病勢方張。若驟補之。未免閉門留寇。更有大實之證。積熱在中。脈反細濇。神昏體倦。甚至憎寒振慄。欲著覆衣。酷肖虛寒之象。而其人必有脣焦口燥。便閉溺赤諸證。與真虛者。相隔天淵。倘不明辨精切。誤投補劑。陋矣。古人有言。大實有羸狀。誤補益疾者。此也。此不當補而補之之誤也。然亦有當補而補之。不分氣血。不辨寒熱者。何也。經曰。氣主煦之。血主濡之。氣用四君子湯。凡一切補氣藥。皆從此出也。血用四物湯。凡一切補血藥。皆從此出也。然而少火者生氣之原。丹田者出氣之原。補氣而不補火者。非也。不思少火生氣。而壯火即食氣。譬如傷暑之人。四肢無力。濕熱成痿。不能舉動者。火傷氣也。人知補火可以益氣。而不知清火亦所以益氣。補則同而寒熱不同也。又如血熱之證。宜補血行血以清之。血寒之證。宜溫經養血以和之。立齋治法。血熱而吐者。謂之陽乘陰。熱迫血而妄行也。治用四生丸。六味湯。血寒而吐者。謂之陰乘陽。如天寒地凍。水凝成冰也。治用理中湯加當歸。醫家常須識此。勿令誤也。更有去血過多。成升斗者。無分寒熱。皆當補益。所謂血脫者益其氣。乃陽生陽長之至理。蓋有形之血。不能速去。無形之氣。所當急固。以無形生有形。先天造化。本如是耳。此氣血寒熱之分也。然又有補之而不識開闔。不知緩急者。何也。天地之理。有闔必有開。用藥之機。有補必有瀉。如補中湯用參耆。必用陳皮以開之。六味湯用熟地。卽用澤瀉以導之。古人用藥。補正必兼瀉邪。邪去則補自得力。又況虛中挾邪。正當開其一面。戢我人民。攻彼賊寇。或縱或擒。有收有放。庶幾賊退民安。而國本堅固。更須酌其邪正之強弱而用藥。多寡得宜。方爲合法。是以古方中。有補散幷行者。參蘇飲益氣湯。是也。有消補幷行者。枳朮丸理中丸。是也。有攻補幷行者。瀉心湯消石丸。是也。有溫補幷行者。治中湯。參附湯。是也。有清補幷行者。參連飲人參白虎湯是也。更有當峻補者。有當緩補者。有當平補者。如極虛之人。垂危之病。非大劑湯液。不能挽回。予嘗用參附煎膏。日服數兩。而救陽微將脫之證。又嘗用參麥煎膏。服至數兩。而收津液將枯之證。亦有無力服參而以耆朮代之者。隨時處治。往往有功。至於病邪未盡。元氣雖虛。不任重補。則從容和緩以補之。相其機宜。循序漸進。脈證相安。漸爲減藥。穀肉果菜。食養盡之。以底於平康。其有體質素虛。別無大寒大熱之證。欲服丸散以葆眞元者。則用平和之藥。調理氣血。不敢妄使偏僻之方。久而爭勝。反有傷也。此開闔緩急之意也。然又有補之而不分五藏者。何也。夫五藏有正補之法。有相生而補之之法。難經曰。損其肺者。益其氣。損其心者。和其營衛。損其脾者。調其飲食。適其寒溫。損其肝者。緩其中。損其腎者。益其精。此正補也。又如肺虛者補脾。土生金也。脾虛者補命門。火生土也。心虛者補肝。木生火也。肝虛者補腎。水生木也。腎虛者補肺。金生水也。此相生而補之也。而予更有根本之說焉。胚胎始兆。形骸未成。先生兩腎。腎者。先天之根本也。因地一聲。一事未知。先求乳食。是脾者。後天之根本也。然而先天之中。有水有火。水曰眞陰。火曰眞陽。名之曰眞。則非氣非血。而爲氣血之母。生身生命。全賴乎此。周子曰。無極之眞。二五之精。妙合而凝。寂然不動。感而遂通。隨吾神以爲往來者。此也。古人深知此理。用六味滋水。八味補火。十補斑龍。水火兼濟。法非不善矣。然而以假補眞。必其眞者。未曾盡喪。庶幾有效。若先天祖氣。蕩然無存。雖有靈芝。亦難續命。而況庶草乎。至於後天根本。尤當培養。不可忽視。經曰。安穀則昌。絕穀則危。又云。粥藥入胃。則虛者活。古人診脈。必曰胃氣。制方則曰補中。又曰歸脾健脾者。良有以也。夫飲食入胃。分佈五藏。灌溉周身。如兵家之糧餉。民間之烟火。一有不繼。兵民離散矣。然而因餓致病者固多。而因傷致病者。亦復不少。過嗜肥甘則痰生。過嗜醇釀則飲積。瓜果乳酥。濕從病受。發爲腫滿瀉利。五味偏啖。久而增氣。皆令夭殃。可不愼哉。是知脾腎兩藏。皆爲根本。不可偏廢。古人或謂補脾不如補腎者。以命門之火。可生脾土也。或謂補腎不如補脾者。以飲食之精。自能下注於腎也。須知脾弱而腎不虛者。則補脾爲亟。腎弱而脾不虛者。則補腎爲先。若脾腎兩虛。則幷補之。藥旣補矣。更加攝養有方。斯爲善道。諺有之曰。藥補不如食補。我則曰。食補不如精補。精補不如神補。節飮食。惜精神。用藥得宜。病有不痊焉者寡矣。醫學心悟。

按陰陽應象大論云。形不足者。溫之以氣。精不足者。補之以味。此補法之大要也。張戴人儒門事親。以氣味爲食補。然本篇。以藥之氣味辨陰陽。則此爲藥補明矣。朱丹溪格致餘論曰。精不足者。補之以味。何不言氣補。曰。味陰也。氣陽也。補精以陰。求其本也。故補之以味。若甘草白朮地黃澤瀉五味子天門冬之類。皆味之厚者也。經曰。虛者補之。正此意也。上文謂。形不足者。溫之以氣。夫爲勞倦所傷。氣之虛。故不足。溫者。養也。溫存以養。使氣自充。氣完則形完矣。故言溫不言補。經曰。勞者溫之。正此意也。此說爲得經旨矣。蓋所謂形者。形氣也。精者。精血也。形氣無質。故非氣厚之品。不能以升發元陽。和煦周身。精血有形。故非味厚之品。不能以濡養眞陰。滲灌府藏。補陽補陰。實無出于此矣。難經之治損。云益其氣。云調其營衛。云緩其中。卽溫之以氣也。云益其精。卽補之以味也。仲景之治虛勞。其自中土乏弱者。小建中湯。以養其胃。而化氣生津。是補陽之法也。其自下焦衰憊者。腎氣丸。以滋其腎。而培元塡精。是補陰之法也。繇是觀之。則用補之理。先聖後聖。其揆一也。蓋經之言補者。不一而足。張戴人急于立言。以爲內經止有三法。無第四法。要不免偏枯之論也。

又按補脾補腎之辨。程氏爲得。然脾腎兩虛者。補脾爲急。猶是血脫益氣之意。邪氣藏府病形篇云。諸小者。陰陽形氣俱不足。勿取以鍼。而調以甘藥也。楊上善注云。陰陽旣竭。形氣又微。用鍼必死。宜以甘味之藥。調其脾氣。脾胃氣和。卽四藏可生也。此可以徵焉。終始篇。九鍼論。亦有甘藥文。更考諸家。褚氏遺書云。補羸女。先養血壯脾。補弱男。則壯脾節色。張子剛雞峯普濟方曰。孫兆云。補腎不如補脾。脾胃既壯。則能飲食。飲食既進。能旺營衛。營衛既旺。滋養骨骸。保益精血。許學士本事方續集云。凡下部腎經虛者。不必補之。至妙之法有二。一則但補脾護胃。使進飲食。而全穀氣。令生氣血。王德膚易簡方云。五藏皆取氣於胃。所謂精氣血氣。皆由穀氣而生。若用地黄等。未見其生血。穀氣已先有所損矣。孫兆謂補腎不如補脾。正謂是也。並是宗補脾者也。

嚴子禮濟生方云。古人云。補腎不如補脾。余謂補脾不若補腎。腎氣若壯。丹田火經上蒸。脾土溫和。中焦自治。膈開能食矣。張景岳類經云。夫胃爲五藏六府之海。而關則在腎。關之爲義。操北門鎖鑰之柄。凡一身元氣消長。約束攸賴。故許知可云。補脾不如補腎者。謂救本之道。莫先乎此也。誠萬古不易之良法。按景岳引許氏。蓋出誤憶也。並是宗補腎者也。

又按至真要大論云。補上治上。制以緩。補下治下。制以急。急則氣味厚。緩則氣味薄。王啓玄注云。治上補上。方迅急。則上不住而迫下。治下補下。方緩慢。則滋道路而力又微。制急方而氣味薄。則力與緩等。制緩方而氣味厚。則勢與急同。又危達齋得效方。約補法爲三等云。峻補者。烏附天雄薑桂之屬。不可無。潤補者。鹿茸當歸蓯蓉之類。安可缺。清補。則天門冬麥門冬人參地黄之類。宜用也。又張戴人儒門事親曰。論補者。蓋有六法。平補。峻補。溫補。寒補。筋力之補。房屋之補。以人參黄耆之類爲平補。以附子硫黄之類爲峻補。以豆蔻官桂之類爲溫補。以天門冬五加皮之類爲寒補。以巴戟蓯蓉之類爲筋力之補。以石燕海馬起石丹砂之類。爲房室之補。此六者。近來之所謂補者也。此說本係駁辨補法。然亦可備考。仍錄之。

又按陳若虛外科正宗云。受補者。自無痰火內毒之相雜。不受補者。乃有陰火濕熱之兼攻。又謂補而應藥者多生。虛而不受補者不治。此說實足通百病。不止癰疽也。

參附功用

孫台石曰。謹按神農本經。人參。味甘。氣微寒。無毒。主補五藏。安精神。定魂魄。止驚悸。除邪氣。明目開心益智。附子。味辛甘。氣大熱。有大毒。主風寒欬逆邪氣。溫中。破堅積聚血瘕。寒濕踒躄。拘攣膝痛。不能行步。入補劑宜熟。溫散寒氣宜生。人參。補藏府元氣。附子益藏府眞陽。火衰陽弱。非此不能回生。如久病氣血虛憊。一切虛損。人參可用。如命門火熄。中氣日損。一切虛寒。附子可用。先哲用補劑。必加附子數分。以壯參者之功力。追覆散失之元陽。參附之功。豈小補哉。凡有尫羸虛冷之象。亟宜用矣。倘有如瘧邪未散之類。醫家常執正氣足而邪自避之語。專用補法。猶如閉門逐盜。盜從何出。且邪得補而愈盛。反助其邪。爲害匪細。此所謂損不足而益有餘。如肺熱還傷肺。參亦不可概用。近醫遇富貴人。輒慮其虛。不問病之虛實。一例從補。亦致失誤。此與當用不用者。等於亡羊。皆緣不能洞矚病情故耳。（簡明醫彀。）

趙羽皇曰。萬病莫如虛證最難治。經云。不能治其虛。安問其餘。蓋虛之爲言。空也。無也。家國空虛。非惠養元元。錙銖積累。必不能奠安邦本。家道豐亨。病之虛者。亦猶是也。故治虛之要。溫補爲先。溫補之功。參附爲首。蓋參者。參也。與元氣爲參贊者也。體弱用此。恍若陰霾見晛。寒谷回春。生機勃勃欲露。是眞起死之靈苗。回生之仙草也。故不特氣虛宜用。卽血虛亦宜用。內傷宜用。卽外感亦宜用。煩渴由乎火邪。得人參而陰精自長。腫脹由乎氣壅。仗參力而痞悶全消。以至食不欲入。食反脹。或反胃噎膈。泄利亡陰。灑淅惡寒。多汗漏風等證。無不賴人參之大力。作元氣之藩籬。而不知者。妄謂肺熱傷肺。參能作飽。尤屬駭異。不知肺金之冤熱。非人參不能救援。脾虛之滿中。非參朮何由健運。種種功勳。難以枚舉。昔賢嘉其功魁羣草。信不誣耳。至附子一味。有斬關之能。奪旗之勇。虞摶謂其能引補氣藥。行十二經。以追散失之元陽。引補血藥入血分。以滋養不足之眞陰。引發散藥開腠理。以驅逐在表之風寒。引溫藥達下焦。以驅除在裏之冷濕。其用亦宏矣哉。人止知手足厥冷。下利完穀。一切陰虛等候而用之。此係正治。人所易曉。然其最妙處。反能以熱攻熱。故胃陽發露。而爲口爛舌糜。腎陽發露。而爲面赤吐紅。入於滋陰補氣藥中。頃刻神清熱退。謂其能反本迴陽也。謂其能壯火益土也。世人甘用寒涼。畏投溫劑。一用參附。卽妄加詆毀。亦知秋冬之氣。非所以生萬物者乎。若乃強陽已極。房術用以興陽。外感伏陽陽厥。用之狂越。譬之服毒自刃。此自作之孽。豈參附之罪耶。古今名醫彙粹。

盧紹菴曰。附子之性。走而不守。人參黃耆當歸白朮等補劑。性味甘緩。佐以附子。藉其雄壯之勢。通行經絡。一萬社草。

按參附功用。約而言之。人參補陽爲主。故病不問寒熱。其虛甚者。皆得相適。附子散寒爲主。故病不論虛實。其寒盛者。皆得的對。世有偏補之徒。遇稍虛證。則過用參耆。補住邪氣。或遽與附子。以致鬩燥。爲害不細。可不戒乎。如吳又可徐洄溪輩。論人參利害不一。其言殆屬過激。仍不繁引。

又按孫趙二家。一則云肺熱不可概用。一則云肺熱非人參不能救。蓋肺熱證。有風邪犯肺。留著不散。切嫌溫補者。有內傷葉乾。因爲虛燥。必須潤補者。乃孫說似長矣。李瀕湖本草綱目。王三陽傷寒綱目。亦有詳論。並宜併考。

平補

形不足者。溫之以氣。氣爲陽。天之所以食人者也。精不足者。補之以味。味爲陰。地之所以食人者也。人受天地之中以生。陰陽不可偏勝。有偏勝。斯有不足。於是有補養之法。然必適平而止。不可太過。過則復爲有餘。亦非中道也。常人之情。知補養爲益。而不知陰陽欲其平均。故言補者。必專以金石灸焫爲務。名曰補之。適以燥之也。是豈知補虛扶羸之道哉。夫男子腎虛。水不足也。凡補虛多以燥藥。是不知腎惡燥也。女子陰虛。血不足也。凡補虛多以陽劑。是不知陽勝而陰愈虧也。況補上欲其緩。補下欲其急。五藏之虛羸。其補必於母。非通乎天地陰陽消息盈虛之道者。未易說此。聖濟總錄。

程若水曰。大抵人之虚。多是陰虚火動。脾胃衰弱。真陰者水也。脾胃者土也。土雖喜燥。然太燥則草木枯槁。水雖喜潤。然太潤則草木濕爛。是以補脾胃補腎之藥。務在潤燥得宜。隨病加減。醫彀

黄錦芳曰。精不足。而以厚味投補。是虧已在於精。而補不當用以平劑矣。氣不足。而以輕清投補。是虧已在於氣。而補亦不當用以平劑矣。惟於補氣而於血有損。補血而於氣有窒。補上而於下有礙。補下而於上有虧。其症似虚非虚。似實非實。則不得不擇甘潤和平之劑以進。本草求真。

按王啓玄元和紀用經曰。南陽真人張仲景戒人妄服燥烈之藥。謂藥勢偏有所助。勝尅流變。則百病生焉。按仲景語。千金所引少異。又曰。人若妄服燥烈藥。乃憫苗不長而揠之者也。又張子剛雞峯普濟方。論燥熱之害曰。肌肉之虚。猶如體之虚輕。如馬勃通草蒲梢燈心之屬是也。非滋潤粘膩之物以養之。不能實也。故前古方中。鹿角膠阿膠牛乳鹿髓羊肉飴糖酥酪杏人煎酒蜜人參當歸地黄門冬之類者。蓋出此意云云。證治要訣。辨治勞法云。獨用熱藥者。猶釜中無水而進火也。過用冷藥者。猶釜下無火而添水也。俱篤論也。又俞守約續醫說曰。常熟徐氏病中氣不足。延王時勉治。脈曰。此證宜補劑。當用參蓍。譬如築基造屋。不可以時日計其成緒。須服藥百裹。乃可望愈云云。蓋是用平補之法已。前卷緩急條當參。

峻補

陰陽之氣。本自和平。過則生患。峻補之藥。施於倉卒。緣陽氣暴衰。真氣暴脫。或傷寒陰證諸疾。急於救療者。不可緩也。蓋人之稟受有限。嗜慾太過。

疾病橫生。固當助陽氣。以扶衰弱。則峻補諸方。經所謂補下治下制以急。急則氣味厚者。此之謂也。聖濟總錄。

馮楚瞻曰。虛之甚者。補之甚。虛之輕者。補之輕。虛而欲脫者。補而還須接。所以有補接二字。書未講明。蓋脫勢一來。時時可脫。今用大補之劑。挽回收攝。若藥性少過。藥力一緩。脫勢便來。故峻補之劑。必須接續。日夜勿間斷也。俟元氣漸生於中。藥餌方可少緩於外。虛病受得淺者。根本壯盛者。少年血氣未衰者。還元必快。衰敗者。還元自遲。必須補足。不可中止。工夫一到。諸候霍然。錦囊秘錄。

按陳若虛外科正宗云。凡大瘡。每日膿出一碗。用參必至三錢。以此爲則。況本病出膿。日有三碗。用參二錢。謂之大損小補。豈不歸死。又外科乃破漏之病。最能走泄真氣。如損補兩不相敵。無以抵當。往往至於不救者多矣。蓋亦不啻外科。凡欲施峻補。當須識此意矣。

補氣補血

李東垣曰。肺主諸氣。氣旺則精自生。形自盛。血氣以平。故曰。陽生則陰長。此之謂也。血不自生。須得生陽氣之藥。血自旺矣。是陽主生也。若陰虛單補血。血無由而生。無陽故也。仲景以人參爲補血藥。其以此歟。乃補氣補血之大略也。醫學發明○按蘭室秘藏益胃升陽湯條。文異而意同。其云仲景以人參爲補血藥者。豈據四逆加人參湯證歟。

李念莪曰。補氣用參芪。氣主煦之也。補血須歸地。血主濡之也。然久病積虛。雖陰血衰涸。但以參芪朮草爲主者。經所謂無陽則陰無以生。是以氣藥有生血之功。血藥無益氣之理。夫氣藥甘溫。法天地春生之令。而發育萬物。況陽氣充。則脾土受培。轉輸健運。由是食入於胃。變化精微。不特灑陳於六府而氣至。抑且和調於五藏而血生。故曰氣藥有生血之功也。血藥冷潤。法天地秋肅之令。而凋落萬物。且粘滯滋潤之性。在上則泥膈而減食。在下則滑腸而易泄。故曰。血藥無益氣之理也。每見俗醫療虛熱之證。或同知蘗芩連而投之。脾土受傷。上嘔下泄。至死不悟。幽潛沉冤。悔何及矣。本草通玄。

馮楚瞻曰。血少者養血。歸地芎藥之類。是也。氣虛者益氣。參耆苓朮之類。是也。眞陰虧者補眞陰。地茱麥冬之類。是也。眞陽損者補眞陽。桂附之類是也。如饑者與食。渴者與水。無不響應得宜。其血脫補氣者。雖謂陽旺能生陰血。究竟因當脫勢危迫。而補血難期速效。故不得已爲從權救急之方。苟非命在須臾。還須對證調補。錦囊秘錄。

按朱丹溪曰。如氣病補血。雖不中病。亦無害也。血病補氣。則血愈虛散。散則氣血俱虛。是謂誅罰無過也。出劉宗厚醫經小學。王節齋明醫雜著。專宗丹溪。主張補陰。其說甚屬乖繆。虞恆德醫學正傳及俞守約輩則一據東垣極辨節齋之非。殆爲確覈。恆德曰。惟真陰虛者。將爲勞極。參芪固不可用。恐其不能抵當。而反益病耳非血虛者之所忌也。此爲陰虛火亢。不受補者。而言耳。守約曰。凡人血病則當用血藥。若氣虛血弱。又當從氣虛。以人參補之。可謂片言居要矣。又聶久吾活幼心法晰氣血盈虧消長之理曰。予每治便血之虛滑者。婦人產後去血過多。而大發熱者。婦人血虛崩漏。而下血不止者。俱用參耆薑附為主。而佐以血藥與升提藥。皆獲奇效。安在血病不可補氣乎。此說亦佳。（汪石山醫案附營衛論。極回護丹溪。然猶辨氣虛補血之弊。）

補要陰陽相濟

火來坎戶。水到離扃。陰陽相應。方乃和平。陰不足。則濟之以水母。陽不足。則助之以火精。陰陽濟等。各有攀陵。（中藏經。）

王安道曰。經曰。謂寒之而熱者。取之陰。熱之而寒者。取之陽。所謂求其屬也。屬也者。其樞要之所存乎。斯旨也。王太僕知之。故曰。益火之原。以消陰翳。壯水之主。以制陽光。又曰。取心者。不必齊以熱。取腎者。不必齊以寒。但益心之陽。寒亦通行。強腎之陰。熱之猶可。吁。混乎千言萬語之間。殆猶和璧之在璞也。其珤久湮。豈過焉者石之而弗鑿乎。余僭得而推衍之。夫偏寒偏熱之病。其免者固千百之一二。而積熱沉寒。亦恐未至於數見也。然而數見者。得非粗工不知求屬之道。不能防微杜漸。遂致滋蔓難圖。以成之歟。夫寒之而熱者。徒知以寒治熱。而不知熱之不衰者。由乎真水之不足也。熱之而寒者。徒知以熱治寒。而不知寒之不衰者。由乎真火之不足也。不知真水火不足。泛以寒熱藥治之。非惟藏府習熟。藥反見化於其病。而有者弗去。無者弗至矣。故取之陰。所以益腎水之不足。而使其制夫心火之有餘。取之陽。所以益心火之不足。而使其勝夫腎水之有餘也。其指水火也。屬猶主也。謂心腎也。求其屬者。言水火不足。而求之於心腎也。火之原者。陽氣之根。卽心是也。水之主者。陰氣之根。卽腎是也。非謂火爲心而原爲肝。水爲腎而主爲肺也。寒亦益心。熱亦強腎。此太僕達至理於規矩準繩之外。而非迂士曲生之可以跂及矣。（醫經溯洄集。）

按醫壘元戎易老曰。益火之源。以消陰翳。則便溺有節。烏附之類是也。壯水之主。以鎮陽光。則渴飲不思。蛤蠣之類是也。醫學正傳亦舉啓玄語云。夫眞水衰極之候。切不可服烏附等補陽之藥。恐反助火邪。而爍眞陰。元陽虛甚之軀。亦不可投芎苓等辛散淡滲之劑。恐反開腠理。而泄眞氣。兩說並似失啓玄之意焉。又醫學心悟有說。見次卷淸法內。宜參。

補不宜凉藥

張景岳曰。虛實之治。大抵實能受寒。虛能受熱。所以補必兼溫。瀉必兼凉者。蓋凉爲秋氣。陰主殺也。萬物逢之。便無生長。欲補元氣。故非所宜。凉且不利於補。寒者益可知矣。卽有火盛氣虛。宜補以凉者。亦不過因火暫用。火去卽止。終非治虛之法也。又或有以苦寒之物。謂其能補陰者。則內經有曰。形不足者。溫之以氣。精不足者。補之以味。夫氣味之相宜於人。不謂之曰補可也。未聞以味苦氣劣。而不相宜於人者。亦可謂之補也。雖內經有曰。水位之主。其瀉以鹹。其補以苦等論。然此特以五行歲氣之味。據理而言耳。矧其又云。麥羊肉杏薤皆苦之類。是則苦而補者也。豈若大黃黃蘗之類。氣味苦劣。若此而謂之能補。無是理也。嘗聞之王應震曰。一點眞陽寄坎宮。固根須用味甘溫。甘溫有益寒無補。堪笑庸醫錯用功。此一言蔽之也。不可不察。全書

俞守約曰。黃栢知母。世人謂其補腎。非也。特以腎家火旺。兩尺脈盛者。用其瀉火。則腎亦堅固。而無夢遺之患。豈誠有補腎之功哉。故腎家無火。而兩尺微弱。或右尺獨旺者。皆不宜用。黃栢知母。能降十二經之火。內經所謂強腎之陰。熱之猶可者。正以其瀉腎之火。則腎令方行。而熱亦不作矣。但凡腎家有熱。兩尺脈旺。而成諸疾。或眼疼或喉痺之類。皆宜用之。脾胃論云。黃栢知母。不可久服。恐陰氣爲害故也。東垣豈欺我哉。續醫說。

按李瀕湖本草綱目黃連蘗木二條。亦謂此意宜相參。蓋潔古以知母黃蘗爲補腎。丹溪倡陽有餘陰不足之說。自來學者。往往偏於滋陰。如王節齋爲弊最甚。前輩有辨駁者。有回護者。其說頗長。玆不繁錄。

禁補諸證

病有不可補者。一曰瘧疾。二曰狂疾。三曰水氣。四曰脚氣。此四疾治得稍愈。切不可服暖藥以峻補之。如平平補藥。亦須於本病上有益乃可。醫說引醫餘。

按此說極是。但虛瘧或用補中益氣湯。然見效絕少。水氣有陰陽。陰水宜用溫藥。嚴子禮濟生方論之。又方仁聲泊宅編云。凡病唯發背脚氣無補法。發背。非藥毒卽飲食毒。脚氣乃風毒。風毒在內。不可不攻。故先當

瀉之然發背固有內托治法。脚氣則孫真人曰。皆由氣實。故不得大補。亦不得大瀉。此言信然。方説並叵從矣。

又按錢仲陽小兒直訣云。熱證疏利。或解化後。無虛證勿温補。熱必隨生。此確言也。楊仁齋活人總括。陶節菴傷寒六書並演論之。並錄于傷寒廣要中。至李無閡傷寒十勸則曰。傷寒必須直攻毒氣。不可補益。又許洪和劑指南曰。傷寒後調理者。傷寒本無補法。不可用大温藥補之。若補甚則再發熱。但可用微温藥調理。蓋陰證調理。亦宜温補。固不待論。但世或有陽證瘥後。過慮其虛。以補招害者。二家之説。殆似為其發而張景岳全書。喻西昌寓意草。極口詆詰。未免矯枉過直也。又虞恆德醫學正傳曰。丹溪曰。諸痛不可用參芪。此指氣實者言。諸關虛證。身體疼痛者。可不用參芪等補氣藥乎。學者毋執一。

藥治通義卷八

丹波元堅亦柔撰

清法

程曾明曰。傷寒在表者可汗。在裏者可下。其在半表半裏者。惟有和之一法焉。仲景用小柴胡湯加減。是已。然有當和不和誤人者。有不當和而和。以誤人者。有當和而和。而不知寒熱之多寡。稟賦之虛實。藏府之燥濕。邪氣之兼併。以誤人者。是不可不辨也。夫病當耳聾脇痛。寒熱往來之際。應用柴胡湯和解之。而或以麻黃桂枝發表。誤矣。或以大黃芒硝攻裏。則尤誤矣。又或因其胸滿脇痛而吐之。則亦誤矣。蓋病在少陽。有三禁焉。汗吐下是也。且非惟汗吐下有所當禁。卽舍此三法。而妄用他藥。均無益而反有害。古人有言。少陽膽爲清淨之府。無出入之路。只有和解一法。柴胡一方。最爲切當。何其所見明確。而立法精微。亦至此乎。此所謂當和而和者也。然亦有不當和而和者。如病邪在表。未入少陽。誤用柴胡。謂之引賊入門。輕則爲瘧。重則傳入心胞。漸變神昏不語之候。按此不必然。亦有邪已入裏。燥渴讝語諸證叢集。而醫有僅以柴胡湯治之。則病不解。至於內傷勞倦。內傷飲食。氣虛血虛。癰腫瘀血諸證。皆令寒熱往來。似瘧非瘧。均非柴胡湯所能去者。若不辨明證候。切實用藥。而借此平穩之法。巧爲藏拙。誤人非淺。所謂不當和而和者。此也。然亦有當和而和。而不知寒熱之多寡者。何也。夫傷寒之邪。在表爲寒。在裏爲熱。在半表半裏。則爲寒熱交界之所。然有偏於表者則寒多。偏於裏者則熱多。而用藥須與之相稱。庶陰陽和平。而邪氣頓解。否則寒多而益其寒。熱多而助其熱。藥既不平。病益增劇。此非不和也。和之而不得寒熱多寡之宜者也。然又有當和而和。而不知稟質之虛實者。何也。夫客邪在表。譬如賊甫入門。豈敢遽登吾堂。而入吾室。必窺其堂奧空虛。乃乘隙而進。是以小柴胡用人參者。所以補正氣。使正氣旺。則邪無所容。自然得汗而解。蓋由是門入。復由是門出也。亦有表邪失汗。腠理緻密。賊無出路。由此而傳入少陽。熱氣漸盛。此不關本氣之虛。故有不用人參而和解自愈者。是知病有虛實。法有變通。不可誤也。然又有當和而和。而不知藏府之燥濕者。何也。如病在少陽。而口不渴。大便如常。是津液未傷。淸潤之藥。不宜太過。而半夏生薑皆可用也。若口大渴。大便漸結。是邪氣將入於陰。津液漸少。則辛燥之藥可除。而花粉瓜蔞有必用矣。按此係柴胡白虎合方所宜。非花粉瓜蔞。輕淡之品。所能治也。所謂藏府有燥濕之不同者。此也。然又有當和而和。而不知邪之兼併者。何也。假如邪在少陽。而太陽陽明證未罷。按此用熱論之義。是少陽兼表邪也。小柴胡中。須加表藥。仲景有柴胡加桂枝之例矣。又如邪在少陽。而兼裏熱。則便閉譫語燥渴之證生。小柴胡中。須兼裏藥。仲景有柴胡加芒消之例矣。按此遺大柴胡者。何。又三陽合病。闔目則汗。面垢譫語遺尿者。用白虎湯和解之。蓋三陽合病。必連胃府。故以辛涼之藥。內清本府。外徹肌膚。令三經之邪。一同解散。是又專以清劑爲和矣。所謂邪有兼併者。此也。由是推之。有清而和者。有溫而和者。有消而和者。有補而和者。有燥而和者。有潤而和者。有兼表而和者。有兼攻而和者。和之義則一。而和之法變化無窮焉。知斯意者。則溫熱之治。瘟疫之方。時行痎瘧。皆從此推廣之。不難應手而愈矣。世人漫曰和解。而不能盡其和之法。將有增氣助邪。而益其爭。堅其病者。和云乎哉。醫學心悟。

按成聊攝以小柴胡目爲和解。稍失仲景之旨。而後世沿襲。不知其非。然如普明論。其大旨固無所妨也。詳和解二字。見桂枝湯條。而小承氣。調胃承氣條。並有和字。然則諸劑中皆有和。不可專屬柴胡。但柴胡。較之三法則和緩。故聊攝遂爲其說乎。本草經曰。柴胡。味苦平。名醫曰。微寒無毒。知是清涼中之和者。其性啓達鬱陽。能清不表不裏之熱。故又能涼血熱。楊仁齋活人總括。論柴胡治血熱。既錄在傷寒廣要。又能和肝氣。又配之補藥。能治虛熱。其用甚博。不可枚舉。然錢天來傷寒溯源集曰。雖後人之補中益氣湯、及逍遙散之類。其升發清陽。開解鬱結之義。亦皆不離小柴胡之旨也。此言確矣。但世或有安其平穩。濫用誤人者。亦是仁齋所論。而程郊倩傷寒後條辨。及醫宗金鑑。並有其戒。不可不審也。仁齋說。亦錄廣要中。程氏。金鑑。載在傷寒論輯義仍不贅。

又按吳又可以爲溫疫邪初犯募原。宜用達原飲。方中檳榔厚朴草菓三味。協力直達其巢穴使邪氣潰敗。

速離募原云云。考又可本從瘧論立見。而此方亦胚胎於療瘧清脾諸湯。今質之視聽。在京師則盛稱其有驗。如東都則用之少效。蓋地氣之使然也。然募原即半表半裏之位。而其得病。實爲少陽。乃是柴胡所主。豈須他求乎。如三消飲證。亦係大柴胡所宜。而其方泛雜。尤覺無謂矣。又可務急立言。故制此諸方。而以柴胡僅爲餘熱之治。庶幾學者勿拘執焉。

又曰。清者。清其熱也。藏府有熱則清之。經云。熱者寒之。是已。然有當清不清誤人者。有不當清而清誤人者。有當清而清之。不分內傷外感。以誤人者。有當清而清之。不量其人。不量其證。以誤人者。是不可不察也。夫六淫之邪。除中寒寒濕外。皆不免於病熱。熱氣熏蒸。或見於口舌脣齒之閒。或見於口渴便溺之際。灼知其熱而不清。則斑黃狂亂。厥逆吐衄。諸證叢生。不一而足。此當清不清之誤也。然又有不當清而清者。何也。有如勞力辛苦之人。中氣大虛。發熱倦怠。心煩溺赤。名曰虛火。蓋春生之令不行。無陽以護其營衞。與外感熱證相隔霄壤。又有陰虛勞瘵之證。日晡潮熱。與夫產後血虛。發熱煩躁。證象白虎。誤服白虎者難救。更有命門火衰。浮陽上泛。有似于火者。又有陰盛隔陽。假熱之證。其人面赤狂燥。欲坐臥泥水中。或數日不大便。或舌黑而潤。或脈反洪大。崢崢然鼓擊於指下。按之豁然而空者。或口渴欲得冷飲。而不能下。或曰下元虛冷。頻飲熱湯以自救。世俗不識。誤投涼藥。下咽即危矣。此不當清而清之誤也。然又有清之而不分內傷外感者。何也。蓋風寒閉火。則散而清之。經云。火鬱發之。是也。暑熱傷氣。則補而清之。東垣清暑益氣湯。是也。濕熱之火。則或散或滲。或下而清之。開鬼門。潔淨府。除陳莝。是也。燥熱之火。則潤而清之。通大便也。傷食積熱。則消而清之。食去火自平也。惟夫傷寒傳入胃府。熱勢如蒸。自汗口渴。飲冷而能消水者。藉非白虎湯之類。鮮克有濟也。更有陽盛拒陰之證。清藥不入。到口隨吐。則以薑汁些少爲引。或薑製黃連。反佐以取之。所謂寒因熱用。是也。此外感實火之清法也。若夫七情氣結。喜怒憂思悲恐驚。互相感觸。火從內發。丹溪治以越鞠丸。開六鬱也。立齋主以逍遙散。調肝氣也。意以一方治木鬱。而諸鬱皆解也。然經云。怒則氣上。喜則氣緩。悲則氣消。恐則氣下。驚則氣亂。思則氣結。逍遙一方。以之治氣上氣結者。固爲相宜。而於氣緩氣消氣亂氣下之證。恐猶未合。蓋氣虛者必補其氣。血虛者必滋其血。氣旺血充。而七情之火。攸焉以平。至若真陰不足。而火上炎者。壯水之主。以鎮陽光。真陽不足。而火上炎者。引火歸原。以導龍入海。此內傷虛火之治法也。或者曰。病因于火。而以熱藥治之。何也。不知外感之火。邪火也。人火也。有形之火。後天之火也。得水則滅。故可以水折。內傷之火。虛火也。龍雷之火也。無形之火。先天之火也。得水則炎。故不可以水折。譬如龍得水而愈奮飛。雷因雨而益震動。陰濛沈晦之氣。光燄燭天。必俟雲收日出。而龍雷各歸其宅耳。是以虛火可補。而不可瀉也。其有專用參耆。而不用八味者。因其穴宅無寒也。其有專用六味。而不用桂附者。因其穴宅無水也。補則同。而引之者稍不同耳。蓋外感之火。以涼爲淸。內傷之火。以補爲淸也。然又有淸之而不量其人者。何也。夫以壯實之人。而患實熱之證。淸之稍重。尙爲無碍。若本體素虛。藏府本寒。飲食素少。腸胃虛滑。或產後病後。房室之後。卽有熱證。亦宜少少用之。寧可不足。不使有餘。或餘熱未淸。卽以輕藥代之。庶幾病去人安。倘淸劑過多。則療熱未已。而寒生焉。此淸之貴量其人也。然又有淸之不量其證者。何也。夫以大熱之證。而淸劑太微。則病不除。微熱之證。而淸劑太過。則寒證卽至。但不及猶可再淸。太過則將醫藥矣。且凡病淸之而不去者。猶有法焉。壯水是也。王太僕云。大熱而甚。寒之不寒。是無水也。當滋其腎。腎水者。天眞之水也。取我天眞之水。以制外邪。何邪不服。何熱不除。而又何必沾沾于寒涼。以滋罪戾乎。由是觀之。外感之火。尙當滋水以制之。而內傷者。更可知矣。大抵淸火之藥。不可久恃。必歸本於滋陰。滋陰之法。又不能開胃扶脾。以恢復元氣。則參苓耆朮。亦當酌量而用。非曰淸後必補。但元氣無虧者。可以不補。元氣有虧。必須補之。俟其飲食漸進。精神爽慧。然後止藥可也。此淸之貴量其證也。總而言之。有外感之火。有內傷之火。外感爲實。內傷爲虛。來路

不同。治法迥別。寧曰熱者寒之。遂足以畢醫家之能事也乎。同上

按清涼之治。爲熱氣散漫。非汗下所對者而設。外臺祕要引崔氏曰。若祕而錯語者。宜服承氣湯。通利而錯語者。宜服四味黃連除熱湯。按即黃連解毒湯。危達齋得效方曰。至於諸熱爲治。有泛熱。有實熱。泛熱者。荆芥薄荷梔子黃芩等。投之正其所宜。實熱者。非大黃芒消。則不能效。二家之說。其義可見矣。又羅謙甫衛生寶鑑瀉熱門。分爲六類。曰上焦熱。凉膈散。龍腦雞蘇丸。洗心散。中焦熱。調胃承氣湯。瀉脾散。貫衆散。下焦熱。大承氣湯。三才封髓丹。滋腎丸。氣分熱。柴胡飲子。白虎湯。血分熱。桃人承氣湯。清凉四順飲子。通治三焦甚熱之氣。三黃丸。黃連解毒湯。此未爲至當矣。今審考之。傷寒清法。大端有三。曰柴胡。曰白虎。曰梔豉。是也。柴胡清少陽之熱。前既論于。白虎清陽明之熱。中無燥屎者。梔豉清上焦之熱。而黃連解毒湯。爲其變方。在今則彼爲便。蓋白虎治熱邪陷胃。焦灼津液者。解毒治熱鬱心膈。或爍筋髓者。二方所主。其位不同。苟錯用之。必令熱氣纏綿不解。如柴胡與解毒。則其證情機。殆無大異矣。大抵白虎證。舌燥至裂。反無胎。渴欲冷水。脈洪滑。大汗出。解毒證。舌燥黑胎。不渴。脈弦數。汗不出。或上部僅出。雜病清法。其等不一。丹砂牛黃之清心。梔子龍膽之清肝。桑白地骨之清肺。生苄犀角之於血熱。鱉甲胡連之於骨熱。菊花薄荷之於上熱。茵蔯之於發黃。香薷之於中暑之類。皆各有相適。須熟察而精處焉。

又按外臺祕要。崔氏引阮河南曰。療天行。凡除熱解毒。無過苦酸之物。故多用苦參青葙艾。按千金。有梔子。此等蘖苦酒烏梅之屬。此其要也。夫熱盛非苦酸之物。則不能愈。熱在身中。既不時治。治之又不用苦酢之藥。如救火不以水。必不可得脫免也。千金翼方曰。嘗見太醫療傷寒。惟大青知母等諸冷物。極與仲景本意相反。湯藥雖行。百無一效。此二說相反。均有所偏矣。又楊仁齋直指方積熱論曰。凡熱皆出於心。熱甚則能傷血。熱出於心。洗心散所不可闕。熱能傷血。四順清涼飲。又不可無。程若水醫彀演之曰。退熱之法。全在清心。必

用麥門冬燈草白朮茯苓。蓋心者。一身之主宰。而萬事之本根。萬令從心。心不清則妄動而熱不退。然熱甚能傷血。血滯則氣鬱。而熱愈不退。退熱之法。所以又在調血。法用川芎當歸。若夫陽浮於外。則當斂而降之。法用參苓白朮散。薑棗煎服。仁齋又曰。退熱用涼藥。不可十分盡。或餘熱些少未去。不足關心。自然無事。否則熱去則寒起。古人戒之。一方。多用川芎茯苓甘草。少用白朮。麄末水煎。病後和胃。收斂浮陽。屢試得效。二家之言。亦非通論。姑錄備考。

又按十劑中有濕劑。李瀕湖本草綱目。改作潤劑。曰風熱燥甚。則血液枯涸。而爲燥病。上燥則渴。下燥則結。筋燥則強。皮燥則揭。肉燥則裂。骨燥則枯。肺燥則痿。腎燥則消。凡麻人阿膠膏潤之屬。皆潤劑也。養血則當歸地黃之屬。生津則麥門冬栝樓根之屬。益精則蓯蓉枸杞之屬。蓋病屬燥者。原其源委。非虛則熱。前人或論秋燥證。拙著察病通義辨之。故潤劑亦不過於補清二法中錯綜爲劑。故今不別揭。

溫法

程普明曰。溫者。溫其中也。藏受寒侵。必須溫劑。經云。寒者熱之。是已。然有當溫不溫誤人者。卽有不當溫而溫以誤人者。有當溫而溫之不得其法。以誤人者。有當溫而溫之。不量其人。不量其證與其時。以誤人者。是不可不審也。天地殺厲之氣。莫甚於傷寒。其自表而入者。初時卽行溫散。則病自除。若不自表入。而直中陰經者。名曰中寒。按直中陰證。卽表寒。此言殊不了。其證惡寒厥冷。口鼻氣冷。或冷汗自出。嘔吐瀉利。或腹中急痛。厥逆無脈。下利清穀。種種寒證。幷見。法當溫之。又或寒濕侵淫。四肢拘急。發爲痛痺。亦宜溫散。此當溫而溫者也。然又有不當溫而溫者。何也。如傷寒熱邪傳裏。口燥咽乾。便閉譫語。以及斑黃狂亂。衄吐便血諸證。其不可溫。固無論矣。若乃病熱已深。厥逆漸進。舌則乾枯。反不知渴。又或挾熱下利。神昏氣弱。或脈來濇滯。反不應指。色似烟熏。形如槁木。近之無聲。望之似脫。甚至血液衰耗。筋脈拘攣。但脣口齒舌乾燥。而不可解者。此為眞熱假寒之候。世俗未明亢害承制之理。誤投熱劑。下咽即敗矣。更有鬱熱內蓄。身反惡寒。濕熱脹滿。皮膚反冷。中暑煩心。脈虛自汗。燥氣焚金。痿軟無力者。皆不可溫。又有陰虛脈細數。陽乘陰而吐血者。亦不可溫。溫之則為逆候。此所謂不當溫而溫者也。然又有當溫而溫之不得其法者。何也。假如冬令傷寒。則溫而散之。冬令傷風。則溫而解之。寒痰壅閉。則溫而開之。冷食所傷。則溫而散之。至若中寒暴痛。大便反鞕。溫藥不止者。則以熱劑下之。時當暑月。而納涼飲冷。暴受寒侵者。亦當溫之。體虛挾寒者。溫而補之。寒客中焦。理中湯溫之。寒客下焦。四逆湯溫之。按以四逆為下焦治。非是。 又有陰盛格陽於外。溫藥不效者。則以白通湯。加人尿豬膽汁。反佐以取之。經云熱因寒用。是已。按此非反治。輯義有辨。 復有眞虛挾寒。命門火衰者。必須補其眞陽。太僕有言。大寒而盛。熱之不熱。是無火也。當補其心。此心字指命門而言。仙經所謂七節之旁。中有小心。是也。按心字指命門。失太僕之意。又仙經。當改作內經。 書曰。益心之陽。寒亦通行。滋腎之陰。熱之猶可是也。然而醫家有溫熱之溫。有溫存之溫。參耆歸朮。和平之性。溫存之溫也。春日煦煦。是也。附子薑桂。辛辣之性。溫熱之溫也。夏日烈烈。是也。和煦之日。人人可近。燥烈之日。非積雪凝寒。開冰解凍。不可近也。更有表裏皆寒之證。始用溫藥。裏寒頓除。表邪未散。復傳經絡。以致始爲寒中。而其後轉變爲熱中者。容或有之。藉非斟酌時宜。對證投劑。是先以溫藥救之者。繼以溫藥賊之矣。亦有三陰直中。初無表邪。（按直中陰證。必初有表邪。）而溫劑太過。遂令寒退熱生。初終異轍。是不可以不謹。所謂溫之貴得其法者。此也。然又有溫之不量其人者。何也。夫以氣虛無火之人。陽氣素微。一旦客寒乘之。則溫劑宜重。且多服亦可無傷。若其人平素火旺。不喜辛溫。或曾有陰虛失血之證。不能用溫者。卽中新寒。溫藥不宜太過。病退則止。不必盡劑。斯爲克當其人矣。若論其證。寒之重者。微熱不除。寒之輕者。過熱則亢。且溫之與補。有相兼者。有不必相兼者。虛而且寒。則兼用之。若寒而不虛。卽專以溫藥主之。丹溪云。客寒暴痛。兼有積寒者。可用桂附。不可遽用人參。蓋溫卽是補。予遵其法。先用薑桂溫之。審其果虛。然後以參朮輔之。是以屢用屢驗。無有差忒。此溫之貴量其證也。若論其時。盛夏之月。溫劑宜輕。時值隆冬。溫劑宜重。然亦有時當盛暑。而得虛寒極重之證。曾用參附煎膏。而治愈者。此捨時從證法也。譬如霜降以後。禁用白虎。然亦有陽明證。蒸熱自汗。譫語煩躁。口渴飲冷者。雖當雨雪飄搖之際。亦曾用白虎治之而痊安。但不宜太過耳。此溫之貴量其時。而清劑可類推已。爾時醫者。羣尚溫補。痛戒寒涼。且曰。陽爲君子。陰爲小人。又曰。陽明君子。苟有過人必知之。誠以知之。而即爲補救。猶可言也。不思藥以療病。及轉而療藥。則病必增劇。而成危險之候。又況桂枝下咽。陽盛則殆。承氣入胃。陰盛以敗。安危之機。禍如反掌。每多救援弗及之處。仁者鑒此。顧不痛歟。顧吾醫者精思審處。晰理不差於毫釐。用藥悉歸于中正。俾偏陰偏陽之藥。無往不底於中和。斯爲善治。噫可不勉哉。（醫學心悟。）

張景岳曰。凡用熱之法。如乾薑能溫中。亦能散表。嘔惡無汗者宜之。肉桂能行血。善達四肢。血滯多痛者宜之。吳茱萸善煖下焦。（按此句不穩。）腹痛泄瀉者極妙。肉豆蔻可溫脾腎。飧泄滑利者最奇。胡椒溫胃和中。其類近於蓽撥。丁香止嘔利氣。其煖過於豆仁。補骨脂性降而善閉。古能納氣定喘。止帶濁泄瀉。製附子性行如酒。故無處不到。能救急回陽。（按仲景回陽方中。必用生附。）至若半夏南星細辛烏藥良薑香附木香茴香仙茅巴戟之屬。皆性溫之當辨者。然用熱之法。尚有其要。以散兼溫者。散寒邪也。以行兼溫者。行寒滯也。以補兼溫者。補虛寒也。第多汗者忌薑。薑能散也。（按此說泥。）失血者忌桂。桂動血也。氣短氣怯者忌故紙。故紙降氣也。大凡氣香者。皆不利於氣虛證。味辛者。

多不利於見血證。所當慎也。是用熱之概也。景岳全書。

按藥之過熱者必燥。如烏頭之散寒濕。輕粉之除黴毒。皆是已。又朱丹溪局方發揮。辨燥熱之弊云。蓋以熱藥治寒病。苟無寒藥爲之嚮導佐使。則病拒藥而扞格不入。謂之遠熱者行之以寒也。此概論耳。

消法

程普明曰。消者。去其壅也。藏府筋絡肌肉之間。本無此物。而忽有之。必爲消散。乃得其平。經云。堅者削之。是已。然有當消不消誤人者。有不當消而消誤人者。有當消而消之不得其法以誤人者。有消之而不分部分以誤人者。有消之而不辨夫積聚之原。有氣血積食停痰蓄水。癰膿蟲蠱勞瘵。與夫痃癖癥瘕、七疝胞痺、腸覃石瘕以及前後二陰諸疾以誤人者。是不可不審也。凡人起居有常。飲食有節。和平恬淡。氣血周流。谷神安暢。病安從來。惟夫一有不慎。則六淫外侵。七情內動。飲食停滯。邪日留止。則諸證生焉。法當及時消導。俾其速散。氣行則愈耳。倘遷延日久。積氣盤踞堅牢。日漸強大。有欲拔不能之勢。雖有智者。亦難爲力。此當消不消之過也。然亦有不當消而消者。何也。假如氣虛中滿。名之曰鼓。腹皮膨急。中空無物。取其形如鼓之狀。而因以名之。此爲敗證。必須塡實。庶乎可消。與蠱證之爲蟲爲血。內實而有物者。大相徑庭。按此說蠱證。與古義異。又如脾虛水腫。土衰不能制水也。非補土不可。眞陽大虧。火衰不能生土者。非溫煖命門不可。又有脾虛食不消者。氣虛不能運化而生痰者。腎虛水泛爲痰者。血枯而經水斷絕者。皆非消導所可行。而或妄用之。誤人多矣。所謂不當消而消者。此也。然又有當消而消之不得其法者。何也。夫積聚癥瘕之證。有初中末之三法焉。當其邪氣初客。所積未堅。則先消之而後和之。及其所積日久。氣鬱漸深。濕熱相生。塊因漸大、法從中治。當祛濕熱之邪。削之耎之。以底于平。但邪氣久客。正氣必虛。須以補瀉疊相爲用。如薛立齋用歸脾湯。送下蘆薈丸。予亦嘗用五味異功散。佐以和中丸。皆攻補并行。中治之道也。若夫塊消及半。便從末治。不使攻擊。但補其氣。調其血。導達其經脈。俾營衛流通。而塊自消矣。凡攻病之藥。皆損氣血。不可過也。此消之之法也。然又有消之而不明部分者。何也。心肝脾肺腎。分佈五方。胃大腸小腸膀胱三焦膽與膻中。皆附麗有常所。而皮毛肌肉筋骨。各有淺深。凡用湯丸膏散。必須按其部分。而君臣佐使。駕馭有方。使不得移。則病處當之。不至誅伐無過矣。此醫門第一義也。而於消法爲尤要。不明乎此。而妄行剋削。則病未消。而元氣已消。其害可勝言哉。況乎積聚之原。有氣血食積停痰蓄水。癰膿蟲蠱勞瘵。與夫痃癖癥瘕。七疝胞痺。腸覃石瘕。以及前後二陰諸疾。各各不同。若不明辨。爲害匪輕。予因約略而指數之。夫積者。成於五藏。推之不移者也。聚者。成於六府。推之則移者也。其忽聚忽散者。氣也。痛有定處。而不散者。血也。得食則痛。噯腐吞酸者。食積也。腹有塊。按之而耎者。痰也。先足腫。後及腹者。水也。先腹滿。後及四肢者。脹也。痛引兩脇。欬而吐涎者。停飲也。欬而胸痛。吐膿腥臭者。肺癰也。當胃而痛。嘔而吐膿者。胃脘癰也。當臍而痛。小便如淋。轉側作水聲者。腸癰也。增寒壯熱。飲食如常。身有痛偏著一處者。外癰也。病人嗜食甘甜或異物。飢時則痛。脣之上下。有白斑點者。蟲也。蟲有九。濕熱所生。而爲蛇爲鼈。則血之所成也。胡以知爲蛇鼈。腹中如有物動。而痛不可忍。吃血故也。（按前人或有是說。要屬胡談。）又嶺南之地。以蠱害人。施於飲食。他方之蠱。多因近池飲冷。陰受蛇虺之毒也。病人欬嗽痰紅。抑抑不樂。畏見人。喉癢而欬劇者。癆瘵生蟲也。（按此似以殺蟲屬消法。然彼自一法。程氏不免牽湊。）痃如弓弦。筋病也。癖則隱癖附骨之病也。癥則有塊可徵。積之類也。瘕者。或有或無。痞氣之類也。少腹如湯沃。小便澀者。胞痺也。痛引睾丸。疝也。女人經水自行。而腹塊漸大。如懷子者。腸覃也。經水不行。而腹塊漸大。幷非娠者。石瘕也。有娠無娠。可於脈之滑澀辨之也。至於濕熱下墜。則爲陰菌陰蝕陰挺下脫。陰莖腫爛之類。而虛火內爍庚金。則爲痔漏爲懸癰爲臟毒。種種見證。不一而足。務在明辨證候。按法而消之也。（按溼熱下墜諸證。豈特消法所治乎。）醫者以一消字。視爲泛常。而不知其變化曲折。較他法爲尤難。則奈何不詳稽博考。以盡濟時之仁術也耶。（醫學心悟。）

按消之爲義廣矣。凡病實于裏者。攻而去之。此正治也。其兼虛。則補而行之。此奇治也。然更有虛實相半。攻有所過。補有所壅者。於是有消法之設焉。其類有四。曰磨積。曰化食。曰豁痰。曰利水。是也。蓋此四法。除利水外。其藥應病愈。不似吐下之有形迹。如內消然。故名之爲消焉。而又或與攻配用。或與補併行。各有所適。要均中治之道也。硇砂檳榔之於氣積。乾漆鱉甲之於血積。蘆薈蕪荑之於疳積之類。是磨積之例也。停食有舊新之別。舊食則阿魏紅圓之類。新食則麴糵平胃之類。更和蘿蔔之於傷麪。山查之於傷肉之類。所傷既異。則其藥亦殊。是化食之例也。痰涎有冷有熱。冷痰之治。以小青龍爲祖。熱痰之治。以小陷胸爲源。是豁痰之例也。水飲內蓄。其在中焦者。爲渴爲嘔。爲下利。爲心腹痛。證候多端。大抵苓朮半吳。爲之主藥。其在下焦者。虛冷則溫而導之。如腎氣丸。濕熱則清而泄之。如八正散。是已。水飲外溢者。必爲胕腫。輕則徒事淡滲。重則從其虛實而施劑。嚴子禮所謂。陰水宜溫暖之劑。如實脾散復元丹。陽水宜清平之藥。如疎鑿飲子。鴨頭圓者。是已。是利水之例也。消之不一如此。詎可不爲審辨乎。程氏所論。猶失粗略。姑存之已。

又按戴復菴證治要訣曰。治淋之法。除的然虛冷之外。其餘諸證。若用本題藥不效。便宜施以調氣之劑。蓋津道之逆順。皆一氣之通塞爲之也。云云如不效。但宜投以益血之方。蓋小便者。血之餘也。血苟充滿。則滋腴下潤。自然流通。又易思蘭醫案。治氣鬱二便秘曰。氣鬱不行。則升降失職。是以下竅秘結。二便不順。吸門不開。幽門不通。正此謂也。辟如注水之器。閉其上竅。則下竅不通。水安從出。乃不治上部。而專治下部。攻之愈急。則元氣愈陷。二便可由而利耶。按續醫說。讀易悟治法條。其意稍近。宜參。又張景岳類經曰。二便之治。小便尤難。但知氣化則能出矣之意。則大腸之血燥者。不在硝黃。而膀胱之氣閉者。又豈在五苓之類。斯三說。欲用消導之際。所宜留意也。仍附之。

又按十劑中。有通劑滑劑燥劑。俱是消法。已又近時李一亭著醫綱提要。立醫學大綱一十六字法門。而其燥濕門。分爲潤燥利濕。蓋利濕。亦消法也。

澀法鎮法

張戴人曰。所謂澀劑者。寢汗不禁。澀以麻黃根防己。滑泄不已。澀以荳蔻枯白礬木賊烏魚骨罌粟殼。凡酸味亦同乎澀者。收斂之意也。喘嗽上奔。以虀汁烏梅煎寧肺者。皆酸澀劑也。然此數種。當先論其本以攻去其邪。不可執一以澀便爲萬全也。事親

李瀕湖曰。脫者。氣脫也。血脫也。精脫也。神脫也。脫則散而不收。故用酸澀溫平之藥。以斂其耗散。汗出亡陽。精滑不禁。泄痢不止。大便不固。小便自遺。久嗽亡津。皆氣脫也。下血不已。崩中暴下。諸大亡血。皆血脫也。牡蠣龍骨海螵蛸五倍子五味子烏梅榴皮訶黎勒罌粟殼蓮房椶灰赤石脂麻黃根之類。皆澀藥也。氣脫兼以氣藥。血脫兼以血藥。及兼氣藥。氣者。血之帥也。脫陽者見鬼。脫陰者目盲。此神脫也。非澀藥所能收也。本草綱目。

張景岳曰。固方之制。固其泄也。如久嗽爲喘。而氣泄於上者。宜固其肺。久遺成淋。而精脫於下者。宜固其腎。小水不禁者。宜固其膀胱。大便不禁者。宜固其腸藏。汗泄不止者。宜固其皮毛。血泄不止者。宜固其營衛。凡因寒而泄者。當固之以熱。因熱而泄者。當固之以寒。總之在上者。在表者。皆宜

固氣。氣主在肺也。在下者。在裏者。皆宜固精。精主在腎也。然虛者可固。實者不可固。久者可固。暴者不可固。當固不固。則滄海亦將竭。不當固而固。則閉門延寇也。二者俱當詳酌之。景岳全書。

按仲景之於澀。啻赤石脂禹餘糧湯。桃花湯。二方而已。蓋人身氣血。本貴流通。故有些邪壅。輕用兜住。則正邪俱被堵塞。坐爲變證。且極虛極脫。自非溫補。不能收攝。是以澀法僅爲一處專脫者設。要爲不得已之策。乃仲景之所以少用也。程若水醫彀曰。治病之法。先去病。然後可用收澀。如澣衣然。先去垢膩。然後可加粉飾也。所以粟殼龍骨之藥。不可輕用。此說不穩。但末句可取。

張戴人曰。所謂重劑者。鎭縋之謂也。其藥則硃砂水銀沈香水石黃丹之倫。以其體重故也。久病欬嗽。涎潮于上。咽喉不利。形羸。不可峻攻。以此縋之。故內經曰。重者因而減之。貴其漸也。事親。○按經言重者。是病重之義。非指重縋。

李瀕湖曰。重劑凡四。有驚則氣亂。而魂氣飛揚。如喪神守者。有怒則氣逆。而肝火激烈。病狂善怒者。並雄黃鐵粉。以平其肝。有神不守舍。而多驚健忘。迷惑不寧者。宜硃砂紫石英之類。以鎭其心。有恐則氣下。精志失守。而畏如人將捕者。宜磁石沈香之類。以安其腎。大抵重劑。壓浮火而墜痰涎。不獨治怯也。故諸風掉眩。及驚癇痰喘之病。吐逆不止。及反胃之病。皆浮火痰涎爲害。俱宜重劑以墜之。本草綱目。

按心神失守。龍骨牡蠣。以收固之。諸逆上衝。朱砂鐵粉。以墜壓之。然則鎭法。亦澀法之類也。至眞要大論曰。

高者抑之。又曰。驚者平之。並重縋之謂矣。蓋脚氣上入。及奔豚疝氣之類。亦重縋所宜。如養正丹。黑錫丹。其效最著。鄭端友全嬰方論。載交泰丹。治小兒因吐瀉之後。變成慢驚。累服熱藥。上熱下冷。涎鳴氣粗。服藥雖多。止在鬲上。不入中下。此意殆足通他病矣。其方。用黑鉛硫黃鐵液粉等十二味。雖然金石之藥。宜暫用而不可久用。王中陽養生主論稱。鎮墜久服。則陽亢陰消。果爲下虛。瀕湖於鉛丹條云。性帶陰毒。不可多服。恐傷心胃。俱可爲鑑矣。

殺蟲

吳鶴皐曰。古方殺蟲。如雷丸貫衆乾漆蠟塵百部鉛灰。皆其所常用也。有加附子乾薑者。壯正氣也。加苦參黃連者。蟲得苦而安也。加烏梅訶子者。蟲得酸而軟也。加藜蘆瓜蔕者。欲其帶蟲而吐也。加芫花黑丑者。欲其帶蟲而下也。用雄黃川椒蛇牀樟腦水銀檳榔者。治疥瘡之蟲也。用胡桐淚莨菪子韭子蟾酥者。治䘌齒之蟲也。用川槿皮海桐皮者。治風癬之蟲也。用青葙子覆盆茱者。治九蟲䘌蝕之蟲也。用敗鼓心桃符板虎糞骨死人枕獺爪鸛骨者。驅瘵蟲也。醫方考。

按此說不醇。姑錄存之。蓋蚘之爲物。與四氣七情。本無關涉。自是一種病由。故其方藥。亦有出于諸法之外者。汪訒菴別設一類。良有以也。考之經旨。甘草粉蜜湯。安蚘之治也。烏梅丸。爲厥陰正方。而殺蟲之治也。胃之寒熱。皆足動蚘。而其偏寒者。必兼溫中。其偏熱者。必兼清中。或兼轉刷。前人之法備矣。如近今所用鷓鴣菜。殆殺蟲聖藥也。又張景岳全書曰。逐治之法。旋逐旋生。終非善策。欲杜其源。必須溫養脾胃。脾胃氣強。蟲自不生矣。然蚘病有嘔痛危劇。亟須驅逐者。景岳之言。豈善後之策歟。

又按張戴人儒門事親曰。夫蟲之所生。必于脾胃深處。藥之所過。在于中流。蟲聞藥氣。而避之羣著。安得取之。予之法。先令饑甚。次以檳榔雷丸爲引子。别下蟲藥。大下十數行。可以搯而空。瀝上張子政用此法。下蟲數百相啣。長丈餘。蓋此術。本于外臺療食癥髮癥方。而言頗有理。學者宜試用焉。

藥治通義卷九

丹波元堅亦柔撰

諸劑概略

治內者，自內以達外，湯醴丸散丹之類，見于服飲者是也。治外者，由外以通內，膏熨蒸浴粉之類，藉于氣達者是也。夫湯液主治，本乎腠理。凡滌除邪氣者，于湯爲宜。傷寒之治，多先于用湯者如此。醪醴主治，本乎血脈。凡導引痺鬱者，于酒爲宜。風痺之治，多專于漬酒者如此。散者，取其漸漬而散解，其治在中。久病痼疾，劑多以散者，理如此也。丸者，取其收攝，而其治在下。腹中之病，及不可散服者，宜用丸也。至于成丹，則火力烹養，有一陽在中之義，金石之類多取焉。膏取其膏潤，以祛邪毒。凡皮膚蘊蓄之氣，膏能消之，又能摩之也。熨資火氣，以舒寒結。凡筋肉攣急頑痺不仁，熨能通之也。蒸言其氣之熏，以發腠理，燒地爲之，所以啓元府也。浴言其因于湯浴，以泄皮膚而利肌肉也。粉則粉密其空隙也。（聖濟經）

按林億等千金方凡例曰：卒病賊邪，須湯以蕩滌；長病痼疾，須散以漸清。（當漸漬）此古人用湯液煑散之意也。今聖濟本諸此，而更增本乎腠理語，是誤混素問湯液之義。蓋此論諸劑，差謬不少，詳辨于後。又醫心方引蔣孝琬論膏酒湯散丸煎次第，亦難可信，然是古說，姑存之。曰：病有新舊，療法不同。邪在毫毛，宜服膏及以靡之。不瘥廿日入於孫脈。宜服藥酒。酒是熱液。先走皮膚。故藥氣逐其酒勢。入於孫脈。邪氣散矣。不瘥卅日入於絡脈。宜服湯。不瘥六十日傳入經脈。宜服散。不瘥八十日入於藏府。宜服丸。百日已上。謂之沈痾。宜服煎也。考煎。謂煎煉之方。千金方。有風虛雜補酒煎一類。外臺祕要。有古今諸家煎方。聖濟總錄曰。煎者。取其和熟。爲服食之劑。是也。又陳月朋本草蒙筌。五用。曰湯。曰膏。曰散。曰丸。曰漬酒。有說不確。略摘錄于後款。

湯散丸

張仲景曰。若欲治病。當先以湯洗滌五藏六府。按千金。洗。作蕩。開通經脈。理導陰陽。破散邪氣。潤澤枯槁。悅人皮膚。益人氣血。水能淨萬物。故用湯也。若四支病久。風冷發動。次當用散。散能逐邪風濕痺。表裏移走。居無常處者。散當平之。次當用丸。丸能逐沈冷。破積聚。消諸堅癥。進飲食。調營衞。能參合而行之者。可謂上工。金匱玉函經〇按千金亦載是言。要疑假託也。又中藏經。意同而文有異。仍注于此。曰。湯。可以蕩滌臟腑。開通經絡。調品陰陽。祛分邪惡。潤澤枯朽。悅養皮膚。益充氣力。扶助困竭。莫離於湯也。圓。可以逐風冷。破堅癥。消積聚。進飲食。舒營衞。開關竅。緩緩然參合。無出於圓也。散者。能祛風寒暑溼之氣。攄寒溼穢毒之邪。發揚四肢之壅滯。除剪五臟之結伏。開腸和胃。行脈通經。莫過於散也。

沈存中曰。湯散丸。各有所宜。古方用湯最多。用丸散者殊少。煮散。古方無用者。惟近世人爲之。大體欲達五藏四支者。莫如湯。欲留膈胃中者。莫如散。久而後散者。莫如丸。又無毒者宜湯。小毒者宜散。大毒者須用丸。又欲速用湯。稍緩用散。甚緩者用丸。此大槪也。近世用湯者全少。應湯者全用煮散。大率湯劑。氣勢完壯。力與丸散倍蓰。煮散。多者一啜不過三五錢極矣。比功較力。豈敵湯勢。然既力大。不宜有失。消息用之。要在良工。難可以定論拘也。（蘇沈內翰良方。）

李東垣曰。大抵湯者盪也。去大病用之。散者。散也。去急病用之。圓者。緩也。不能速去之。其用藥之舒緩而治之意也。（用藥法象。）

按玉函所立次第。固不得拘。沈氏說稍覈。猶未爲盡。湯蕩之解。誠不過其一端。而散散丸緩。不無其理。然其得名。倶取之于體。非取之于用也。（東垣散散之說。與漸漬散解之義。自不同。丸以緩之。亦出劉河間七方說中。）蓋此三物。醫人日與周旋。而不審其辨。豈可也乎。今參諸家。質之經旨。湯之爲物。煑取精液。藥之性味。混然融出。氣勢完壯。其力最峻。表裏上下。無所不達。卒病痼疾。無所不適。是故補瀉温涼。有毒無毒。皆以湯爲便。所以用湯最多也。唯其最峻。故大毒之藥。功力過烈。乃在所畏。本草藥不宜入湯酒者。多係大毒之品。其意可知也。散之爲物。其體也散。故直到腸胃。而猶有外達之勢。不問藥之緊慢。欲疎壅閉者。尤其所宜。其輕浮也。故少戀滯之能。而性味易竭。（宜參第十二卷作丸散法條。）是以力頗劣於湯。然比丸爲捷。故大毒亦稍所畏矣。（散之爲散者。天雄散一方。此取抵當病所。以收濇之。當歸散。白朮散。亦是調養。蓋妊娠喜疎通。不喜重滯也。要之。補方偶有用散。要不似湯丸之多矣。）丸之爲物。其體也結。勢不外達。而以漸鎔化。故其力最緩。而補則取次收效。瀉則覊下癥癖。然大毒難入湯散者。丸以用之。亟建殊績焉。本草經。若用毒藥療病。先起如黍粟。陶隱居一以丸藥爲解。可見大毒必宜丸藥。沈氏亦本于此耳。要之。湯也。散也。丸也。病各有其對。而藥亦各有其宜。本草經。稱藥性有宜丸者。宜散者云云。而隱居又擧病有宜服丸者。服湯者云云爲注。則可知彼此相藉。而三者之設。於是爲立矣。又按經中湯之類。有如大黄黄連瀉心湯之麻沸湯漬。取于疎刷上熱。有如走馬湯之熱湯捻取白汁。取于急卒便用。並是稍緩於煑湯。有如十棗湯之煑棗去滓。取于剛柔相濟。有如大陷胸湯之內甘遂末。桃花湯之內赤石脂末。俱取于主藥專功矣。散之類。有如半夏散。半夏乾薑散之水煑。取于其不戟咽。有如薏苡附子敗醬散之水煑。取于使藥速效矣。丸之類。有如抵當丸。大陷胸丸。下瘀血湯之水煑。取于寬猛得中。理中丸之沸湯和服。亦取于亟效矣。凡此之類。各莫不有精義存。則措施之際。不可不慎如藥法也。

又按素問有湯液醪醴論。張景岳曰。湯液者。清酒之類。先君子曰。經既云上古作湯液。而又言當今之世。必齊毒藥。則張說是。漢藝文志湯液經法十六卷。未知所指何物。皇甫士安甲乙經序云。伊尹以元聖之才。撰用神農本草。以爲湯液。此乃爲煑藥之義。湯方。或有稱飲者。先兄紹翁曰。醫宗金鑑。葉仲堅云。飲與湯稍有別。服有定數者。名湯。時時不拘者。名飲。按千金方蘆根飲子。有隨便飲之語。是局方縮脾飲等所源也。然古方湯飲。無甚分別矣。

又按林億等千金方凡例曰。昔人長將藥者。多作煑散法。蓋取其積日之功。今詳千金外臺。雖有其方。不過僅僅數首。而與仲景之方。其旨自異。龐安常傷寒總病論曰。唐自安史之亂。藩鎮破扈。至於五代。天下兵戈。道路艱難。四方草石。鮮有交通。故醫家以湯爲煑散。然則其弊昉于五代。而積習至宋盛行矣。和劑局方。末卷諸湯。係于香竄諸藥爲末。沸湯點服者。蓋煑散之變法也。

又按東垣又曰。細末者。不循絡。止去胃中及藏府之積。氣味厚者。白湯調。氣味薄者。煎之和柤服。去下部之疾。其丸極大而光且圓。治中焦者次之。治下焦者極小。稠麪糊。取其遲化。直至下焦。或酒或醋。取其收其散之意也。凡半夏南星。欲去濕者。以生薑汁稀糊爲圓。取其易化也。水浸宿炊餅。又易化。滴水圓。又易化。煉蜜圓者。取其遲化。而氣循經絡也。蠟圓者。取其難化。而旋旋取效也。此說不純。宜參前說。且古方丸藥。大抵用蜜。後世趨便。易以糊丸。功力殊劣。又寇宗奭張子剛並有蠟丸之說。張氏爲優。曰。有一等虛人。沈積不可直取。當以蠟匱其藥。蓋蠟能粘逐其病。而又久留腸胃閒。又不傷氣。能消磨至盡也。出雞峯普濟方。又古方中。有蜜丸和棗核彈子等大。含嚥化下。以治欬嗽膈噎。及胸熱之類。病屬上焦者。其意在浸潤調治。卽苦酒湯少少含嚥之之例。徐洄溪傷寒類方曰。內治而兼外治法也。又半夏散。少少嚥之。驗之往往得效。亦不可不知也。醫心方欬嗽中。引張仲景大棗丸。僧深紫菀丸。錄驗方大紫菀丸等。千金翼方。治胸中熱。含消圓。消渴。羊髓煎等。外臺所引。諸家五膈丸。及近效。大小便不通。含消石。本草蓴蘿條。治欬。含膏丸。十便良方。心腹痛。薑豉子。瑣碎錄。骨鯁。沙糖和刮牙屑等。直指方。勞瘵。雄黃散。濟生方。瘰癧。皂子圓。御藥院方。治三種癭方之類。不可枚舉。宜臨證選用。

又按張石頑傷寒纘論曰。云圓者。如理中。陷胸。抵當。皆大彈圓。煑化而和滓服之也。云丸者。如麻人。烏梅。皆用小丸。取達下焦也。此說誤矣。蓋古方皆用丸字。宋欽宗諱完。其音與丸相近。故南宋槧本醫書。皆改作圓。獨趙開美重刊北宋板傷寒論。悉用丸字。實爲舊面。如王是齋百一選方。改爲元字。有曰。元者。卽藥之丸也。丸字犯御諱。以元字代之。此可以證焉。又丸藥。有名丹者。先君子曰。蓋以方士多煅煉服餌。凡諸石煅煉之物。泛然稱之丹。後草藥如控涎丹。竟無知其所由焉。

又按皇國制劑。轉刷及芳香。閒用湯泡。以代煑煎。是取其疎盪。亦便倉卒。其法以㕮咀藥。內絹袋中。麻沸湯擺用。俗呼振出藥。卽三黃湯之遺意。徐洄溪注彼方曰。此又法之最奇者。不煎而取泡。又本草引經驗後方曰。治嬰兒童子患瘡豆疾。用紫草二兩。細剉。以百沸湯一大盞泡。便以物合定。勿令氣漏放。如人體溫。量兒大小服。聖惠方同。泡字。作沃字。滋補之劑。多用蜜膏。以代蜜丸。是取其留戀。其法。但以細末藥。鍊蜜和過而已。俗呼鍊藥。宋人療小兒。閒既見用。蓋取適口也。錢氏以來有其方。中無油脂之品。以蜜和如膏。故名爲某膏。此二法者。功效不尠。而明以來諸家。無敢知者。何也。

酒醴

邪之傷人有淺深。藥之攻邪有輕重。病之始起。當以湯液始其微。病既日久。乃以醪醴治其甚。是故病人色見淺者。湯液主治。其見深者。必齊主治。其見大深者。醪醴主治。又有形數驚恐。經絡不通。病生於不仁者。治以醪藥。以此見受邪既深。經脈閉滯。非醪藥散發邪氣。宣發血脈。安能必愈。然則湯液者。取其蕩滌邪氣。醪醴者。取其宣通閉滯。凡病始作。多以湯液。蓋取其蕩滌之功。甚於丸散。病久日深。乃以醪醴。其法衆者。以夫受邪堅牢。取差或遲。是故服餌之方。用酒醴者。十常六七。大法。醪醴之方。冬三月宜用。立春後宜止。服餌之家。不問有疾。冬三月。宜常得酒藥兩三劑。至立春勿服。故能使百疾不生。又況酒性酷熱。主行藥勢。所以病人素有血虛氣滯。陳寒痼冷。偏枯不隨。拘攣痺厥之類。悉宜常服。皆取其漸漬之力也。聖濟總錄。

按藥酒昉於仲景紅藍花酒。以降其方甚多。大抵皆爲宣通血脈。發揚痼痺之劑矣。內經醪醴。亦是酒之屬。今聖濟始採玉版論要篇文。以演其義。然上古所作。莫知其法。則宜存而不論。如服餌之方云云以下。正是藥酒功用。此相混立論。須分別看爲大法冬宜服酒。至立春宜停。本出千金。聖濟。似以湯液爲煎煮湯藥之義。

膏

徐洄溪曰。今所用之膏藥。古人謂之薄貼。按此語。不知所據。其用大端有二。一以治表。一以治裏。治表者。如呼膿去腐。止痛生肌。并摭風護肉之類。其膏宜輕薄而日換。此理人所易知。治裏者。或驅風寒。或和氣血。或消痰痞。或壯筋骨。其方甚多。藥亦隨病加減。其膏宜重厚而久貼。此理人所難知。何也。蓋人之疾病。由外以入內。其流行于經絡藏府者。必服藥乃能驅之。若其病既有定所。在于皮膚筋骨之閒。可按而得者。用膏貼之。閉塞其氣。使藥性從毛空而入其腠理。通經貫絡。或提而出之。或攻而散之。較之服藥尤有力。此至妙之法也。故凡病之氣聚血結而有形者。薄貼之法爲良。但製膏之法。取藥必眞。心志必誠。火候方到。方能有效。否則不能奏效。至于敷熨吊溻。種種雜法。義亦相同。在善醫者通變之也。源流論。

按經筋篇治口僻。以馬膏膏其急者。以白酒和桂。以塗其緩者。仲景曰。四肢才覺重滯。卽導引吐納。鍼灸膏摩。勿令九竅閉塞。玉函經曰。能尋膏煎摩之者。亦古之例也。又曰。膏煎摩之。勿使復也。華元化曰。夫傷寒始得。一日在皮。當摩膏火灸之卽愈。千金引。然則古之用膏者多矣。考之千金外臺。大抵外摩徧身及病處。又內服之。其方一而其用則二。陶隱居有可服之膏。可摩之膏之語。孫眞人曰。病在外。火灸摩之。在內。温酒服如棗核許。蓋皆是所謂取其膏潤。以袪邪毒者已。如瘍腫之膏。必紙帛攤貼。自是一法。

又按千金五物甘草生摩膏。治少小新生。肌膚幼弱。喜爲風邪所中。云猪肪煎如膏。如彈丸大一枚。炙手以摩兒百遍。蓋係固表之法。又韓飛霞醫通曰。八歲以下小兒。戒投藥。以所宜藥爲末。香油或水調。摩患處。使藥氣由毛孔穴絡。薰蒸透達。此說難從。又續醫說。稱痘瘡未出。預用麻油摩背。又稱驚風發搐。用竹茹燈心麤末。入薑汁少許。麻油調勻。按摩小兒。自額上起。直至背心兩手足心。數十遍。並未試。姑存之。

熨

不當蒸熨。蒸熨辟冷。宜蒸熨。而不蒸熨。則使人冷氣潛伏。漸成痺厥。不當蒸熨而蒸熨。則使人陽氣偏行。陰氣內聚。皮膚不痺。勿蒸熨。（中藏經。）因藥之性。資火之神。由皮膚而行血脈。使鬱者散。屈者伸。則熨引爲力多矣。引取舒伸之義。以熨能然。血氣形志論曰。病生於筋。治以熨引。玉機眞藏論曰。痺不仁腫痛。可湯熨及火灸刺之。蓋病生於筋。則拘急攣縮。痺而不仁。則經血凝泣。二者皆由外有所感。熨能溫之。血性得溫則宣流。能引其凝泣也。（聖濟總錄○按楊上善太素注曰。筋之病也。醫而急。故以熨引。調其筋病也。藥布熨之引之。使其調也。蓋是聖濟所據。）龐安常曰。下利穀道中痛。當以熬鹽末熨之。或炒枳實末溫熨。（按以上。本于玉函經。）二味相兼益佳。若臍中冷結。不可便熨。冷氣攻心腹必死。須先用藥溫之。久而可熨。凡臍下冷結成關陰。大小便不通。服藥雖多。不見效。以炒鹽熨臍下。須臾即通。（按此法。外臺中數見。宜參看。）然關陰已服巴豆甘遂大黃輕粉之類大多。即暴通利而損人。尤宜詳之也。（總病論。）

按靈樞壽天剛柔篇載寒痺藥熨。扁鵲治尸厥。爲五分之熨。蓋熨之爲用。隨病所在。散凝寒。破結陰。故古或與灸代用。外臺載岐伯曰。灸風者。不得一頓滿一百。若不灸者。亦可以蒸藥熨之。灸寒濕者。不得一頓滿千。若不灸。可蒸藥薰之。是也。又如陳藏器。原蠶屎熨偏風。及瑣碎錄。睡中風吹手足。或酸或疼或腫。用炒熱鹽帕裹之熨。微汗。俱取之發表也。如千金及翼方。外臺等。熨癥諸方。皆取之潰堅也。如聖濟。治氣虛陽脫。及傷寒陰厥。葱白熨臍下。（亦出活人書。及衛生家寶。攷葱熨法。本見肘後方。）經驗祕方。治瀉不止。用艾木鼈子。蛇床子熨。俱取之回元陽也。如韓祗和。治下焦積寒。而上焦陽盛。難用溫藥。用灰包熨臍下。醫學綱目引。聖濟。治中風人口噤。或不噤藥。用黑豆熨前後心。曰。用黑豆二三升。以青布裹。於醋湯鐺內蘸。及熱。熨前後心幷胸膈。令風氣散。即得藥下。或炒鹽醋灰亦得。衛生寶鑑。治左脇下有積。得寒則痛。見藥則吐。用葱熨法。有治驗。說甚詳。其景岳全書。治傷寒結胸。虛弱不堪攻擊者。用葱頭。生薑。生蘿蔔。罨熨。劉松峯說疫。病久失下。中氣大虧。不能運藥。名爲停藥。用此法。皆是外假其力以救服藥所不及也。

又按本草艾條。圖經曰。中風掣痛。不仁不隨。並以乾艾斛許。揉團之。內瓦甑中。並下塞諸孔。獨留一目。以痛處著甑目下。燒艾一時久知矣。此熨法之變者。本事方續集。疝氣熏方。亦稍近。宜併考。

熏蒸

陳廩丘曰。或問。得病連服湯藥。發汗汗不出。如之何。答曰。醫經云。連發汗汗不出者。死病也。吾思之。可蒸之。如蒸中風法。熱溫之氣。於外迎之。不得不汗出也。後以問張苗。苗云。曾有人作事疲極汗出。臥單簟中冷得病。但苦寒蜷。諸醫與圓散湯。四日之內。凡八過發汗。汗不出。苗令燒地布桃葉蒸之。即得大汗。於被中就粉傅身。使極燥。乃起便愈。後數以此發汗。汗皆出也。人性自有難汗者。非惟病使其然也。蒸之則無不汗出也。千金方。

按經曰。陽氣怫鬱在表。當解之熏之。所謂熏者。蓋即蒸也。南史載徐文伯治范雲。其法一與張苗同。而崔氏方。阮河南蒸法。外臺傷寒門引。其說最詳。又唐書許胤宗傳曰。柳太后病風不言。名醫治皆不愈。脈益沈而噤。胤宗曰。口不可下藥。宜以湯氣熏之。令藥入腠理。周理即差。乃造黃耆防風湯數十斛。置於牀下。氣如烟霧。其夜便得語。是廩丘所謂蒸中風者。而趙虛白風科集驗名方。癱風散。鎮心散。並是遺意也。他如陸嚴治血悶。

殆足稱奇術矣。續醫說。引仇遠稗史曰。新昌徐氏婦。病產後暴死。但胸膈微熱。陸診之曰。此血悶也。用紅花數十斤。以大鍋煮之。候湯沸。以木桶盛湯。將藉病者寢其上。薰之。湯氣微復進之。有頃婦人指動。半日遂甦。又崔元亮集驗方。治腰脚蒸法。亦宜取法。須參閱焉。出本草牡荊條。圖經所引。李頻湖綱目曰。蒸法雖妙。止宜施之野人云云。又本草蔓椒條。陶隱居曰。可以蒸病出汗也。此不舉其法。仍附之。又得效方曰。如用蒸法病得差。明年斯時。愼莫再作。再作或不治矣。此蓋係誤記徐治范雲。預決後二年必死。非親驗之言也。

漬浴澡洗

漬浴法。所以宣通形表。散發邪氣。虛邪之傷人。初在肌表。當以汗解。若人肌肉堅厚。腠理緻密。有難取汗者。則服藥不能外發。須藉湯浴。疎其汗空。宣導外邪。乃可以汗。內經所謂。其有邪者。漬形以爲汗。是也。有因大飲中酒。恐毒氣內攻於藏者。有服五石發動氣攻於陽者。若此之類。皆以浴法治之。凡欲使邪毒外泄故也。聖濟總錄○按中酒湯漬。石發冷水洗浴。見千金。外臺。及徐嗣伯傳。並非藥浴之謂。今湊合立論者。誤矣。

按經文漬形。未審其義。玉機眞藏論。脾風可浴。亦莫知何法。巢源傷寒候曰。病一日至二日。氣在孔竅皮膚之閒。故病者頭痛惡寒。腰背強重。此邪氣在表。洗浴發汗卽愈。今考古方。許仁則有桃柳等三物浴湯。見外臺天行病。卽汗法也。聖惠治傳屍骨蒸。有沐浴方。蓋驅惡風也。又療小兒。多有用者。如千金。治傷寒淋浴方七首。此不皆汗法。治客忤馬通浴方。本草。治咳嗽。生薑沐浴。引孫眞人。嬰孺方。治小兒不生肌肉。又三歲不能行。五參浴湯。幼幼新書引。小兒直訣。治肥體。體熱。浴體法。用烏蛇。白礬。青黛。天麻。蝎。朱。麝。桃枝等。之類。是也。又魏桂巖博愛心鑑。治痘瘡頂陷。有水楊湯。用者有功。本草。引經驗後方。小兒胗豆令速出。酒沃沸胡荽。噴一身。是亦漬浴之變法已。

煖洗生陽。宜澡洗。而不澡洗。則使人陽氣上行。陰邪相害。　不當淋渫而淋渫。則使人濕侵皮膚。熱生肌體。肌肉不寒。勿熨洗。中藏經。

按本草衍義曰。熱湯。助陽氣行經絡。患風冷氣痺人。多以湯渫脚至膝上。厚覆使汗出周身。然别有藥。亦終假湯氣而行也。蓋熨洗生陽者。得此說而義明矣。又本草綱目曰。朱真人靈驗篇云。有人患風疾數年。掘坑令坐坑內。解衣以熱湯淋之。良久以簟蓋之。汗出而愈。此亦通經絡之法也。時珍常推此意。治寒濕。加艾煎湯。治風虛。加五枝。按食物本草曰。五枝。桃。柳。桑。柘。槐也。或五加煎湯淋洗。覺效更速也。此說亦有理。又考之古方。百合病。金匱。百合洗方。卒死壯熱。又礬石。煮漬脚。水中風。千金。大戟洗湯。又方氏家藏方。用蛇床子。防風等八味。淋渫。水腫。本草。引韋宙獨行方。水腫從脚起。赤小豆煮爛汁。漬膝以下。又神巧萬全方。水氣薰洗法。用樟柳。赤豆。麻黃。桑白。虛冷。御藥院方。還童散。外固壯陽氣。用丁香等十四味。水煎。少腹巳下淋浴。又百花散。用百花窠等五味。水煎淋洗。補元陽。通血脈。又施圓端效方。治下元虛冷。用椒目。桂。川烏。細辛。乾薑。水煮。渫浴下部。之類。用淋渫者。不一而足。又聖惠發背門曰。或巳潰。或未潰。毒氣結聚。當用藥煮湯。淋搨瘡上。散其熱毒。夫湯水者。能蕩滌口滯宣暢血。故用湯淋搨也。又活人書稱脚氣用湯淋洗者。醫之大禁。驗之果然。

導法 導水 諸以外治內法

陽明病。自汗出。或發汗。小便自利者。此爲津液內竭。雖大便鞕。而無滿痛之苦。不可攻之。當待津液還胃。自欲大便。燥屎巳至直腸。難出肛門之時。則用蜜煎潤竅滋燥。導而利之。或土瓜根。宣氣通燥。或豬膽汁。清熱潤燥。皆可爲引導法。擇而用之可也。醫宗金鑑。

按王損菴傷寒準繩曰。凡多汗傷津。或屢汗不解。或尺中脈遲弱。元氣素虛人。便欲下而不能出者。並宜導法。但須分津液枯者用蜜導。邪熱盛者用膽導。濕熱痰飲固結。薑汁麻油浸栝樓根導。惟下傍流水者。導之無益。非諸承氣湯攻之不效，以實結在內。而不在下也。至於陰結便閉者。宜於蜜導中。加薑汁。生附子末。或削陳醬薑導之。凡此皆善於推廣仲景之法者矣。此說稍詳。然竊以未然。何則。不論何病。津液內竭。燥屎至直腸。而乾澀不出者。蜜煎之潤。能從其勢而利導之。已。土瓜根。猪膽汁。亦是潤品。其理無二。實皆是潤竅之法。非與中氣有情者。如痰飲陰結各異其藥之說。殆是紙上之談。不善於推廣仲景之法者矣。如生薑兌外臺。崔氏薑兌法。削生薑。如小指。長二寸。鹽塗之。內下部中。立通。蒜導千金。治脹滿不通方。獨頭蒜。燒熱去皮。綿裹。內下部中。氣立通云云。之類。雖是古方。亦不可適用。又醫學綱目引田氏曰。生下不大便治法。先以硬葱針。紝入肛門。此自一法。

蔣自了曰。大便結在廣腸。蜜煎法猪膽導法最妙。若結在大腸中。非導法之可能達也。用皂礬四兩。於淨桶中。將滾湯一桶傾入。令病人坐淨桶上薰之。使藥氣直入穀道。良久結糞自化而通矣。醫意商。

按聖濟。治傷寒後大便不通。并吃轉瀉藥後。腹脇轉脹。不通利方。鹽半斤。熬令色變。用醋漿水二升。煎五七沸。下鹽攪勻，瀉入盆中。看冷煖得所。令病人盆中坐。淋浴少腹。須臾即通。又治大小便不通。有蓮葉。葱。生薑。蒸下部方。自了豈本于此等方歟。又陶節菴殺車槌法。治傷寒裏熱。服轉藥後。用鹽炒麩皮。熨其腹上。亦本諸聖濟，然可謂多事矣。

又按本草綱目曰。按小便不通。納藥於竅中。亦導法之類也。考此法。肘後用雌黃。日。若小腹滿。不得小便方，細末雌黃，蜜和丸。取如棗核大。內溺孔中。令半寸。亦以竹管注陰。令痛吹之通。千金用葱葉。日。凡尿不在胞中。爲胞屈僻。津液不通。以葱葉。除尖頭。內陰莖孔中。深三寸。微用口吹之。胞脹。津液大通。便愈。此方。本出都邑師治疾方。按救急用鹽末。外臺引。日。主小便不通方。取印成鹽七顆。擣篩作末。用青葱葉尖。盛鹽末。開便孔。內葉小頭於中。吹之令鹽末入孔。即通。非常之效。衛生寶鑑用猪胞。原文稍繁。今不錄。本草綱目日。蘄有一妓。病轉脬。小便不通。腹脹如鼓。數月垂死。一醫用猪脬吹脹。以翎管安上。插入陰孔。

捻脐氣吹入。即大尿而愈。此法載在羅天益衛生寶鑑中。知者頗少。亦機巧妙術也。其他方術不一。要拯急之妙策也。

又按蔣自了著有通醫外治一卷。其書分頭面身體諸部。以纂內外諸病外治之法。大抵不過薄貼淋渫等。前款所載數件。及吹喉點眼癰腫傷折之治。又趙恕軒串雅外編。有藥外門。分鍼。灸。熏。貼。蒸。洗。熨。吸。雜法。九類。其所戢晉。猶未該備。今仍檢方書。特摘以外治內之法。略列于左。

搐鼻。用泄頭中鬱邪。金匱。治頭中寒溼。內藥鼻中。活人書。擬以瓜蔕散。又外臺。治發黃。有瓜蔕等末。吹鼻出黃水數方。又聖惠。治風頭痛。吹鼻散。用瓜蔕。麝香等五味。日。先含水滿口。後搐藥末半字。深入鼻中。又頭痛門有數方。宜闊。又用開達壅閉。而口噤不能下藥者。尤便。聖惠。治小兒天瘹。幼幼新書。治小兒急慢驚風。有用牛黃等。灌鼻內令嚏方。又聖濟。中風。龍腦雙丸。口噤灌藥于鼻內。又急中風。礬蝴蝶散。若牙緊不能下藥。即鼻中灌之。又易簡方。卒中口噤。用細辛。皂角。各少許。或只用半夏爲末。以蘆管吹入鼻中。俟噴嚏。其人少蘇。然後進藥。又十形三療。痰厥條其說稍詳。攷此術。本千金匱。治尸厥。用菖蒲屑法。又用治眼目口齒等疾。聖惠。治眼睛如針刺疼痛。有通頂抽風散。又蘭室祕藏。治內外障眼。有搐藥麻黃散。又楊氏家藏方。有治眼疾。頑荆散等。治喉痺。一字散。治牙疼。失笑散。又用發散傷寒。治病百法。解利傷寒。一法。可用不臥散解之。於兩鼻內搐之。連嚏噴三二十次。以衣被蓋覆。用此藥時。當於暖室中。嚏罷。以酸辣漿粥投之。汗出如洗。嚏噴者。用吐法也。攷其方。係川芎。石膏。藜蘆。甘草。四味。又用升提下脫。產經。治盤腸產。以半夏爲末。搐鼻中。腸自上。又證治要訣。有胎轉胞。用搐鼻藥。多打噴嚏。或用拳打脚心知痛。令病人渾身掇起。則藏府搖動。而胎自反上。又用驗痔疾生死。聖惠。治一切痔。有吹鼻散數方。有云。如嚏多。疾輕易療。如不嚏者。必死。又云。畏久有蟲子出。子細看如斷絲。此是病根去也。

塞鼻。用通喉閉。百一選方。治急喉閉。開口不得者。以黃蠟紙。裹巴豆一箇。如患人鼻孔大小。中心切破。急以塞鼻。氣衝入喉中。自破也。巴覺通利。即除去云云。

嚊烟。亦用泄上鬱。御藥院方。龍香散。治偏正頭痛。用地龍。乳香。細末。摻紙上。作紙撚子。燒令聞烟氣。瀹寮方。徐介翁熏頭風方。於上方。加指甲。每用一捻。向香爐內。慢火燒之。却以紙卷筒。如牛角狀。尖上留一小孔。以鼻承之。熏時須噙溫水令滿口。又趙宜信經驗方。治頭風。好艾揉爲丸。小彈子大。燒。嗅之。以鼻中黃水出爲度。又本草。引博濟方。治偏頭疼。至靈散。雄黃。細辛。研細。嗅入。蓋此方特不燒烟。用升下脫。產經。治盤腸產。大紙撚以蔴油潤。燈吹滅。以烟熏產婦鼻中。腸卽止。又本草綱目。引夏子益奇疾方。有當歸。芎藭。燒。將口鼻吸烟。治產後兩乳長垂方。又用治結毒爛壞。外科正宗。有結毒靈藥方。瘍醫大全。有祁陽炭。面粉。銀朱。三味薰法。其他近今所用方法。多有驗者。茲不具錄。又用治患勞人。本草。引經驗方。用玄參。甘松。地中封罯。取出燒。令其鼻中。常聞其香云云。蓋此法不審其旨。豈取于淸肺熱歟。飲烟。用利肺氣。外臺。載熏欬法六首。其說甚詳。宜酌用。又用通喉閉。本草綱目。中風痰厥氣厥。中惡喉痺。一切急病。咽喉不通。牙關緊閉。以研爛巴豆。綿紙包。壓取油。作撚點燈。吹滅。熏鼻中。或用熱烟。刺人喉內。卽時出涎或惡血。便甦。又蓖麻子仁。研爛。紙卷作筒。燒烟熏吸卽通。或只取油作撚。尤妙。名聖烟筒。二方。並不載出典。當攷。又用散胃寒。聖惠。治寒氣攻胃欬瘧方。右用黑豆二合。於瓶子中。以熱醋沃之。紙封閉一小孔子。令患人以口吸其氣。入咽喉中。卽定。通關。用開口噤。使藥下咽。本草皂莢條。引簡要濟衆云。如牙關不開。用白梅揩齒。口開卽灌藥。又引經驗方。治急中風。目瞑牙噤。無門下藥者。用龍腦。天南星。末。揩大牙左右。名開關散。又聖濟。白礬散。用白礬。鹽花。擦之。又甘草。比中指節。於生油內浸。炭火炙。以物斡開牙關。令咬定甘草。如人行一里又換。後灌藥。又和劑。雄朱丹。牙關不開。揩之。又衛生十全方。用烏梅。細辛。麝香。又本草。引譚氏方。治小兒牙關不開。天南星一箇。煨熱。紙裹斜角。未要透氣。於細處剪雞頭大一竅子。透氣於鼻孔中。牙關立開。是以熏法爲通關。與上方大異。塞耳。用截痎瘧。聖濟。有治勞瘧豆桂丸。三因方。有塞耳丹。並絹裹。安耳內。又用治上部疾。楊氏家藏方。治牙疼。透關散。雄黃定疼膏。並塞耳中。又聖濟。鼻衄。劉耳。用延胡索。又小兒衛生總微論。治咽喉腮頰腫閟。右以蒜。塞耳鼻中。又串雅外編。頭風。插耳。黃蠟三兩。溶化。以白紙闊二寸長五寸。在蠟上拖勻。眞蘄艾揉軟。薄攤蠟上。箸卷爲筒。插耳內。一頭火點燃。烟氣透腦。其痛卽止。左插右。右插左。至重不過二次。摩頂。用治眼患。聖惠。治眼。有摩頂膏。塗頂油數方。又用治風病。肘後方。風不得語。苦酒煮芥子。薄頭。治小兒天瘹。並取于使氣下達。聖惠。治天瘹。備急塗頂膏。川烏頭。芸薹末。新汲水調塗。又用治盤腸產。取于升提其脫。產經。以萆麻子十四粒。去殼。研如膏。貼產婦頭頂中心。腸卽上。卽拭去。塗顖。亦取于下達。或用逐風冷。小兒直訣。用麝。蜈。牛黃。青黛。蝎尾。薄荷。棗肉爲膏塗。治風冷發搐。又聖濟云。小兒鼻多涕。是腦門爲風冷所客。細辛。用油煎下蠟。薄塗顖上。又得效方。治風邪入腦。鼻窒流涕。南星飲。云。仍以大蒜。蓽撥。末。杵作餅。用紗襯。炙熱。貼顖前。熨斗火熨透。或用治癇瘈。聖惠。治小兒諸癇。有固顖大黃膏。又治天瘹。有鉤藤圓。或用散外邪。和劑。急風散。用生川烏。辰砂。生南星。治小兒傷風。鼻塞淸涕。酒調塗顖門上。不可服之。或用療鼻衄口瘡等。千金翼。蓖麻葉。油塗炙熱。熨顖上。尤驗。又全嬰方論。小兒衄。白芨末。如萆麻葉。塗顖。又幼幼新書。朱氏家傳。治小兒口瘡。芎藭。大黃。宣連。末。豬膽調。塗顖門。貼眉。用升陽陷。丹溪心法類集痢門。若陽氣下陷者。以升陽益胃湯加桔梗。醋沃南星。用葉梅。外貼眉攢。極效。起泡便止。又用泄鬱熱。串雅外編。小兒重舌。巴豆半粒。飯粘四五粒。共搗爲餅。如黃豆大。貼眉心中間。待四圍起泡。去之卽愈。又有截瘧二方。塗兩乳。用收虛汗。萬安方。貝母散。治男子婦人氣虛盜汗。夜臥尤甚。漸至羸瘦。貝母一種。細末。每用少許。臨臥之時。放手心。吐津唾調成膏。搽塗兩乳上。按此方原欠出典。當考索。又本草綱目。引集簡方。自汗不止。鬱金末。臥時調。塗于乳上。

塗背。用達鼻中。

聖濟。治鼻衄。貼背膏。京三稜。煨熱。細末。醋煮麪糊調貼背。第五椎上。幼幼新書。引嬰孺。治少小鼻塞。羊髓。蓽茇。摩背上。

又用治背寒。

攖寧生傳。治傷寒汗下後。人虛背獨惡寒。以理中湯。加薑。桂。藿。附。大作服。外以蓽撥。良薑。吳檖。桂。椒。諸品大辛熱。爲末。和薑糊爲膏。厚傅滿背。稍乾卽易。半月竟復。又聖濟。有治寒瘧塗方二首。殊覺迂愚。仍不錄。

貼臍。或兼以灸。或兼以熨。用通利壅閉。外臺。本草。

並有治大小便不通。用鹽塗臍方。一和苦酒。一更艾灸。又本草。引經驗方。大小便不通。礬石。置臍中。又引經驗方。治小便淋澀。或有血。以赤根樓葱。近根截一寸許。安臍中。上以艾灸七壯。又聖濟。大便不通。用杏仁。葱白。鹽。研膏。塗手心。塗臍上。又幼幼新書。引聚寶方。用大蒜。鹽花。山梔子人。爛擣。攤紙花子上。貼臍。又直指方。嘔吐家。多大便秘結。或用連根葱白一握。漢椒五十粒。搗細作餅。焙熱。和輕粉。掩臍。續以葱椒煎湯。熏盪身下。蓋此類最夥。不可枚舉。又衞生家寶。治水腫。有甘遂大蒜灸法。濟生方。塗臍膏。治水腫小便絕少。地龍。猪苓。針砂。各一兩。細末。擂葱涎調成膏。敷臍。約一寸高闊。又本事方。治結胸灸法。陰毒傷寒。關格不通。亦依此灸之。巴豆十四枚。黃連七寸。和皮。右搗細。用津唾和成膏。塡入臍心。以艾灸其上。腹中有聲。其病去矣。又馮元成上池雜說曰。張碧泉夫人。病血蠱。腹痛甚已死。先大夫令用薑。葱。麝香。眞血竭。熨其臍。經行而病愈。一婦人患血痞。張小泉用通利行氣之藥。爲餅貼臍。半日氣洩而散。又串雅外編。黃疸取水。大鯽魚一個。搗爛。加麝香三分。成餅貼臍上。用荷葉二三層貼餅上。用布縛。

又用溫補寒虛。

幼幼新書。引莊氏家傳。小兒腹痛。生薑汁調麪。塗紙貼臍。又楊氏家藏方。貼臍散。治元藏氣虛。浮陽上攻。口舌生瘡。吳茱萸。乾薑。木鼈子。爲末。半錢。冷水調。以紙醫貼臍上。又瑞竹堂方。治元氣虛冷。臍腹冷痛。有代灸膏。封臍艾二方。又萬病回春補益門。有彭祖小接命薰臍祕方。其說甚審。並宜檢。又串雅內編。斷痢。用麪燒餅半個作一竅。納木鼈仁研泥內。乘熱覆在病人臍上。一時再換。又有寧和堂暖臍膏。治瀉痢。又外編。有蒜豆等四味方。

又用收虛汗。

本草綱目。引集靈方。自汗盜汗。用五倍子。研末。津調塡臍中。縛定。一夜卽止。又楊起簡便方。小兒夜啼。五倍子末。津調。塡於臍內。豈亦取于收斂心神歟。

又用出疳蟲。

顱顖經。治孩兒疳痢。辨蟲。顏色定吉凶。朱砂丸。用朱砂。阿魏。蝙蝠血。蟾酥。爲末。脂調。蒜豆大。塡臍中。看蟲出來。口

又用截瘧。

串雅外編。胡椒。雄黃等末。飯丸桐子大。硃砂爲衣。將一丸放臍中。

塗臍下。用通溲便。

外臺。引古今錄驗。療熱結小便不通。滑石屑。水和塗少腹。及繞陰際。又本草。引楊氏產乳。療小便不通。滑石末一升。以車前汁和。塗臍四畔。方四寸。熱卽易之。冬月水和亦得。幼幼新書。引雞峯方。治小便不通。大蒜。研爛。攤紙上。臍下帖之。又引嬰孺。治未滿十日不小便。蒲黃。水和。封橫骨上。又醫說。引類編。載熊彥誠前後不通五日。腹脹

如鼓。一大螺。以鹽半七和殼。生搗碎。置病者臍下一寸三分。用寬帛緊繫之。會未安席。翕然暴下。**又用發陰毒。**衛生寶鑑。陰毒傷寒。玉藻肚。用川烏。細辛等八味。爲末。醋糊調。塗臍下。綿衣覆之。又神效名方。治陰毒傷寒。用芥末。新水調膏藥。貼臍上。汗出爲效。此與上方頗相似。仍附之。**塗五心。用醒心神。**幼幼新書。引葛氏。治小兒中人忤。用桂心煮滓。千金。治少小客忤。用竈中黃土。蚯蚓屎。俱塗五心。又本草。引斗門方。治小兒未滿月。驚著似中風欲死者。用硃砂。以新汲水濃磨汁。塗五心上。**又用清上熱。**證治要訣云。有內熱。熱刑於上焦。以致咽疼。宜用黃檗。黃連。大黃。研末。水調。在心與患處。此出於桑氏方書。**塗手心。用緩筋急。**聖惠方。治中風口喎。巴豆七枚。去皮爛研。喎左塗右手心。喎右塗左手心。仍以煖水一盞。安向手心。須臾即便正。洗去藥。并頻抽掣中指。又魏氏家藏方。蓖麻二粒。去殼細研。入生麪少許。用水調拌。稀稠得所云云。餘與聖惠同。又聖濟。有追風丸。其法相類。宜參。**又用催生。**本草。日華子曰。催生。蓖麻塗掌。**又用發汗。**衛生寶鑑。治陰毒傷寒。手陽丹。用憨葱。陳蜂窩。手心內握定。用手帕緊扎定。須臾汗出。以綿被覆蓋。又串雅內編。拿瘧。黃丹五錢，明礬三錢。胡椒一錢五分。麝香半錢。爲末。臨發時。對日坐定。將好米醋調藥末。男左女右付手心。外將絹帛緊紮。待藥力熱方行。出汗爲度。如無日。脚下用火。**又有宣積握丸。**本事方續集。宣積。手心握藥便通。巴豆。乾薑。韮子。良薑。硫黃。甘遂。檳榔。各等分。右爲末。研飯爲圓如桐子大。（桐子字。原作圖子。今從三法六門。）用時使椒湯洗手了。麻油塗手掌口。握藥一粒。移時便瀉止。即以冷水洗手。又醫學綱目。引田氏。握宣丸。治小兒便難燥結。或服瀉藥腹脹悶亂。命在須臾。可用此丸。不移時大小便自利。於上方。去乾薑。韮子。加附子。粟米飯和。丸如菉豆大。又三法六門。握宣丸。於上方。加肉桂。附子。凡九味。用法並與上方同。**塗足心。能引上病而下之。故治口瘡。**閻孝忠方。大天南星。細末。醋調塗。又聖濟。附子。生爲末。薑汁和勻攤。又治下冷口瘡。神聖膏。吳茱萸末。酸醋調。熬成膏。後入地龍末攪勻。每臨臥。用葱椒湯洗足。拭乾用藥。徧塗兩脚心。**治赤眼。**寇平全幼心鑑。小兒赤眼。黃連末。水調貼足心。**治鼻衄。**本草。引簡要濟衆。蒜一枚。研泥。攤一餅子如錢大。厚一豆許。左鼻血出。貼左脚心。右鼻貼右脚。如兩鼻即貼兩脚下。**治虛火。**丹溪心法。虛火。附子末。塞湧泉。在石室祕籙云。引治者。病在下而上引之。病在上而下引之也。如人虛火沸騰於咽喉口齒閉。用寒凉之藥。入口稍快。少頃又甚。又用寒凉。腹瀉肚痛。而上熱益熾。欲用熱藥凉飲。而病人不信。不肯輕治。乃用外治之法。引之而愈。方。用附子一箇。爲末。米醋調成膏藥。貼在湧泉穴上。少頃火氣衰。又少頃而熱止退。**又能使藥氣上達。故治陰毒。**聖惠。治陰毒傷寒。用吳茱萸。酒勻。蒸熨脚心。又石室祕籙云。如人病厥逆之證。用吳茱萸一兩。爲末。以麪半兩。用水調成。厚糊一般。以布如鍾大。攤成膏。紙厚半分。貼在湧泉穴內。則手足不逆矣。**治中風。**本事方續集。治中風手脚不遂。穿山甲二兩。川烏頭二兩。紅海蛤一兩。爲末。每服半兩用生葱汁調成膏。厚作餅子。徑寸半闊。左患貼左脚。右患貼右脚。貼在足心。用舊絹片緊扎定。於密房中無風處。椅子上坐。用湯一盆。將有藥脚。浸於湯中。若汗出。即治痢。千金。
急去了藥。出汗遍身。麻木即輕減。漸至無事。妙不可言。此方。三因。名趁風膏。治小兒
冷痢。擣蒜。瑣碎錄。霍亂吐瀉轉筋。以治嬭脾。幼幼新書。引董氏家傳。治小兒嬭脾。
傅兩足下。　治霍亂。大蒜。研。炒熱。傅脚心。紫河車。寒食麪。水調塗。縛之良久。
其病大便　聖惠。治水氣坐臥不得。面身體悉浮腫方。葱白七斤。和鬚。分作兩塌
中下去。又有蹈藥利水。子。先以炭火燒一處淨地令赤。即以葱塌子。安在地上。令病人脫襪。
以人扶著。蹈葱上蹲坐。即以被衣圍裹。勿令透風。待汗通小便出黃水。葱冷即止。小便多即
差。又聖濟。脚氣。用烏頭。樟腦。爲丸。於爐子中心踏之。又本草。引兵部手集。脚氣。踏
赤小豆　神效名方。治陰毒傷寒。牡蠣。乾薑。末。新水調。塗手心握外腎。
袋。　溫外腎。用散陰寒。汗出爲效。經驗祕方同。云。如不醒人事。人與之掬。婦人用手掩陰
門。又陰證略例。迴生神膏。治男女陰毒傷寒。外接法。牡蠣煉粉。乾薑。各一錢。爲細末。
男病用女唾調。手內擦熱。緊掩二卵上。得汗出愈。女病用男唾調。手內擦熱。緊掩二乳上。
得汗出愈。卵與乳。男女之根蒂。坎離之分也。靈樞水脹篇。石瘕下云。
衞生寶鑑迴陽丹。其方相近。用川烏等六味。　婦人陰中坐藥。用導血瘕。可導而下。先君子曰。導。
謂坐導藥。又倉公傳。濟北王侍者韓女病。臣意診脈曰。內寒月事不下也。即竄以藥。旋下病
已。攷說文。竄。匿也。从鼠在穴中。然則竄亦坐藥之謂。索隱以爲以爊爊之者。誤矣。又金
匱礬石丸。治藏堅癖不止。中有乾血。又千金。治月經不通。葶藶蜜丸。綿裹。入三寸。每丸
一宿易之。有汁出止。又外臺。引素女經。療黃瘕。皂莢散。用皂莢。蜀椒。細辛。療青瘕導
藥。用戎鹽。皂莢。細辛。並擣細。以　金匱蛇牀子散。是也。又外臺。引救急。療
三角囊。大如指。長二三寸。內陰中。　又用散陰寒。帶下。以竈下黃土。水和爲泥。作彈子大。
暴乾。以火燒熱徹。以三年酢漬一丸。綿裹內玉門中云云。又蘭室祕藏。有坐藥龍鹽膏。勝陰
丹。迴陽丹三方。云。蜜丸如彈子大。綿裹。留系在外。內丸藥陰戶內。日易之。又云。臍下
覺暖爲效。○按以上所引諸方。　大凡此之類。或直就患上而爲治。或在彼者引此而爲治。往往出人意
抵係于節錄。用者當照看原文。
表。其有奇驗者。亦復不尠。然今所揭。援據率略。罣一漏百。倘有志之士。更類而纂之。亦未必無益濟生也。如
夫吹喉點眼。癰腫傷折之治。則各有其法。百類無窮。所以不須表出也。

藥治通義卷十

丹波元堅亦柔撰

方藥離合

徐洄溪曰。方之與藥。似合而實離也。得天地之氣。成一物之性。各有功能。可以變易血氣。以除疾病。此藥之力也。然草木之性。與人殊體。入人腸胃。何以能如人之所欲。以致其效。聖人爲之製方。以調劑之。或用以專攻。或用以兼治。或以相輔者。或相反者。或相用者。或相制者。故方之既成。能使藥各全其性。亦能使藥各失其性。操縱之法。有大權焉。此方之妙也。若夫按病用藥。藥雖切中。而立方無法。謂之有藥無方。或守一方以治病。方雖良善。而其藥有一二味與病不相關者。謂之有方無藥。譬之作書之法。用筆已工。而配合顛倒。與夫字形俱備。而點畫不成者。皆不得謂之能書。故善醫者。分觀之。而無藥弗切于病情。合觀之。而無方不本于古法。然後用而弗效。則病之故也。非醫之罪也。而不然者。即偶取效。隱害必多。則亦同于殺人而已矣。源流論。

按寇宗奭本草衍義曰。嘗讀唐方技傳。有云。醫要在視脈。唯用一物攻之。氣盛而愈速。一藥偶得他藥相制。弗能專力。此難愈之驗也。今詳之。病有大小新久虛實。豈可止以一藥攻之。若初受病小則庶幾。若病大多曰。或虛或實。豈得不以他藥佐使。如人用硫黃。皆知此物大熱。然不性緩。倉卒之間。下咽不易便作效。故智者又以附子乾薑桂之類。相佐使以發之。將併力攻疾。庶幾速效。若單用硫黃。其可得乎。故知許宗之言。未可全信。賢者當審度之。又繆仲淳本草經疏曰。上古之人。病生於六淫者多。發於七情者寡。故其主治。嘗以一藥治一病。或一藥治數病。今時則不然。七情彌厚。五欲彌深。精氣既虧。六淫易入。內外膠固。病情殊古。則須合衆藥之所長。而又善護其所短。乃能蘇凋瘵而起沉痾。其在良醫善知藥性。劑量無差。庶得參互旁通。彼此兼濟。以盡其才。而無乖剌敗壞之弊矣。斯二說。與洄溪之意相發。故附之。

又按以古之成方。治萬變之病。其證其藥。不能必一一相契。蓋數味相合。自有一種功用。不可妄意增損者。正是古方妙處。如小柴胡之半夏本以治嘔。而無嘔亦不妨用之類。今云一二味與病不相關者。謂之有方無病者。殆立言之弊乎。

方劑古今

張子剛曰。近世醫者。用藥治病。多出新意。不用古方。不知古人方意。有今人所不到者甚多。如諸寒食散。五石澤蘭元。三石澤蘭元。登仙酒之類。其治療有意外不測之效。觀其所用藥。則皆尋常所用之物也。但以相反相惡者。並用之激之。使爲功效。詳其妙意。蓋出於今人之表。經曰。草生五色。五色之變。不可勝視。草生五味。五味之美。不可勝極。蓋言錯雜和合。則其間必有爭效其能者。故不可勝視勝極也。孫眞人亦云。神物效靈。不拘常制。至理關感。智莫能知。其猶龍吟雲起。虎嘯風生。戎鹽累卵。獺膽分盃。撫掌成聲。沃火生沸。不知所以然也。又如五色顏色和合。其變化不可得而名焉。出乎繩墨規矩之外。然後能致顏色氣味之妙。此非神智。則孰能至此。學者不可忽也。（雞峯普濟方〇按孫眞人云云數語。本于陶隱居。說見于後。）

徐洄溪曰。說者曰。古方不可以治今病。執仲景之方。以治今之病。鮮效而多害。此則尤足歎者。仲景之方。猶百鈞之弩也。如其中的。一舉貫革。如不中的。弓勁矢疾。去的彌遠。乃射者不恨己之不能審的。而恨弓強之不可以命中。不亦異乎。其有審病雖是。藥稍加減。又不驗者。則古今之本草殊也。詳本草惟神農本經爲得藥之正。惟古方用藥。悉本於是。晉唐以後諸人。各以私意加入。至張潔古輩出。而影響依附。互相辨駁。反失本草之正傳。後人遵用不易。所以每投輒拒。古方不可以治今病。遂爲信然。嗟乎。天地猶此天地。人物猶此人物。若人氣薄。則物性亦薄。豈有人今而藥獨古也。故欲用仲景之方者。必先學古窮經。辨證知藥。而後可以從事。（金匱心典序。）

又曰。後世之方。已不知幾億萬矣。此皆不足以名方者也。昔者聖人之製方也。推藥理之本原。識藥性之專能。察氣味之從逆。審藏府之好惡。合君臣之配耦。而又探索病源。推求經絡。其思遠。其義精。味不過三四。而其用變化不窮。聖人之智。眞與天地同體。非人之心思所能及也。上古至今。千聖相傳。無敢失墜。至張仲景先生。復申明用法。設爲問難。註明主治之證。

其傷寒論。金匱要略。集千聖之大成。以承先而啓後。萬世不能出其範圍。此之謂古方。與內經並垂不朽者。其前後名家。如倉公扁鵲華佗孫思邈諸人。各有師承。而淵源又與仲景微別。然猶自成一家。但不能與靈素本草。一線相傳爲宗枝正脈耳。既而積習相仍。每著一書。必自撰方千百。唐時諸公。用藥雖博。已乏化機。至于宋人。并不知藥。其方亦板實膚淺。元時號稱極盛。各立門庭。徒騁私見。迨乎有明。蹈襲元人緒餘而已。今之醫者。動云古方。不知古方之稱。其指不一。若謂上古之方。則自仲景先生流傳以外。無幾也。如謂宋元所製之方。則其可法可傳者絕少。不合法而荒謬者甚多。豈可奉爲典章。若謂自明人以前。皆稱古方。則其方不下數百萬。夫常用之藥。不過數百品。而爲方數百萬。隨拈幾味。皆已成方。何必定云某方也。嗟嗟。古之方何其嚴。今之方何其易。其間亦有奇巧之法。用藥之妙。未必不能補古人之所未及。可備參考者。然其大經大法。則萬不能及。其中更有違經背法之方。反足貽害。安得有學之士。爲之擇而存之。集其大成。刪其無當。實千古之盛舉。余蓋有志而未逮矣。源流論。

按乾隆四庫總目提要曰。蓋古所謂專門禁方。用之則神驗。至求其理。則和扁有所不能解。出旅舍備急方條。櫟蔭府君曰。古經方。如葛仙翁孫真人諸名醫之所撰也。而以本草仲景律之。則似不合繩墨者。時以方士禁呪之術。涉迂怪者。雜出其閒。又有僻藥而不易辨者。有凡品而不堪服者。是以可用于今者。若甚尠矣。豈立方之指。深奧幽微。非淺庸所能測也。抑時世之變。方域之殊。情性之差使然耶。然臨病對證而施之。則效應如神。其出於思慮之表者。不暇枚舉。乃與後世諸家。執泥引經報使之說。而所製迥別。是古經方所以不可廢于今也。醫略抄序。俱與子剛意相發矣。蓋唐人去古猶近。具存典型。如宋人亦能守古義。故其諸方。間有功效甚著。而羽翼經方者。今洄溪謂之乏化機。謂之板實膚淺者。過矣。金元以來。務樹旗幟。稍趨別路。然河間東垣。固卓識士。故其治病頗有發明。特至丹溪。則信羅太無說。以爲古方不治今病。詳見格致餘論。每對一人。必立一方。當時項彥章有疑于此。見陸簡靜。始晤古今方同一矩度。見餘姚縣志。如王節齋私淑丹溪者也。然其著明醫雜著有曰。近因東垣丹溪之書大行。世醫見其不用古方也。率皆效顰。治病輒自製方。然藥性不明。處方之法莫究。鹵莽亂雜。反致生無。甚有變證多端。遂難識治。此確言也。而明清諸家。猶仍丹溪之陋。多不用古方。臨病制方。沿波不返。遂爲套習。醫道陵夷。職是之由。是洄溪之論。有自而發矣。要之。謂古方不治今病者。不知古方之理者也。自非善用古方。何能得療危險之疾。古方其可不恪遵乎。但後世嗜慾日滋。痾瘵日繁。則又有不得不擇取諸家方法者。然不敢背仲景之旨。猶是爲善用古方歟。如此閒專用古方者。徒執文義。不識變通。此亦不能無弊云。丹溪以前。如石藏用。張潔古輩。皆有古方不治今病之說。斯不繫引。

用方貴約

陳若虛曰。方不在多。心契則靈。證不在難。意會則明。方不心契。證不意會。如踈淡之交。寡遊之地。性情形勢不切。何以便託用哉。外科正宗。程黃山曰。方取簡鍊。不求繁多。蓋簡鍊熟歷。則一莖草可化丈六金身。繁多散漫。則頭緒雜。而莫知所從。易簡方論。

李建齋曰。與其方多而效少。莫若方少而意深。醫學入門。

按靈樞禁服篇曰。黃帝曰。夫約方者。猶約囊也。囊滿而弗約則輸泄。方成弗約。則神與弗俱。所謂方者。非必方藥之謂。然亦足以通其理矣。蓋疾病萬端。不可勝數。則後世諸方。亦不可不博採兼收。以備其變。然治病之法。於虛實寒熱氣血上下之分。透得其情。對脈措劑。則以治一病之法。可以旁通治諸病。故用方極貴圓熟。圓熟之本在能約之。約之方法。專用古方。又就家傳師授。及自己精慮之所得。閱撥後世方劑。而體驗數年。心悟神會。如扁之於輪。丁之於牛。而後可立殊功于人意表矣。苟執一二脈證。各各處措。則用方繁雜。白頭圭匕。而遂無圓熟之日。愚故有味於三家之言焉。先君子徧觀聚方要補。錄方凡二千餘首。然每年千餘人之病。數十年間。所用僅三四百方。以加減出入。此博採約用之模範爾。倘約守而不備。其失也隘。博採而濫施。其失也駁。隘與駁。其陋一也。嗚呼。博約之義難矣哉。

又按王安道溯洄集曰。凡用藥治病。其既效之後。須要明其當然與偶然。能明其當然與偶然。則精微之地。安有不至者乎。惟其視偶然爲當然。所以循非踵弊。莫之能悟。而病者不幸矣。蓋欲用方之熟。必始於審當然與偶然。故附其言於此。

古方加減

徐洄溪曰。古人製方之義。微妙精詳。不可思議。蓋其審察病情。辨別經絡。參考藥性。斟酌輕重。其於所治之病。不爽毫髮。故不必有奇品異術。而沈痼艱險之疾。投之輒有神效。此漢以前之方也。但生民之疾病。不可勝窮。若必每病製一方。是曷有盡期乎。故古人即有加減之法。其病大端相同。

而所現之證或不同。則不必更立一方。即於是方之內。因其現證之異。而爲之加減。如傷寒論中。治太陽病。用桂枝湯。若見項背強者。則用桂枝加葛根湯。喘者。則用桂枝加厚朴杏子湯。下後脈促胸滿者。桂枝去芍藥湯。更惡寒者。去芍藥加附子湯。此猶以藥爲加減者也。若桂枝麻黃各半湯。則以兩方爲加減矣。若發奔豚者。用桂枝爲加桂枝湯。則又以藥之輕重。爲加減矣。然一二味加減。雖不易本方之名。而必明著其加減之藥。若桂枝湯。倍用芍藥。而加飴糖。則又不名桂枝加飴糖湯。而爲建中湯。其藥雖同。而義已別。則立方亦異。古法之嚴如此。後之醫者。不識此義。而又欲托名用古。取古方中一二味。去其要藥。雜以他藥。而仍以其方目之。用而不效。不知自咎。或則歸咎於病。或則歸咎於藥。以爲古方不可治今病。嗟乎。即使果識其病。而用古方。支離零亂。豈有效乎。遂相戒以爲古方難用。不知全失古方之精義。故與病毫無益。而反有害也。然則當何如。曰。能識病情。與古方合者。則全用之。有別證。則據古法加減之。如不盡合。則依古方之法。將古方所用之藥。而去取增益之。必使無一藥之不對證。自然不背於古人之法。而所投必有神效矣。源流論。

按趙以德金匱衍義曰。凡仲景方。多一味減一藥。與分兩之更輕重。則易其名。異其治。有如轉丸者。此言爲然。詳仲景之於加減。其旨不一。有病本宜某湯。而病長一層。仍加味以添其力者。有某湯之證。更有所挾。或有所阻。仍加味以旁制之者。有某湯之證。藥偶有礙。仍減去之者。有某湯之證。併有所挾所阻。仍去彼加此者。更至其至妙者。則一味之出入表裏異其治矣。後世諸家。能達此義者不多。如王德膚。於竹葉石膏湯。代石膏以附子。名爲既濟湯者。最極其巧。實所少見也。蓋用方之妙。莫如于加減。用方之難。亦莫如于加減。苟不精仲景之旨。藥性不諳。配合不講。見頭治頭。濫爲增損。不徒失古方之趣。亦使互相牽制。坐愆事機者。往往有之。加減豈易言乎。王海藏湯液本草序曰。或以傷寒之劑。改治雜病。或以權宜之料。更療常疾。以湯爲散。以散爲圓。變易百端。增一二味。別作他名。減一二味。另爲殊法云云。此乃變通之極致。非粗工所企知也。

又按學者欲精古方之趣。尤要讀前輩注方之書。而後熟思歷驗。始得通其理焉。考注方。昉於成聊攝明理論。而許弘有內臺方議。吳鶴皐有醫方考。汪訒菴有醫方集解。王滄洲有古方選注。吳遵程有成方切用。乾隆御纂醫宗金鑑內。有刪補名醫方論。其他傷寒金匱各注。及張石頑千金方衍義。皆釋方意。程志伊釋方一書。唯釋名題。及配合。不如王求如小青囊。施沛然祖劑。張石頑醫通祖方。亦足見諸家加減之略矣。程黃山易簡方論。亦謂注方之益。今錄于左。曰著方者多。注方者少。著方者。既不自注其方。後人但依方而用之。未必盡能明藥性功能。有利有害。恰當病情也。即如傷寒論中所立之方。未嘗不精妙入神。用之不當。昔賢比之操刃。可不愼歟。若使一方便可治一證。昔賢早以預定。何待後人費心耶。蓋方猶倣也。可倣法而已。活變靈通。顧在人用之如何耳。若不注明昔賢著方之意。方書徒設。縱多奚爲。按程氏方字解。非其本義。宜參七方條。

方味多寡

許培元曰。或讀本草類方。刻意求簡。以爲精專。不知聖人初無從簡之心。惟是合宜以治耳。仲景東垣。共稱醫聖。而用多用寡。兩不相侔。故得其要

者。多亦不雜。不得其要。少亦不專。不究確然之理。而以品味多寡爲衡。是崇末而遺本已。藥準

俞守約曰。今之人。不識病源。不辨脈理。品數多。每至十五六味。攻補雜施。弗能專力。故治病難爲功也。韓天爵醫通云。處方正不必多品。但看仲景方。何等簡甚。丹溪謂東垣用藥。如韓信用兵。多多益善者。蓋諱之也。續醫說。

張景岳曰。觀仲景之方。精簡不雜。至多不過數味。聖賢之心。自可概見。若必不得已。而用行中之補。補中之行。是亦勢所當然。如傷寒論之小柴胡湯。以人參柴胡並用。陶氏之黃龍湯。以大黃人參並用。此正精專妙處。非若今醫之混用也。能悟此理。方是眞見中活潑工夫。至若東垣之方。有十餘味。及二十餘味者。此其用多之道。誠自有意。學者欲效其法。必須總會其一方之味。總計其一方之性。如某者多。某者少。某者爲專主。某者爲佐使。合其氣用。自成一局之性。使能會其一局之意。斯得東垣之心矣。若欲見頭治頭。見腳治腳。甚有執其三四端。而一概混用。以冀夫僥倖者。尙敢曰我學東垣者哉。雖然東垣之法。非不善也。然余則寧師仲景。不敢宗東垣者。正恐未得其精。先得其隘。其失也豈止一方劑也哉。明者宜辨之。全書

鄧雲侶曰。大約古之方也。其類少。今之方也。其類多。古之方也。其品寡。今之方也。其品繁。古之方也。其分數重。今之方也。其分數輕。古之方也。其氣

味之性統而同。今之方也。其氣味之性支而散。蓋氣味之行。瞬息而至遍體也。夫孰得而禦其勁悍。又可知製夫方藥。其品數之簡且重者之爲妙焉。蓋邪氣入身。橫行竊據。即專力竭才。猶恐其弗敵矣。若品泛則氣輕。數少則味淡。又安能以孱弱之羣兵。而搗渠魁之虎穴也哉。醫經會解。

按褚氏遺書曰。制劑獨味爲上。二味次之。多品爲下。此概論也。考華元化處劑。不過數種。然其術神奇。固不得詳。如仲景方。則大抵從簡。而又有柴胡加龍蠣湯。烏梅丸。鱉甲煎丸之類。從繁者。蓋急治之方。多從於簡。緩治之方。多從於繁。病寒熱虛實。證候專一者。多從於簡。證候錯糅者。多從於繁。病之與方。各有所適。唯病當簡者多。而當繁者少。況至十餘味之多。殊少見其可者。俞張鄧三家之論。可謂確矣。

單方

徐洄溪曰。單方者。藥不過一二味。治不過一二證。而其效則甚捷。用而不中。亦能害人。即世所謂海上方者。是也。其原起於本草。蓋古之聖人。辨藥物之性。則必著其功用。如逐風逐寒。解毒定痛之類。凡人所患之證。止一二端。則以一藥治之。藥專則力厚。自有奇效。若病兼數證。則必合數藥而成方。至後世。藥品日增。單方日多。有效有不效矣。若夫內外之感。其中自有傳變之道。虛實之殊。久暫之別。深淺之分。及夫人情各殊。天時各異。此非守經達權者。不能治。若皆以單方治之。則藥性專而無製。偏而不醇。有利必有害。故醫者不可以此嘗試。此經方之所以爲貴也。然參考以廣識見。且爲急救之備。或爲專攻之方。是亦不可不知也。源流論。

按洄溪又論單方得藥之專能。載在次卷藥性生成本原中。又醫說引夷堅志有草藥不可妄用條。蕭通隱軒岐救正論曰。無知愚民每每擅一二單方草藥。爲能立奏殊功。且復省費。誰不悅從。但此須村里堅剛異稟。別具一副耐毒腸胃者。用之極驗。若元氣稍虛。誤服旋傾。目擊者屢矣。書此爲戒。考前哲既說此意。宜參第一卷用藥有貴賤之別條。

七方

劉河間曰。方有七。劑有十。故方不七不足以盡方之變。劑不十不足以盡劑之用。方不對病。非方也。劑不蠲疾。非劑也。今列而論之。七方者。大小緩急奇偶復。大方之說有二。一則病有兼證。而邪不專。不可以一二味治之。宜君一臣三佐九之類是也。二則治腎肝在下而遠者。宜分兩多。而頓復服之是也。小方之說有二。一則病無兼證。邪氣專一。可以君一臣二小方之治也。二則治心肺在上而迫者。宜分兩微。而頻頻少服之。亦爲小方之治也。緩方之說。有甘以緩之爲緩方者。爲糖蜜甘草之類。取其戀膈也。有丸以緩之爲緩方者。蓋丸之比湯散。藥力宜行遲故也。有品味羣衆之緩方者。蓋藥味衆多。各不能騁其性也。按儒門事親曰。如萬病丸。七八十味。遞相拘制也。 有無毒治病之緩方者。蓋藥性無毒。則功自緩也。有氣味薄之緩方者。藥氣味薄。則常補於上。比至其下。藥力既已衰。爲補上治上之法也。急方之說者四。有急病急攻之急方者。如腹心暴痛。前後閉塞之類。是也。有急風蕩滌之急方者。謂中風不省口噤。是也。取湯劑蕩滌。取其易散。而施功速者。是也。按事親。作有急病急攻之急方。如心腹暴痛。兩陰溲便閉塞不通。借備急丹以攻之。此藥用不宜恆。蓋病不容俟也。又如中風牙關緊急。漿粥不入。用急風散之屬。亦是也。有湯散蕩滌之急方。蓋湯散之比丸。下咽易散。而施用速也。有藥有毒之急方者。如上涌下泄。奪其病之大勢者。是也。有氣味厚之急方者。藥之氣味厚者。直趣於下。而力不衰也。謂補下治下之法也。奇方之說有二。有古之單行之奇方者。爲獨一物。是也。有病近而宜用奇方者。爲君一臣二君二臣三。數合於陽也。故宜下不宜汗也。偶方之說有二。有兩味相配。而爲偶方者。蓋兩方相合者。是也。有病遠而宜用偶方者。君二臣四君四臣六。數合於陰也。故宜汗不宜下也。複方之說有二。有二三方相合之爲複方者。如桂枝二越婢一湯之類。是也。按事親云。如調胃承氣湯方。芒消甘草大黃外。參以連翹。薄荷。黃芩。梔子、以爲涼膈散。是本方之外。別加餘味者。皆是也。有分兩勻同之複方者。如胃風湯各等分之類。是也。又曰。重複之複。二三方相合而用也。反復之復。謂奇之不去則偶之是也。保命集。

張戴人曰。以內經考之。其奇偶四則。反以味數奇者爲奇方。味數偶者爲偶方。下復云。汗者不以奇。下者不以偶。及觀仲景之制方。桂枝湯。汗藥也。反以三味爲奇。大承氣湯。下藥也。反以四味爲偶。何也。豈臨事制宜。復有增損者乎。考其大旨。王太僕所謂。汗藥如不以偶。則氣不足以外發。下藥如不以奇。則藥毒攻而致過。必如此言。是奇則單行。偶則幷行之謂也。急者。下本易行。故宜單。汗或難出。故宜幷。蓋單行則力孤而微。幷行則力齊而大。此王太僕之意也。然太僕又以奇方爲古之單方。偶爲復方。今此七方之中。已有偶又有復者。何也。豈有偶方者二方相合之謂也。復方者二方四方相合之方歟。不然何以偶方之外。又有復方者歟。此復字。非重復之復。乃反復之復。何以言之。蓋內經既言奇偶之方。不言又有重復之方。惟云奇之不去則偶之。是爲重方。重方者。卽復方也。下又云偶之不去則反佐以取之。所謂寒熱溫涼。反從其病也。由是言之。復之爲方反復。亦不遠內經之意也。事親

按至真要大論帝問治有緩急。方有大小。而岐伯有曰。奇之制。偶之制。制以緩。制以急。又曰。近而奇偶。制小其服也。遠而奇偶。制大其服也云云。如七方之目。則始出於成聊攝明理藥方論序。曰制方之體。宣通補瀉輕重澀滑燥濕十劑是也。制方之用。大小緩急奇耦復七方是也。是以制方之體。欲成七方之用者。必本於氣味生成。而制方成焉。自此說出。而河間師弟。更張皇之。爾後諸家。奉爲圭臬。無敢異議。然本是運氣僞經之說。不可以例仲景之方。而聊攝附湊爲一。殆不免白圭之玷矣。且方之爲言。道也。所以示修治調劑之道也。是以謂治有緩急則可。謂方有緩急。則恐不可也。品數多者。謂之大方。品數少者。謂之小方。是古義也。藥之異常者。亦名云奇方。則凡據理配合者。皆宜謂之正方。正與奇者。俱寓于大小之中。而所謂二方相合之復方者。猶大方之屬耳。至奇偶對稱。則雖戴人巧爲回護。要是紙上迂拘之談。施之實際。何益之有。其以復

方爲反復之復者。亦失牽強矣。蓋從前諸家。徒沿襲舊說。未有斥七方之非者。故今舉二子之言。敢贅僻見。以俟有識論定。十劑詳說。載在次卷藥功用大體條。

又按景三陽嵩厓尊生書。臆加四方。曰重病輕方。曰輕病重方。曰反佐方。曰顧忌方。最覺無謂。仍不具錄。

君臣佐使

帝曰。方制君臣。何謂也。岐伯曰。主病之謂君。佐君之謂臣。應臣之謂使。非上下三品之謂也。帝曰。三品何謂。岐伯曰。所以明善惡之殊貫也。王啓玄曰。上藥爲君。中藥爲臣。下藥爲佐使。所以異善惡之名位。服餌之道。當從此爲法。治病之道。不必皆然。以主病者爲君。佐君者爲臣。應臣之用者爲佐。皆所以贊成方用也。至眞要大論並注。

岐伯曰。有毒無毒。所治爲主。適大小爲制也。帝曰。請言其制。岐伯曰。君一臣二。制之小也。君一臣三佐五。制之中也。君一臣三佐九。制之大也。同上

按本草經所言。君臣佐使者。本自有二義。運氣篇之辨當矣。沈存中夢溪筆談曰。舊說用藥有一君二臣三佐五使之說。其意以謂藥雖衆。主病者專在一物。其他則節級相爲用。大略相統制。如此爲宜。不必盡然也。所謂君者。主此一方。固無定物也。藥性論乃以衆藥之和厚者定爲君。其次爲臣爲佐。其有毒者多爲使。此謬論也。設若欲攻堅積。則巴豆輩。豈得不爲君也。此說稍是。然未熟參經文者矣。

又按經曰。藥有君臣佐使。以相宣攝合和。蔣溪園藥鏡曰。宣者。君行意也。攝者。臣行令而後攝佐使。無不奉行君意。乃始成其合和。此解似是。又莊子徐無鬼曰。藥也。其實堇也。桔梗也。雞壅也。豕零也。其時爲帝者也。

成玄英疏曰。帝君主也。夫藥無貴賤。瘉病則良。藥病相當。故便爲君主。

何柏齋曰。大抵藥之治病。各有所主。主治者君也。輔治者臣也。與君相反而相助者。佐也。引經及引治病之藥。至于病所者。使也。如治寒病用熱藥。則熱藥君也。凡溫熱之藥。皆輔君者也。臣也。然或熱藥之過甚。而有害也。須少用寒涼藥。以監制之。使熱藥不至爲害。此則所謂佐也。至於五藏六府。及病之所在。各須有引導之藥。使藥與病相遇。此則所謂使也。餘病准此。醫學管見○按柏齋以三品等差。爲用藥之經。以合和之體。爲用藥之權。今删其宂語。

七情合和 配合諸說

藥有陰陽配合。子母兄弟。根莖華實。草石骨肉。有單行者。有相須者。有相使者。有相畏者。有相惡者。有相反者。有相殺者。凡此七情。合和時視之。當用相須相使者良。勿用相惡相反者。若有毒宜制。可用相畏相殺者。不爾勿合用也。本草白字○按是書之例。本不欲以經文與後世諸說同伍。且經人所素習。固無須表出。然如此條。倘不首舉之。則殊不便讀者。故今特破例云。又藥性陰陽。詳見于素問中。子母兄弟。蜀本注所云。若榆皮爲母。厚朴爲子之類者。無審其義。盧不遠芷園日記。載陳伯先說。稱桃樹生子。則桃樹是母。桃子是子。又稱若兄弟。如榆有大葉小葉。麥有小大。禾稻亦自有數十種云云。此說似有理。宜考原書。

陶隱居曰。舊方用藥。亦有相惡相反者。服之乃不爲害。或能爲制持之者。猶如寇賈輔漢。程周佐吳。大體既正。不得以私情爲害。雖然。恐不如不用。今仙方甘草丸。有防己細辛。俗方玉石散。用括樓乾薑。略舉大體如此。其夏有毒用之必須生薑。此是取其所長、以相制爾。其相須相使者。不必同類。猶如和羹調食。魚肉葱豉。各有所宜。共相宜發也。同上黑字。

又曰。尋萬物之性、皆有離合。虎嘯風生。龍吟雲起。磁石引鍼。琥珀拾芥。漆得蟹而散。麻得漆而涌、桂得葱而軟、樹得桂而枯、戎鹽累卵、獺膽分盃。其氣爽有相關感。多如此類。其理不可得而思之。至於諸藥。尤能遞爲利害。先聖既明有所說。何可不詳而避之。時人爲方。皆多漏略。若舊方已有此病。亦應改除。假如兩種相當。就其輕重。擇而除之。傷寒赤散。吾常不用藜蘆。斷下黃連丸。亦去其乾薑。而施之、無不效。何忽強以相憎。苟令共事乎。相反爲害。深於相惡。相惡者。謂彼雖惡我。我無忿心。猶如牛黃惡龍骨。而龍骨得牛黃更良。此有以制伏故也。相反者。則彼我交讎。必不宜合。今畫家用雌黃胡粉。相近便自黯妬。粉得黃卽黑。黃得粉亦變。此蓋相反之證也。同上○按本草綱目引寇宗奭。誤。

按七情本係于藥性之義、然云合和時視之、則實爲立方之要。故拈于此。玉函經曰。藥有相生相殺。相惡相反。相畏相得。文異而意同。隱居既云相惡相反者、服之不爲害。而又稱相反者。彼我交讎。必不宜合。似義相牴牾。要當以前說爲正。蓋相惡相反。古方往往合用。前人有說。見于後。隱居以爲恐不如不用者。豈爲庸工而發乎。又隱居及諸家所敍。每藥七情、其理難得究詰、然是古來相傳之說。姑置不論而可也。又沈存中良方序亦有說。宜參看。

虞恆德曰。或問。藥性有相畏相惡相反而古方有同爲一劑而用者。其理何如。曰。若夫彼畏我者。我必惡之。我所惡者。彼必畏我。蓋我能制其毒。而不得以自縱也。且如一劑之中。彼雖畏我。而主治之能在彼。故其分兩。當彼重我輕。略將以殺其毒耳。設我重彼輕。制之太過。則盡奪其權。而治病之功劣矣。然藥性各有能毒。其所畏者畏其能。所惡者惡其毒耳。如仲景制小柴胡湯用半夏黃芩生薑。三物同劑。其半夏黃芩畏生薑。而生薑惡黃芩半夏。因其分兩適中。故但制其慓悍之毒。而不減其退寒熱之能也。其爲性相反者。各懷酷毒。如兩讎相敵。決不與之同隊也。雖然。外有大毒之疾。必用大毒之藥以攻之。又不可以常理論也。如古方感應丸。用巴豆牽牛同劑。以爲攻堅積藥。四物湯加人參五靈脂輩。以治血塊。丹溪治尸瘵。二十四味蓮心散。以甘草芫花同劑。而謂妙處在此。是蓋賢者眞知灼見。方可用之。昧者固不可妄試以殺人也。醫學正傳。

陳月朋曰。有單行者。不與諸藥共劑。而獨能攻補也。如方書所載。獨參湯獨桔湯之類。是爾。有相須者。二藥相宜。可兼用之也。有相使者。能爲使卒。引達諸經也。此二者不必同類。有相惡者。彼有毒而我惡之也。有相畏者。我有能而彼畏之也。此二者不深爲害。有相反者。兩相讎隙。必不可使和合也。有相殺者。中彼藥毒。用此即能殺除也。如中蛇虺毒。必用雄黃。中雄黃毒。必用防己之類。是爾。凡此七情共劑可否。一覽卽瞭然也。本草蒙筌。

李瀕湖曰。藥有七情獨行者。單方不用輔也。相須者。同類不可離也。如人參甘草黃蘗知母之類。相使者。我之佐使也。相惡者。奪我之能也。相畏者。受彼之制也。相反者。兩不相合也。相殺者。制彼之毒也。古方多有用相惡相反者。蓋相須相使同用者。帝道也。相畏相殺同用者。王道也。相惡相反同用者。霸道也。有經有權。在用者識悟爾。本草綱目。

張隱菴曰。藥之相須相使相惡相反。出北齊徐之才藥對。非上古之論也。按此說誤。聿考傷寒金匱千金諸方。相畏相反者多並用。有云相畏者。如將之畏帥。勇往直前。不敢退却。相反者。彼此相忌。能各立其功。圓機之士。又何必膠執于時襲之固陋乎。侶山堂類辨。

按恆德論頗精。陳李張三說。與隱居有異。併存以備考。

又按合和之體。雖非七情之理。亦有不可不知者。今牽聯而附之。柯韻伯注十棗湯曰。邪之所湊。其氣已虛。而毒藥攻邪。脾胃必弱。使無健脾調胃之品。主宰其間。邪氣盡而元氣亦隨之盡。故選棗之大肥者爲君。預培脾土之虛。且制水勢之橫。又和諸藥之毒。旣不使邪氣之盛而不制。又不使元氣之虛而不支。此仲景立法之盡善也。張子和製濬川禹攻神祐等方。治水腫痰飲。而不知君補劑以護本。但知用毒藥以攻邪。所以善全者鮮。此論甚是。蓋仲景方用峻藥。必配和胃之品。以監制之。其最至妙者。如白虎湯竹葉石膏湯桃花湯之粳米。厚朴麻黃湯之小麥。消石礬石散之大麥粥汁和服。深推其理。凡物不與胃相慣者。莫如金石。與胃甚相慣者。莫如米穀。今懼石藥之損胃。故配米穀以制之也。周愼齋曰。用藥之要。貴鬆不貴實。立意在君臣。而嚮導在佐使。本草彙箋引。豈仲景之方。不皆鬆耶。愚又嘗原寒熱併用之義。凡藥寒熱溫涼。性也。補瀉汗吐。用也。但是涼瀉。但是溫補。卽爲性用兼取矣。攻補同用。而治虛實相錯。寒溫並行。而治冷熱不調。亦卽爲性用兼取矣。有病但冷但熱。而寒溫並行者。是一取其性。一取其用。性用適和。自成一種方劑矣。大青龍湯。則麻桂得石膏之寒。專存外發之用。石膏得麻桂之發。以達肌膝。故相藉涼散表熱。是麻桂取用。而石膏取性也。大黃附子湯。則大黃得附子細辛。但存蕩滌之用。相藉以逐實寒。是附子細辛取性。而大黃取用。如桂枝加大黃湯。其揆一也。越婢湯。則石膏得麻黃之溫發。但存逐水之用。故相藉以驅水氣。是麻黃性用兼取。而石膏取用也。石膏逐水。本草不言。然此湯。及厚朴麻黃湯。小青龍加石膏湯。麻杏甘石湯。文蛤湯。木防已湯等。皆用之。則其義可知。越婢加朮湯。則麻石之功。與前方同。而朮與麻黃相藉。走外之力稍勝矣。孫眞人更加附子。蓋附子與石膏相得。特存達表驅溼之用。以助麻朮之力。立方之意最巧。此類不一。當推而知。徐洄溪所謂。方之旣成。能使藥各全其性。亦能使藥各失其性者。此之謂也。然此義極淵深。身親試驗。方悟其趣。蓋方與病對。則一性一用。各呈其能。聖法之妙。非凡慮所思議者。往往如此。

又按汪石山辨明醫雜著忌用參耆論曰。藥之爲用。又無定體。以補血佐之則補血。以補氣佐之則補氣。是以黃耆雖專補氣。以當歸引之。亦從而補血矣。故東垣用黃耆六錢。只以當歸一錢佐之。卽名曰補血湯。可見黃耆功力雖大。分兩雖多。爲當歸所引。不得不從之補血矣。矧人參功兼補血者耶。又俞守約論當歸曰。其功用。但從人參黃耆。則能補血。從大黃牽牛。則能破血。從官桂附子茱萸則熱。從大黃芒消則寒。此非無定性也。奪於羣衆之勢。而不得不然耳。此兩說爲得理。宜擴而充焉。又程若水醫彀。論方有監制忌宜之法。許培元藥準。有品味相扶論。本于陶節菴用藥法則。用藥須究臭味相得論。本于吳仁齋。俱不純。茲不錄也。

方劑分量

陳延之曰。凡病劇者人必弱。人弱則不勝藥。處方宜用分兩單省者也。病輕者人則強。勝於藥。處方宜用分兩重複者也。凡久病者日月已積。必損於食力。食力既弱。亦不勝藥。處方亦宜用分兩單省者也。　新病者。日月既淺。雖損於食。其穀氣未虛。猶勝於藥。處方亦宜用分兩重複者也。　少壯者。病雖重。其人壯氣血盛。勝於藥。處方宜用分兩重複者也。雖是優樂人。其人驟病。數服藥則難爲藥勢。處方亦宜如此也。　衰老者。病雖輕。其氣血衰。不勝於藥。處方亦宜用分兩單省者也。雖是辛苦人。其人希病。不經服藥者。則易爲藥勢。處方亦宜如此也。　夫人壯病輕。而用少分兩方者。人盛則勝藥勢。方分兩單省者。則不能制病。雖積服之。其勢隨消。終不制病。是以宜服分兩重複者也。　夫衰老虛人。久病病重。而用多分兩方者。人虛衰氣力弱。則不堪藥。藥未能遣病。而人氣力先疲。人疲則病勝。便不敢復服。則不得力也。是以服分兩單省者也。醫心方。引小品方。

孫眞人曰。小兒病與大人不殊。惟用藥有多少爲異。千金方。

按右論分兩輕重。各有其宜。考仲景於四逆湯曰。強人可大附子一枚。乾薑一兩。於白散曰。強人半錢七。羸者減之。於十棗湯曰。強人服一錢七。羸人服半錢。於小青龍加石膏湯曰。強人服一升。羸者減之。是足以確陳氏之説矣。然又有大虚大實。不拘新久老小。非分兩重複不能奏續者。乃宜别論已。如小兒分兩。吳又可亦曰。用藥與大人彷彿。凡五六歲以上者。藥當減半。二三歲往來者。四分之一可也。殆爲約當。又第十二卷小兒服藥法。宜互考。

李東垣曰。用藥各定分兩。爲君者最多。爲臣者次之。佐者又次之。藥之於證。所主同者。則等分。湯液本草東垣用藥心法。

吳茭山曰。凡用藥銖分。主病爲君。以十分爲率。臣用七八分。輔佐五六分。使以三四分。加減外法。數用輔佐。如此用庶不差矣。活人心統。

按右論多少配合之義。孫季述序中藏經曰。古人配合藥物分量。按五藏五味。配以五行生成之數。今俗醫任意增減。不識君臣佐使。是以古人有不服藥爲中醫之歎。要知外科丸散。率用古方分量。故其效過于內科。此即古方不可增減之明證。蓋古方固不可苟增減。然云配以五行之數則拘矣。且考之經方。一桂枝湯也。而有加桂湯。加芍藥湯。一小承氣湯也。而有厚朴三物湯。厚朴大黃湯。可知分量之多寡。本從證之輕重。亦不妨隨宜增減。故吳又可於達原飲曰。證有遲速。輕重不等。藥有多寡之分。務在臨時斟酌。所定分兩。大約而已。亦其意也。如配合之旨。則李吳二氏爲得。然大陷胸湯之甘遂。君藥也。而以其過峻。僅用一錢七。五苓散之澤瀉。佐藥也。而以其甚慢。至一兩六銖之多。此類間有。亦不可不辨。

又按馮楚瞻錦囊祕錄論補曰。奈何近用味藥者。僅存其名。體重之藥。每同體輕者等分。或用錢許幾分。是有名而無實效。今詳仲景用地黃炙甘草湯則一斤。腎氣丸則八兩。並重於他藥。知馮氏之言可從矣。

陶隱居曰。古秤惟有銖兩。而無分名。今則以十黍爲一銖。六銖爲一分。四分成一兩。十六兩爲一斤。雖有子穀秬黍之制。從來均之已久。正爾依此用之。本草黑字。

按古方權制。諸家所論。考證粗謬。無能得其真。吾友小島學古尚質精究累年。一以陶氏爲歸。著經方權量考一書。其說甚確。實足祛從前之惑。茲拈其要。以使人知所標準。曰。古者以十黍爲絫。十絫爲銖。積之爲兩爲斤。乃是時世通用之權。而如醫方。則用其十分之一。本說雖子穀秬黍之制云云者。言漢志雖有子穀秬黍中者。百黍爲一銖之制。方家從來依此。十黍爲一銖之稱而用之。故千金載本說。有此則神農之稱也。今依爲定之言。蓋本說一斤。則三千八百四十黍。今取本邦所產秬黍中者而稱之。以定一斤之重。實爲五錢五分六釐八毫。就求銖兩。則一銖者。一釐四毫五絲。而一兩者。三分四釐八毫也。醫心方引范汪方云。六十黍粟爲一分。此與本說同義。又唐本注所論。頗有譌舛。且似不解本說。說文解字云。銖。權十分黍之重也。楊倞荀子注云。十黍之重爲銖。是知十黍之銖。古或有其說。不啻醫方矣。張仲景方云某藥幾銖。某藥幾兩。某藥一斤若半斤者。皆當從神農之稱而爲正矣。特猪膚一斤。世用之一斤也。更取仲景方。參之本說。其劑稍輕。今之所用。勢必加重。然千金云。或曰。古人用藥至少。分兩亦輕。瘥病極多。觀君處方。非不煩重。分兩亦多。而瘥病不及古人者。何也。答曰。古者日月長遠。藥在土中。自養經久。氣味真實。百姓少欲。稟氣中和。感病輕微。易爲醫療。今時日月短促。藥力輕虛。人多巧詐。感病厚重。難以爲醫。病輕用藥須少。痾重用藥即多。此則醫之一隅。何足怪乎。夫真人之時。業已如此。而今之距唐。千有餘年。則亦何怪用藥之爾多乎。如後人據百黍之銖。以律古方者。則其劑甚大。水少湯濁。不中適用。其謬不待辨也。　漢晉世用之一斤者。當今之五十五錢六分八釐。而迄于梁陳之時。皆遵而用焉。如合二斤以爲一斤。蓋剏于吳時。孫思邈云。吳人以二兩爲一兩。葛洪云。古秤金一斤。於今爲二斤。所謂古秤。乃吳秤耳。唐本草注云。古秤皆複。今南秤是也。唐時猶有用複秤者。北魏之初。又用複稱。至孝文之時。再復古制。北齊一斤者。古之一斤半。周玉稱四兩。當古稱四兩半。隋開皇以古稱三斤爲一斤。則當今之百六十錢。爲一斤者。乃是唐代之大稱。大業中依復古稱。乃唐代之小稱。實居大稱三之一。而醫藥則用之。唐六典。凡量以秬黍中者。容一千二百爲龠。二龠爲合。十合爲升。十升爲斗。三斗爲大斗。十斗爲斛。凡權衡。以秬黍中者。百黍之重爲銖。二十四銖爲兩。三兩爲大兩。十六兩爲斤。凡積秬黍爲度量權衡者。調鐘律測晷景。合湯藥。及冠冕之制。則用之。內外官司。悉用大者。及宋代。析一兩爲十錢。遂立錢分釐毫之目。聖惠方云。方中凡言分者。即二錢半。爲一分也。此原于陶氏四分爲一兩。而析十錢之一兩爲四。故云二錢半也。凡言兩者。即四分爲一兩也。凡言斤者。即十六兩爲一斤也。玉海云。得十五斤。爲一稱之則。元明以降。迄于清朝。沿用之稱。不敢替易焉。明清之方。云分者。分釐之分。非二錢半之分也。李時珍云。今古異制。古之一兩。今用一錢可也。誤矣。

又曰。今方家所云等分者。非分兩之分。謂諸藥斤兩多少皆同爾。先視病之大小輕重所須。乃以意裁之。凡此之類。皆是丸散。丸散竟依節度用之。湯酒之中。無等分也。同上

按補闕肘後方序錄曰。凡云分等。即皆是丸散。隨病所須多少。無定銖兩。三種五種。皆分均之。考仲景方。其稱等分者。皆是丸散。湯中方。無復稱等分者。肘後序錄又曰。凡云丸散之若干分兩者。是品諸藥宜多宜少之分兩。非必止於若干分兩。然則丸散之分兩。不過大概言之耳。素問病能論。澤瀉。朮。各十分。麋銜。五分。張景岳類經曰。十分者。倍之也。五分者。減半也。腹中論。四烏鰂魚骨。一藘茹。謂用藘茹。取烏鰂魚骨四分之一也。如仲景方。間有稱幾分者。亦必於丸散。則可知素問仲景之分。亦是以意裁之之謂。而隱居云古無分名者。信矣。但後人不知經義。或有以分銖之分。易之銖兩者。然斧鑿之痕。可證而得焉。麻黃升麻湯。升麻。當歸。各一兩一分。玉函。千金翼。並作一兩六銖。防己黃耆湯。黃耆。一兩一分。此方更用錢盞等字。全是後人所肆改。鼈甲煎丸。二十三味。總以分稱。是似裁分。然鍛竈下灰。與清酒。自有定量。則當

充千金作鼈甲三兩。而改以銖兩。大黃䗪蟲丸。大黃十分。餘藥皆以如兩如升如枚，則當作二兩十二銖始順。赤石脂丸。烏頭一分。宜從千金作六銖。淡飲中五苓散。宜准太陽篇。改分爲銖兩。如排膿散。柴胡飲子。俱似後人所增。須附之別論。蓋湯酒煑服。必有定劑。故不得不以銖兩。丸散則以粒之若干。抄之多寡。爲之節度。此所以約略裁量。而不必須銖兩也。外臺。引古今錄驗。石斛萬病散方後曰。隨病倍其分。

又曰。凡散藥。有云刀圭者。十分方寸匕之一。准如梧桐子大也。方寸匕者。作匕正方一寸。抄散取不落爲度。錢五匕者。今五銖錢邊五字者。以抄之。亦令不落爲度。一撮者。四刀圭也。十撮爲一勺。十勺爲一合。以藥升分之者。謂藥有虛實輕重。不得用斤兩。則以升平之。藥升方作。上徑一寸。下徑六分。深八分。內散藥勿按抑之。正爾微動。令平調爾。今人分藥。不復用此。同上

按學古曰。補闕肘後方序錄云。刀圭。准如兩大豆。外臺。引刪繁。療眼車前子湯洗方云。一刀圭者。準丸如兩大豆大。按下本說云。如梧子者。以二大豆准之。以可互證焉。千金方云。凡言刀圭者。以六粟爲一刀圭。一說云。三小豆爲一刀圭。並與本說不同。俞琰古文參同契注云。所謂刀圭。刀頭圭角些子爾。尙質家藏齊刀一枚。文曰齊吉化。賞鑒家以爲呂望舊物。取抄散藥。圭端所受。不過一梧子許大而已。又董穀碧里雜存有說。欠當。

方寸匕。按周漢之一尺。當今曲尺七寸六分。沈冠雲彤周官祿田攷。載古尺圖云。摹出宋秦熺鐘鼎款識冊中。底有篆文。銘曰。周尺。漢志鎦歆銅尺。後漢建武銅尺。晉前尺並同，校之卽今曲尺七寸六分。亡友狩谷望之据新莽大泉五十。貨布。貨泉。起尺。亦得今尺七寸六分。其說精確詳明。實足依據。掛川松崎明復著尺準攷。亦云今之七寸六分。一寸。當今曲尺七分六釐。今遵而造之。以充藥室之用矣。醫心方。載本說。注云。今案蘇敬云。正方一寸者。四方一寸。此作寸者。周時尺八寸。以此爲方寸匕。蓋蘇敬不詳周尺之制。就唐代常用大尺之八

寸。而概言之耳。本說云。方寸匕散。蜜和得如梧子十丸。而蘇以爲十六梧子。足以證其尺之長爲醫心方。又引范汪方云。廿黍粟爲一簪頭。三簪頭爲一刀圭。三刀圭爲一撮。三撮爲一寸匕。此亦與本說不同。又補闕肘後方序錄云。假令日服三方寸匕。須止是三五兩藥耳。今稱三方寸匕散。僅不過一錢強。亦足以知古時用藥之輕。而張仲景方。實屢稱之矣。有八分一匕者。見于蜘蛛散方後。謂十分方寸匕之八也。 又洪遵泉志。有方寸匕圖。蓋後人所捏造。不足徵也。 錢五匕者。乃半錢匕。斯闕錢匕。宜從肘後方序錄補入。云。凡云錢匕者。以大錢上全抄之。若云半錢。則是一錢抄取一邊爾。並用五銖錢也。考五銖錢。漢元狩五年所行。大者徑一寸。建武十六年。又鑄五銖錢。中平三年。又鑄五銖錢。徑寸一分。蓋古方所用。必係前漢物。以抄散藥。約重三分。徐大椿云。半錢匕。秤約重三分。可疑。 今張仲景方所云者。即此物也。魏志華陀傳云。與君散兩錢。乃與散二錢匕也。 一撮者四刀圭也者。蓋是不過論量之所起而已。孫子算經云。量之所起。起於粟。六粟爲一圭。十圭爲一撮。十撮爲一抄。十抄爲一勺。十勺爲一合。又云。十勺六萬粟爲一合。夏候陽算經。引倉曹云。十粟爲一圭。十圭爲一撮。十撮爲一抄。十抄爲一勺。十勺爲一合。後漢書注。引說苑云。十粟爲圭。應劭云。圭者。自然之形。陰陽之始。四圭爲撮。孟康云。六十四黍爲圭。諸說各各不同如是。孫子及五曹算經。夏候陽。並以一千六百二十寸爲一斛之積。則升合之積。可推而知矣。但如本說一勺。乃算經之一抄。一合。乃算經之一勺。猶神農秤。十黍爲一銖。而漢志以百黍爲一銖之類也。今以漢斛一勺。定爲本說之一合。則一合者。當今之一撮一有奇也。然此所說。與刀圭者十分方寸匕之一。准如梧桐子大。無相準的。則別是一義。不得湊合矣。或疑四刀圭之刀字爲衍。似是。李時珍載本說。更補十合爲一升五字。其意蓋以一合爲藥升十分之一。謬矣。 靈樞邪客篇所云。秫米一升。治半夏五合者。未知其升合果是何制否。然以合名量。實剏于漢志合龠爲合。則不得取粟氏之量。以充秫米半夏之準矣。張仲景方。無以刀圭撮勺者。如半夏。芒消。香豉。人尿。猪膽汁。蜀椒。其稱幾合者。予未能定何量。姑俟後之識者。　藥升者。本說稱今人不復用。則其行用當在秦漢之際。明沈萬鈳詩經類攷云。家語云。黃帝設五量。魏崔靈恩注云。古者爲升。上徑一寸。下徑六分。其深八分。蓋藥升行于秦漢之際。故崔氏以爲古升。然固非常用之升也。又唐書韋縚傳。詔獻爵。視藥升所容以合古。尙質嘗據周尺。製此器。以爲藥室之設矣。考張仲景方。如芒消。麥門冬。半夏。赤小豆。生梓白皮。甘李根白皮。吳茱萸。小麥。杏人。麻人。蝱蟲。蠐螬。䗪蟲。五味子。葦莖。薏苡人。瓜瓣。酸棗人。竹茹。皆用藥升也。如膠飴。生地黃。馬屎。人乳汁。泔。紫蘇煑汁。冬瓜汁。人糞汁。土漿。硬糖。鹽。蜜。清酒。苦酒。白酒。並係世用之量。非此藥升也。如粳米。或稱幾合。亦似涉世用之量矣。

又曰。凡丸藥。有云如細麻者。卽胡麻也。不必扁扁。但令較略大小相稱爾。如黍粟亦然。以十六黍爲一大豆也。如大麻子者。准三細麻也。如胡豆者。卽今青斑豆是也。以二大麻子准之。如小豆者。今赤小豆也。粒有大小。以三大麻子准之。如大豆者。以二小豆准之。如梧子者。以二大豆准之。一方寸七散。蜜和得如梧子准十丸。如彈丸及雞子黃者。以十梧子准之。同上

按學古曰。唐本注云。方寸七散爲丸。如梧子得十六丸。如彈丸一枚。若雞子黃者。准四十丸。今彈丸同雞子黃。此甚不等。斯說爲是。千金云。青小豆。一名麻累。一名胡豆。李時珍以爲豌豆。然豌豆大於大豆。且無斑文。要不審何物。又雷公炮炙論。有丸比鯉目說。今不復贅。

又按學古又曰。內經。載半夏湯用流水千里以外者八升云云。及張仲景方。用水斗升。皆宜從漢代之制矣。漢之一斗。今量之一升一合零一撮強。升合皆從此酌量焉。半夏湯云。飲汁一小杯。張仲景有熱粥一盃。酒一盃等語。醫心方。引小品方云。服湯云一杯者。以三合酒杯子爲准。陳延之晉人。則當從晉時三合。約略今之三四勺耳。如華元化范東陽葛稚川陶隱居及諸家經方。今僅散

見于孫思邈王燾方中及醫心方者。亦當從各代之制爲之水率。庶可以無失先賢制方之本恉矣。隋唐以來。量有大小。然湯藥唯用小者。唐令已言之。故宋人每稱古之三升今一升。而間有係大量者。則往往註其下。謂用大斗大升。合和之際。靡不分明矣。林億等校千金方。其凡例稱今之此書。當用三升爲一升之制。然孫氏撰用前代經方者。一依其舊文。則其水率亦當詳勘諸前代之制。而爲之增損。林億之言。蓋約略論之而已。龐安常用古方。恣意減分。或增其水。其弊固出于不詳陶氏所謂古秤矣。而昔人煑湯之法。至于趙宋時而一變。聖惠方言凡煑湯云用水一大盞者。約一升也。一中盞者。約五合也。一小盞者。約三合也。許叔微陳無擇嚴子禮之輩。皆以盞爲率。或云一建盞。建州盞。今有傳者。而大小不一。本邦方書。云天目者。乃建盞也。皆未詳所謂一盞定是若干合也。降及元明。皆多因準此法。固不能如昔人經方之明言升斗而爲之節度也矣。今一据狩谷望之量考。節錄漢以來斛法之沿革。以俾後學有所稽考云。　漢書律歷志。劉向說苑。孫子夏侯陽算經等。諸說不同。黍粟大小亦異。皆難依以起量矣。考王莽嘉量銘。及古算經。皆曰斛法千六百二十寸。又以漢尺求之。則一斛者。今量之一斗一升零一勺七撮弱也。趙杜夔造斛。一仿周式。其斛則今量之一斗二升一合九勺五撮六四也。趙大司農斛。稍近漢量。其斛則今量之一斗一升二合七勺有奇。北魏之量。一倍于古量。故左傳定公八年正義云。魏齊斗稱。於古二而爲一。今以漢量倍之。則得今量二斗二升零三勺四撮弱。定爲北魏之一斛矣。隋志稱後魏孝文時。一依漢志作斗尺。則知其量與漢量正同。然民間猶未普行焉。北齊之斛者。今量之一斗七升零零一撮餘。後周玉斗之一斛。則今量之一斗七升七合零六撮餘。後周官斗之一斛。則今量之一斗零三合二勺三撮餘。建德六年作鐵尺。同律度量。以頒天下。是時作量。蓋當用鐵尺以作一千六百二十寸之斛。則其斛今量之一斗三升二合七勺有奇。是隋唐小量之所由來也。後復三倍此量。

則左傳正義所謂。周隋斗升。於古三而爲一者。是也。其一斛者。則今量之三斗九升八合一勺一撮有奇也。是隋唐大量之所原也。則知大小二量並行。實剏于後周。爲隋代遵用。迄大業三年。依復古斗。蓋用建德量也。李唐之代。並行大小二量。然湯藥之外。率用大量也。宋又從唐制。云今斛方尺深一尺六寸二分。景祐四年。范鎮上表。政和二年。詔。量權衡以大晟樂尺爲度。其量今不可詳知矣。至南宋之末。以二千七百寸。爲一斛之積。則今量之四斗四升五合八勺七撮弱也。元時則以二千五百寸爲一斛。則今五斗七升四合七勺一撮餘。明量又依元制。成化鐵斛之一石者。今量之五斗八升一合七勺五撮餘。明董穀碧里雜存。今官制。五斗爲一斛。實當古斛之半也。正字通云。今制。五斗曰斛。十斗曰石。清康熙量。方八寸。深五寸。積三百二十寸。其一石。則今五斗九升零四勺三撮餘也。

藥治通義卷十一

丹波元堅亦柔撰

藥分三品

陶隱居曰。上品藥性，亦皆能遣疾。但其勢力和厚。不爲倉卒之效。然而歲月常服。必獲大益。病既愈矣。命亦兼申。天道仁育。故云應天。　中品藥性。療病之辭漸深。輕身之說稍薄。於服之者。祛患當速而延齡爲緩。故云應人。　下品藥性，專主攻擊。毒烈之氣。傾損中和。不可常服。疾愈卽止。地體收殺。故云應地。本草黑字。

按藥分上中下。所以使人就三品之分。識無毒有毒之辨。在臨處之際。易于擇用。此神農巳來本草之制。而唐宋以前莫敢或易者矣。事物寖繁。三品混糅。至李瀕湖著綱目。懲創太過。物以類從。毅然破三品之例。而每部徒立子目。於是本草之學壞。古制幾乎從祧。今所以表隱居之言。不厭其贅也。明李時珍作本草綱目。其名巳愚。僅取大觀本。割裂舊文。妄加增駁。迷誤後學。此孫季逑校定神農本草經序中語也。蓋李書肆意改舊。強立條理。故學者眩惑。奉爲圭臬。不知援據駁雜。誣妄不一。孫氏之言。切中其病。仍附注于此。

藥性皆偏

繆仲淳曰。藥石禀天地偏至之氣者也。雖醇和濃懿。號稱上藥。然所禀既偏。所至必獨。脫也用違其性之宜。則偏重之害。勢所必至。故凡有益於陽虛者。必不利乎陰。有益於陰虛者。必不利乎陽。能治燥者。必不宜於濕。能治濕者。必不宜於燥。能破散者。不可以治虛。能收斂者。不可以治實。升不可以止升。降不可以療降。寒有時而不宜於熱。熱有時而不宜於寒。古人半夏有三禁。謂渴家汗家血家。仲景嘔家忌甘。酒家亦忌甘。王好古論肺熱忌人參之屬。諸如此類。莫可勝數。苟昧斯旨。吉凶貿焉。人命至重。冥報難逃。醫爲司命。其可不深思詳察也哉。神農本草經疏。

張景岳曰。藥以治病。因毒爲能。所謂毒者。以氣味之有偏也。蓋氣味之正者。穀食之屬是也。所以養人之正氣。氣味之偏者。藥餌之屬是也。所以去人之邪氣。其爲故也。正以人之爲病。病在陰陽偏勝耳。欲救其偏。則惟氣味之偏者能之。正者不及也。如五常政大論曰。大毒治病。十去其六。常毒治病。十去其七。小毒治病。十去其八。無毒治病。十去其九。是凡可辟邪安正者。均可稱爲毒藥。故曰毒藥攻邪也。類經

按千金載仲景曰。人體平和。唯須好將養。勿妄服藥。藥勢偏有所助。令人藏氣不平。易受外患。養生要集引同。見醫心方。又唐書。裴潾傳。載布衣張臯者上疏曰。高宗時處士孫思邈達於養生。其言曰。人無故不應餌藥。藥有以偏助。則藏氣爲不平。推此論之。可謂達見至理。又王啓玄注五常政大論曰。無毒之藥。性雖平和。久而多之。則氣有偏勝。至眞要大論曰。久而增氣。物化之常也。氣增而久。夭之由也。啓玄注甚詳。有久服黃連苦參而反熱者。此其類也之語。並二家所據也。又衛生寶鑑。有無病服藥辨。治引諸說。以徵藥性之偏。宜併考焉。毒藥二字。古多連稱。見素問及周官。即總括藥餌之詞。先君子素問識有詳說。茲不繁引。如張戴人曰。凡藥皆有毒也。非止大

毒小毒謂之毒。雖甘草苦參。不可不謂之毒。久服必有偏勝。其言不能無疵矣。

又按程若水醫彀曰。蓋藥有利有害。參耆歸朮。補氣補血等藥。利人處極多。亦有受其害者。不中病也。香燥苦寒。損氣損血等藥。害人處極多。亦有受其利者。適中病也。此說爲是。蓋醫人能就每藥。知其所以害。則其所以利。必益瞭然。繆氏經疏。於各條下。附有簡誤。其用心切矣。

草石之異

趙敬齋曰。藥字從草。以草爲樂也。（按此解殆僻。）玉石之類。乃仙家之藥。至於凡人。豈可輕服。草木之類。以湯煮之則爛。以火炙之則焦。湯液丸散。入於脾胃。可以易消。去疾病而養氣血。若玉石堅鞕。非椎則斧。則不可用。脾胃虛軟。豈與之相便哉。又草木之藥。雖有大毒。可以解之。至於玉石之藥。一發莫救。往時洪文安公。被人投礜石丸。礜石大熱者。竟至精液枯竭而死。可不戒哉。（儒醫精要。）

按巢源曰。有說者云。藥性。草木則速發而易歇。土石則遲發而難歇也。千金曰。草藥氣力易盡。石性沈滯。獨主胃中。（主字似譌。）故令數發。二說俱出其解散論中。而殆一言蔽之者已。又朱丹溪本草衍義補遺曰。藥則氣之偏。可用於暫。而不可久。夫石藥又偏之甚者也。何柏齋醫學管見。亦論金石之害曰。不得已而用。則責取其汁可也。末而服之。則鮮不爲害。何氏之見。幾於畏葸。然仲景之用石藥。配以米穀。則亦未可謂之無理矣。又沈存中夢溪筆談曰。凡人飲食及服藥。既入腸爲真氣所蒸。英精之氣味。以至金石之精者。如細研硫黃朱砂。乳石之類。凡能飛走融結者。皆隨真氣。洞達肌骨。猶如天地之氣。貫穿金石土木。曾無留礙。自餘頑石草木。則但氣味洞達耳、云云。沈氏此言極䫉。不知金石之所以損人、草木之所以益人、正在于此也、岐伯曰。石藥之氣悍。倉公曰、石之爲藥精悍。是可以鑒焉。

又按倪純宇本草彙言曰。神農嘗百草而定藥、故其書曰本草。意必先以草爲正。嗣後果木金石禽魚等類繼之。故集中先列草部。云云。此與敬齋之意相發矣。蓋輕身延年之妄。漢人蚤有其辨。今本草以玉石爲魁者、亦恐漢時方士之所爲。而如丹砂之寒涼。消石朴消之駃利。而列之上品、水銀之險毒。而列之中品之類。實非醫家之旨矣。岐伯論中古之治病。則特舉湯液與草蘇草荄之枝。而仲景之方。草類最多、則醫藥之於玉石。須處之第二流也必矣。本草蓋爲漢方士所汨者也。漢書郊祀志。稱成帝初即位。丞相衡。御史大夫譚。奏言郊祀。明年衡譚復條奏中有云。候神方士使者副佐。本草待詔。七十餘人。皆歸家。顏師古曰。本草待詔。謂以方藥本草而待詔者。據此則漢之本草。爲長生久視。而非養正攻邪之用矣。且平帝之時。政自莽出。莽好神仙事。則所召通知本草者。其爲方士。亦可知矣。補注敍。於平帝紀。及樓護傳。檢出本草字。而反不引郊祀志之最確攷證者。故附注于此。

氣味

辛甘發散爲陽。酸苦涌泄爲陰。鹹味涌泄爲陰。淡味滲泄爲陽。六者、或收或散。或緩或急。或燥或潤。或耎或堅。以所利而行之。調其氣使其平也。至真要大論。

按此言陰陽。本之陰陽應象大論。而藥有陰陽配合。出于本草經。藥石者。有陰陽水火之齊。出于史記倉公傳。又六者或收云云。亦本之藏氣法時論。而增或燥或潤。且經文或急二字。太素所無。明是衍文。撰僞經者。蓋不能辨也。

王啓玄曰、辛散。酸收、甘緩。苦堅。鹹耎。此五者。皆自然之氣也。然辛味苦味。

匪惟堅散而已。辛亦能潤能散。苦亦能燥能泄。故上文曰。脾苦濕。急食苦以燥之。肺苦氣上逆。急食苦以泄之。則其謂苦之燥泄也。又曰。腎苦燥。急食辛以潤之。則其謂辛之濡潤也。素問次註。

寇宗奭曰。夫天地既判。生萬物者。惟五氣爾。五氣定物。則五味生。五味生。則千變萬化。至於不可窮已。故曰。生物者氣也。成之者味也。以奇生。則成而耦。以耦生。則成而奇。寒氣堅。故其味可用以耎。熱氣耎。故其味可用以堅。風氣散。故其味可用以收。燥氣收。故其味可用以散。土者冲氣之所生。冲氣則無所不和。故其味可用以緩。氣堅則壯。故苦可以養氣。脈耎則和。故鹹可以養脈。骨收則強。故酸可以養骨。筋散則不攣。故辛可以養筋。肉緩則不壅。故甘可以養肉。堅之而後可以耎。收之而後可以散。欲緩則用甘。不欲則弗用。用之不可太過。太過亦病矣。古之養生治疾者。必先通乎此。不通乎此。而能已人之疾者蓋寡矣。本草衍義。

李東垣曰。辛能散結潤燥。苦能燥濕堅軟。鹹能軟堅。酸能收緩收散。甘能緩急。淡能利竅。用藥法象。

王海藏曰。藥味之辛甘酸苦鹹。味也。寒熱溫涼。氣也。味則五。氣則四。五味之中。每一味各有四氣。有使氣者。有使味者。有氣味俱使者。有先使氣後使味者。有先使味後使氣者。所用之不一也。有一藥而一味者。或三味者。

或一氣者。或二氣者。不可一途而取也。辛散也。其行之也橫。甘緩也。其行之也上。苦泄也。其行之也下。酸收也。其性縮。鹹耎也。其性舒。上下舒縮橫之不同如此。合而用之。其變用不同。何以然。鼓掌成聲。沃火成沸。二物相合。象在其間也。七情相制。四氣相和。其變可輕用爲哉。伊尹湯液廣爲大法○按原文稍繁。此係節錄。

景岳全書。稍加潤色。今拈于後。

繆仲淳曰。夫物之生也。必稟乎天。其成也。必資乎地。天布令主發生。寒熱溫涼。四時之氣行焉。陽也。地凝質主成物。酸苦甘鹹甘淡。五行之味滋焉。陰也。故知微寒微溫者。春之氣也。大溫熱者。夏之氣也。大熱者。長夏之氣也。涼者。秋之氣也。大寒者。冬之氣也。凡言微寒者。稟春之氣以生。春氣升而生。言大熱者。感長夏之氣以生。長夏之氣化。言平者。感秋之氣以生。平即涼也。秋氣降而收。言大寒者。感冬之氣以生。冬氣沈而藏。此物之氣。得平天者也。天一生水。地六成之。地二生火。天七成之。天三生木。地八成之。地四生金。天九成之。天五生土。地十成之。水曰潤下。潤下作鹹。火曰炎上。炎上作苦。木曰曲直。曲直作酸。金曰從革。從革作辛。土爰稼穡。稼穡作甘。本乎天者親上。本乎地者親下。氣味多少。各言其類也。凡言酸者。得木之氣。言辛者。得金之氣。言鹹者。得水之氣。言苦者。得火之氣。言甘者。得土之氣。惟土也寄旺於四季。生成之數皆五。故其氣平。其味甘而淡。其性和而無毒土德冲和。感而類之。莫或不然。固萬物之所出。亦萬物之所入乎。此物之味資乎地者也。氣之毒者必熱。味之毒者必辛。炎黃言味。而不加氣性者。何也。蓋古文尚簡。故祗言味。物有味必有氣。有氣斯有性。自然之道也。氣味生成。原本乎是。知其所自。則思過半矣。本草經疏。

又曰。藥有五味。中涵四氣。因氣味而成其性。合氣與味及性而論。其爲差別。本自多途。其間厚薄多少。單用互兼。各各不同。良難究竟。是故經曰。五味之變。不可勝窮。此方劑之本也。陰陽二象。實爲之綱紀焉。鹹味本水。苦味本火。酸味本木。甘味本土。辛味本金。此五味之常也。及其變也。有神明之用焉。今姑陳其略以明之。第準經文同一苦寒也。黃芩則燥。天冬則潤。蘆薈能消。黃蘗能補。黃連止瀉。大黃下通。柴胡苦寒而升。龍膽苦寒而降。同一鹹也。澤瀉則瀉。蓯蓉則補。海藻昆布。則消而軟堅。馬莖鹿茸。則補而生齒。同一酸也。硫黃味酸而熱。空青味酸而寒。甘合辛而發散爲陽。甘合酸而收斂爲陰。人參黃耆。陽也。甘溫以除大熱。地黃五味。陰也。甘酸以斂陰精。聊采數端。引以爲例。如是之類。難可枚舉。良由氣味互兼。性質各異。參合多少。制用全殊。所以窮五味之變。明藥物之能。厥有旨哉。顧其用紛錯。其道淵微。可以意知。難以言盡。非由妙悟。則物不從心。固將拯烝民於夭枉。宜寤寐乎茲篇。同上張景岳曰。氣味有陰陽。陰者降。陽者升。陰者靜。陽者動。陰者柔。陽者剛。陰者怯。陽者勇。陰主精。陽主氣。其於善惡喜惡。皆有妙用。不可不察。　氣味之升降。升者浮而散。降者沈而利。宜升者勿降。宜降者勿升。　氣味之動靜。靜者守而動者走。走者可行。守者可安。　氣味之剛柔。柔者純而緩。剛者躁而急。純者可和。躁者可劫。非剛不足以去暴。非柔不足以濟剛。　氣味之勇怯。勇者直達病所。可賴出奇。怯者用以周全。藉其平妥。　氣味之主氣者。有能爲精之母。主精者。有能爲氣之根。或陰中之陽者。能動血中之氣。或陽中之陰者。能顧氣中之精。　氣味有善惡。善者賦性馴良。盡堪擇用。惡者氣味殘狠。何必近之。　氣味有喜惡。有素性之喜惡。有一時之喜惡。喜者相宜。取效尤易。惡者見忌。不必強投。（全書）

又曰。辛主散。其行也橫。故能解表。甘主緩。其行也上。故能補中。苦主瀉。其行也下。故可去實。酸主收。其性也斂。故可治泄。淡主滲。其性也利。故可分清。鹹主軟。其性也沈。故可導滯。用純氣者。用其動而能行。用純味者。用其靜而能守。有氣味兼用者。和合之妙。貴乎相成。（同上）

按周官瘍醫曰。凡藥以酸養骨。以辛養筋。以鹹養脈。以苦養氣。以甘養肉。以滑養竅。此與醫經之旨稍異。又褚氏遺書曰。酸通骨。甘解毒。苦去熱。鹹導下。辛發滯。亦自一義。

又按海藏又曰。本草只言辛鹹苦酸。不言淡。如何是味淡。李瀕湖曰。淡附于甘。徐洄溪曰。土本無味也。無味即爲淡。淡者。五味之所從出。即土之正味也。故味之淡者。皆屬土。徐說是。考靈樞九鍼篇曰。淡入甘。楊上善太素注曰。五味各入其藏。甘味二種。甘與淡也。穀入於胃。變爲甘味。未成曰淡。屬其在於胃。已成爲甘。走入於脾也。聖濟經。亦論五味生于土。而本于淡。及甘甚則反淡。並可以徵矣。又陳氏別說曰。有諸淡利九竅之理。見藿香條。

又按味又有澀。何首烏。味苦澀。微溫。羊蹄實。味苦澀平。石衣。澀冷。檔藤子。味澀。金櫻子。味酸澀平。自然銅。食之苦澀者是眞之類。是也。又龍膽。味苦寒。政和本。作味苦澀。有滑。周官所言。是也。又紫葛。味苦滑冷。孳根。味甘滑冷。味洄溪曰。礬石味澀。而云酸者。蓋于味中無澀。澀則酸之變味。澀味收澀。亦與酸同。如五色中之紫。即紅之變色也。又曰。藥之味澀者絕少。龍膽之功。皆在于澀。澀者。酸辛之變味。兼金木之性者也。此說並是。又有蘞。芋條。陶隱居曰。生則有毒。蘞不可食。注。音杴。政和本草。作蘞。又日華子於半夏曰。味蘞辛。於牽牛子曰。味苦蘞。於茜根曰。味醶。瘷。亦蘞譌。先兄紹翁曰。源順和名鈔。引掌禹錫食經云。茄子。味甘醶。注。唐韻。力減反。醶味也。醶。音初減反。酢味也。俗語云惠久之。蓋俗語於義爲妥。大抵微毒戟人咽喉者也。

又按經不舉氣性字。繆說宜從。王安道溯洄集曰。經於諸藥名下。不著氣性等字。獨以味字冠之者。由藥入口。惟味爲先故也。亦是。寇宗奭曰。序例。藥有酸鹹甘苦辛五味。寒熱温涼四氣。今詳之。凡稱氣者。即是香臭之氣。其寒熱温涼。則是藥之性。氣字恐後世誤書。當改爲性字。則於義方允。李瀕湖載此說。以爲與禮記文合。愚謂寒藥温涼。四時之氣也。然則藥之寒熱温涼。指之以氣。固無不可。況經文未曾及氣臭。蓋聖濟經。論氣臭自有已疾之用。寇氏微宗時人。故遵其說也。

又按海藏又曰。本草。只言温大温。熱大熱。寒大寒。微寒。平。小毒大毒。有毒無毒。不言涼。如何是氣涼。瀕湖曰。微寒。即涼也。今考涼字。特日華子陳藏器用之。又有稱冷。蓋亦寒也。平則序例中不言。豈以平即四氣之最緩和者平。王啓玄五常政大論注曰。上品中品下品無毒藥。悉謂之平。又唐六典尚藥奉御云。凡合藥宜用一君三臣九佐。方家之大經也，必辨其五味三性七情。然後爲和劑之節又云。三性。謂寒溫平。又元和紀用經曰。五等之口寒次冷。冷。大寒也。寒然後涼。涼然後小溫。小溫然後溫。溫之甚曰和。和甚曰小熱。小熱甚則熱矣。又有性澀。見側柏葉。楓柳皮條。可疑。

又按李念莪醫宗必讀。亦以藥性配四時之氣。頗爲約當。宜參閱。考周官食醫曰。凡食齊眡春時。羹齊眡夏時。醬齊眡秋時。飲齊眡冬時。注曰。飯宜溫。羹宜熱。醬宜涼。飲宜寒。疏曰。眡猶比也。然則藥食之理一也。

又按徐洄溪曰。凡味厚之藥主守。氣厚之藥主散。此說似是。然與素問之旨有差。陳氏別說。於桂條曰。厚實氣味重者。宜入治藏及下焦藥。輕薄者。宜入治頭目發散藥。乃與徐意同。徐又曰。凡藥之寒熱溫涼。有歸氣分者。有歸血分者。大抵氣勝者治氣。味勝者治血。即溫之以氣。補之以味之義。徐又曰。人身有氣中之陽。有血中之陽。氣中之陽。走而不守。血中之陽。守而不走。凡藥之氣勝者。往往補氣中之陽。質勝者。往往補血中之陽。如附子煖血。肉桂煖氣。一定之理也。然氣之陽勝。則能動血。血之陽勝。則能益氣。又相因之理也。桂氣分藥也。而其驗則見于血。其義不曉然乎。此說亦佳。

又按洄溪曰。凡有毒之藥。性寒者少。性熱者多。寒性和緩。熱性峻速。入于血氣之中。剛暴駁烈。性發不支。藏府嬌柔之物。豈能無害。故須審慎之。但熱之有毒者。速而易見。而寒之有毒者。緩而難察。尤所當慎也。斯言足補繆氏之未逮。

藥性生成本原

陳月朋曰。形金。木。水。火。土。眞。假。　色青。赤。黃。白。黑。深。淺。　性寒。熱。溫。涼。平。急。緩。　味辛。酸。

鹹。苦。甘。厚。薄。體。虛。實。輕。重。平。枯。澀。輕枯虛薄緩淺假宜治上。重潤實厚急深眞宜治下。其中平者宜治中。餘隨藏氣所宜處方。本草蒙筌。

徐洄溪曰。凡藥之用。或取其氣。或取其味。或取其色。或取其形。或取其質。或取其性情。或取其所生之時。或取其所成之地。各以其所偏勝而即資之療疾。故能補偏救弊。調和藏府。深求其理。可自得之。神農本草百種錄。

按月朋說猶欠切實。姑存之。蓋百種錄。每品分氣味形色為解。多所發明。其丹砂條曰。甘言味。寒言性。何以不言色與氣。蓋入口則知其味。入腹則知其性。若色與氣。則在下文主治之中。可推而知之也。蓋隅反之言也。又王損菴傷寒準繩。汪訒菴本草備要所論。與徐說相近。然似過鑿。今亦存之。王曰。辨其味。察其氣。觀其色。考其以何時苗。以何時花。以何時實。以何時萎。則知其稟何氣而生。凡見某病為何氣不足。則可以此療之矣。汪曰。醫之為物。各有形性氣質。其入諸經。有因形相類者。如連翹似心而入心。荔枝核似睾丸而入腎之類。有因性相從者。如屬木者入肝。屬水者入腎。潤者走血分。燥者入氣分。本天者親上。本地者親下之類。有因氣相求者。如氣香入脾。焦入心之類。有因質相同者。如藥之頭入頭。幹入身。枝入肢。皮行皮。又如紅花。蘇木汁。似血而入血之類。自然之理。可以意得也。侶山堂類辨。有藥性形名論。蓋是汪氏之所依據。文繁不錄。又賈九如藥品化義。本于陳氏。立辨藥八法。曰體。燥。潤。輕。重。滑。膩。乾。曰色。青。紅。黃。白。黑。紫。蒼。曰氣。羶。臊。香。腥。臭。雄。和。曰味。酸。苦。甘。辛。鹹。淡。澀。此四者乃天地產物生成之法象。必先辨明以備參訂。曰形。陰。陽。木。火。土。金。水。曰性。寒。熱。溫。涼。清。濁。平。曰能。升。降。浮。沈。定。走。破。曰力。宣。通。補。瀉。滲。斂。散。此四者。藉醫人格物推測之義理。而後區別以印生成。是也。最覺宂雜。

又按古之論藥。特言氣味。而後世踵事加精。以論生成本原。其理亦不可易。然諸說不一。難得適從。今更加詳酌。竊爲之辨曰。藥之所以有寒熱溫涼。與有毒無毒之性。皆莫不本于氣味形色。此氣字。氣味之氣不同。與經文所謂氣者。氣臭是已。雖香焦腥臊腐五氣之分。大抵藥之取用。芳香與葷臭二者能有所歸矣。芥歸鼻。蓼葉歸舌。葱實歸目。薤歸於骨。韭歸心。葫歸五藏。蒜歸脾腎。並出菜部黑字。所謂形者。形質是也。重能鎮墜。而輕者不必上行。潤能滋液。而枯者不必燥濕矣。如五色則尤多不可拘者。然五藏相適。或有不可誣者。更有如黑能止血之類。蓋五味之用。爲最多爲要之。何物不具存氣味形色。但其所長。有在氣者。有在味者。有在形者。有在色者。如沈麝之於氣。甘棗之於味。鉛丹鐵粉之於形。紅花蘇木之於色。是也。有所在不一者。如桂枝之溫中發表。在味與氣。地黃之補血填精。在味與質之類是也。且味有厚薄。氣有和烈。而氣味形色。相兼不均。所謂同一熱藥。而附子之熱。與乾薑之熱。迥乎不同。同一寒藥。而石膏之寒。與黃連之寒。迥乎不同者。未始不本于此理。此乃百藥所以各異其用也。

又按陳鶴溪三因方。論藥有功能氣味性用。其說不確。姑摘錄于此。曰。敷和彰顯溽蒸清潔淒滄者。五氣之德也。安魂育神益氣定魄守志者。百藥之功也。生榮蕃茂豐備緊斂清謐者。五氣之化也。通潤悅懌輕身潤澤益精者。百藥之能也。舒啓明曜安靜勁切凝肅者。五氣之政也。開明利脈滑膚堅肌強骨者。百藥之氣也。風熱濕燥寒者。五氣之令也。酸苦甘辛鹹者。百藥之味也。顧茲氣運與萬物。雖種種不齊。其如成象效法。無相奪倫。一一主對。若合符契。至於勝復盛衰。不能相多。往來升降。不能相無。故各從其動而興。災變亦不相加也。於是有振發銷鑠驟注肅殺凜冽者。五氣之變也。在藥則有收斂乾焦甜緩斂澀滋滑者。百藥之性也。散落燔焫霜潰蒼隕冰雪者。五氣之眚也。在藥則有鼽衄溢汗嘔吐涎涌泄利者。百藥之用也。德化者氣之祥。功能者藥之良。政令者氣之章。氣味者藥之芳。又朱丹溪格致餘論。論藥之命名。以色形氣質味能時。以其非處治之要。茲不採入。

藥性專長

徐洄溪曰。凡藥性有專長。此在可解不可解之間。雖聖人亦必試驗。而後知之。如菟絲之去面䵟。亦其一端也。以其辛散耶。則辛散之藥甚多。以其滑澤耶。則滑澤之物亦甚多。何以他藥皆不能去。而獨菟絲能之。蓋物之生。各得天地一偏之氣。故其性自有相制之理。但顯于形質氣味者。可以推測而知。其深藏于性中者。不可以常理求也。故古人有單方及祕方。往往以一二種藥治一病。而得奇中。及視其方。皆不若經方之必有經絡奇偶配合之道。而效反神速者。皆得其藥之專能也。藥中如此者極多。可以類推。本草百種錄。

按藥之專長。顯于形質氣味者。如茵蔯之治黃。香薷之治暍之類。是也。程雲來金匱直解曰。意不盡言。言不盡意者。藥性也。顧焉文本草彙箋曰。藥之治病。嘗有不可解者。原不必強解之。闕之可也。並與洄溪之意符矣。洄溪又曰。凡物精華所結者。皆得天地清粹之氣以成。而穢濁不正之氣。不得干之。故皆有解毒之功。其非精華所結而亦能解毒者。則必物性之相制。或以毒攻毒也。此說亦當。仍附之。

一藥兼主

陶隱居曰。藥性一物。兼主十餘病者。取其偏長爲本。本草黑字。

按一物固不宜有數性。斯語片言居要。故王海藏既表章之。更據唐本草序例考之。則其意若謂藥有偏於治中風者。有偏於治傷寒者。各有所偏主。觸類長之。以主十餘病。然病雖一。而其證不均。倘曾云治某病。則淺學無所下手。殆爲不便變通。故隱居又曰。藥之所主。止說病之一名。假令中風乃有數十種。傷寒證候。亦有二十餘條。更復就中求其體例。大體歸其始終。以本性爲根宗。繇是觀之。藥之爲物。氣味相藉。必有一定不移之本性。於是其功乃有偏長。擴而充之。則兼主十餘病。其理昭然矣。唯每藥之下。白字黑字。俱蘊其祕。豈古人識識相因。故敍事約雅。意在言外者乎。如麻黄苦温。其功發陽。故能治邪氣表壅。亦能治肺冷喘咳。亦能治水濕外實。黄耆甘温。其功托陽。故能治虛勞不足。亦能治癰疽膿潰。亦能治濕邪粘滯之類。其所主雖多端。要其指歸則一。蓋配合之宜。轉輾活用。皆本于一定之本性而已。仲景用藥。理必如此。古本草之旨。亦復不外乎此矣。先兄紹翁有見于斯。深究古聖之微意。著藥雅一書。以闡揚兼主之祕。爲後學變通之法門。惜其稿未完而没。愚有志補續不能也。蘇東坡書篆髓後曰。余嘗論學者之有說文。如醫之有本草。雖草木金石。各有本性。而醫者用之。所配不同。則寒温補瀉之效。隨用各别。可謂知言矣。

又按聖濟經曰。物各有性。性各有材。材各有用。聖人窮天地之妙。通萬物之理。其于命藥。不特察草石之寒温。順陰陽之常性而已。以謂物之性有盡也。制而用之。將使之無窮。物之用有窮也。變而通之。將使之無窮。夫唯性無盡。用無窮。故施于品劑。以佐佑斯民。其功用亦不一而足也。吳氏注曰。温涼寒熱。物之性也。可以去邪禦疾。性之材也。因其材而施于治療之際。材之用也。此說於兼主之義。亦足互發。聖濟又曰。有因其性而爲用者。有因其用而爲使者。有因其所勝而爲制者。其類不同。然通之皆有權。用之皆有法也。亦係得理之言。更舉諸僻藥。以示其例。今不具錄。

功用大體

陳藏器曰。藥有宣通補洩輕重澀滑燥濕。此十種者。是藥之大體。而本經都不言之。後人亦所未述。遂令調合湯丸。有昧於此者。至如宣可去壅。即薑橘之屬。是也。通可去滯。即通草防己之屬。是也。補可去弱。即人參羊肉之屬。是也。洩可去閉。即葶藶大黃之屬。是也。輕可去實。即麻黃葛根之屬。是也。重可去怯。即磁石鐵粉之屬。是也。澀可去脫。即牡蠣龍骨之屬。是也。滑可去著。即冬葵榆皮之屬。是也。燥可去濕。即桑白皮赤小豆之屬。是也。濕可去枯。即紫石英白石英之屬。是也。只如此體。皆有所屬。凡用藥者。審而詳之。則靡所遺失矣。本草。掌禹錫等。引本草拾遺。○按禹錫等曰。謹按徐之才藥對。孫思邈千金方。陳藏器本草拾遺序例如後。而其首節。千金方論處方。引藥對。第二節。至第九節。即千金文。仍知第十節。說藥之大體。第十一節。論五方之氣。即是陳氏之言。無可復疑。寇氏引爲陶隱居。誤不待辨。至本草綱目。則以首節爲拾遺。以第十節爲藥對。其失在不檢千金。近世諸家。一種綱目之陋。稱以徐之才十劑。仍附訂於此。

按陳氏所說。乃藥之大體。而不是合和之義。故列于斯。至聖濟經。添以劑字。而成聊攝明理論。稱爲十劑。河閒戴人。並宗其義。於是七方十劑。遂印定後人眼目矣。然諸家所演。亦概不外于功用。故併附載之。從其朔也。

又按李瀕湖曰。去閉。當作去實。去實。當作去閉。此說不必。又曰。濕。當作潤。又以石英爲潤藥則偏矣。古人以服石爲滋補故爾。爲是。今更審之。通劑滑劑燥劑。俱是利水一途。而分之爲三。未詳其意。涌吐一法。別無其目。河閒隸之宣劑。然與薑橘之屬。性類殊異。此他猶有可議者。要之陳氏之言。本不足爲典型。而後人遵守。或補續之。或回護之。無敢置辨者。未知其果何意也。

吳褆曰。五藏之氣。欲通而不閉也。故鬱而不散則爲壅。壅得宣而發。故必宣劑以散之。如否滿之類。是也。胃滿則腸虛。腸滿則胃虛。更滿更虛。是爲平氣。否滿不通。則其氣無自而升降矣。宣劑以散之。豈不宜哉。五藏之氣。欲運而不止也。故留而不行。則爲滯。滯得通而達。故必通利以行之。如水病痰癖之類。是也。水生于腎。病流于體。痰因于飲。癖聚于胃。水病痰癖。則其氣無自而流轉矣。通劑以行之。豈不宜哉。氣弱而不勝其食飲。形羸而不見其充盈。若此之類。不足爲弱也。必補劑以扶之。則不足者壯矣。支滿膈塞。腹爲䐜脹。浮濇相搏爲脾約。若此之類。有餘爲閉也。必泄劑以逐之。則有餘者却矣。實則氣壅者。外閉而中滿。如汗不發而腠密。八風客于玄府也。邪氣勝而中蘊。五氣傷而淫勝也。若此者。輕劑以揚之。則實者泄矣。怯則氣浮者。本虛而未盛。如神失守而驚悸。則心不持而恐懼。乘之氣上厥而瞑疾。則陽不降。而首疾作矣。若此者。重劑以鎮之。則怯者寧矣。滑則氣脫者。內耗而外越。如開腸洞泄。則風傷于腸胃。便溺遺矢。則腸虛而不制。若此者。濇劑以收之。則滑者止矣。濇則氣著者。其氣附而不散。如乳難而不下。內祕而不通。若此者。滑劑以利之。則濇者決矣。濕主土。土生脾。濕漬于藏。氣浮于四肢。腹大而體重。津竭而少氣。是爲濕氣淫勝。腫滿脾濕之病。若此者。治以燥劑。所以除其濕也。或從汗出。或從嘔吐。或消渴水道數利。或便難駛藥數下。是爲津耗爲枯。五藏瘦弱。營衛涸流之病。若此者。治以濕劑。所以潤其燥也。凡此十者。治病之成法也。舉此成法。變而通之。所以爲治病之要。以此爲要。則推而廣之。以致其詳。萬舉萬當之劑也。（聖濟經注。）

按十劑諸說頗繁。前卷間摘入之。吴氏此說。爲河間所據。而殆得其要。仍拈于此。又陳遠公本草新編。亦有詳論。沈芊綠著要藥分劑十卷。以十劑分類。強以諸藥排列。

又按寇宗奭補寒熱二劑。曰。如寒可去熱。大黄朴消之屬是也。如熱可去寒。附子桂之屬。是也。繆仲淳增升降二劑。曰。寒熱二劑。攝在補瀉。義不重。升降者。治法之大機也。經曰。高者抑之。即降之義也。下者舉之。即升之義也。而陳遠公則併二家辨駁之。極爲鄭重。沈芊綠亦曰。十劑中如宣輕則兼有升義。瀉滑則兼有降義。且諸藥性。非升即降。或可升可降。或升多降少。或升少降多。别無不升不降。專爲宣通等性者。則升降二字。可以概羣藥。不得另立二門。次於十劑後云云。考王啓玄曰。高者抑之。制其勝也。下者舉之。濟其弱也。然則下泄鎮墜。及降氣之法。皆可謂之抑也。陽氣虛陷不振者。與以調補。而使其騰發者。即是舉之也。此外何自有升降者耶。且升降之說。古典所未言。竇藍本于潔古。而如云每藥必有升降。則尤不免牽湊。蓋繆氏之增。沈氏之辨。亦均非通論也。又徐思鶴增爲二十四劑。（既載于第三卷。）賈九如藥品化義。景三陽嵩厓尊生書。並有添立八劑。（寒可去熱。熱可去寒。雄可表散。銳可下行。和可安中。緩可制急。平可主養。靜可制動。是也。）可謂贅設矣。

又按王中陽養生主論曰。大抵百藥之性。不出温涼寒熱。藥體則不過浮沉澀滑。在人用之如何耳。醫之爲義。上焦之病。宜沉而降之。中焦之病。或升而發之。故滑者澀之。澀之滑之。此自一家言。姑附存之。

引經報使之謬

趙敬齋曰。藥之功效。有治病之多者。有治病之少者。湯液集要。分某藥爲太陰經藥。某藥爲少陰經藥。層見而叠出。其如黄蘗人參。皆言五藏。川牛膝鼠粘子。皆助十二經。如此治病之多者。不可數計。若拘係經脈。分定陰陽。則治一而不能治二。治此而不能治彼。刻舟膠柱。性無變通。又豈能治人之病哉。儒醫精要。

徐洄溪曰。蓋人之氣血無所不通。而藥性之寒熱溫涼。有毒無毒。其性亦一定不移。入于人身。其功能亦無所不到。豈有其藥止入某經之理。即如參耆之類。無所不補。砒鴆之類。無所不毒。並不峕于一處也。所以古人有現成通治之方。如紫金錠至寶丹之類。所治之病甚多。皆有奇效。蓋通氣者。無氣不通。解毒者。無毒不解。消痰者。無痰不消。其中不過略有專宜耳。至張潔古輩。則每藥注定云獨入某經。皆屬附會之談。不足徵也。源流論。

按古之治病。或本之經絡。然經絡者。五藏六府之氣。所以周流于外。故治病之在某經某絡者。必治各藏各府而自已。況於病不必專屬一經一絡乎。此所以藥之不可分經絡。而古本草之不敢言及也。蓋引經報使之說出。而本草之學。自此大變。如李瀕湖。其釋性用。頗爲精審。而習聞所囿。不能脱其窠臼。學者不無遺憾焉。敬齋之辨。稍屬曖昧。而洄溪則斷然以爲附會之談。何其識見之卓也。

藥宜精擇

陶隱居曰。衆醫都不識藥。惟聽市人。市人又不辨究。皆委採送之家。採送之家。傳習造作。眞僞好惡。並皆莫測。所以鍾乳醋煮令白。細辛水漬使直。黃芪蜜蒸爲甜。當歸酒灑取潤。螵蛸膠著桑枝。蜈蚣朱足令赤。諸如此等。皆非事實。俗用既久。轉以成法。非復可改。未如之何。本草黑字。

羅謙甫曰。至元庚辰六月中。許伯威五旬有四。中氣本弱。病傷寒八九日。醫者見其熱甚。以涼劑下之。又食梨三四枚。傷脾胃。四肢冷。時昏憒。請予治之。診其脈動而中止。有時自還。乃結脈也。亦心動悸。吃噫不絕。色青黃。精神減少。目不欲開。踡臥。惡人語。予以炙甘草湯治之。成無己曰。補可去弱。人參大棗甘補不足之氣。桂枝生薑辛益正氣。五藏痿弱。營衛涸流。濕以潤之。按湯液本草。作經劑所以潤之。麻仁阿膠麥門冬地黃之甘。潤經益血。復脈通心。加桂枝人參。急扶正氣。減生地黃。恐損陽氣。剉一兩。按湯液本草。一兩劑。服之不效。予再思脈病對。莫非藥陳腐而不效乎。再於市鋪。選嘗氣味厚者。再煎服之。其病減半。再服而愈。凡藥昆蟲草木。生之有地。根葉花實。採之有時。失其地性味少異。失其時氣味不全。又況新陳不同。精粗不等。倘不擇用。用之不效。醫之過也。內經云。司歲備物。氣味之專精也。修合之際。宜加意焉。衛生寶鑑○按此按或引爲東垣。然至元庚辰。在東垣去世之後。仍知其誤。

按經有陰乾暴乾。採造時月生熟。土地所出眞僞陳新。並各有法。而隱居所演。其說甚詳。所拈此語。當令醫人。亦皆蹈其弊。豈何可不加思乎。謙甫治驗。實後學之龜鑑。故同學王海藏。既舉之湯液本草。其確可知矣。

如六陳之說。及云大黄木賊荆芥芫花之類。亦宜陳久者。姑闕其疑已。

孫眞人曰。古之醫者。自解採取。陰乾曝乾。皆悉如法。用藥必依土地。所以治十得九。今之醫者。但以診脈處方。不委採藥時節。至於出處土地。新陳虚實。一皆不悉。所以治十不得五六者。實由於此。千金方。

按此說原于徐之才。亦出千金。採藥時月。陶隱居有說。而沈存中夢溪筆談。謂爲未當。文繁不錄。宜相照看。

又按李瀕湖於香附子條曰。此乃近時日用要藥。而陶氏不識。諸注亦略。乃知古今藥物興廢不同如此。則本草諸藥。亦不可以今之不識。便廢棄不收。安知異時不爲要藥如香附子者乎。此說良是。然藥之後出者固多。而日用要藥。如香附子者。不過僅僅數種。近人有好用僻藥奇品者。蓋在瑣末小疾。則或用得效。至內外傷大患。則白字黑字諸藥。既已盡之。苟徒從事于難得之草石。難知之蟲魚。吾恐其誤生命者不尠矣。

藥品生熟

傅復慧曰。藥之生熟。補瀉在焉。劑之補瀉。利害存焉。蓋生者。性悍而味重。其功也急。其性也剛。主乎瀉。熟者。性淳而味輕。其功也緩。其性也柔。主乎補。補瀉一差。毫釐千里。則藥之利人害人。判然明矣。如補藥之用製熟者。欲得其醇厚。所以成其資助之功。瀉藥製熟者。欲去其悍烈。所以成其攻伐之力。用生用熟。各有其宜。實取其補瀉得中。毋損於正氣耳。豈爲悅聽美觀而已哉。何今之庸醫。專以生藥餌人。夫藥宜熟而用生。生則性烈。藏府清純中和之氣。服之寧無損傷。故藥生則性瀉。性瀉則耗損正氣。宜熟豈可用生。又有以生藥爲嫌。專尚炮製稱奇。夫藥宜生而用熟。熟則其性緩。藏府鬱滯不正之氣。服之難以驅逐。故藥熟則性緩。性緩則難攻邪氣。宜生豈可用熟。審視瑤函。

按此說稍得當。蓋仲景於附子。治表用熟。治裏用生。即是悍淳緩急之别。而非以補瀉分者。如大黄酒洗者。即因以添力也。然則生熟之用。其辨不一。宜子細玩索焉。韓飛霞醫通曰。標病攻擊。宜生料。氣全力強。本病服餌。宜製煉。調劑大成。此傳氏所本而似爲概論。

製藥

徐洄溪曰。製藥之法。古方甚少。而最詳于宋之雷斅。後世製藥之法。日多一日。內中亦有至無理者。固不可從。若其微妙之處。實有精義存焉。凡物氣厚力大者。無有不偏。偏則有利必有害。欲取其利。而去其害。則用法以製之。則藥性之偏者醇矣。其製之義。又各不同。或以相反爲製。或以相資爲製。或以相惡爲製。或以相畏爲製。或以相喜爲製。而製法又復不同。或製其形。或製其性。或製其味。或製其質。此皆巧于用藥之法也。古方製藥無多。其立方之法。配合氣性。而桂枝湯中用白芍。亦即有相製之理。故不必每藥製之也。若後世好奇眩異之人。心求貴重怪僻之物。其製法大費工本。以神其說。此乃好奇尚異之人。造作以欺誑富貴人之法。不足憑也。

性平和而有理者。爲可從耳。源流論〇按芍藥古無赤白之辨。陋溪白芍之說非是。

陳月朋曰。凡藥製造。貴在適中。不及則功效難求。太過則氣味反失。火製四。有煆有炮有炙有炒之不同。水製三。或漬或泡或洗之弗等。水火共製造者。若蒸若煮。而有二焉。餘外製雖多端。總不離此二者。匪故巧弄。各有意存。酒製升提。薑製發散。入鹽走腎藏。仍仗軟堅。用醋注肝經。且資住痛。童便製。除劣性降下。米泔製。去燥性和中。乳製滋潤回枯。助生陰血。蜜製。甘緩難化。增益元陽。陳壁土製。竊眞氣驟補中焦。麥麩皮製。抑酷性勿傷上膈。烏豆湯甘草湯漬曝。並解毒致令平和。羊酥油猪酥油塗燒。咸滲骨。容易脆斷。有剜去瓤。免脹。有抽去心。除煩。大概具陳。初學熟玩。本草蒙筌。

按玉函經曰。凡草木有根莖枝葉皮毛花實。諸石有軟鞕消走。諸蟲有毛羽甲角頭尾骨足之屬。有須燒鍊炮炙。生熟有定。一如後方。順方是福。逆之者殃。又或須皮去肉。或去皮須肉。或須根去莖。又須花須實。依方揀採治削。極令淨潔。然後升合秤兩。勿令參差。又千金方。論市上雇人擣合之弊曰。塵埃穢氣入藥中。羅篩粗惡。隨風飄揚。衆口嘗之。衆鼻齅之。藥之精氣。一切都盡。與朽木不殊。並是合和之總訣。而序例所舉修治諸說。皆絜劑之要領也。如雷公炮炙。多係煩瑣。適用不便。又宋人方書。如雞峯普濟方本事方十便良方之類。間載炮製之法。學者宜參互考究焉。

又按製藥字面。如㕮咀。陶隱居所謂。皆細切之。較略令如㕮咀者是也。先兄紹翁曰。㕮。哺。古文同。猶父與甫通。許氏說文云。哺。咀也。咀。含味也。而無㕮字。此說與段若膺說文注相符矣。仲景鄉語。云炒作熬。是劉河間說。見宣明論。欒蔭府君以爲本于揚雄方言。又備預百要方。修合法所舉。其說稍詳。曰。炮者。置藥於煻灰中。轉轉令微拆而用。或以濕紙裹。入煻灰令熱通而用。炒者置藥於器中火上熱令香氣出。或令色黃或焦黑。熬者。置藥於器中。用小水逼乾於火上。或令色黃。或至赤黑。煨者。用生藥入火煨之。亦以濕紙裹而煨之。焙者。高置火上令乾也。爁者。與炒同也。凡藥不云炮炙者。皆洗去泥土。或日乾或焙乾或陰乾。切者。斷切而用。剉者。細切而用。或有麤剉者。又李念莪本草通玄曰。煅則通紅。炮則煙起。炒則黃而勿焦。烘與焙同。燥而不黃。今詳如炙（以物舉于火上而燔之也。）燎（燒去毛也。）淘（猶洗濯也。）泡（與淘同義。）之類。二書所漏。亦間有之。須考索補足也。

藏藥貯擬法

孫眞人曰。存不忘亡。安不忘危。大聖之至教。求民之瘼。恤民之隱。賢人之用心。所以神農鳩集百藥。黃帝纂錄鍼經。皆備預之常道也。且人痾瘵。多起倉卒。不與人期。一朝嬰已。豈遑知救。想諸好事者。可貯藥藏用。以備不虞。所謂起心雖微。所救惟廣。見諸世祿之家。有善養馬者。尚貯馬藥數十斤。不見養身者有蓄人藥一錙銖。以此類之。極可愧矣。貴畜而賤身。誠可羞矣。傷人乎。不問馬。此言安用哉。至如人或有公私使命。行邁邊隅。地既不毛。藥物焉出。忽逢瘴癘。素不資貯。無以救療。遂拱手待斃。以致夭歿者。斯爲自致。豈是枉橫。何者。既不能深心以自衞。一朝至此。何歎惜之晚哉。故置藥藏法。以防危殆云爾。　石藥。灰土藥。水藥。根藥。莖藥。葉藥。花藥。皮藥。子藥。五穀。五果。五菜。諸獸齒牙骨角蹄甲皮毛尿屎等藥。酥髓乳酪醍醐。石蜜沙糖飴糖。酒醋膠麴蘖豉等藥。右件藥。依時收採。以貯藏之。蟲豸之藥。不收採也。　秤斗升合。鐵臼。木臼。絹羅。紗羅。馬尾羅。刀砧。玉槌。瓷鉢。大小銅銚鐺釜。銅鐵匙等。右合藥所須。極當預備。　凡藥皆不欲數數曬曝。多見風日。氣力卽薄歇。宜熟知之。諸藥未卽用者。候天大晴時。於烈日中。曝令大乾。以新瓦器貯之。泥頭密封。須用開取。卽急封之。勿令中風濕之氣。雖經年亦如新也。其丸散以瓷器貯。蜜蠟封之。勿令洩氣。則三十年不壞。諸杏人及子等藥。瓦器貯之。則鼠不能得之也。凡貯藥法。皆須去地三四尺。則土濕之氣不中也。千金方。

又曰。夫尋方學之要。以救速爲貴。是以養生之家。須遇合成熟藥。以備倉卒之急。同上

按眞人之言。深切周詳。洵醫家之模範也。徐洄溪亦有論曰。其丸散。有非一時所能合者。倘有急迫之疾。必須丸散。俟丸散合就。而人已死矣。惟醫家合之留待。當用者用之。不終棄也。又有不常用不易得之藥。儲之數年。難遇一用。藥肆之中因無人問。則亦不備。惟醫者自蓄之。乃可待不時之需耳。云云。蓋本諸眞人也。又時賢產經。治橫逆難產。催生鉛丹方後曰。右譬如停水滅火。積年無用。偶爾不虞。乃救一時之急也。可謂能近取譬矣。

藥治通義卷十二

丹波元堅亦柔撰

煮藥總說

沈存中曰。古之飲藥者。煮煉有節。飲啜有宜。藥有可以久煮。有不可以久煮者。有宜熾火。有宜溫火者。此煮煉之節也。宜溫宜寒。或緩或速。或乘飲食喜怒。而飲食喜怒爲用者。有違飲食喜怒而飲食喜怒爲敵者。此飲啜之宜也。而水泉有美惡。操藥之人有勤惰。如此而責藥之不效者。非藥之罪也。良方序。

病必擇醫。治必擇藥。臨煎造製。切在恭誠。宜令親信至意心明者。煎造忖度。最爲的確。煎藥銚器。除油垢腥穢。量水盞器。大小斟酌。用深小淨銚內。下新淨甜水。藥末引物。一切都足浸勻。後詣火上。慢慢煎熬。合得分數。攪括周傍。勿令迸轉。藥熟用稀疎紗絹濾去滓取汁。施圓端效方。○按湯液本草。東垣用藥心法。內照圖。並同。然此爲詳。

李瀕湖曰。凡服湯藥。雖品物專精。修治如法。而煎藥者。鹵莽造次。水火不良。火候失度。則藥亦無功。觀夫茶味之美惡。飯味之甘餲。皆係于水火烹飪之得失。即可推矣。是以煎藥須用小心老成人。以深罐密封。新水活火。

先武後文。如法服之。未有不效者。本草綱目。

徐洄溪曰。煎藥之法。最宜深講。藥之效不效。全在乎此。夫烹飪禽魚羊豕。失其調度。尚能損人。況藥專以之治病。而可不講乎。其法載于古方之末者。種種各殊。如麻黃湯。先煮麻黃去沫。然後加餘藥同煎。此主藥當先煎之法也。而桂枝湯。又不必先煎桂枝。服藥後。須啜熱粥。以助藥力。又一法也。如茯苓桂枝甘草大棗湯。則以甘瀾水。先煎茯苓。如五苓散。則以白飲和服。服後又當多飲煖水。小建中湯。則先煎五味。去渣而後納飴糖。大柴胡湯。則煎減半。去渣再煎。柴胡加龍骨牡蠣湯。則煎藥成。而後納大黃。其煎之多寡。或煎水減半。或十分煎去二三分。或止煎一二十沸。煎藥之法。不可勝數。皆各有意義。大都發散之藥。及芳香之藥。不宜多煎。取其生而疏盪。補益滋膩之藥。宜多煎。取其熟而停蓄。此其總訣也。故方藥雖中病。而煎法失度。其藥必無效。蓋病家之常服藥者。或尚能依法爲之。其粗魯貧苦之家。安能如法制度。所以病難愈也。若今之醫者。亦不能知之矣。況病家乎。源流論。

按說文曰。鬻。亯也。煑。鬻或从火。又曰。煎。熬也。方言曰。凡有汁而乾。謂之煎。然則煑也者。投物于水。火以熟之之名。煎也者。火以乾汁之名也。古方於湯藥。則曰煑。去滓則曰煎。如柴胡瀉心等湯。可以見焉。有物而熬盡其汁。亦曰煎。如鼈甲煎丸。可以見焉。其義與說文合。宋以來於湯藥。一用煎字。甚失古義矣。枳實梔子湯。有空煮文。亦足知煑之義。金匱百合諸方。用煎字。

然外臺引作煮字。又古方有名煎者。係煎煉之謂。說見于第九卷中。張景岳命湯藥以煎。可謂謬矣。

又按主藥煑法。洄溪之說爲佳。更審經方。自有二義。蓋藥氣味薄者。倘淡煑之則力不純。故葛根茯苓之類。以爲主藥。則必先煑之。氣味厚者。倘濃煑之則勢必慢。故大黃芒消之類。以爲主藥。則必後內之。猶是利湯補湯之別矣。

又按煑藥器。唐恕齋原病集曰。鍛者爲上。磁者次之。尤生洲壽世青編曰。必用砂銚瓦罐。如富貴家。淨銀之器煎之更妙。切忌油穢腥氣。銅錫鐵鍋。或煎過他藥者。必滌潔淨器口用紙蘸水封之。

煮藥水火

陶隱居曰。凡煮湯。欲微火令小沸。其水數依方多少。大略二十兩藥。用水一斗。煮取四升。以此爲准。按千金。此下曰。皆絞去滓。而後酌量也。蓋本隱居肘後方序。然則利湯欲生。少水而多取汁。按千金曰。爲病須快利。所以少水而多取汁。補湯欲熟。多水而少取汁。按千金曰。爲病須補益。所以多水而少取汁。好詳視之。不得令水多少。用新布。兩人以尺木絞之。澄去垽濁。紙覆令密。溫湯勿令鎗器中有水氣。於熟湯上煮令煖。亦好。服湯寧令小沸。熱易下。冷則嘔涌。本草黑字。

若合治湯藥。當取井花水。極令潔淨。升斗勿令多少。煮之調和。一如其法。玉函經。

凡煮藥用遲火。火駛藥力不出盡。當以布絞之。綿不盡汁也。同上

危達齋曰。汗下之藥。每服煎至八分。對病藥煎至七分。滋補藥。煎至六分。

不可極乾、亦不可猛火驟乾。恐傷藥力。（得效方。）

吳茭山曰。煎藥要知補藥、利藥、行經行氣藥。而用水多少。若煎補藥。以十分之水。煎取四分之藥。若利藥以十分之水。煎取六分之藥。若行經行氣脾胃等藥。只宜時取。（活人心統。）

按仲景煑法不一。大約煑減半以上。隱居所謂。用水一斗。煑取四升者。其義相合。蓋久煑則藥性和利也。利補異制。亦是一說。仲景方。桂枝加芍藥生薑人參新加湯。及炙甘草湯。俱是補劑。而較他湯最濃煑。其理可見矣。如外臺療瘧醇醨湯。乃係截藥。非可常論者也。（深師醇醨湯。生薑。烏梅。甘草。桂心。常山。蘘荷根。以水六升。煮取一升。日醇。未發前須頓服。更以水三升。煮取一升。日醨。至發不斷復頓服。又引備急。有桂廣州法醇醨湯。用大黃。甘草。常山。宜闕。○外臺。古今錄驗。療水欬逆氣。白前湯方後云。右四味切。以水一斗內藥。刻誌水度。復加水七升。微火煎令至刻。去滓。內藥七種。云云。又近效五加酒。以木度深淺。與水平剋之。云云。按此甚便。宜倣。）火候。則仲景但於桂枝湯。云微火煑。此隅反之辭。而玉函隱居。並祖其意。至後世諸家。稍分條例。今舉其一二。吳仁齋傷寒蘊要曰。若發汗之藥。必用緊火煎。取濾清。通口服之。若攻下之藥。亦緊火煎。下大黃朴消。俱有次第。須溫服。若補中溫中之藥。宜漫火煎服之。若陰寒病急者。亦宜緊火急煎服之。李念莪本草通玄曰。補藥須封固。文火細煎。利藥宜露頂。武火速煎。尤生洲壽世青編曰。如煎探吐痰飲之劑。當用武火。取其急速。而發吐之也。此數說或有理。要好行小慧者已。

又按煑藥所用水火。靈樞。有流水千里以外者。八升。揚之萬遍。取其清五升煑之。炊以葦薪。而仲景有甘爛水。潦水。泉水。東流水。蓋皆取熟淡不助裏飲。（陳藏器。千里水。及東流水說。宜攷。）又有清漿水。殆取性涼解熱也。（朱丹溪本草衍義補遺宜攷。）如其他諸方。當從玉函。用井華水爲妙。然或有難遽辨。故吳仁齋傷寒蘊要曰。取新汲井水。若有鹹味苦鹹者。皆不可用。此說爲是。又儒門事親。有水解一篇。文繁不錄。又梶原性全萬安方氣病中。引森立夫可用方人參湯煮法曰。要用勞水陳蘆。不然則水强火盛。藥力不出也。性全更舉活人書七味葱白湯爲徵云。不獨此藥。諸煮湯法。皆須要弱水微火也。虛勞傷寒。產婦老人小兒氣力微者。尤可用勞水。此說亦是。又本草綱目曰。火用陳蘆枯竹。取其不强。不損藥力也。桑柴火。取其能助藥力。烰炭。取其力慢。櫟炭。取其力緊。温養用糠及馬屎牛屎者。取其緩而能使藥力勻偏也。

藥有別內湯中

陶隱居曰。凡湯酒膏中用諸石。皆細擣之如粟米。亦可以葛布篩令調。並以新綿別裹內中。其雄黃朱砂輩。細末如粉。　凡湯酒中用大黃。不須細剉。作湯者。先以水浸令淹浹。密覆一宿。明旦煮湯。臨熟乃內湯中。又煮兩三沸。便絞出。則勢力猛。易得快利。　凡湯中用麻黃。皆先別煮兩三沸。掠去其沫。更益水如本數。乃內餘藥。不爾令人煩。　芒消飴糖阿膠。皆須絞湯畢。內汁中。更上火兩三沸。烊盡乃服之。本草黑字。

甄氏曰。蜜膈膏髓類者。皆成湯內烊。令和調也。又合湯。用血及酒者。皆臨熟內之。然後絞取湯也。醫心方。引錄驗方。

孫眞人曰。凡湯中用麝香牛黃犀角鹿角羚羊角蒲黃丹砂。須熟細末如粉。臨服內湯中。攪令調和。合服之。按蒲黃丹砂字。宋校本所無。今從眞本。及本草序例引錄。　凡生麥門冬。生薑。入湯皆切。三擣三絞。取汁。湯成去滓內之。煮五六沸。依如升數。不可共藥煮之也。　諸湯用酒者。皆臨熟下。千金方。

寇宗奭曰。本草第一序例言。犀角羚羊角鹿角。一概末如粉。臨服內湯中。然今昔藥法中。有生磨者。有煎取汁者。　凡諸石雖是湯酒中。亦須稍細。藥力方盡出。效亦速。但臨服須澄濾後再上火。不爾恐遺藥力。不見效。本草衍義。

吳茭山曰。凡藥中沈香木香。須煎藥熟去渣。方磨沈香木香濃汁入藥。凡再煎一沸服。不可同煎。服者愼之。活人心統。

陳月朋曰。凡湯中。加酒醋童便竹瀝薑汁。亦候湯熟絞汁。盞內加入便服。　凡湯中用沈香木香乳香沒藥。一切香竄藥味。須研細末。待湯熟。先傾汁小盞調服訖。然後盡飲。本草蒙筌。

錢仲陽曰。鈎藤久煎便無力。俟他藥煎熟十餘沸。投入即起。頗得力也。本草彙言。

按大黃水漬內湯中千金外臺。往往見之。傷寒總病論。魏炳書後。亦有其說。且曰。內或用竹瀝煎者。每四錢。按此言粗末藥一服。水一盞二分。煎至七分。下竹瀝三分。煎至七分。又按炙甘草湯。當歸四逆加吳茱萸生薑湯。均酒水同煑。不臨熟下者。又石天基傳家寶。有量小不能飲者。於服藥之後。飲酒幾杯之說。外科正宗神授衞生湯後曰。病在上部。先服藥。隨後飲酒一杯。病在下部。先飲酒一杯。隨後服藥。以行藥勢。亦是一法。

引藥

湯龍溪曰。用藥煎煮。或用薑葱。取其發散。或用棗。蓋棗能和百藥之力。傷寒辯惑論。

張介石曰。酒入藥爲引者。取其活血行經。薑入藥爲引者。取其發表注凝。小棗入藥爲引者。取其消散開胃。大棗入藥爲引者。取其補血健脾。按棗分大小。多事殊甚。龍眼入藥爲引者。取其寧心利水。燈心入藥爲引者。取其得睡神歸。葱白入藥爲引者。取其發散諸邪勿住。蓮實入藥爲引者。取其清心養胃和脾。資蒙醫經。

按藥既配合爲方。固無須引子之目。然宋以來書。於每方煮法內。必舉其品。則欲用其方者。亦宜通知其例。故拈之于此。尤飲鶴醫學讀書記曰。兵無向導。則不達賊境。藥無引使。則不通病所。新病且然。況伏邪乎。此理之所或然也。

去滓再煎

吳遵程曰。去滓再煎者。要使藥性合而爲一。漫無異同。併停胃中。少頃隨胃氣以敷布。而裏之未和者。遂無不和。所以方中既用人參甘草。復加生薑大棗。不嫌其複。全藉胃中天眞之氣爲斡旋。蓋取和之爲義耳。甘草瀉心湯半夏瀉心湯。三湯俱去滓復煎。亦同此義。以此三瀉心皆治裏未和之證。故皆取復煎以共行其事之義。傷寒分經。

按此係生薑瀉心湯注文。即本于喻西昌傷寒抉疑論小柴胡湯。考大小柴胡。三瀉心。及柴胡桂薑湯。旋復代赭湯。並去滓再煎。蓋寒熱雜合之劑。此法爲妙。然唯治病冷熱相溷。結在一處者。倘冷熱異位者。不敢再煎。詳義見于拙著傷寒論述義。 許弘內臺方議曰。小柴胡湯。去滓再煎。取其清能入膽之義。誤矣。

藥滓再煮

陶隱居曰。凡建中腎瀝諸補湯。滓合兩劑。加水煮竭飲之。亦敵一劑新藥。貧人可當依此用。皆應先暴令燥。本草黑字。

按補湯或宜再煑。其他概不可用。李念莪本草通玄曰。藥滓再煑。殊非古法。味有厚薄。氣有輕重。若取二煎。其厚且重者。尚有功力。其輕且薄者。已無餘味。安在其君臣佐使之宜哉。考古方唯金匱柴胡飲子。再合滓重煑。然舊說既疑非仲景方。乃足以確李氏之言矣。

作丸散酒膏法

陶隱居曰。凡丸散藥。亦先切細暴燥。乃擣之。有各擣者。有合擣者。並隨方所言。其潤濕藥。如天門冬乾地黃輩。皆先切暴。獨擣令偏碎。更出細擘暴乾。若逢陰雨。亦以微火烘火工切。之。既燥。小停冷乃擣之。 凡濕藥燥皆大耗。當先增分兩。須得屑乃秤之爲正。其湯酒中不須如此也。 凡篩丸藥。用重密絹令細。於蜜丸易熟。若篩散草藥。用輕疎絹。於酒中服。即不泥。其石藥。亦用細絹篩。令如丸者。 凡篩丸散藥畢。皆更合於臼中。以杵擣之數百過。視其色理和同爲佳也。 凡漬藥酒。皆須細切。生絹袋盛之。乃入酒密封。隨寒暑日數。視其濃烈。便可漉出。不必待至酒盡也。滓可暴燥微擣。更漬飲之。亦可散服。　凡合膏。初以苦酒漬。令淹浹。不用多汁。密覆勿洩。云晬時（祖對切）。時者。周時也。從今旦至明旦。亦有止一宿者。煮膏。當三上三下。以洩其熱勢。令藥味得出。上之使帀帀沸。乃下之使沸靜。良久乃止。寧欲小小生。其中有薤白者。以兩頭微焦黃爲候。有白芷附子者。亦令小黃色爲度。豬肪皆勿令經水。臘月者彌佳。絞膏。亦以新布絞之。若是可服之膏。膏滓亦可酒煮飲之。可摩之膏。膏滓則宜以傅病上。此蓋欲兼盡其藥力故也。　凡用蜜。皆先火煎。掠去其沫。令色微黃。則丸經久不壞。掠之多少。隨蜜精麤。（本草黑字○按原文更載各藥修治。文繁。今不具錄。）

朱君輔曰。員藥法蜜劑。每藥一斤。用蜜一斤。麪糊劑。每藥末一斤。用麪四兩。米粉亦如之。（朱氏集驗方。）

陳月朋曰。散研成細末也。宜旋製合。不堪久留。恐走泄氣味。服之無效爾。（本草蒙筌。）

徐思鶴曰。凡草藥燒灰爲末。如荼葉柏葉茅根薊根十灰散之類。必燒焦枯。用器蓋覆。以存性。若如燒燃柴薪。煆成死灰。性亦不存而罔效矣。（古今醫統○按荼葉。疑茶葉。）

李瀕湖曰。別有釀酒者。或以藥煮汁和飯。或以藥袋安置酒中。或煮物和飯同釀。皆隨方法。又有煮酒者。以生絹袋藥。入壜密封。置大鍋中。水煮一日。埋土中七日。出火毒乃飲。本草綱目。

按吳葵山活人心統曰。修合丸藥。務在製度如法。一不如法。則用不效。譬如造酒。得法則味香甜。飲之能生精養血。快情忘憂。造不如法。則酒味苦酸。飲之則敗胃生痰。非惟無益。而反有害。此篤論也。然諸修合劑。皆同此理。不翅丸藥矣。

服藥節度

病在胸膈以上者。先食後服藥。病在心腹以下者。先服藥而後食。病在四肢血脈者。宜空腹而在旦。病在骨髓者。宜飽滿而在夜。本草白字○按此引經文。猶是前卷七情之例。

葛仙翁曰。按中黃子服食節度曰。服治病之藥。以食前服之。服養生之藥。以食後服之。吾以諮鄭君。何以如此也。鄭君言。易知耳。欲以藥攻病。既宜及未食內虛。令毒勢易行。若以食後服之。則藥攻穀。而力盡矣。若欲養生。而以食前服藥。力未行。而穀驅之以下。不得除上作益也。醫心方。引抱朴子。

按素問。有爲後飯之文。出腹中論。病能論。次注曰。飯後藥先。謂之後飯。仲景有先食服之語。出桃核承氣湯。烏梅丸。赤石脂丸。赤丸。已椒藶黃丸。茵蔯五苓散方後。又桂枝茯苓丸。每日食前服一丸。並未有食後服之法。蓋抱朴子。與經相協。平旦服出十棗湯。空腹服出薯蕷丸。亦並非四肢血脈之治。晝三夜二之類。仲景之意。不過使藥氣接續耳。要之本草之言。宜附之別論。汪訒菴醫方集解。嘗有疑辭。語意欠穩。仍不登載。利湯欲早。宜攷後款。

又按盧紹菴一萬社草。焉楚瞻錦囊祕錄。說食前食後之分。稍有可取。仍附之。盧曰。病在上。頻而少。食後服。

病在下。頓而多。食前服。（此宗東垣。宜參攷款。）頓而少者。分數口徐徐吞嚥。急則速過病所。頓而多者。引滿一吸而盡。緩則不及攻病。食後腹飽。留戀於上。食前腹餓。迅達於下。病在中宮。不饑不飽。不疾不徐。此古法服藥緩急先後次序。愚謂食前服者。須當緩行幾步。體若困憊。扶坐良久。令人摩揉胸腹。食後服者。不可遽然行走。身雖鑾鑠。亦宜伏枕片時。屏息假寐。又於漏下五鼓服藥。宿食消融。腸胃空虛。藥易運行。尤爲有益。馮曰。調理脾氣者。宜食遠而徐徐服之。藥後勿就進食。調理腎元者。宜食前而頓服多服之。藥後便可進食。若血食美味更佳。蓋助精血。發生尤捷耳。

服藥多少

陶隱居曰。凡云分再服三服者。要令勢力相及。并視人之強羸。病之輕重。以爲進退增減之。不必悉依方說也。（本草黑字。）

凡服藥多少。要與病人氣血相宜。蓋人之稟受。本有強弱。又貴賤苦樂。所養不同。豈可以一概論。況病有久新之異。尤在臨時以意裁之。故古方云。諸富貴人驟病。或少壯膚腠緻密。與受病日淺者。病勢雖輕。用藥宜多。諸久病之人。氣形羸弱。或腠理開疎者。用藥宜少。（聖濟總錄。）

脩而肥者。飲劑豐。羸而弱者。受藥減。（褚氏遺書。）

按隱居之說。辭約義暢。能得仲景之旨。大抵仲景之方。大劑分服。小劑頓服。強人多服。羸者減用。（既論于前卷分量條。）而更有病勢加劇。連進數劑。不論其人者。（如桂枝湯。若汗不出。乃服至二三劑。是也。）有藥與病阻。似覺病重。則從容施劑。以視其安者。（如桂枝湯。若病重者。一日一夜服云云。是也。說詳于第四卷中。）又古方。有殺藥者以意增之之法。（見千金。排風湯後。又本草食鹽條。圖經。引傳信方。或遇殺藥人云云。）此皆進食增減之之謂也。又初和甫養生必用方云。世人服藥。多只日間服之，往往夜間不服。致藥力不相接續。藥不勝病。而冬月夜永。尤非所宜。凡調理病人。當并夜間服藥。（萬安方引。醫說。引醫餘。）又（論大瀉腹痛。暖藥夜服。又補藥宜接續。既見第七卷中。）亦是令勢力相及之意也，如孫真人後服漸少之言。（擧在次條。）恐不可以為模則矣。又李東垣用藥心法曰。在上不厭頻而少。在下不厭頓而多。少服則滋榮於上。多服則滋補於下。此本于至真要大論平氣之道云云者。

服湯要溫清

孫真人曰。凡服湯。欲得稍熱。服之即易消下不吐。若冷則吐嘔不下。若太熱則破人咽喉。務在用意。湯必須澄清。若濁令人心悶不解。中間相去。如步行十里久再服。若太促數。前湯未消。後湯來衝。必當吐逆。仍問病者。腹中藥消散。乃可進服。凡服湯法。大約皆分為三服。取三升。（據眞本。作凡服湯。皆分三升為三服。宜從。）然後乘病人穀氣彊進一服。最須多。次一服漸少。後一服最須少。如此即甚安穩。所以病人於後。氣力漸微。故湯須漸少。（千金方。）

按湯欲熱。本于陶隱居。（見前水火條。）須澄清。本于玉函經。（玉函經。凡煎藥。皆去滓。滓濁難飲。使人煩。）詳仲景方。皆去滓溫服。正是此義，但生薑半夏湯小冷服。蓋是反治。而解毒之藥。宜冷飲之者。以熱飲則助其毒勢也。隱居亦有冷服者，煖服者之語。而後世其法稍繁。如景三陽嵩厓尊生書服藥法則。雖殊失蕪雜。姑存之以備酌奪。曰急服。有通口直飲。（重劑治下部宜之。）有趁熱連飲。（輕劑偶劑。發汗宜之。）緩服。有趁熱徐徐小飲。（治肺病宜。）有不用氣隨津自下。（治咽喉病宜。）冷服。有寒劑冷服，（治大熱病宜。）有熱劑冷服。（治假熱病宜。）熱服。有熱劑熱服。（治大寒病宜。）有寒劑熱服。（治假寒病宜。）溫服。有補藥温服。取温補意。有平藥温服。病不犯大寒熱者宜。空心服。有五更空心服。病在腎肝宜。取其再睡一番。藥入腎肝。有蚤起空心服。補下治下宜。有空心服後。即壓以食。治腎恐妨心。治命門恐妨肺者宜。食後服。有食後即服。病在胸膈者宜。有食遠方服。病在中脘者宜。或病在胸膈。用峻下藥。恐飲食方在胃口。下早致胸結者。亦宜。臨臥服。有服後正臥。病在胸膈。素有積者宜。有服後左右側臥。病在左右脇。使藥直至病所。有服後去枕臥。病在肺。及在膈以上者宜。一二滚服。發散治上病者宜。百十滚服。温補治中脘病者宜。濃煎服。治下部病者宜。去頭煎服。虛怯病。恐不勝藥力者宜。巳未午初服。于陰中引提陽氣宜。補中益氣湯。提瘧湯皆是。〇按千金。治九漏。礬石白朮散後日。病在上側輪臥。在下高枕臥。使藥流下。又陳良甫外科精要。引李嗣立曰。昔嘗聞一名醫講論。凡人遇五更初。腎氣必開。若一語言。欬嗽口唾。即腎氣復合。遇腎開時。進一服平補藥。其功效勝尋常服峻補之藥十數服。並嵩厓所本。

又按藥有露宿服者。截瘧用最有驗。千金。治瘧或間日發者。或夜發者。方後曰。銅器中漬藥。露置星月下高淨處。橫刀其上。蓋露者。暴露之謂也。或用治痢。千金。治熱毒痢。用黃連。及三因露宿湯之類。或用治濕。見續易簡方後集三生飲下。或用治脚氣。朱氏集驗方。五聖散。用瓦器盛貯。將紗片蓋瓦器口。安頓屋上。露一宿。來早服。或用治骨蒸。聖惠。有柴胡湯。皆借天之正氣。以勝邪氣者也。此本于劉默生證治百問。或以霧露之露爲說者。誤也。如魏氏沈附膏。蓋以出火毒也。出家藏方補益中。日。再煎略沸傾出。夏月則用冰雪浸。極冷服之。冬則露一宿。

服補瀉汗吐湯法

陶隱居曰。毒利藥。皆須空腹補瀉。其閒自可進粥。補闕肘後百一方序。孫眞人曰。凡服利湯。欲得侵早。凡服補湯。欲得服三升半。晝三夜一。中閒閒食。則湯氣溉灌百脈。易得藥力。凡服湯不得太緩太急也。按眞本。此一句。作若如此則太太須緩。不得速急也。又須左右仰覆臥。各一食頃。卽湯勢徧行腹中。又於室中行皆可一百步許。一日勿出外。卽大益。凡服治風湯。第一服厚覆取汗。若得汗。卽須薄覆。勿令大汗。中閒亦須閒食。不爾令人無力。更益虛羸。千金按華元化曰。轉下湯。爲可早與。但當少與。勿令大下耳。少與當數其間耳。千金引。蔣孝琬曰。凡服補湯者。相去遠久。服寫湯相去近。醫心方引。近效婆羅門僧療大風疾方後曰。服法。患大風者。用火爲使。在室中重作小紙屋子。屋子外然火。令病人在紙屋中發汗。外臺引。此術爲佳。

徐洄溪曰。發散之劑。欲驅風寒出之于外。必熱服而煖覆其體。令藥氣行于營衞。熱氣周遍。挾風寒而從汗解。若半溫而飲之。仍當風坐立。或僅寂然安臥。則藥留腸胃。不能得汗。風寒無暗消之理。而營氣反爲風寒所傷矣。通利之藥。欲其化積滯而達之于下也。必空腹頓服。使藥性鼓動。推其垢濁。從大便解。若與飲食雜投。則新舊混雜。而藥氣與食氣相亂。則氣性不專。而食積愈頑矣。源流論。

凡煎吐藥湯。及調散。或用酸米湯。或用白湯。或用稀米粥。須備十餘鍾。令病者頓服一鍾。即用指探吐。藥出再服一鍾。亦隨用指探吐。藥出再服再吐。以順溜快吐爲度。則頭額身上。自有微汗。所有病證輕減。即爲中病。不必盡服餘藥。若過吐之。即使病盡除。恐損胸中陽氣也。醫宗金鑑。

按探吐。又有以篦子者。有以筯者。有以虀者。有以紙撚子者。有以釵股及雞羽者。有以鵝翎少抹桐油于尖上。晒乾者。又用吐緊勒肚腹。見丹溪心法。又用藥吐如下。以醋飯止之。古方往往謂之。吐不止者用之。出千金欬嗽中。瀉不止者用之。出千金妊娠朴消盪胞湯。外臺。必效療癖方。近效大麝香丸後。及本草續隨子條。日華子說。又諸劑服法。互見前卷。宜相參。

服藥不必盡劑

楊仁齋曰。治寒以溫。治熱以凉。但中病即止。矯枉則過正也。蓋凉藥頻施。必至於嘔惡沈冷。溫藥頻施。必至於煩躁困熱。所貴酌量權度。一毫無過用焉。是爲活法。直指方。

唐恕齋曰。如當汗當下。逐水發吐之劑。皆一時攻邪。豈宜再服。故皆中病而已。不必盡劑。原病集。

按此說本于傷寒論可汗吐下篇。成聊攝注解曰。要在適當。不欲過也。又曰。如承氣湯證云。若一服利則止後服。又云。若一服讝語止。更莫復服。是不盡劑也。

嘔家服湯法 口紫

孫眞人曰。凡服湯嘔逆不入湯者。先以甘草三兩。水三升。煮取二升。服之得吐。但服之不吐益佳。消息定。然後服餘湯。即流利更不吐也。千金方。

按此法甚驗。又本草柹條。陳藏器曰。火乾者名烏柹。人服藥口苦及欲吐逆。食少許立止。又聖惠開內障眼論曰。凡欲下針。預向人說。忽恐下手疾。人驚駭嘔吐云云。或吐不定。含白梅咽津。仍預先含之。吐逆盛即難止。

吳仁齋曰。凡嘔而不止者。藥內必少加生薑汁一二匙。服之最效。凡服藥宜徐徐呷下。不可急也。傷寒蘊要。

孫台石曰。諸病惟嘔證不能納藥。服時欲嘔。預備薑湯兼送。更以炒鹽二包。輪熨喉下至胸。多炒頻熨即安。簡明醫彀。

陳飛霞曰。大凡嘔吐不納藥食者。最難治療。蓋藥入卽吐。安能有功。又切不可強灌。胃口愈吐愈翻。萬不能止。予之治此頗多。先將薑湯和土。作二泥丸。塞其兩鼻。使之不聞藥氣。然後用對證之藥煎好。趁出澄清。冷熱得中。止服一口。卽停之。半時之久。再服一口。又停之。良久服二口。停之少頃。則任服不吐矣。斯時胃口已安。焉能得吐。愚人不知。明見其吐藥不納。偏以整杯整碗強灌之。則一吐傾囊而出。又何藥力之可恃乎。幼幼集成。

按生薑半夏湯。煮取一升。小冷分四服。千金。治脚氣上入腹。腹急上衝胸。氣急欲絕。半夏湯初稍稍進。恐氣衝上。格塞不得下。小小服通人氣耳。並是吳氏所本。又曾省翁活幼心書。必勝散。治小兒大人病中聞藥氣卽惡心乾嘔。不能療者。川白芷。剉曬。或焙。研爲細末。抄一字及半錢。於舌上令其自化。或用掌心盛之。以舌舐嗾云云。

又按口噤難下藥者。或藥熨心胸。或搐藥鼻中。或揩藥齒斷。俟身關開。而後內套劑。方見于第九卷熨法及導法後。

小兒服湯法

劉通眞曰。一月以內。可與百日同。周歲可與二三歲同。三歲可與四歲同。五歲可與六歲同。同者。謂其多少爲一服。雖然大約如此。更詳其疾之輕重。而增減之。孫思邈言。龍膽調中二湯云。兒生一日至七日。取一合。分三服。生八日至十五日。取一合半。分三服。生十六日至二十日。取二合。分三服。

生二十日至三十日。取三合分三服。生三十日至四十日。以五合分三服。恐五合未得自斟酌。右此二方。準一日已上。四十日以來兒方法具此。後欲處方者。宜一準此爲率。乃至五六歲。皆節次加減之。不煩重述。（幼幼新書引萬全方。）

按小青龍加石膏湯方後曰。小兒服四合。蓋大約言也。千金又曰。四十日至六十日兒。六合爲三服。六十日至百日兒。一服二合半。百日至二百日兒。一服三合。（出恒山湯方後。升麻湯。紫菀湯。並同。）二百日至期歲。一服五合。（出五香連翹湯方後。）五歲兒服一升。二歲服六合。（治欬逆喘息。如水雞聲方。）五六歲者。一服四五合。七八歲者。一服六合。十歲至十四五者。加大黃半兩。足水爲一斗。煑取六升半。分三服。（五香枳實湯。）蓋五歲以下。說有異同。或隨藥力緊慢者。要皆用小量也。

又按與藥之法。古方有以綿著湯中。捉綿滴兒口中者。（千金。桂枝湯之類。）又有傅藥乳頭。令兒和乳嗽之者。（千金。肘後。錢氏等。此法甚多。）又有令乳母服藥者。（千金。耆婆萬病圓之類。）今俗亦皆爲之。

服丸散酒法

若用毒藥療病。先起如黍粟。病去卽止。不去倍之。不去十之。取去爲度。（本草白字。）

陶隱居曰。右本說如此。按今藥中單行一兩種有毒物。只如巴豆甘遂之輩。不可便令至劑爾。如經所言。一物一毒。服一丸如細麻。二物一毒。服二丸如大麻。三物一毒。服三丸如胡豆。四物一毒。服四丸如小豆。五物一毒。服五丸如大豆。六物一毒。服六丸如梧子。從此至十。皆如梧子。以數爲丸。

而毒中又有輕重。且如狼毒鉤吻。豈同附子芫花輩邪。凡此之類。皆須量宜也。同上黑字。

按寇宗奭曰。凡服藥多少。雖有所說一物一毒。服一丸如細麻之例。今更合別論。緣人氣有虛實。年有老少。病有新久。藥有多毒少毒。逐事斟量。不可采此爲例。但古人凡設例者。皆是假令。豈可執以爲定法。此說有理。

又曰。凡散日三者。當取旦中暮進之。四五服。則一日之中。量時而分均也。肘後百一方序。

孫眞人曰。凡丸藥。皆如梧桐子大。補者十丸爲始。從一服漸加。不過四十丸。過亦損人。云一日三度服。欲得引日多時。不闕藥氣。漸漬熏蒸五臟。積久爲佳。不必頓服。早盡爲善。徒棄名藥。獲益甚少。千金方。

按丸散湯使。隱居稱有須酒服者。飲服者。而仲景所用。不過三四。沸湯服。取其溫養。酒服。取其宣達。醫心方引蔣孝琬曰。用散和酒服之。酒能將藥氣。行入人穴中。以去邪。聖濟總錄曰。古法服藥。多以酒者。非特宣通血氣而已。亦以養陽也。又治偏風。四神散方後曰。以熱酒一升投之。如飲酒不得人。用沸湯投之。亦得。蓋本于備急丸。以煖水若酒服。白飲服。取其適胃。漿水服。取其淸熱。是已。降至宋元。隨證異法。不勝枚舉。又孫台石簡明醫彀曰。如細丸湯送。大丸及末藥。先以湯調勻。添湯嚥下。

又按古人用丸散。欲其粘滯膈胃。浸潤爲功者。服餌之際。別自有法。丸。有噙化。既詳于第九卷。散。有吸咽。千金欬嗽門。有鍾乳七星散等三方。云。治下篩。作如大豆。七聚七星形。以小筒吸取。酒送下云云。宜閱原文。有舐吃。永類鈐方。暴嗽。立安散。皂角。紅子。半夏。杏人。爲末。每服半錢。生薑汁調。放手心。用舌點舐之。立效。又喘急中。有選奇七七散。又醫方集成。翻胃。此證如水穀並不能下。方便集中。一方。用丁香。附子。爲末。於掌中舐喫。亦一法也。又載有一方。今不錄。又活幼心書。速效散。治長成小兒。因他物成跌著。觸損兩目。血眼腫痛。荊芥。薄荷。草決明。甘草。爲粗末。和半生半炒芝麻等分。抄二錢。在掌中盛。以乾喫咀嚼。味盡吐去渣。三五次即效。又必勝散。見于前。皆宜臨證擇用焉。

孫眞人曰。凡服酒藥。欲得使酒氣相接。無得斷絕。絕則不得藥力。多少皆以知爲度。不可令至醉及吐。則大損人也。千金方。

按陳月朋本草蒙筌曰。藥酒補虛損證。宜少服旋取效。攻風濕證。宜多飲速取效。斯言爲是。

服藥不可與食相連

凡藥勢與食氣。不欲相逢。食氣消即進藥。藥氣散即進食。如此消息。即得五藏安和。非但藥性之多少。其節適早晚。復須調理。今所云先食後食。蓋此義也。聖惠方○按非但以下數句。本本草黑字中語。

楊遠林曰。切不可飲食未久而即服藥。服藥未久而即飲食。使腸胃中。藥食混亂。雖靈丹亦難奏效。必須兩相調停。度量時候。方可服藥。服後再加之以坐臥安養。約有三四時刻。或人行四五里之地。以伺藥力循行經絡。方可飲食。兩無妨也。雖有不拘時者。亦不可連飲食。奇效單方。

按千金服餌法。凡人遇風發條中曰。湯消即食粥。粥消即服湯。聖惠蓋本于此。又盧紹菴一萬社草曰。多飲茶酒湯水。譬如酒添水則味淡。服藥甫及碗許。湯水倍之。藥力減矣。尤生洲壽世青編曰。食不得雜。雜則物性或有相反。苟能愼之。服藥自效。並篇論也。

服藥禁忌

陶隱居曰。服藥不可多食生胡荽及蒜雞生菜。又不可食諸滑物果實等。又不可多食肥猪犬肉。油膩肥羹魚鱠腥臊等物。服藥通忌見死屍及產婦淹穢事。本草黑字。

謝士泰曰。凡禁之法。若湯有皐。按即觸字。服竟五日忌之。若丸散酒中。有相違皐。必須服藥竟之後。十日方可飲啗。醫心方。引刪繁論。

孫眞人曰。凡服湯三日常忌酒。緣湯忌酒故也。千金方。

又曰。凡服藥。皆斷生冷酢滑。猪犬雞魚。油麪蒜及菓實等。其大補丸散。切忌陳臭宿滯之物。同上

又曰。凡餌湯藥。其粥食肉菜。皆須太熟。熟即易消。與藥相宜。若生則難消。復損藥力。仍須少食菜及硬物。於藥爲佳。亦少進鹽酢乃善。亦不得苦心用力及房室喜怒。是以治病用藥力。惟在食治。將息得力。太半於藥有益。同上

古方逐名下。並載禁忌。謂如理中丸。合忌桃李胡荽大蒜青魚鮓菘菜等物。即使服餌者。多致疑惑。自非單行久服餌者。當依此法。倉卒治病。不必拘忌。聖濟總錄。

按隱居眞人及醫心方。并有某藥忌某物說。當參閱。備預百要方曰。凡服藥。通忌生冷油滑。生。謂不煑熟之物。冷。謂性冷萵苣蕎麥之類。油。謂胡麻等。滑。謂葵蓴之類。攻冷。又謂體冷之物。油。又謂膏脂之屬。百要方未

爲當。又石天基傳家寶曰。或有服藥之人。畏其味苦。乃以圓眼大棗適口。若補藥則無可妨。倘發散汗下藥。則因甜阻滯不效矣。此說爲然。

陳存仁編校

皇漢醫學叢書

脈學輯要

丹波元簡著

脈學輯要

提要

本書首列脈之總說。中述脈之形象。末詳婦人小兒及諸怪脈。全書三卷。爲丹波元簡氏所著。本聖賢之遠旨。輯諸家之要領。編爲一書。名曰輯要。夫四診之中。其末切脈。判陰陽表裏。探虛實寒熱。乃診家之大經大法也。惟攷軒岐仲景。未有明文。叔和以來。散漫無紀。元明諸家。亦屬成說。而近世之不講於斯者久矣。僅知浮沉遲數。難識促實牢革。將何以察萬變之證乎。本書條列先輩精英。附錄己所識別。芟套爛之蕪。彙衆說之粹。能熟於此。則指下之間。不患幽而難明矣。

序

夫判陰陽表裏於點按。斷寒熱虛實于分寸。洵方技之切要。最所爲難焉。故曰脈者醫之大業也。今夫醫士。孰不曰診百病。月處千方。而方其診病者。訊脈象如何。浮沉數遲大小之外。鮮識別者。況於洪大軟弱牢革之差。茫不能答。或一狀而衆醫異名。或殊形而混爲同候。此其故何也。蓋嘗究之。從前脈書。叔和而降。支離散漫。殆無統紀。如元明數家。乃不過因循陳編。綴緝成語。一二稽駁僞訣之誤也。寸關尺三部。配五藏六府。內經仲景。未有明文。倉公雖間及此。其言曖昧。特十八難所論。三部九候。誠診家之大經大法也。然迨至叔和。始立左心小腸肝膽腎。右肺大腸脾胃命門之說。王太僕楊玄操。遂奉之以釋經文。繇此以還。部位配當之論。各家異義。是非掊擊。動輒累數百言。可謂蛋中尋骨矣。如其遲脈爲腹痛爲嘔吐。微脈爲白帶爲淋瀝之類。靡不書而載。此皆不徒無益於診法。抑乖理迷人之甚也。何則。已有此證。當診其脈。以察其陰陽表裏虛實寒熱。而爲之處措。安可以萬變之證。預隸之於脈乎。嗚呼。謬悠迂拘之說。未有能排斥而甄綜者。宜世醫之不講斯學也。簡不揣譾劣。竊原本聖賢之遠旨。纂輯諸家之要言。家庭所受。膚見所得。係之于後。編爲一書。名曰脈學輯要。首以總說。次以各脈形象。又次以婦人小兒。及怪脈。以昭于及門。芟剗爛之蕪。彙衆說之粹。雖未能如秦醫診晉侯。淳于察才人。於心中指下之玄理。或有攸發悟也。則判陰陽表裏。斷虛實寒熱者。正在於斯耶。許參軍有言曰。脈之候。幽而難明。心之所得。口不能述。其以難爲易。固存乎其人哉。寬政七年乙卯歲春正月二十有七日丹波元簡書。

脈學輯要目錄

脈學輯要卷上

東都　丹波元簡廉夫　著

總說

朱奉議曰。凡初下指。先以中指端。按得關位。掌後高骨爲關。乃齊下前後二指。爲三部脈。前指寸口也。後指尺部也。若人臂長。乃疎下指。臂短則密下指。（活人書）

汪石山曰。揣得高骨。厭中指于高骨。以定關位。然後下前後兩指。以取尺寸。不必拘一寸九分之說也。（脈訣刊誤附錄）

案二說。原于脈經分別三關境界脈候篇。

楊仁齋曰。凡三部之脈。大約一寸九分。人之長者。僅加之。而中人以下。多不及此分寸也。究其精微。關之部位。其肌肉隱隱而高。中取其關。而上下分之。則人雖長短不侔。而三部之分。亦隨其長短而自定矣。是必先按寸口。次及於關。又次及尺。每部下指。初則浮按消息之。次則中按消息之。又次則沉按消息之。浮以診其腑。沉以診其臟。中以診其胃氣。於是舉指而上。復隱指而下。又復挨相進退。而消息之。心領意會。十得八九。然後三指齊按。候其前後往來。接續間斷何如耳。（察脈眞經）

徐春甫曰。脈有三部。曰寸。曰關。曰尺。寸部法天。關部法人。尺部法地。寸部。候上自胸心肺咽喉頭目之有疾也。關部。候中自胸膈以下。至小腹之有疾也。脾胃肝膽。皆在中也。尺部。候下自少腹腰腎膝胻足之有疾也。大腸小腸膀胱。皆在下也。皆內經所謂上以候上。下以候下。而理勢之所不容間也。其候豈不易驗哉。古今醫統

案此十八難。三部上中下診候之法也。蓋攷內經。有寸口氣口之名。而無並關尺爲三部之義。難經昉立關尺之目。而無左右府藏分配之說。其有左右府藏分配之說。始于王叔和爲十八難所謂三部四經。未必以左右定十二經之謂。只其言太簡。不可解了。故左右部位挨配之說。諸家紛然。互爲詆訟。要之鑿空耳。三焦者。有名無狀。所隸甚廣。豈有以一寸部候之之理乎。小腸居下焦。假令與心爲表裏。豈有屬諸寸位。候于上部之理乎。三部四經。全可解了。其言如此。不可以爲準也。脈要精微論。尺內兩傍。季脇也。一節。乃循尺膚之法。註家遂取難經寸關尺之部位。及三部四經之義。并用叔和左右分配之說以解釋之。後賢奉爲診家之樞要。亦何不思之甚也。矧左爲人迎。右爲氣口之類。率皆無稽之談。不可憑也。詳傷寒論言脈者。曰三部。曰寸口。曰關上。曰尺中。曰尺寸。曰陰陽。未有言左右者。乃與難經三部上中下。診候之法符矣。夫仲景爲醫家萬世之師表。孰不遵依其訓乎。王叔和於分別三關境界脈候篇則云寸主射上焦。出頭及皮毛竟手。關主射中焦。腹及腰。尺主射下焦。少腹及足。此叔和別發一義者。乃十八難三部診法。而仲景所主也。今診病者。上部有疾。應見于寸口。中部有疾。應見于關上。下部有疾。應見于尺中。此其最的實明驗者。春甫之言信爲不誣焉。鶴臯吳氏脈語。亦揭此診法云。正與素問以脈之上中下三部。診人身之上中下三部。其理若合符

節然。學者其可離經以狥俗乎哉。可以爲知言而已。難經原文無左右字面。後人却添此二字立說。竟失古義矣。

王士亨曰。說脈之法。其要有三。一曰人迎。在結喉兩傍。取之應指而動。此部法天。二曰三部。謂寸關尺。在腕上側。有骨稍高曰高骨。先以中指按骨。搭指面落處。謂之關。前指爲寸部。後指爲尺部。尺寸以分陰陽。陽降陰升。通度由關以出入。故謂之關。此部法人。三曰趺陽。在足面繫鞋之所。按之應指而動者。是也。此部法地。三者皆氣之出入要會。所以能决吉凶死生。凡三處大小遲速。相應齊等。則爲無病之人。故曰人迎趺陽。三部不參動數發息。不滿五十。未知生死。所以三者。决死生之要也。全生指迷方

案此三部診法。本於仲景序語所立爲診家之章程矣。嘗驗人迎脈。恆大于兩手寸口脈數倍。未見相應齊等者。何夢瑶曰。人迎脈恆大于兩手寸脈。從無寸口反大于人迎者。是言信然。

滑伯仁曰。凡診脈之道。先須調平自己氣息。男左女右。先以中指定得關位。却齊下前後二指。初輕按以消息之。次中按消息之。然後自寸關至尺。逐部尋究。一呼一吸之間。要以脈行四至爲率。閏以太息。脈五至爲平脈也。其有太過不及。則爲病脈。看在何部。各以其脈斷之。診家樞要

又曰。三部之內。大小浮沉遲數同等。尺寸陰陽高下相符。男女左右強弱相應。四時之脈不相戾。命曰平人。其或一部之內。獨大獨小。偏遲偏疾。左右強弱相反。四時男女之相背。皆病脈也。凡病之見在上曰上病。在

下曰下病。左曰左病。右曰右病也。

又曰。持脈之要有三。曰舉。曰按。曰尋。輕手循之曰舉。重手取之曰按。不輕不重。委曲求之曰尋。初持脈輕手候之。脈見皮膚之間者陽也。府也。亦心肺之應也。重手得之。脈附於肉下者陰也。藏也。亦肝腎之應也。不輕不重。中而取之。其脈應於血肉之間者。陰陽相適。中和之應。脾胃之候也。若沉中沉之不見。則委曲而求之。若隱若見。則陰陽伏匿之脈也。三部皆然。

汪石山曰。按消息。謂詳細審察也。推。謂以指那移于部之上下而診之。以脈有長短之類也。又以指那移于部之內外而診之。以脈有雙弦單弦之類也。又以指推開其筋而診之。以脈有沉伏止絕之類也。

案脈經云。以意消息進退舉按之。脈要精微云。推而外之云云。石山釋消息及推字者。本此也。

吳山甫曰。東垣著此事難知。謂脈貴有神。有神者有力也。雖六數七極。三遲二敗猶生。此得診家精一之旨也。節菴辨傷寒脈法。以脈來有力爲陽證。沉微無力爲陰證。此發傷寒家之矇瞽也。杜清碧診論曰。浮而有力爲風。無力爲虛。沉而有力爲積。無力爲氣。遲而有力爲痛。無力爲冷。數而有力爲熱。無力爲瘡。各於其部見之。此得診家之領要也。脈語

孫光裕曰。愚按有力。亦不足以狀其神。夫所謂神。滋生胃氣之神也。於浮

沉遲數之中。有一段冲和神氣。不疾不徐。雖病無虞。以百病四時。皆以胃氣爲本是也。蔡氏曰。凡脈不大不小。不長不短。不浮不沉。不濇不滑。應手中和。意思欣欣。難以名狀者。爲胃氣。素問曰。得神者昌。失神者亡。以此。太初脈辨

滑伯仁曰。察脈須識上下來去至止六字。不明此六字。則陰陽虛實不別也。上者爲陽。來者爲陽。至者爲陽。下者爲陰。去者爲陰。止者爲陰也。上者。自尺部上於寸口。陽生於陰也。下者。自寸口下於尺部。陰生於陽也。來者。自骨肉之分。而出於皮膚之際。氣之升也。去者。自皮膚之際。而還於骨肉之分。氣之降也。應曰至。息曰止也。

又曰。診脈須要先識時脈胃脈與府藏平脈。然後及於病脈。時脈。謂春三月。六部中帶弦。夏三月俱帶洪。秋三月俱帶浮。冬三月俱帶沉。胃脈。謂中按得之脈和緩。府藏平脈。心脈浮大而散。肺脈浮濇而短。肝脈弦而長。脾脈緩而大。腎脈沈而軟滑。凡人府藏脈既平。胃脈和。又應時脈。乃無病者也。反此爲病。府藏部位。滑氏原五難菽法爲說。詳見樞要。今不繁引。

案府藏平脈。非指下可辨。蓋胃者五藏六府之大源也。胃脈和平。正知府藏之和平。即是應手中和者。不必逐部尋究也。

陳遠公曰。看脈。須看有神無神。實是祕訣。而有神無神。何以別之。無論浮

沉遲數濇滑大小之各脈。按指之下。若有條理。先後秩然不亂者。此有神之至也。若按指而充然有力者。有神之次也。其餘按指而微微鼓動者。亦謂有神。倘按之而散亂者。或有或無者。或來有力。而去無力者。或輕按有。而重按絕無者。或時而續。時而斷者。或欲續而不能。或欲接而不得。或沉細之中。倏有依稀之狀。或洪大之內。忽有飄渺之形。皆是無神之脈。脈至無神。卽爲可畏。當用大補之劑。急救之。倘因循等待。必變爲死脈。而後救之晚矣。辨證錄

又曰。平脈者。言各脈之得其平也。如浮不甚浮。沉不甚沉。遲不甚遲。數不甚數耳。人現平脈。多是胃氣之全也。胃氣無傷。又寧有疾病哉。此脈之所以貴得平耳。

王士亨曰。人生所稟氣血有變。故脈亦異常。有偏大偏小者。或一部之位無脈者。或轉移在他處者。其形或如蛇行雀啄亂絲。如旋轉於指下者。或有受氣自然者。或有因驚恐大病憂恚精神離散。遂致轉移而不守也。此陰陽變化不測。不可以理推。若不因是而得此脈者。非壽脈也。

祝茹穹曰。人一身以胃爲主。一陽之氣升于上。中實緋生物。其在脈中。難取形狀。診脈者。指下按之。渾渾緩緩。無形之可擬者。爲平脈也。但覺有形。便是六淫阻滯。便是病脈耳。心醫集

何夢瑤曰。四時之升降動靜發斂伸縮。相爲對待者也。極于二至。平於二分。故脈子月極沈。午月極浮。至卯酉而平。觀經文謂秋脈中衡。又謂夏脈在膚。秋脈下膚。冬脈在骨。則秋之不當以浮可言可知也。特以肺位至高。其脈浮。秋金配肺。故亦言浮耳。夫秋初之脈。仍帶夏象。言浮猶可。若于酉戌之月。仍求浮脈。不亦惑乎。夫于春言長滑。則于秋言短濇可知。于冬言沈實。則于夏言浮虛可知。書不盡言。言不盡意。是在讀者之領會耳。醫碥

案平脈不一。所謂不緩不急。不濇不滑。不長不短。不低不昂。不縱不橫。此形象之平也。一息五至。息數之平也。弦洪毛石。四時之平也。而人之稟賦不同。脈亦不一其形。此乃稟受之平也。吾家君有平脈攷一書。嘗詳及此云。

董西園曰。脈者血之府也。血充脈中。緣氣流行。肢體百骸。無所不到。故爲氣血之先機。憑此可以察氣血之盛衰。疾病未形。脈先昭著。故云先機。所謂脈者。即經脈也。若專以經爲脈。則反遺言氣血。但言血則遺氣。但言氣則遺血。故以脈明之。凡邪正虛實寒熱。憑此可推而得焉。醫級

又曰。瘦者肌肉薄。其脈輕手可得。應如浮狀。肥者肌肉豐。其脈重按乃見。當如沈類。反者必病。浮大動數滑。陽也。人無疾病。六部見此。謂之六陽脈。非病脈也。其人稟氣必厚。多陽少陰。病則多火。沈弱濇弦微。陰也。人

無所苦。六部皆然。謂之六陰脈。其人稟氣清平。多陰少陽。病則多寒。但六陰六陽之脈。不多見。偏見而不全見者。多有之。

吳幼清曰。五臟六腑之經。分布手與足。凡十二脈。魚際下寸內九分。尺內七分者。手太陰肺經之一脈也。醫者於左右寸關尺。輒名之曰此心脈。此脾脈。此肝脈。此腎脈。非也。手三部皆肺藏。而分其部位。以候他藏之氣焉耳。其說見於素問脈要精微論。而其所以然之故。則秦越人八十一難之首章發明至矣。是何也。脈者血之流派。氣使然也。肺居五藏之上。氣所出入之門戶也。脈行始肺終肝。而復會於肺。故其經穴。名曰氣口。而爲脈之大會。一身之氣。必於是占焉。（吳文定公集贈邵志可序）

何夢瑤曰。脈之形體。長而圓。如以水貫葱葉中。有長有短。有大有小。有虛有實。有緩有急。脈之行動。如以氣鼓葱葉中之水。使之流動也。有浮有沈。有遲有數。有濇有滑。

柳貫曰。古以動數候脈。是喫緊語。須候五十動。乃知五藏缺失。今人指到腕骨。即云見了。夫五十動。豈彈指間事耶。故學者當診脈問證。聽聲觀色。斯備四診而無失。（道傳集○頻湖脈學引）

汪石山曰。脈經云。浮爲風。爲虛。爲氣。爲嘔。爲厥。爲痞。爲脹。爲滿不食。爲熱爲內結等類。所主不一。數十餘病。假使診得浮脈。彼將斷其爲何病耶。

苟不兼之以望聞問。而欲的知其爲何病。吾謂戛戛乎其難矣。古人以切。居望聞問之後。則是望聞問之間。已得其病情。不過再診其脈。看病應與不應也。若病與脈應。則吉而易醫。脈與病反。則凶而難治。以脈參病。意蓋如此。曷嘗以診脈知病爲貴哉。夫脈經一書。拳拳示人以診法。而開卷入首。便言觀形察色。彼此參伍。以決死生。可見望聞問切。醫之不可缺一也。豈得而偏廢乎。

張景岳曰。脈者血氣之神。邪正之鑑也。有諸中。必形諸外。故血氣盛者。脈必盛。血氣衰者。脈必衰。無病者。脈必正。有病者。脈必乖。矧人之疾病。無過表裏寒熱虛實。只此六字。業已盡之。然六者之中。又惟虛實二字爲最要。蓋凡以表證裏證。寒證熱證。無不皆有虛實。既能知表裏寒熱。而復能以虛實二字決之。則千病萬病。可以一貫矣。且治病之法。無踰攻補。用攻用補。無踰虛實。欲察虛實。無踰脈息。雖脈有二十四名。主病各異。然一脈能兼諸病。一病亦能兼諸脈。其中隱微。大有玄祕。正以諸脈中。亦皆虛實之變耳。言脈至此。有神存矣。倘不知要。而泛焉求跡。則毫釐千里。必多迷誤。故予特表此義。有如洪濤巨浪中。則在乎牢執柁幹。而病值危難處。則在乎專辨虛實。虛實得眞。則標本陰陽。萬無一失。其或脈有疑似。又必兼證兼理。以察其孰客孰主。孰緩孰急。能知本末先

後。是卽神之至也矣。脈神草

又曰。據脈法所言。凡浮爲在表。沈爲在裏。數爲多熱。遲爲多寒。絃強爲實。微細爲虛。是固然矣。然疑似中尤有眞辨。此其關係非小。不可不察也。如浮雖屬表。而凡陰虛血少。中氣虧損者。必浮而無力。是浮不可以槩言表。沈雖屬裏。而凡表邪初感之深者。寒束皮毛。脈不能達。亦必沈緊。是沈不可以槩言裏。數爲熱。而眞熱者未必數。凡虛損之證。陰陽俱困。氣血張皇。虛甚者數必甚。是數不可以槩言熱。遲雖爲寒。凡傷寒初退。餘熱未清。脈多遲滑。是遲不可以槩言寒。弦強類實。而眞陰胃氣大虧。及陰陽關格等證。脈必豁大而弦健。是強不可以槩言實。微細類虛。而凡痛極氣閉。營衞壅滯不通者。脈必伏匿。是伏不可以槩言虛。由此推之。則不止是也。凡諸脈中皆有疑似。皆有眞辨。診能及此。其必得鳶魚之學者乎。不易言也。

又曰。治病之法。有當舍證從脈者。有當舍脈從證者。何也。蓋證有眞假。脈亦有眞假。凡見脈證有不相合者。則必有一眞一假。隱乎其中矣。故有以陽證見陰脈者。有以陰證見陽脈者。有以虛證見實脈者。有以實證見虛脈者。此陰彼陽。此虛彼實。將何從乎。病而遇此。最難下手。最易差錯。不有眞見。必致殺人。矧今人只知見在。不識隱微。凡遇證之實。而脈之虛者。必直攻其證。而忘其脈之眞虛也。或遇脈之弦大。而證之虛者。亦必直攻其脈。而忘其證之無實也。此其故正以似虛似實。疑本難明。當舍當從。孰知其要。醫有迷途。莫此爲甚。余嘗熟察之矣。大都證實脈虛者。必其證爲假實也。脈實證虛者。必其脈爲假實也。何以見之。如外雖煩熱。而脈見微弱者。必火虛也。腹雖脹滿。而脈見微弱者。必胃虛也。虛火虛脹。其堪攻乎。此宜從脈之虛。不從證之實也。其有本無煩熱。而脈見洪數者。非火邪也。本無脹滯。而脈見弦強者。非內實也。無熱無脹。其堪瀉乎。此宜從證之虛。不從脈之實也。凡此之類。但言假實。不言假虛。果何意也。蓋實有假實。虛無假虛。假實者病多變幻。此其所以有假也。假虛者。虧損既露。所以無假也。大凡脈證不合者。中必有奸。必先察其虛。以求根本。庶乎無誤。此誠不易之要法也。

又曰。眞實假虛之候。非曰必無。如寒邪內傷。或食停氣滯。而心腹急痛。以致脈道沈伏。或促或結一證。此以邪閉經絡而然。脈雖若虛。而必有痛脹等證可據者。是誠假虛之脈。本非虛也。又若四肢厥逆。或惡風怯寒。而脈見滑數一證。此由熱極生寒。外雖若虛。而內有煩熱便結等證可據者。是誠假虛之病。本非虛也。大抵假虛之證。只此二條。若有是實脈。而無是實證。卽假實脈也。有是實證。而無是實脈。卽假實證也。知假知眞。卽知所從舍矣。

又曰。又有從脈從證之法。乃以病有輕重爲言也。如病本輕淺。別無危候者。因見在以治其標。自無不可。此從證也。若病關藏氣。稍見疑難。則必須詳辨虛實。憑脈下藥。方爲切當。所以輕者從證。十惟一二。重者從脈。十當八九。此脈之關係非淺也。雖曰脈有眞假。而實由人見之不眞耳。脈亦何從假哉。

陳士鐸曰。脈有陰陽之不同。王叔和分七表八裏。似乎切脈分明。不知無一脈無陰陽。非浮爲陽而沈爲陰。遲爲陰而數爲陽也。陰中有陽。陽中有陰。於中消息。全在臨症時察之。心可意會。非筆墨能繪畫耳。

董西園曰。浮爲表證。法當表汗。此其常也。然亦有宜下者。仲景云。若脈浮大。心下鞕有熱。屬藏者攻之。不令發汗者是也。脈沈屬裏。治宜從下。而亦有宜汗者。如少陰病始得之。反發熱而脈沈者。麻黃附子細辛湯微汗之是也。脈促爲陽盛。當用葛根芩連淸之矣。若促而厥冷者。爲虛脫。非灸非溫不可。此又非促爲陽盛之脈也。脈遲爲寒。當用薑附溫之矣。若陽明脈遲。不惡寒。身體濈濈汗出。則用大承氣湯。此又非遲爲陰寒之脈矣。四者皆從症。不從脈也。至若從脈舍症之治。如表證宜汗。此常法也。仲景曰。病發熱頭痛而脈反沈。身體疼痛者。當先救裏。用四逆湯。

此從脈沈爲治也。此條若無頭疼。乃可竟從裏治。否則尚宜斟酌。裏實用下。此常法也。如日晡發熱者。屬陽明。若脈浮虛者。宜法汗。用桂枝湯。此從脈浮爲治也。結胸證具。自當以大小陷胸治之矣。若脈浮大者不可陷。陷之則死。是宜從脈證而酌解之也。身疼痛者。當以桂枝發之。若尺中遲者。不可汗。以營血不足故也。是宜從脈而調其營矣。此四者。從脈不從證也。

朱丹溪曰。凡看脈。如得惡脈。當覆手取。如與正取同。乃元氣絕。必難治矣。如與正取不同。乃陰陽錯綜。未必死。丹溪纂要

高武曰。人或有寸關尺三部脈不見。自列缺至陽谿脈見者。俗謂之反關脈。此經脈虛。而絡脈滿。千金翼謂陽脈逆反大於寸口三倍。叔和尚未之及。而況高陽生哉。鍼灸聚英○案所引千金翼。今無攷。 虞天民曰。此地天交泰。生成無病之脈耳。學者可不曉歟。醫學正傳 張路玉曰。脈之反關者。皆由脈道阻礙。故易位而見。自不能條暢如平常之脈也。有一手反關者。有兩手反關者。有從關斜走至寸。而反關者。有反於內側。近大陵而上者。有六部原如絲。而陽谿列缺。別有一脈。大於正位者。亦有諸部皆細小不振。中有一粒如珠者。此經脈阻結於其處之狀也。診宗三昧

案至真要論云。諸不應者。反其診則見矣。王啓玄註曰。不應者。皆爲脈沈。脈沈下者。仰手而沈。覆其手則沈爲浮。細爲大也。陶節菴云。病人若平素原無正取脈。須用覆手取之。脈必見也。此屬反關脈。診法與正取法

同。若平素正取有脈。後因病診之無脈者。亦當覆手取之。取之而脈出者。陰陽錯亂也。宜和合陰陽。如覆取正取俱無脈者必死矣。此爲反法。王陶所說。今驗之極如其言。脈伏甚者。亦當以此法診得焉。

醫學綱目。載開寶寺僧。衣鉢甚厚。常施惠於人。孫兆重之與往還。一日謂孫曰。某有一事。於翁約賞罰爲戲。可否。孫曰。如何爲賞罰。僧曰。若診吾脈。若知某病。賞三十千爲一筵。若不中罰十千歸小僧。孫曰。諾。與之診。左手無脈。右手有脈。遂尋左手之脈。乃轉左臂上。動搖如常。孫曰。此異脈也。醫書不載。脈行常道。豈有移易之理。往昔少年爲驚撲。震動心神。脈脫舊道。乍移臂外。復遇驚撲。不能再歸。年歲長大。氣血已定。不能復移。目下無病爾。僧曰。某襁褓而撲背幾死。固宜脈失所。某亦平生無病。亦不曾診脈。聞公神醫試驗之。果神醫也。〇按此疑因驚撲爲反關之脈者。世亦間有焉。姑附于斯。

董西園曰。老者氣血已衰。脈宜衰弱。過旺則病。若脈盛而不躁。健飯如常。此稟之厚。壽之徵也。若強而躁疾。則爲孤陽。少壯者脈宜充實。弱則多病。謂其氣血日盈之年。而得此。不足故也。若脈體小而和緩。三部相等。此稟之靜。養之定也。惟細而勁急者。則爲不吉。故執脈審症者。一成之矩也。隨人變通者。圓機之義也。肥盛之人。氣盛於外。而肌肉豐厚。其脈多洪而沈。瘦小之人。氣急於中。肌肉淺薄。其脈多數而浮。酒後之脈必數。食後之脈常洪。遠行之脈必疾。久饑之脈必空。孩提襁褓。脈數爲常也。

葉文齡曰。脈經云。性急人脈躁。性緩人脈靜。夫脈乃氣血之運。而行於呼吸者也。血稟偏勝。必多緩。陰之靜也。氣稟偏勝。必多急。陽之躁也。以此只可論人之氣血。孰爲不足。不可以性情。而謂躁靜者也。醫學統旨

陳無擇曰。經云。常以平旦陰氣未動。陽氣未散。飲食未進。經脈未盛。絡脈調勻。乃可診有過之脈。或有作爲。當停寧食頃。俟定乃診。師亦如之。釋曰。停寧俟定。即不拘於平旦。況倉卒病生。豈待平旦。學者知之。三因方

徐春甫曰。無脈之候。所因不一。久病無脈。氣絶者死。暴病無脈。氣鬱可治。傷寒頭風。痰積經閉。憂驚折傷。關格吐利。氣運不應。斯皆勿忌。

沈朗仲曰。久病服藥後。六脈俱和。偶一日診。或數或細。或虚弱。或變怪異常。即當細問起居之故。或因一夜不睡而變者。或因勞役惱怒。或因感冒風寒。各隨其所感而治之。病機彙編

脈學輯要卷中

東都　丹波元簡廉夫　著

浮

十八難曰。浮者。脈在肉上行也。

滑伯仁曰。浮。不沈也。按之不足。輕舉有餘。滿指浮上。曰浮。診家樞要

張介賓曰。大都浮而有力有神者。爲陽有餘。陽有餘。則火必隨之。或痰見於中。或氣壅於上。可類推也。浮而無力空豁者。爲陰不足。陰不足。則水虧之候。或血不營心。或精不化氣。中虛可知也。若以此等爲表證。則害莫大矣。其有浮大弦鞕之極。甚至四倍以上者。內經謂之關格。此非有神之謂。乃眞陰虛極。而陽元無根。大凶之兆也。

張路玉曰。浮脈者。下指卽顯浮象。按之稍減而不空。舉之泛泛而流利。不似虛脈之按之不振。芤脈之尋之中空。濡脈之綿耎無力也。浮爲經絡肌表之應。良由邪襲三陽經中。鼓搏脈氣於外。所以應指浮滿也。故凡浮脈主病。皆屬於表。但須指下有力。卽屬有餘客邪。其太陽本經風寒營衞之辨。全以浮緩浮緊分別。而爲處治。其有寸關俱浮。尺中遲弱者。營氣不足。血少之故。見太陽一經。咸以浮爲本脈。一部不逮。虛實懸

殊。亦有六脈浮遲。而表熱裏寒。下利清穀者。雖始病有熱。可驗太陽。其治與少陰之虛陽發露不異。凡病久而脈反浮者。此中氣虧乏。不能內守也。若浮而按之漸衰。不能無假象發見之虞。又雜症之脈浮者。皆爲風象。如類中風痱之脈浮。喘欬痞滿之脈浮。煩瞑衄血之脈浮。風水皮水之脈浮。消癉便血之脈浮。泄瀉膿血之脈浮。如上種種。或與證相符。或與證乖互。咸可治療。雖內經有陽辟下白沫。脈沈則生。脈浮則死之例。然初起多有浮脈。可用升散而愈。當知陰病見陽脈者生。非若沈細虛微之反見狂妄躁渴。難於圖治。醫通

芤

王士亨曰。芤脈之狀。如浮而大。於指面之下中斷。

張三錫曰。芤。草名。其葉類葱而中空。指下浮大而無力者是也。亡血陰虛。陽氣浮散之象也。血爲氣配。陰血既傷。陽無所附。故有此脈。諸失血過多。及產後多見。四診法

劉三點曰。芤。浮而無力。理玄祕要

張介賓曰。浮大中空。按如葱管。芤爲孤陽脫陰之候。爲失血脫血。爲氣無所歸。爲陽無所附。芤雖陽脈。而陽實無根。總屬大虛之候。

案芤脈。攷古今諸說。大抵有三義。有謂浮大而軟。案之成兩條。中間空者。王叔和。崔嘉彥所說是也。有謂浮

沈有力。中取無力者。李士材。張路玉所説是也。有謂浮而按之無力者。王士亨。張三錫所説是也。內經無芤脈。考諸仲景書。曰。脈弦而大。弦則爲減。大則爲芤。減則爲寒。芤則爲虛。又曰。脈浮而緊。按之反芤。此爲本虛。又曰。脈浮而芤。浮爲陽。芤爲陰。又曰。趺陽脈浮而芤。浮者衛氣衰。芤者營氣傷。此皆浮而無根之謂。而非謂他之體狀也。浮沈有。而中取無者。董西園。黄韞兮。嘗辨無其脈。極是矣。其按之中央空爲兩條者。即是雙弦之脈。於常患瘕聚人間見之耳。巢源積聚候。診得心脈。沈而芤。時上下無常處。此蓋以中央空而兩邊有爲義者。周禮醫聖階梯云。先君菊潭翁嘗曰。吾老醫也。從來不見芤脈。此蓋眩于諸家謬説。而不求諸古經故也。

滑

孫思邈曰。按之如動珠子。名曰滑。滑。陽也。千金翼

滑伯仁曰。滑。不澀也。往來流利。如盤走珠。

張介賓曰。往來流利。如盤走珠。凡洪大芤實之屬。皆其類也。乃氣實血壅之候。爲痰逆。爲食滯。爲嘔吐。爲滿悶。滑大滑數。爲內熱。上爲心肺頭目咽喉之熱。下爲小腸膀胱二便之熱。婦人脈滑數而經斷者。爲有孕。若平人脈滑而和緩。此自榮衛充實之佳兆。若過於滑大。則爲邪熱之病。又凡病虛損者。多有弦滑之脈。此陰虛然也。瀉利者亦多弦滑之脈。此脾腎受傷也。不得通以火論。

案傷寒論。以滑爲熱實之脈。曰。脈反滑。當有所去。下之乃愈。曰。脈滑而疾者。小承氣湯主之。曰。脈浮滑。此表

有熱裏有寒。曰。脈滑而厥者。裏有熱也。曰。脈滑而數者。有宿食也。此皆爲陽盛熱實之候。然虛家有反見滑脈者。乃是元氣外泄之候。學者可不細心體認哉。

洪

嚴三點曰。洪。如春潮之初至。按之懰懰然。脈法微旨○案字書。懰。劉同。怨也。於義難叶。當是㨨㨨之訛。

吳山甫曰。洪。猶洪水之洪。脈來大而鼓也。若不鼓則脈形雖闊大。不足以言洪。如江河之大。若無波濤洶湧。不得謂之洪。

張介賓曰。洪。大而實也。舉按皆有餘。洪脈爲陽。凡浮芤實大之屬。皆其類也。爲血氣燔灼。大熱之候。浮洪爲表熱。沉洪爲裏熱。此陽實陰虛。氣實血虛之候。若洪大至極。甚至四倍以上者。是卽陰陽離絕。關格之脈也。不可治。

張路玉曰。洪脈者。既大且數。指下累累如連珠。如循琅玕。不似實脈之舉按逼逼。滑脈之耎滑流利也。洪爲火氣燔灼之候。仲景有服桂枝湯。大汗出大煩渴不解。脈洪爲溫病。又屢下而熱勢不解。脈洪不減。謂之壞病。多不可救。洪爲陽氣滿溢。陰氣垂絕之脈。故藹藹如車蓋者爲陽結。脈浮而洪。身汗如油。爲肺絕。卽雜病脈洪。皆火氣亢甚之兆。若病後久虛。虛勞失血。泄瀉脫元。而見洪盛之脈。尤非所宜。惟惛濁下賤。脈多洪實。又不當以實熱論也。

董西園曰。洪。火象也。其形盛而且大。象夏之旺氣。火脈也。若以浮大有力爲洪脈。則沈而盛大者。將非洪脈乎。故脈見盛大。卽當以洪脈論也。

案滑氏以來以鉤洪爲一脈。予謂洪以廣而言。鉤以來去而言。雖俱屬于夏脈。不能無異。當考素難之文。張路玉特有洪鉤似同。而實不類之說。而其言含糊不明。又案脈經一說。並孫思邈。及近代何夢瑶輩。皆以浮大爲洪脈。故董氏辨之是也。

數 附疾

王叔和曰。數脈去來促急。一曰。一息六七至。一曰。數者。進之名。

吳山甫曰。數。醫者一呼一吸。病者脈來六至。曰數。若七至八至。則又數也。九至十至。十一至。十二至。則數之極矣。七至曰甚。八至已爲難治。九至以上。皆爲不治。若嬰兒純陽之氣。則七至八至。又其常也。不在大人之例。

徐春甫曰。沈數有力。實火內爍。沈數無力。虛勞爲惡。雜病初逢。多宜補藥。病退數存。未足爲樂。數退證危。眞元以脫。數按不鼓。虛寒相搏。微數禁灸。洪數爲火。數候多凶。勻健猶可。

張介賓曰。五至六至以上。凡急疾緊促之屬。皆其類也。爲寒熱。爲虛勞。爲外邪。爲癰瘍。滑數洪數者多熱。澁數細數者多寒。暴數者多外邪。久數者必虛損。數脈有陰有陽。今後世相傳。皆以數爲熱脈。及詳考內經。

則但曰諸急者多寒。緩者多熱。滑者陽氣盛。微有熱。曰麄大者。陰不足陽有餘。爲熱中也。曰緩而滑者。曰熱中。舍此之外。則並無以數言熱者。而遲冷數熱之說。乃始自難經。云數則爲熱。遲則爲寒。今舉世所宗。皆此說也。不知數熱之說。大有謬誤。何以見之。蓋自余歷驗以來。凡見內熱伏火等證。脈反不數。而惟洪滑有力。如經文所言者。是也。

薛愼齋曰。人知數爲熱。不知沈細中見數爲寒甚。眞陰寒證。脈常有一息七八至者。但按之無力而數耳。宜深察之。（傷寒後條辨）

汪石山曰。大凡病見數脈。多難治療。病久脈數。尤非所宜。（醫按）

蕭萬輿曰。數按不鼓。則爲虛寒相搏之脈。數大而虛。則爲精血銷竭之脈。細疾如數。陰燥似陽之候也。沈弦細數。虛勞垂死之期也。蓋數本屬熱。而眞陰虧損之脈。亦必急數。然愈數則愈虛。愈虛則愈數。此而一差。生死反掌。（軒岐救正論）

張路玉曰。數脈者。呼吸定息六至以上。而應指急數。不似滑脈之往來流利。動脈之厥厥動搖。疾脈之過於急疾也。數爲陽盛陰虧。熱邪流薄於經絡之象。所以脈道數盛。火性善動而躁急。故傷寒以煩躁脈數者爲傳。脈靜者爲不傳。有火無火之分也。人見脈數。悉以爲熱。不知亦有胃虛。及陰盛拒陽者。若數而浮大。按之無力。寸口脈細數者虛也。

疾

滑伯仁曰。疾。盛也。快於數而疾。呼吸之間。脈七至。熱極之脈也

李士材曰。六至以上。脈有兩種。或名曰疾。或名曰極。總是急速之形。數之極也。是惟傷寒熱極。及勞瘵虛憊人。方見此脈。陰髓下竭。陽光上亢。有日無月。可與之決死期矣。必至喘促聲嘶。僅呼吸于胸中數寸之間。而不能達于根蒂。眞陰極于下。孤陽亢於上。而氣之短已極矣。一息八至之候。則氣已欲脫。而猶冀以草木生之。何怪其不相及。（診家正眼）

張路玉曰。疾脈。有陰陽寒熱眞假之異。如疾而按之益堅。乃亢陽無制眞陰垂絕之候。若疾而按之不鼓。又爲陰邪暴虐。陰陽發露之徵。嘗攷先輩治按。有傷寒面赤目赤。煩渴引飮。而不能嚥。東垣以薑附人參。汗之而愈。又傷寒畜熱內盛。陽厥極深。脈疾至七八至以上。人皆誤認陰毒。守眞以黃連解毒。治之而安。斯皆證治之明驗也。惟疾而不躁。按之稍緩。方爲熱證之正脈。脈法所謂疾而洪大。苦煩滿。疾而沈細。腹中痛。疾而不大不小。雖困可治。其有大小者難治也。至若脈至如喘。脈至如數。得之暴厥暴驚者。待其氣復自平。迨夫脈至浮合。一息十至以上。較之六數七疾八極更甚。得非虛陽外騖之兆乎。

案疾者。乃數之甚也。故脈經脈訣。並不別舉之。吳山甫云。疾。卽數也。所謂躁者。亦疾也。所謂駛者。亦疾也。攷

傷寒論。脈若靜者。爲不傳。脈數急者。爲傳。躁。乃靜之反。云躁亦疾也者。固是也。千金方論脚氣云。浮大而緊駃。最惡脈也。或沈細而駃者。同是惡脈。今驗之病者。脚氣惡證。脈多數疾。而來去甚銳。蓋是駃之象。則似不可直以駃爲疾也。

促

高陽生曰。促者。速也。迫也。近也。陽也。指下尋之極數。併居寸口。曰促。漸加即死。漸退即生。脈訣

楊仁齋曰。促者。陽也。貫珠而上。促於寸口。出於魚際。尋之數急。時似止而復來。

王士亨曰。促脈之狀。自尺上下寸口。促急有來無去。此榮衞無度數。陰氣促陽也。

黃星陽曰。促者。促於寸口。出於魚際。尋之較急。似止而復來。濟世丹砂

方龍潭曰。夫促脈者。脈之疾促。併居寸口之謂也。蓋促者。數之勝。數者促之源。先數而後促。此至數之極也。脈經曰。六至爲數。數者。即熱證。轉數轉熱。正此謂也。脈經直指

案辨脈法。并王氏脈經。以促爲數中一止之脈。非也。素問平人氣象論曰。寸口脈。中手促上擊甲乙經。擊字作數。者。曰肩背痛。此促。急促之義。故脈訣爲併居寸口之謂。今詳促無歇止之義。脈訣爲得矣。仲景論促脈四條。曰。傷寒脈促。手足厥逆者。可灸之。此蓋虛陽上奔。脈促于寸部也。曰。太陽病。下之後。脈促胸滿者。桂枝去芍

藥湯主之。若微惡寒者。去芍藥加附子湯主之。曰。太陽病。桂枝證。醫反下之。利遂不止。脈促者。表未解。喘而汗出者。葛根黃連黃芩湯主之。錢天來傷寒溯源集曰。脈促者。非脈來數。時一至復來之數也。即急促。亦可謂之促也。曰。太陽病。下之其脈促。不結胸者。此爲欲解也。胸滿也。喘而汗出也。結胸也。皆爲邪盛于上部。故脈急促于寸口者。非數中一止之義也明矣。後漢荀悅申鑒云。氣長者以關息。氣短者其息稍升。其脈稍促。其神稍越。此乃爲數促于寸口之義。雖非醫家之言。亦可以爲左證矣。

周寅卿醫說會編云。羅謙甫治赤馬剌。食炙兔內傷。視其脈。氣口大二倍於人迎。關脈尤有力。乃用備急丸。大黃巴豆之劑。及無憂散。上吐下利。始平復。案出衞生寶鑑。項彥章。治食馬肉。服大黃巴豆。病轉劇。其脈促。宜引之上達。次復利之以徹餘垢而出。案出醫史。所謂上部有脈。下部無脈。其人當吐者是也。夫傷物一也。而治之不同。藥之有異何哉。由乎脈之異而已。天下之醫。治病有不由脈。以有限之藥。應無窮之病者。吾不知其何謂也。舉此一端。以證其弊。學醫君子。其不可不盡心焉。

吳山甫曰。上魚者。上於魚際也。世人常有此脈。不可一例論也。有兩手上魚者。有一手上魚者。若平人神色充實。而有此脈者。此天稟之厚。元氣充滿。上溢於魚也。其人必壽。若人素無此脈。一旦上魚者。此病脈也。難經云。遂上魚爲溢。脈經云。脈出魚際。逆氣喘急。史記。濟北王侍人韓女得此脈之類是。

案上魚。乃是併居寸口之甚者。故附于此。

弦

王叔和曰。弦脈。如張弓弦。（出脈經註）

嚴三點曰。弦。如箏弦。長過指而有力。

王文潔曰。弦。一條而來。按之不移。舉之應手端直弦。曰弦。（脈訣圖註評林）

李中梓曰。素問云。端直以長。（玉機眞藏）叔和云。如張弓弦。巢氏云。按之不移。綽綽如按琴瑟絃。同父云。從中直過。挺然指下。諸家之論弦脈。可謂深切著明矣。

高鼓峯曰。弦如弓弦之弦。按之勒指。胃氣將絕。五藏無土。木氣太甚。卽眞藏脈。凡病脈見之卽凶。（已任編）

吳山甫曰。雙弦者。脈來如引二線也。爲肝實。爲痛。若單弦。只一線耳。

徐忠可曰。有一手兩條脈。亦曰雙弦。此乃元氣不壯之人。往往多見此脈。亦屬虛。適愚槩溫補中氣。兼化痰。應手而愈。（金匱要略論註）

黃韞兮曰。脈經謂弦脈舉之無有。按瘧脈有浮弦者。未嘗舉之有無也。經曰。瘧皆生於風。惟生於風。故其脈浮弦。且頭疼如破也。卽脈經傷寒條中。亦有陽明中風脈弦浮之語。則所謂弦脈舉之無有。疑其誤也。（脈確）

案弦脈大要有三。有邪在少陽者。（瘧邪亦在少陽。故金匱云。瘧脈自弦。）有血氣收斂筋脈拘急者。（腹痛。脇痛。痃氣疝瘕。故多兼見弦脈。）有胃氣衰敗。木邪乘土者。（虛勞多見弦細數是）辨脈。弦爲陰。脈訣。弦爲陽。並非也。又案張路玉曰。寸弦尺弦。以證病氣之升沈。夫弦可亘三部而診得之。豈有寸弦而關尺見他脈。尺弦而寸關見他脈之理乎。故今不取也。

藥湯主之。若微惡寒者。去芍藥加附子湯主之。曰。太陽病。桂枝證。醫反下之。利遂不止。脈促者。表未解。喘而汗出者。葛根黃連黃芩湯主之。錢天來傷寒溯源集曰。脈促者。非脈來數。時一止復來之數也。即急促。亦可謂之促也。曰。太陽病。下之其脈促。不結胸者。此爲欲解也。胸滿也。喘而汗出也。結胸也。皆爲邪盛于上部。故脈急促于寸口者。非數中一止之義也明矣。後漢荀悅申鑒云。氣長者以關息。氣短者其息稍升。其脈稍促。其神稍越。此乃爲數促于寸口之義。雖非醫家之言。亦可以爲左證矣。

周寅卿醫說會編云。羅謙甫治赤馬刺。食炙兔內傷。視其脈。氣口大二倍於人迎。關脈尤有力。乃用備急丸。大黃巴豆之劑。及無憂散。上吐下利。始平復。案出衛生寶鑑項彥章。治食馬肉。服大黃巴豆。病轉劇。其脈促。宜引之上達。次復利之以徹餘垢而出。案出醫史所謂上部有脈。下部無脈。其人當吐者是也。夫傷物一也。而治之不同。藥之有異何哉。由乎脈之異而已。天下之醫。治病有不由脈。以有限之藥。應無窮之病者。吾不知其何謂也。舉此一端。以證其弊學醫君子。其不可不盡心焉。

吳山甫曰。上魚者。上於魚際也。世人常有此脈。不可一例論也。有兩手上魚者。有一手上魚者。若平人神色充實。而有此脈者。此天稟之厚。元氣充滿。上溢於魚也。其人必壽。若人素無此脈。一旦上魚者。此病脈也。難經云。遂上魚爲溢。脈經云。脈出魚際。逆氣喘急。史記。濟北王侍人韓女得此脈之類是。

案上魚。乃是併居寸口之甚者。故附于此。

弦

王叔和曰。弦脈。如張弓弦。出脈經註

巖三點曰。弦如箏弦。長過指而有力。

王文潔曰。弦。一條而來。按之不移。舉之應手端直。曰弦。脈訣圖註評林

李中梓曰。素問云。端直以長。玉機眞藏 叔和云。如張弓弦。巢氏云。按之不移。綽綽如按琴瑟絃。同父云。從中直過。挺然指下。諸家之論弦脈。可謂深切著明矣。

高鼓峯曰。弦如弓弦之弦。按之勒指。胃氣將絕。五藏無土。木氣太甚。卽眞藏脈。凡病脈見之卽凶。已任編

吳山甫曰。雙弦者。脈來如引二線也。爲肝實。爲痛。若單弦。只一線耳。

徐忠可曰。有一手兩條脈。亦曰雙弦。此乃元氣不壯之人。往往多見此脈。亦屬虛。適愚槩溫補中氣。兼化痰。應手而愈。金匱要略論註

黃韞兮曰。脈經謂弦脈舉之無有。按瘧脈有浮弦者。未嘗舉之有無也。經曰。瘧皆生於風。惟生於風。故其脈浮弦。且頭疼如破也。卽脈經傷寒條中。亦有陽明中風脈弦浮之語。則所謂弦脈舉之無有。疑其誤也。脈確

案弦脈大要有三。有邪在少陽者。瘧邪亦在少陽。故金匱云。瘧脈自弦。有血氣收斂筋脈拘急者。腹痛。脇痛。痃氣疝瘕。故多兼見弦脈。有胃氣衰敗。木邪乘土者。虛勞多見弦細數是。辨脈。弦爲陰。脈訣。弦爲陽。並非也。又案張路玉曰。寸弦尺弦。以證病氣之升沈。夫弦可亘三部而診得之。豈有寸弦而關尺見他脈。尺弦而寸關見他脈之理乎。故今不取也。

緊

王叔和曰。緊脈。數如切繩狀。一曰。如轉索之無常。○案一曰見辨脈法。

案緊之一脈。古今脈書。無得其要領者。皆謂與弦相似。予家君嘗曰。素問。仲景。所謂緊脈。必非如諸家所說也。蓋緊。卽不散也。謂其廣有界限。而脈與肉劃然分明也。寒主收引。脈道爲之緊束。而不敢開散渙漫。故傷寒見此脈也。乃不似弦脈之弦緪三關。端直挺長也。矧於數脈之呼吸六七至。無孥騙也。如轉索。如切繩。戴氏輩雖巧作之解。而不知轉索切繩。原是謬說。按金匱曰。脈緊如轉索無常者。有宿食。脈經。作左右無常。此謂其脈緊。而且左右夭矯。如轉索無常者。有宿食之候也。非謂緊脈。卽其狀如轉索無常也。叔和乃誤讀此條。於辨脈法則云。脈緊者。如轉索無常也。亦何不思之甚也。而更又生一說。於脈經則云。數如切繩狀。去緊之義益遠矣。後世諸家。率祖述叔和。故盡不可從也。嗚呼。緊脈之義。從前模糊。幸賴家君之剖析。得闡發古賢之本旨。孰不遵守乎哉。傷寒例云。脈至如轉索者。其日死。緊脈。豈盡死脈乎。

案孫光裕曰。經文未嘗言緊。內經曰急。未有緊脈之名。此失攷耳。平人氣象論云。盛而緊曰脹。示從容論。切脈浮大而緊。又靈樞禁服篇。緊爲痛痺。且急有二義。有弦急。有數急。皆與緊脈不相干焉。

沈

王叔和曰。沈脈。舉之不足。按之有餘。一曰。重按之乃得。

王士亨曰。沈脈之狀。取之於肌肉之下得之。

黎民壽曰。沈者。陰氣厥逆。陽氣不舒之候。沈與浮對。浮以陽邪所勝。血氣發越而在外。故爲陽主表。沈以陰邪所勝。血氣困滯不振。故爲陰主

裏。（決脈精要）

吳綬曰。沈。診法。重手按至筋骨之上。而切之。以察裏證之虛實也。若沈微沈細沈遲沈伏。無力。爲無神。爲陰盛而陽微。急宜生脈回陽也。若沈疾沈滑沈實。皆有力。爲熱實。爲有神。爲陽盛而陰微。急宜養陰以退陽也。大抵沈診之法。最爲緊關之要。以決陰陽冷熱。用藥生死。在於毫髮之間。不可不仔細而謹察之。凡脈中有力。爲有神。爲之可治。脈中無力。爲無神。爲難治。（傷寒蘊要）

張介賓曰。沈雖屬裏。然必察其有力無力。以辨虛實。沈而實者。多滯多氣。故曰。下手脈沈。便知是氣。停積滯者。宜消宜攻。沈而虛者。因陽不達。因氣不舒。陽虛氣陷者。宜溫宜補。其有寒邪外感。陽爲陰蔽。脈見沈緊而數。及有頭疼身熱等證者。正屬邪表。不得以沈爲裏也。

蕭萬輿曰。每見表邪初感之際。風寒外束。經絡壅盛。脈必先見沈緊。或伏或止。是不得以陽證陰脈爲惑。惟亟投以清表之劑。則應手汗洩而解矣。此沈脈之疑似。不可不辨也。

何夢瑤曰。浮沈有得于稟賦者。趾高氣揚之輩。脈多浮。鎮靜沈潛之士。脈多沈也。（又肥人多沈。瘦人多浮。）有變于時令者。春夏氣升而脈浮。秋冬氣降而脈沈也。其因病而致者。則病在上（人身之上部也）在表在府者。其脈浮。（上表府皆屬陽。浮脈亦屬陽。陽

伏

病見陽脈也。在下在裏在藏者。其脈沈也。

十八難曰。伏者。脈行筋下也。

王叔和曰。伏脈。極重指按之。著骨乃得。

戴同父曰。伏脈。初下指輕按不見。次尋之中部。又不見。次重手極按。又無其象。直待以指推其筋於外。而診乃見。蓋脈行筋下也。若如常診。不推筋以求。則無所見昧者以爲脈絶也。芤脈因按而知。伏脈因推而得。伏與沈相似。沈者重按乃得。伏者重按亦不得。必推筋乃見也。若重按不得。推筋著骨全無。則脈絶無而非伏矣。刊誤脈訣

張介賓曰。如有如無。附骨乃見。此陰陽潛伏。阻隔閉塞之候。或火閉而伏。或寒閉而伏。或氣閉而伏。爲痛極。爲霍亂。爲疝瘕。爲閉結。爲氣逆。爲食滯。爲忿怒。爲厥逆水氣。伏脈之體。雖細微。亦必隱隱有力。凡伏脈之見。雖與沈微細脫者相類。而實有不同也。蓋脈之伏者。以其本有如無。而一時隱蔽不見耳。此有胸腹痛劇而伏者。有氣逆於經。脈道不通而伏者。有偶因氣脫。不相接續而伏者。然此必暴病暴逆者。乃有之。調其氣。而脈自復矣。若此數種之外。其有積困延綿。脈本細微。而漸至隱伏者。此自殘燼將絶之兆。安得尚有所伏。

吳又可温疫論云。温疫得裏證。神色不敗。言動自如。别無怪證。忽然六脈如絲。微細而軟。甚至於無。或兩手俱無。或一手先伏。察其人不應有此脈。今有此脈者。緣應下失下。内結壅閉。營氣逆于内。不能達于四末。此脈厥也。亦多有過用黄連石膏諸寒之劑。強遏其熱。致邪愈結。脈愈不行。醫見脈微欲絶。以爲陽症得陰脈。爲不治。委而棄之。以此誤人甚衆。若更用人參生脈散輩。禍不旋踵。宜承氣緩緩下之。六脈自復。

革

徐春甫曰。革。爲皮革。浮弦大虛。如按鼓皮。内虛外急。

李東璧曰。諸家脈書。皆以爲牢脈。故或有革無牢。有牢無革。混淆不辨。不知革浮牢沈。革虛牢實。形證皆異也。瀕湖脈學

何夢瑶曰。弦大遲而浮虛者。爲革。如按鼓皮。内虛空而外繃急也。

案仲景曰。脈弦而大。弦則爲減。大則爲芤。減則爲寒。芤則爲虛。寒虛相搏。此名爲革。婦人則半產漏下。男子則亡血失精。因此觀之。時珍辨諸家之誤爲得矣。王士亨曰。革脈如湧泉。謂出而不返也。此原脈要精微。渾渾革至之革爲義。恐與此不相干焉。

牢

孫思邈曰。牢脈。按之實強。其脈有似沈伏。名曰牢。牢。陽也。千金翼〇案千金方。牢。作革。誤也。

楊玄操曰。按之但覺堅極。曰牢。難經註

沈氏曰。似沈似伏。牢之位也。實大弦長。牢之體也。瀕湖脈學

李中梓曰。牢。在沈分。大而弦實。浮中二候。了不可得。按牢有二義。堅固牢實之義。又深居在內之義也。故樹以根深爲牢。蓋深入于下者也。監獄以禁囚爲牢。深藏于內者也。伏脈雖重按之。亦不可見。必推筋至骨。乃見其形。而牢脈既實大弦長。纔重按之。便滿指有力矣。

張路玉曰。叔微云。牢則病氣牢固。在虛證絕無此脈。惟風痙拘急。寒疝暴逆。堅積內伏。乃有此脈。固壘在前。攻守非細。設更加之以食塡中土。大氣不得流轉。變故在於須臾。大抵牢爲堅積內著。胃氣竭絕。故諸家以爲危殆之象云。

案革者。浮堅無根之極。牢者。沈堅有根之極。當以此辨之。

實

王叔和曰。實脈。大而長微強。按之隱指愊愊然。（一曰。浮沈皆得。○按愊愊。訣脈精要。作幅幅。註云。廣以若布帛飾修其邊幅也。東壁云。幅幅。堅實貌。）

黎民壽曰。脈之來。舉指有餘。按之不乏。浮中沈皆有力。而言之也。

吳山甫曰。實。中取之。沈取之。脈來皆有力。曰實。實而靜。三部相得。曰氣血有餘。實而躁。三部不相得。曰裏有邪也。

滑伯仁曰。實。不虛也。按舉不絕。迢迢而長。動而有力。不疾不遲。爲三焦氣滿之候。爲嘔爲痛。爲氣塞。爲氣聚。爲食積。爲利。爲伏陽在內。

何夢瑤曰。結實之謂實。如按猪筋。又如葱中水充實。

張介賓曰。實脈有眞假。眞實者易知。假實者易誤。故必問其所因。而兼察形證。必得其神。方是高手。

張路玉曰。消癉鼓脹。堅積等病。皆以脈實爲可治。若泄而脫血。及新產驟虛。久病虛羸。而得實大之脈。良不易治也。

陳遠公曰。實脈。不獨按指有力。且不可止抑之狀。非正氣之有餘。乃邪氣之有餘也。邪氣有餘。自然壅阻正氣矣。

微

王叔和曰。微脈。極細而軟。或欲絕。若有若無。一曰。小也。一曰。按之如欲盡。

戴三點曰。微。如蜘蛛之度微絲。按之無力而動搖。

滑伯仁曰。微。不顯也。依稀輕細。若有若無。爲氣血俱虛之候。

李東璧曰。輕診卽見。重按如欲絕者。微也。仲景曰。脈瞥瞥。如羹上肥案肥。謂羹面肥珠。瞥瞥然。光彩不定者也。者。陽氣微。縈縈如蠶絲細案傷寒論。作蜘蛛絲。者。陰氣衰。長病得之死。卒病得之生。

李士材曰。筭數者。以十微爲一忽。十忽爲一絲。十絲爲一毫。

張路玉曰。微脈者。似有若無。欲絕非絕。而按之稍有模糊之狀。不似弱脈之小弱分明。細脈之纖細有力也。

何夢瑤曰。古以微屬浮。細屬沈分。微爲陽衰。細爲血少。本集各脈。皆直指本義。故以細甚無力爲微。

董西園曰。微爲氣血不足之象。以指按之。似有如無。衰敗之兆也。凡脈之不甚鼓指。脈體損小者。即是微脈。若至有無之間。模糊影響。證已敗矣。虛極之脈也。

濇

王叔和曰。濇脈。細而遲。往來難且散。或一止復來。

王太僕曰。濇者。往來時不利。而蹇濇也。脈要精微論注

玄白子曰。參伍不調。名曰濇。如雨沾沙。短且難。相類脈訣

戴同父曰。脈來蹇濇。細而遲。不能流利圓滑者。濇也。與滑相反。如刀刮竹。竹皮濇。又爲竹刀刮而竹濇。遇節則倒退。濇脈往來難之意。如雨沾沙。沙者不聚之物。雨雖沾之。其體亦細而散。有濇脈往來散之意。或一止復來。因是濇不流利之止。與結促代之止不同。

周禮曰。澀不滑也。虛細而遲。如雨沾沙。若六七隻針。一宗戳上來也。滑爲血有餘。濇爲氣獨滯也。滑澀者。以往來察其形狀之難也。醫聖階梯

何夢瑤曰。濇。糙濇也。與滑相反。往來粘滯者是。

張景岳曰。往來艱濇。動不流利。爲血氣俱虛之候。凡脈見濇滯者。多由

七情不遂。營衛耗傷。血無以充。氣無以暢。其在上。則有上焦之不舒。在下則有下焦之不運。在表則有筋骨之疲勞。在裏則有精神之短少。凡此總屬陽虛。諸家言氣多血少。豈以脈之不利。猶有氣多者乎。

張路玉曰。濇脈良由津血虧少。不能濡潤經絡。所以濇濇不調。故經有脈濇曰痺。（平人氣象）寸口諸濇亡血。濇則心痛。（脈要精微）尺熱脈濇為解㑊。（平人氣象）種種皆陰血消亡。陽氣有餘。而為身熱無汗之病。亦有痰食膠固中外。脈道阻滯。而見濇數模糊者。陰受水穀之害也。

案脈要精微云。滑者。陰氣有餘也。濇者。陽氣有餘也。故後世諸家。類為氣多血少之脈。而景岳辨之詳矣。路玉亦云。食痰膠固中外。脈道阻滯。今驗不啻食痰為然。又有七情鬱結。及疝瘕癖氣。滯礙隧道。而脈濇者。宜甄別脈力之有無。以定其虛實耳。〇又案濇脈。古無一止之說。叔和則云或一止。爾後世脈書。多宗其說。而明清諸家。有不及止之義者。蓋叔和下或字。則濇之止。不必定然。然濇之極。或有一止者。則其言不止。亦不可必也。

吳又可瘟疫論云。張昆源之室。年六旬。得滯下。後重窘急。日三四十度。脈常歇止。諸醫以為雀啄脈。必死之候。咸不用藥。延予診視。其脈參伍不調。或二動一止。或三動一止。而復來。此濇脈也。年高血弱。下利膿血。六脈結濇。固非所能任。詢其飲食不減。形色不變。聲音烈烈。言語如常。非危證也。遂用芍藥湯。加大黃三錢。大下純膿成塊者。兩碗許。自覺舒快。脈氣漸續。而利亦止。數年後。又得傷風欬嗽。痰涎涌甚。診之又得前脈。與杏桔湯二劑。嗽止脈調。凡病善作此脈。大抵治病。務以形色脈證參考。庶不失其大段。方可定其吉凶也。〇劉松峯瘟疫論類編云。澁脈。不過不流利。非有歇止。此説欠妥。又云。如此説來。是結脈。近於代脈之象。豈可以澁脈當之。澁脈原無歇止。與滑字相對。案松峯蓋不讀脈經。故云澁脈無歇止。

細 一曰小

王叔和曰。細脈。小大於微。常有但細耳。沈際飛本脈經。但。作直。非。

吳山甫曰。小脈。形減於常脈一倍。曰小。脈經首論脈形二十四種。有細而無小。今之小。其即古之細乎。

李東璧曰。素問。謂之小。王啓玄言如莠蓬。見脈要精微註狀其象細也。脈訣。言往來極微。是微反大于細矣。與經相背。脈經曰。細爲血少氣衰。有此證則順。否則逆。故吐衄得沈細者生。憂勞過度者。脈亦細。

李中梓曰。細之爲義。小也。微脈則模糊而難見。細脈則顯明而易見。故細比于微。稍稍較大也。

何夢瑤曰。小與大相反。一名細。細甚無力。名微。大小有得於稟賦者。世所謂六陽六陰也。生成脈大者。名六陽脈。小者。名六陰脈。有隨時令變異者。時當生長則脈大。當收斂則脈小也。有因病而變異者。邪有餘則脈大。邪氣壅滿正不足則脈小也。血氣衰少

張路玉曰。細爲陽氣衰弱之候。傷寒以尺寸俱沉細。爲太陰。爲少陰。內經如細則少氣。脈來細而附骨者積也。尺寒脈細。謂之後泄。頭痛脈細

而緩爲中濕種種皆陰邪之證驗。但以兼浮兼沈。在尺在寸。分別而爲裁次。

案靈素仲景細小互稱。至滑氏始分爲二。小不大也。細微眇也。遂以細爲微。凡脈訣以降。細微混同者。皆不可憑也。

軟 卽濡。又作耎輭。施政卿云。集韻。軟。濡。同呼同用。

王叔和曰。軟脈極軟而浮細。一曰。按之無有。舉之有餘。一曰。細小而軟。軟一作濡。曰。濡者如帛衣在水中。輕手相得。

劉復眞曰。濡遲而全無力。又曰。濡捺指邊還怯怯。理玄秘要

滑伯仁曰。濡無力也。虛軟無力。應手散細。如綿絮之浮水中。輕手乍來。重手却去。

李東璧曰。如水上浮漚。重手按之。隨手而沒之象。又曰。浮細如綿。曰濡。沈細如綿。曰弱。浮而極細如絕。曰微。沉而極細不斷。曰細。

李士材曰。濡脈之浮軟。與虛脈相類。但虛脈形大。而濡脈形小也。濡脈之細小。與弱脈相類。但弱在沉分。而濡在浮分也。濡脈之無根。與散脈相類。但散脈從浮大而漸至于沉絕。濡脈從浮小而漸至于不見也。從大而至無者。爲全凶之象。從小而至無者。爲吉凶相半也。浮主氣分。浮舉之而可得。氣猶未敗。沉主血分。沉按之而全無。血已傷殘。在久病老年之人見之。尙未至于必絕。爲其脈與症合也。若平人及少壯暴病見

之名爲無根脈。去死不遠矣。

弱

王叔和曰。弱脈。極軟而沉細。按之欲絕指下。

戴同父曰。極耎而沉細。如絕指下。扶持不起。不能起伏。不任尋按。大體與濡相類。濡細軟而浮。弱脈則細軟而沉。以此別之。病後見此脈爲順。平人強人。見之爲損爲危。

滑伯仁曰。弱。不盛也。極沉細而軟。怏怏不前。按之欲絕未絕。舉之卽無。黎居士云。怏。懟也。情不滿足也。

李東璧曰。弱。乃濡之沉者。脈訣言輕手乃得。黎氏譬如浮漚。皆是濡脈。非弱也。素問曰。脈弱以滑。是有胃氣。脈弱以濇。是謂久病。病後老人見之順。平人少年。見之逆。

虛

王叔和曰。虛脈。遲大而軟。按之不足。隱指豁豁然空。

周正倫曰。虛。不實也。無力爲虛。按至骨無脈者。謂之無力也。醫聖階梯

張介賓曰。虛脈。正氣虛也。無力也。無神也。有陰有陽。浮而無力爲血虛。沉而無力爲氣虛。數而無力爲陰虛。遲而無力爲陽虛。雖曰微濡遲濇之屬。皆爲虛類。然而無論諸脈。但見指下無神。總是虛脈。內經曰。按之

不鼓。諸陽皆然。卽此謂也。故凡洪大無神者。卽陰虛也。細小無神者。卽陽虛也。

何夢瑤曰。虛。不實也。虛甚則中空。名芤。虛實亦有得於生成者。肉堅實者。脈多實。虛軟者。脈多虛也。亦有變於時令者。春夏發泄。雖大而有虛象。秋冬斂藏。雖小而有實形也。若因病而異。則大而實。不特塞滿。而且積實。小而虛者。不特衰小。而且空虛。可驗正邪之主病。俱盛邪盛。俱衰正衰。大而虛。氣有餘血不足。如葱中少、俱吹之使脹也。小而實者。血能充。而氣衰不鼓。可驗陰陽之偏枯。

案黃韞兮曰。瀕湖引內經云。氣來虛微。爲不及。病在內。愚按虛脈浮大無力。微脈浮細無力。大中不能見細。則虛不可兼言微矣。今考內經。謂氣來不實而微。爲不及。不實者。細無力之謂也。故可言微。瀕湖硬以不實。改作虛字。誤。是說似是而實非也。虛乃脈無力之統名。不必浮大無力之謂也。

散

崔紫虛曰。渙漫不收。其脈爲散。四言舉要

戴同父曰。散。不聚之名。仲景曰。傷寒欬逆上氣。其脈散者死也。難經曰。浮而大散者。心也。最畏散脈獨見。獨見則危矣。

滑伯仁曰。散。不聚也。有陽無陰。按之滿指。散而不聚。來去不明。漫無根柢。爲氣血耗散。府藏氣絕。主虛陽不斂。

何夢瑤曰。大而盛于浮分。名洪。大而散漫滲開。脈與肉無界限。名散。脈形本圓斂。今散漫不收。蓋虛甚而四散者也。

案何氏又解秋脈。其氣來毛而中央堅。兩旁虛。曰虛散也。惟兩旁散而中央不散也。予嘗見真元不足。肝木有餘者。其脈中央一線緊細。而兩傍散漫。病屬不治。亦不可不知也。因附于此。

緩

孫思邈曰。按之依依。名曰緩。

王太僕曰。緩者。謂緩縱之狀。非動之遲緩也。平人氣象論註

吳山甫曰。緩。狀如琴弦久失更張。縱而不整。曰緩。與遲不同。遲以數言。緩以形言。其別相遠矣。案王叔和曰。緩脈去來亦遲。小駃於遲。故吳氏有此言焉。若脈來不浮不沈。中取之。從容和緩者。脾之正脈也。浮而緩。曰衛氣傷。沈而緩。曰榮氣弱。諸部見緩脈。皆曰不足。謂其不鼓也。

張介賓曰。緩脈。有陰有陽。其義有三。凡從容和緩。浮沈得中者。此自平人之正脈。若緩而滑大者。多實熱。如內經所言者是也。緩而遲細者。多虛寒。即諸家所言者是也。然實熱者必緩大有力。多爲煩熱。爲口臭。爲腹滿。爲癰瘍。爲二便不利。或傷寒溫瘧初愈而餘熱未清者。多有此脈。若虛寒者。必緩而遲細。爲陽虛。爲畏寒。爲氣怯。爲疼痛。爲眩暈。爲痺弱。爲痿厥。爲怔忡健忘。爲食飲不化。爲鶩溏飧泄。爲精寒腎冷。爲小便頻數。女人爲經遲血少。爲失血下血。凡諸瘡毒外證。及中風產後。但得脈

緩者皆易愈。

案緩者。弛也。不急也。吳氏以琴弦爲喻。爲是矣。仲景曰。寸口脈緩而遲。緩則陽氣長。又曰。趺陽脈遲而緩。胃氣如經也。乃知緩與遲。其別果相遠也。

遲

王叔和曰。遲脈。呼吸三至。去來極遲。

滑伯仁曰。遲。不及也。以至數言之。呼吸之間。脈僅三至。減於平脈一至也。爲陰盛陽虧之候。爲寒。爲不足。

吳山甫曰。遲。醫者一呼一吸。病者脈來三至。曰遲。二至一至。則又遲也。若二呼二吸一至。則遲之極矣。陰脈也。爲陽虛。爲寒。觀其遲之微甚。而寒爲之淺深。微則可治。甚則難生。乍遲乍數。曰虛火。

張路玉曰。遲脈者。呼吸定息。不及四至。而舉按皆遲。遲爲陽氣失職。胸中大氣。不能敷布之候。故昔人咸以隸之虛寒。浮遲爲表寒。沈遲爲裏寒。遲濇爲血病。遲滑爲氣病。此論固是。然多有熱邪內結。寒氣外鬱。而見氣口遲滑作脹者。詎可以脈遲。槩爲之寒。而不究其滑濇之象。虛實之異哉。詳仲景有陽明病脈遲。微惡寒。而汗出多者。爲表未解。脈遲頭眩腹滿者。不可下。有陽明病。脈遲有力。汗出不惡寒。身重喘滿。潮熱便鞕。手足濈然汗出者。爲外欲解。可攻其裏。又太陽病脈浮。因誤下而變遲膈内拒痛者。爲結胸。若此者熱邪内結之明驗也。

董西園曰。脈之至也。由乎氣之緩急。故必以息候之。一呼一吸爲一息。一息中得四至之半。乃爲和平之脈。若一息二三至。氣行也緩。陰之象也。一息六至。氣行也疾。陽之象也。

案程應旄曰。遲脈亦有邪聚熱結。腹滿胃實阻住經隧而成者。又不可不知。出陽明病篇註今驗有癥瘕痃氣壅遏隧道。而見遲脈者。是雜病亦不可以遲概而爲寒也。○又案人身蓋一脈也。故其見于三部。雖有形之小大浮沉不同。然至數之徐疾。必無有異。驗諸病者爲然矣。而仲景書或云。尺中遲。或云關上數。後世脈書。亦云寸遲爲某病。尺遲主何證之類。比比皆然。此予所未嘗親見。竊疑理之所必無也。附記以俟明者。

結

十八難曰。結者。脈來去時一止。無常數。名曰結也。

孫思邈曰。脈來動而中止。按之小數。中能還者。舉指則動。名曰結。

王士亨曰。結脈之狀。大小不定。往來不拘數。至時一止。主氣結不流行。腹中癥癖。氣塊成形。或因大病後。亡津液亡血。或驚恐神散。而精不收。或夢漏亡精。又多慮而心氣耗也。若無是因。則其人壽不過一二年。

方龍潭曰。結者。氣血之結滯也。至來不勻。隨氣有阻。連續而止。暫忽而歇。故曰結。又謂三動一止。或五七動一止。或十動二十動一止。亦曰歇。此歇者。不勻之歇至也。其病不死。但清痰理氣自可。

錢天來曰。結者。邪結也。脈來停止暫歇之名。猶繩之有結也。凡物之貫於繩上者。遇結必礙。雖流走之甚者。亦必少有逗遛。乃得過也。此因氣虛血濇。邪氣間隔於經脈之間耳。虛衰則氣力短淺。間隔則經絡阻礙。故不得快於流行。而止歇也。傷寒溯源集

張介賓曰。脈來忽止。止而復起。總謂之結。舊以數來一止爲促。促者爲熱。爲陽極。緩來一止爲結。結者爲寒。爲陰極。然以予之驗。則促類數也。未必熱。結類緩也。未必寒。但見中止者。總是結脈。多由血氣漸衰。精力不繼。所以斷而復續。續而復斷。常見久病者多有之。虛勞者多有之。或誤用攻擊消伐者亦有之。但緩而結者。爲陽虛。數而結者。爲陰虛。緩者猶可。數者更劇。此可以結之微甚。察元氣之消長。最顯最切者也。至如留滯鬱結等病。本亦此脈之證應。然必其形強氣實。而舉按有力。此多因鬱滯者也。又有無病而一生脈結者。此其素稟之異常。無足怪也。舍此之外。凡病有不退而漸見脈結者。此必氣血衰殘。首尾不繼之候。速宜培本。不得妄認爲留滯。

張路玉曰。結爲陰邪固結之象。越人云。結甚則積甚。結微則氣微。言結而少力。爲正氣本衰。雖有積聚。脈結亦不甚也。而仲景有傷寒汗下不解。脈結代心動悸者。有太陽病。身黃脈沈結。少腹鞕滿。小利不利。爲無

血者。一爲津衰邪結。一爲熱結膀胱。皆虛中挾邪之候。凡寒飲死血吐利腹痛癲癇蟲積等。氣鬱不調之病。多有結脈。嘗見二三十至內。有一至接續不上。每次皆然。而指下虛微。不似結脈之狀。此元氣驟脫之故。峻用溫補自復。如補益不應。終見危殆。

案結脈。始出于靈樞終始篇及十八難。而辨脈法。以緩來一止爲結。以數來一止爲促。乃與仲景本論之旨左矣。詳見促脈。旡緩數對言。此乃以緩爲遲者。尤屬謬誤。張景岳單以結脈爲遏止之總稱。蓋有所見于此也。予前年治一賈人瘟疫。其脈時止。其子尋病。亦脈結。因試連診其三子。並與父兄一般。此類儘有之。景岳素稟之說。亦不復誣也。

代

王叔和曰。代脈。來數中止。不能自還。因而復動。脈結者生。代者死。

楊仁齋曰。代者陰也。動中有止。不能自還。因而復動。由是復止。尋之良久則起。如更代之代。

樓全善曰。自還者。動而中止。復來。數於前動也。不能自還者。動而中止。復來如前動同而不數也。醫學綱目

李士材曰。代者。禪代之義也。如四時之禪代。不愆其期也。結促之止。止無常數。代脈之止。止有常數。結促之止。一止卽來。代脈之止。良久方至。內經以代脈之見。爲藏氣衰微。脾氣脫絕之診也。惟傷寒心悸。懷胎三

月。或七情太過。或跌仆重傷。及風家痛家。俱不忌代脈。未可斷其必死。錢天來曰。代。替代也。氣血虛憊。眞氣衰微。力不支給。如欲求代也。止而未卽復動。若有不復再動之狀。故謂之不能自還。又略久復動。故曰因而復動。

張景岳曰。代。更代之義。謂於平脈之中。而忽見耎弱。或乍數乍疎。或斷而復起。均名爲代。而代本不一。各有深義。如五十動而不一代者。乃至數之代。卽根結篇所云者是也。若脈本平匀。而忽強忽弱者。乃形體之代。卽平人氣象論所云者是也。又若脾主四季。而隨時更代者。乃氣候之代。卽宣明五氣等篇所云者是也。此言藏氣之常候。非謂代爲止也。凡脈無定候。更變不常。則均謂之代。但當各因其變。而察其情。庶得其妙。

案代脈。諸說不一。然景岳所論。尤爲允當矣。史記倉公云。不平而代。又云。代者。時參擊。乍疎乍大也。張守節正義云。動不定曰代。可以確其說也。蓋動而中止。不能自還。因而復動者。乃至數之更變。而仲景叔和所云者。卽代脈中之一端也。若其爲止有常數者。似泥於經文焉。李士材曰。善化令黄桂巖。心疼奪食。脈三動一止。良久不能自還。施笠澤云。五藏之氣不至。法當旦夕死。余曰。古人謂痛甚者脈多代。少得代脈者死。老得代脈者生。今桂巖春秋高矣。而胸腹負痛。雖有代脈。安足慮乎。果越兩旬。而桂巖起矣。予家君近治一老人。癥塊發動。引左脇而痛。綿連不已。藥食嘔變。其脈緊細而遲。左脈漸漸微小。遂絕止者二三十動許。覆手診之亦然。又漸漸見出如故者良久。又絕止如前。用附子建中湯。加吳茱萸。視療十餘日。痛全愈。而脈復常。是代之最甚者。正見李氏之言信然矣。○又案傷寒論不可下篇云。傷寒脈陰陽俱緊。惡寒發熱。則脈欲厥。厥者脈初來大。漸漸小。更來漸漸大。是其候也。又王海藏陰證略例云。秦二好服天生茶。及冷物。積而痼寒。脈非浮非沈。上下內外。舉按極有力。堅而不柔。觸指突出膚表。往來不可以至數名。縱橫不可以巨細狀。此陰證鼓擊脈也。一身游行之火。萃於胸中。寒氣逼之。搏大有力。與真武四逆等藥。佐以芍藥茴香。酒糊丸。使不僭上。每百丸。晝夜相接八九服。凡至半斤。作汗而愈。亦世罕有也。以上据景岳言。皆代之屬也。故舉似于此。楊玄操曰。難經言止。靈樞言代。按止者。按之覺於指下而中止。名止。代者。還尺中。停久方來。名曰代也。其止代雖兩經不同。據其脈狀。亦不殊別。

董西園曰。脈因動靜而變。故安臥遠行。脈形有別。無足怪也。若頃刻之動靜。不必遠行。即轉身起坐。五七步間。其脈即見數疾。坐診之頃。隨即平靜。即換診舉手。平疾必形。一動一靜。無不變更。此種脈候。非五尸祟氣之相干。多真元內虛之明驗。惟其內氣無主。臟氣不治。而後經脈之氣。瞬息變更。將見厥暈殭仆之候。故此種脈情。恒有伏風內舍。經絡痺留。或火動於中。或飲發於內者。動則氣役於邪。而脈隨氣變也。此皆因邪之善行數變。以致鼓水揚燃。又爲虛中挾實之候。當求其因而調之。庶可轉危爲安。案脈之變動。亦代之類也。故附于此。

動

王叔和曰。動脈。見於上關。無頭尾。大如豆。厥厥然動搖。傷寒論云。陰陽相搏。名曰動。陽動則汗出。

陰動則發熱。形冷惡寒。數脈見於關上。上下無頭尾。如豆大。厥厥動搖者。名曰動。

王士亨曰。動脈之狀。鼓動而暴於指下不常。氣血相乘。搏擊而動也。

何夢瑤曰。數而跳突。名動。乃跳動之意。大驚多見此脈。蓋驚則心胸跳突。故脈亦應之而跳突也。仲景曰。若數脈見於關。觀若字。則關是偶舉可知。非動脈止見于關也。上下無頭尾。狀其圓而突耳。非眞上不至寸下不至尺也。如豆大。厥厥動搖者。名曰動。

黃韞兮曰。仲景傷寒論云。數脈見於關上。上下無頭尾。如豆大。厥厥動搖者。名曰動。愚按兩上字。其一乃後人誤添者。當是數脈見於關上下。經曰。女子手少陰脈動甚者。姙子也。手少陰屬心。是寸有動脈矣。王叔和著脈經。不知兩上字。其一乃衍字。因曰動脈見於關上。遂令後之論脈者。皆曰動脈只見於關。與經不合矣。

張路玉曰。動爲陰陽相搏之脈。陽動則汗出。陰動則發熱。然多有陰虛發熱之脈。動於尺內。陽虛自汗之脈。動於寸口者。所謂虛者則動。邪之所湊。其氣必虛。金匱有云。脈動而弱。動則爲驚。弱則爲悸。因其虛而旺氣乘之也。

案脈訣論動脈。含糊謬妄。時珍已辨之。然猶言止見于關。爾後諸家亦多依之。至何夢瑤。黃韞兮。初就若之一字。爲之解釋。極爲明備。可謂千古卓見矣。

長

高陽生曰。長者。陽也。指下尋之。三關如持竿之狀。舉之有餘。曰長過於本位。亦曰長。

王士亨曰。長脈之狀。指下有餘。如操帶物之長。稟賦氣強勝血而氣擁。其人壽。若加大而數。爲陽盛內熱。當利三焦。

李東璧曰。長脈不大不小。迢迢自若。朱氏如循長竿末稍爲平。如引繩。如循長竿爲病。素問實牢絃緊。皆兼長脈。

李士材曰。迢迢首尾俱端。直上直下。如循長竿。長之爲義。首尾相稱。往來端直也。長而和緩。卽合春生之氣。而爲健旺之徵。長爲鞕滿。卽爲火亢之形。而爲疾病之應也。

何夢瑤曰。長。溢出三指之外。按寸口之脈。由胸中行至大指端。非有斷截。本無長短可言。然脈體有現有不現。不現者。按之止見其動於三指之內。現者見其長出于三指之外。則長短宜分矣。高鼓峯云。有形體之長。有往來之長。往來之長。謂來有餘韻也。案高說甚善。長短本言形體。而凡脈之以神氣悠長爲貴者。固可因此說。而想見其狀矣。

張路玉曰。傷寒以尺寸俱長爲陽明受病。內經又以長則氣治。爲胃家之平脈。若長而浮盛。又爲經邪方盛之兆。亦有病邪向愈。而脈長者。仲景云。太陰中風。四肢煩疼。陽脈微陰脈濇而長者。爲欲愈。又有陰氣不充而脈反上盛者。經言寸口脈中手長者。曰足脛痛。是也。

短

高陽生曰。短者。陰也。指下尋之。不及本位。曰短。

滑伯仁曰。短。不長也。兩頭無中間有。不及本位。氣不足以前導其血也。爲陰中伏陽。爲三焦氣壅。爲宿食不消。

孫光裕曰。凡診當細認。不可視其短縮爲不足。不可斷其短小爲虛弱。但陰中伏陽。不能舒暢。有短小之象。不能接續。有累累之狀。曰短。

張路玉曰。尺寸俱短。而不及本位。不似小脈之三部皆小弱不振。伏脈之一部獨伏匿不前也。經云。短則氣病。良由胃氣阨塞。不能條暢百脈。或因痰氣食積。阻礙氣道。所以脈見短濇促結之狀。亦有陽氣不充而脈短者。經謂寸口脈中手短者。曰頭痛。是也。仲景云。汗多重發汗。亡陽讝語。脈短者死。脈自和者不死。戴同父云。短脈只當責之於尺寸。若關中見短。是上不通寸爲陽絕。下不通尺爲陰絕矣。曷知關部從無見短之理。昔人有以六部分隸而言者。案李士材輩是。殊失短脈之義。

何夢瑤曰。歛于三指之中爲短。長短有得於稟賦者。筋現者脈恒長。筋不現者。脈恒短也。有隨時令變異者。則春脈長而秋脈短也。有因病而變異者。則邪氣長而脈長。正氣短而脈短也。

案千金方論脚氣曰。心下急氣喘不停。或自汗數出。或乍寒乍熱。其脈促短而數。嘔吐不止者死。蓋促短而數者。驗之病者。其脈之來去。如催促之短縮而數疾。此毒氣衝心。脈道窘迫之所致。乃爲死證。是短脈之最可怖者。故附于此。

脈學輯要卷下

東都 丹波元簡廉夫 著

婦人

孫思邈曰。凡婦人脈。常欲濡弱於丈夫。

張路玉曰。古人雖有女子右脈常盛。及女脈在關下之說。要非定論。其病惟經候胎產。異於男子。他無所殊也。

案何夢瑤曰。古謂男脈左大于右。女脈右大于左。驗之不然。蓋人之右手。比左手略大。脈亦應之。而右大于左。不論男女皆然也。惟男兩尺恆虛。女兩尺恆實。差不同耳。此說亦未必也。

素問腹中論。帝曰。何以知懷子之且生也。岐伯曰。身有病。而無邪脈也。張景岳註曰。身有病。謂經斷惡阻之類也。身病者脈亦當病。或斷續不調。或弦濇細數。是皆邪脈。則眞病也。若六脈和滑。而身有不安者。其爲胎氣無疑矣。

平人氣象論曰。婦人手少陰動甚者。任子也。王太僕注云。手少陰。謂掌後陷者中。當小指動而應手者也。滑氏抄云。動甚。謂脈來過于滑動也。全元起。作足少陰。王宇泰準繩。從之。

張景岳曰。凡婦人懷孕者。其血留氣聚。胞宮內實。故脈必滑數倍常。此當然也。然有中年受胎。及血氣羸弱之婦。則脈見細小不數者。亦有之但於微弱之中。亦必有隱隱滑動之象。此正陰搏陽別之謂。（陰陽別論）是即妊娠之脈。有可辨也。又胎孕之脈數。勞損之脈亦數。大有相似。然損脈之數。多兼弦澁。胎孕之數。必兼和滑。此當於幾微中。辨其邪氣胃氣之異。而再審以證。自有顯然可見者。

又曰。啓蒙云。欲產之婦脈離經。離經之脈認分明。其來小大不調勻。或如雀啄屋漏應。腰疼腹痛眼生花。產在須臾却非病。

何夢瑤曰。脈經云。尺脈按之不絕。妊娠也。（羸弱之婦。不必脈皆滑實。但按尺中應指源源不絕。便是。滑伯仁謂三部浮沈正等。無他病而不月。爲胎妊。亦此意。）其脈離經。（經。常也。與常日脈異者。是。一說離經。謂歇至及大小不勻。如雀啄者是。）而腹痛引腰背。爲欲生也。（腹不痛。痛不引腰背。俱未產。當靜待之。）

董西園曰。凡素有積氣瘕氣之體。每於懷娠之後。多見腹痛。其脈皆數急。則積瘕與胎胚。分別甚難。宜考其素來情狀。然後酌治。庶不致誤。更有虛損陰虛之候。脈亦動數滑疾。經閉不行。狀類懷娠。凡此之候。與妊娠幾微之別耳。但妊娠之脈。滑數中自有和氣可觀。虛損之數急。非空小而急。或細勁而弦。皆屬無神之診。柔和氣象。斷不可見。若積聚挾實之候。脈多沈著。其起居飲食。自與勞損妊娠之愛憎動靜不同。其形色精神。亦迥然各別。獨是虛損之體。復有懷娠者。誠幾微之別。不可不留心討論者也。

案離經之脈。脈訣云。欲產之婦脈離經。沈細而滑也同名臨產之脈。豈盡沈細而滑乎。劉元賓。李晞范。張世賢輩。皆引難經一呼三至。一吸三至。驗之率如其言矣。陳自明婦人良方。亦引難經。戴同甫以離其尋常之脈。昨小今大。昨浮今沈之類。爲離經之脈。而排劉李二氏之說。却非也。戴又云。診其尺脈。轉急如切繩轉珠者即產。是或然。今試妊婦届生產之期。破漿之時。大抵脈一息七八至。既欲分娩之際。脈反徐遲。驗數十人皆然。薛立齋云。欲產之時。覺腹內轉動。即當正身仰臥。待兒轉身向下時作痛。試捏產母手中指。中節或本節跳動。方與臨盆即產矣。正可以實據也。

小兒

劉方明曰。保生論。小兒三歲已後。或五百七十六日外。皆可診兩手脈。一指定三關。幼幼新書〇張路玉曰。三關。謂寸關尺三部。

王宇泰曰。候兒脈。當以大指衮轉尋三部。以關爲準。七八歲移指少許。九歲次第依三關部位尋取。十一十二歲亦同。十四十五歲。依大方脈部位診視。幼科準繩

案程若水云。初生芽兒一塊血也無形證也無脈。醫彀今試小兒生下。周身無脈動。及乳湩一進。而脈纔現至其現則可診候。亦何必三歲也。

張介賓曰。凡小兒形體既具。經脈已全。所以初脫胞胎。便有脈息可辨。故通評虛實論曰。乳子病熱。脈懸小者。手足溫則生。寒則死。乳子病風熱。

喘鳴肩息者。脈實大也。緩則生。急則死。此軒岐之診小兒。未嘗不重在脈。亦未嘗不兼證爲言也。故凡診小兒。既其言語不通。尤當以脈爲主。而參以形色聲音。則萬無一失矣。然小兒之脈。非比大人之多端。但察其強弱緩急。四者之脈。是卽小兒之肯綮。蓋強弱可以見虛實。緩急可以見邪正。四者既明。則無論諸證。但隨其病。以合其脈。而參此四者之因。則左右逢源。所遇皆道矣。再加以聲色之辨。更自的確無疑。又何遁情之有。此最活最妙之心法也。若單以一脈。鑿言一病。則一病亦能兼諸脈。其中眞假疑似。未免膠柱。實有難於確據者矣。

曾世榮曰。宣和御醫戴克臣云。五歲兒常脈一息六至。作八至者。非也。始因鏤版之際。誤去六字上一點一畫。下與八字相類。致此訛傳。默菴張氏脈訣亦云。小兒常脈一息只多大人二至爲平。卽六至也。活幼口議

案脈經。脈訣。諸本並作八至。不可斷爲鏤版之訛。然以六至爲平者似是。後世幼科書。率以六至爲中和之脈。五至四至爲遲。七至八至爲數。蓋宗曾氏之說耳。

陳飛霞曰。小兒三五歲。可以診視。第手腕短促。三部莫分。惟以一指候之。誠非易易。內經診視小兒。以大小緩急四脈爲準。予不避僭越。體其意。竟易爲浮沉遲數。而以有力無力。定其虛實。似比大小緩急。更爲明悉。後賢其體認之。幼幼集成

怪脈

彈石

王叔和曰。彈石者。辟辟急也。張世賢曰。辟辟。遲迫貌。

黎民壽曰。彈石之狀。堅而促。來遲去速。指下尋之。至搏而絕。喻如指彈石。此眞腎脈也。

解索

王叔和曰。解索者。動數而隨散亂。無復次緒也。

黎民壽曰。或聚或散。如繩索之解。而無收約。

雀啄

王叔和曰。雀啄者。脈來甚數而疾。絕止復頓來。又曰。長病七日死。

黎民壽曰。若雀啄食之狀。蓋來三者。而去一也。脾元穀氣。已絕於內。腸胃虛乏。無稟賦而不能散於諸經。則諸經之氣。隨而亡竭矣。

屋漏

王叔和曰。屋漏者。其來既絕而時時復起。而不相連屬也。又曰。長病十日死。

吳仲廣曰。屋漏者。主胃經既絕。穀氣空虛。其脈來指下按之極慢。一息之間。或來一至。若屋漏之水。滴於地上。而四畔濺起之貌也。診脈須知〇案雀啄。屋漏。原出十五難。

蝦遊

王叔和曰。蝦遊者。苒苒而起。尋復退没。不知所在。久乃復起。起輕遲。而没去速者。是也。

吳仲廣曰。其來指下。若蝦遊於水面。汎汎不動。瞥然驚掉察病指南。決脈精要。掉。作插。而去。將手欲趁。杳然不見。須臾於指下又來。良久准前復去。又如蝦蟆入水之形。瞥然而上。倏然而去。此是神魂已去。行屍之候。立死也。

魚翔叔和脈賦。作魚躍。

王叔和曰。魚翔者。似魚不行。而但掉尾動頭。身搖而久住者。是也。

黎民壽曰。其脈浮於膚上。不進不退。指下尋之。其首定而未緩。搖時起時。下有類乎魚之遊於水。此陰極而亡陽。則不可期以日矣。故夜半占日中死。日中占夜半死也。

釜沸

王叔和曰。三部脈。如釜中湯沸。朝得暮死。夜半得日中死。日中得夜半死。

黎民壽曰。釜沸之狀。如湯湧沸。指下尋之中央起。四畔傾流。有進有退。脈無息數。夫陰在內。陽爲之守也。陽數極而亡陰。則氣無所守。故奔騰而沸湧。氣亡則形亡。此所以爲必死也。

右七死脈。原于察病指南。略舉數說。黎氏精要更增偃刀、轉豆。麻促二脈爲十怪脈。吳氏脈語。採素問大奇論。浮合。火薪。散葉。省客。交漆。横格。弦縷。委上。懸壅。如丸。如春。如喘。霹靂。及難經關格覆溢。而揭二十四首。張氏診宗三昧。亦博稽經文。以評論之。余謂決死生。王氏診百病死生訣。及扁鵲診諸反逆死脈要訣等篇。已審且悉矣。大抵醫家能診得恆脈。則諸怪異脈。皆可不須辨而知也。故茲不逐一彙次云。

王中陽曰。蝦遊雀啄代止之脈。故名死脈。須知痰氣關格者。時復有之。若非諳練閲歷。未免依經斷病。而貽笑大方也。蓋病勢消爍殆盡者。其氣不能相續。而如蝦遊水動屋漏點滴。而無常至者死也。其或痰凝氣滯。關格不通。則其脈固有不動者。有三兩路亂動。時有時無者。或尺寸一有一無者。有關脈絶骨不見者。或時動而大小不常者。有平居之人。忽然而然者。有素稟痰病。而不時而然者。有僵仆暴中而然者。皆非死脈也。學者當細心參探。泰定養生主論

薛立齋曰。嘗治雀啄屋漏之類。若因藥餌尅伐所致。急用參芪歸朮薑附之劑。多有復生者。不可遂棄而不治也。

陳遠公曰。死亡之脈全在看脈之有神無神。有神者有胃氣也。無神者無胃氣也。故有胃氣。雖現死脈而可生。無胃氣。即現生脈而必死。又在臨症而消息之也。又曰。死亡之脈。現之於驟者易救。以藏府初絶。尚有根可接也。倘時日久。雖有人蔘。又何以生之於無何有之鄉哉。有無可

如何者矣。